U0340396

# 肺癌的诊断与综合治疗

李　昕　赵洪林　刘京豪　编著

郑州大学出版社

**图书在版编目（CIP）数据**

肺癌的诊断与综合治疗／李昕，赵洪林，刘京豪编著． — 郑州：郑州大学出版社，2023．9

ISBN 978-7-5645-9846-4

Ⅰ．①肺⋯　Ⅱ．①李⋯②赵⋯③刘⋯　Ⅲ．①肺癌－诊疗　Ⅳ．①R734．2

中国国家版本馆 CIP 数据核字（2023）第 150715 号

**肺癌的诊断与综合治疗**

FEIAI DE ZHENDUAN YU ZONGHE ZHILIAO

| | | | |
|---|---|---|---|
| 策划编辑 | 李龙传 | 封面设计 | 苏永生 |
| 责任编辑 | 张　楠 | 版式设计 | 苏永生 |
| 责任校对 | 吕笑娟 | 责任监制 | 李瑞卿 |

| | | | |
|---|---|---|---|
| 出版发行 | 郑州大学出版社 | 地　　址 | 郑州市大学路 40 号（450052） |
| 出 版 人 | 孙保营 | 网　　址 | http://www.zzup.cn |
| 经　　销 | 全国新华书店 | 发行电话 | 0371-66966070 |
| 印　　刷 | 河南瑞之光印刷股份有限公司 | | |
| 开　　本 | 787 mm×1 092 mm　1／16 | | |
| 印　　张 | 25 | 字　　数 | 579 千字 |
| 版　　次 | 2023 年 9 月第 1 版 | 印　　次 | 2023 年 9 月第 1 次印刷 |

| | | | |
|---|---|---|---|
| 书　　号 | ISBN 978-7-5645-9846-4 | 定　　价 | 169.00 元 |

## ···················· 《《 作者简介 》》 ····················

李昕,医学博士,天津医科大学总医院副主任医师,硕士研究生导师,现任肺部肿瘤外科行政副主任,中国老年保健协会肺癌专业委员会副秘书长等。擅长肺部结节的诊断和治疗,特别是肺癌、纵隔肿物等外科治疗。主持和参与多项国家级科研课题,发表肺部肿瘤相关专业学术论文十余篇,SCI 收录 8 篇。

赵洪林,医学博士,天津医科大学总医院副主任医师,硕士研究生导师,主管科室临床教学工作,主要从事肺部及纵隔疾病的外科治疗,专业特长为肺癌外科微创、围手术期快速康复及多学科综合治疗。参与主持多项国家及省部级课题,以第一作者发表 SCI 6 篇。

刘京豪,天津医科大学总医院副主任医师,擅长肺部肿瘤的早期诊断及治疗,纵隔肿瘤以及复杂手术的围手术期治疗,气管镜、肺部穿刺以及输液港等临床治疗技术。参与发表文章十余篇。

# 前　言

　　肺癌是目前全球以及中国发病率和死亡率最高的恶性肿瘤,其机制研究和药物治疗的进展日新月异,学习和掌握最新的肺癌诊治理念和知识,不仅对于肿瘤外科科医师,而且对于放疗科和姑息治疗医师而言,都是十分必要的。肺癌的治疗理念是以外科为主的肺癌综合治理和全程管理。同时,肺癌的多学科治疗也是当前国内外所倡导的先进治疗模式,因此本书的出版也正顺应了时代的需要。

　　本书涵盖了目前肺癌诊断和治疗重要方面的内容,包括肺癌的流行病学、肺癌的病因与病理、肺癌的辅助检查、肺癌的术前风险评估及检查、手术麻醉、肺癌外科相关问题处理、肺癌外科治疗、电视辅助胸腔镜手术(video-assisted thoracic surgery,VATS)微创技术、肺癌的射频消融治疗、肺转移瘤的外科治疗、小细胞肺癌的综合治疗、肿瘤患者常见症状的护理、肿瘤疼痛患者的护理、肺癌患者的基本护理、肺癌的治疗护理、肺癌射频消融围手术期管理。内容十分丰富,既适合初级年轻医生的入门学习,也方便高年资医生的知识更新和日常工作的资料查阅。

　　由于时间仓促,书中难免存在疏漏与不足,欢迎读者提出批评指正。

# 目　录

# 第一章

# 肺癌的流行病学

## 第一节 肺癌的流行病学特点

### 一、地区分布

#### (一)国外地区分布特点

肺癌的发病率和死亡率均存在明显的地理差异。多发地区依次为欧洲、北美、加勒比、温带南美洲、澳大利亚及新西兰、西亚及东南亚。男性肺癌年龄标化发病率分布范围从 2.5/10 万(西非)到 73.6/10 万(北美),说明肺癌标化发病率地区差异较大,最高和最低比值达 29。目前全球肺癌新发病例中 50.1% 发生于发达国家,而在 20 世纪 80 年代,该比例为 69%,说明在过去的 30 多年间,发展中国家的肺癌发病率明显增高。欧美国家的肺癌死亡率都处于较高水平,亚洲相对低发,发展中国家肺癌死亡率较低。美国的肺癌调整死亡率男女分别为 57.2/10 万和 25.4/10 万,我国则为 29.7/10 万和 11.7/10 万。

#### (二)国内地区分布特点

1. 不同地区肺癌死亡率

20 世纪 90 年代的恶性肿瘤抽样调查显示,中国肺癌的粗死亡率是 17.54/10 万,其中男性为 24.3/10 万,女性为 10.66/10 万。全国各地肺癌死亡率有所不同,肺癌死亡率范围从 7.84/10 万(甘肃)至 43.58/10 万(上海),女性为 3.54/10 万(海南)至 31.33/10 万(天津)。肺癌死亡率在我国地理位置上有由北向南、由东向西逐步下降的趋势。

2. 肺癌城乡分布

1994 年全国恶性肿瘤死亡率抽样调查显示,肺癌的死亡率城乡差异明显。城市居民肺癌死亡率为 35.36/10 万,高于农村地区 15.83/10 万,说明城市肺癌死亡率显著高于农村。城市与农村肺癌死亡率之比为 2.23∶1。据 1990—1992 年中国城乡肺癌死亡情况调查结果显示,按性别统计,城市男性肺癌死亡率是 38.1/10 万,而农村只为 19.1/10 万;女性城市肺癌死亡率为 16.2/10 万,农村是 8.8/10 万。无论男女,肺癌死亡率城乡均有明显的不同。

3. 肺癌高发死亡地区

1990—1992 年全国恶性肿瘤抽样调查中,男女合计肺癌死亡率最高的 3 个点是重庆市市中区 58.74/10 万、广州市荔湾区 58.21/10 万和个旧市 52.50/10 万。这些肺癌死亡率较高的地区基本分布在天津、东北、内蒙古、山东、江苏、四川、广东等。

## 二、人群分布

### （一）性别

几乎所有国家中男性肺癌发病率和死亡率均高于女性。有统计资料显示，肺癌男女性别比例法国为 6.73∶1、俄罗斯为 6.28∶1、德国为 4.03∶1、美国为 1.85∶1。肺癌的发病率从 20 世纪 30 年代开始迅速上升并在 50 年代成为男性癌症死亡的首要原因，近年来在一些发达国家，女性肺癌发病率上升超过了男性。女性肺癌患者在肺癌发生率、病理组织学及治疗预后方面与男性存在差异，而且与女性吸烟率增加和被动吸烟等有关。女性肺癌病理类型以腺癌居多，男性吸烟者以鳞癌多见。塞尔维亚 1990 年与 2003 年肺癌流行病学资料分析结果显示，13 年间肺癌的总发病数上升了 64.83%；女性肺癌患病率显著升高，男女性别比 1990 年为 4.6∶1，2003 年为 3.7∶1；组织学分类，2003 年肺腺癌发病率比 1990 年明显增高，其中女性 1990 年为 25%，2003 年为 36.49%；男性腺癌发病率也有所增加，但幅度小于女性。另一项来自西班牙的研究也获得了相似的结果。该研究对 2003 年来自 9 个不同地区 13 所医院的 1307 例肺癌患者与 1990—1999 年的肺癌患者进行了比较，发现女性发病率上升迅速，从 1990 年的 7.2% 上升到 1999 年的 10.9%，与女性吸烟率改变相平行。我国肺癌男女性别比例为 2.24∶1。男性肺癌死亡率上升早、速度快、幅度大。近年来发达国家中女性肺癌明显增加，而且增加速度比男性快，致使其性别比例有所下降。

### （二）年龄

不同的年龄组肺癌发生情况显著不同，可能与免疫状态不同及不同年龄段暴露于致癌物时间长短的差别有关。肺癌的发病率随年龄的增长而上升，10 岁前罕见，40 岁后迅速上升，70 岁左右达高峰，主要死亡年龄为 35～69 岁，随后有所下降。但近期研究显示，发达国家肺癌发生的年龄段有下移趋势。加州大学洛杉矶分校的一项研究显示，由于发达国家青少年吸烟率上升和人口老龄化，50 岁以前和 80 岁以后的肺癌诊断率上升。该研究对 1997—2003 年诊断的 6407 例肺癌患者的流行病学、临床和生存率进行了分析，并与正常年龄段进行了对比，发现年轻患者与老年患者比例分别为 8.8% 和 6.7%。与正常年龄患者相比，年轻患者具有 6 个特点：①女性高于男性；②诊断时仍在吸烟者较多，吸烟量较少的患者多；③早年因父母吸烟接触较大环境吸烟量者多；④鳞癌较少；⑤之前较少发生其他恶性肿瘤和非癌性肺部疾病；⑥更多接受化疗和（或）放疗。年轻与年老患者中位生存期分别为 1.24 年和 0.68 年，正常年龄组为 1.27 年，老年患者诊断后死亡率比正常年龄组增加了 54%。研究者认为，年轻患者最显著的 2 个特点是存在吸烟父母的吸烟环境暴露史和诊断时肿瘤分期晚、分化程度高；老年患者则是接受治疗的机会减少和诊断后死亡风险增加。美国俄亥俄大学对 1998—2003 年登记的 2251 例肺癌患者中 80 岁以上老年肺癌患者的特点和治疗方式进行了分析，其结果与上述研究一致。中国肺癌男性和女性年龄组死亡率均是由小到大，逐步上升。男性各年龄组肺癌死亡率无论上升速度和幅度均大于女性。1990—1992 年我国调查资料表明,年龄愈大肺癌死亡率越高,到 70 岁后,肺癌死亡率持续在一定水平。

（三）种族

遗传流行病学研究显示,肺癌有遗传倾向。Amos 等认为,这是由于人群中大部分肺癌由那些高频率的微效基因所致,这也是肺癌易感性具有个体差异的原因。肺癌的发病率和死亡率在民族分布上有所不同。女性肺癌中,华人妇女较非华人妇女为多见。有资料表明,女性澳大利亚人肺癌标化死亡率为 11.35/10 万,而女性澳大利亚华人肺癌标化死亡率为 17.38/10 万,两者差异有显著性。新加坡是多民族国家,各民族的肺癌发病率极不相同,华人肺癌发病率较马来人高。肺癌发生还与种族有关。以色列 Tarabeia 等比较了以色列犹太人与阿拉伯人患肺癌的风险,并与美国白种人和黑种人进行对比,结果发现以色列犹太人与阿拉伯人的吸烟率虽高于美国人,但患肺癌的风险却低于美国人,犹太人与美国白种人和黑种人肺癌发病率比分别为 0.7 和 0.4,以色列犹太人与阿拉伯人分别为 0.5 和 0.3,从而认为地中海类型饮食可能具有保护作用。以色列犹太人肺癌发病率低于阿拉伯人,可能与吸烟(阿拉伯人吸烟率为 41.3%,犹太人为 31.6%)或遗传因素有关。

### 三、时间趋势

肺癌在时间趋势上的主要特征是其发病率及死亡率有不断增长的趋势。据 Cruz 等统计,自 1985 年以来,全球肺癌病例数增加了 51%,其中男性增幅为 44%,女性为 76%,女性肺癌死亡率的增加幅度无论白种人还是非白种人均大于男性。Siegel 等 2011 年的统计结果表明,女性肺癌发病率在 1975—2001 年总体呈下降趋势,而 2006—2008 年则呈上升趋势;1994—2006 年,美国男性肺癌患者死亡率呈每年 2.0% 的幅度下降,而在女性,1995—2005 年间肺癌死亡率以每年 0.3% 的幅度增加。近几十年来,我国肺癌死亡率男女性别均有大幅度上升,1973—1992 年肺癌死亡率增长分别为男 158.94%、女 122.55%。1973—1992 年肺癌死亡率在所有癌症死亡率中的增长最明显。从发病率来说,如上海市区男、女性肺癌调整发病率已由 1972—1974 年的 51.0/10 万和 18.5/10 万上升至 1982—1984 年的 57.1/10 万和 18.9/10 万。

随着肿瘤检测技术的不断发展,与过去相比,肿瘤的分期和分类可能发生改变,从而影响了患者的预后。荷兰在 1999 年以后采用 FDG-PET 对肺癌进行分期。为了了解肺癌分期和治疗的变化,Visser 等对 1989—2001 年荷兰西北地区登记的 17 449 例肺癌患者资料进行了分析,结果显示,肺癌分期的分布发生了较大改变,Ⅰ、Ⅱ 期比例在 1989—2001 年间从 36% 降低至 25%,75 岁以下接受手术的病例从 58% 上升为 72%,ⅢA/B 期接受综合治疗的比例从 1989 年的 3% 上升为 2001 年的 21%;75 岁以上手术比例从 28% 上升为 42%,但 ⅢB 期接受综合治疗的很少,ⅢA 期综合治疗比例则从 3% 上升为 16%;Ⅰ~Ⅲ 期的 2 年生存率增加,Ⅰ 期和 Ⅱ 期 4 年生存率增加,整个人群的总生存率未上升。研究者认为,随着分期向晚期移行,肺癌患者的分期生存率增高,但总体生存率很少增高,ⅢA 期综合治疗比例则从 3% 上升为 16%;Ⅰ~Ⅲ 期的 2 年生存率增加,Ⅰ 期和 Ⅱ 期

4 年生存率增加,整个人群的总生存率未上升。研究者认为,随着分期向晚期移行,肺癌患者的分期生存率增高,但总体生存率无改变。目前肺癌病理组织学类型分布的另一个特点是腺癌比例增加、鳞癌比例降低。其中细支气管肺泡癌发病率的上升不可忽视。细支气管肺泡癌(BAC)是肺腺癌的一个重要亚型,与其他的非小细胞肺癌相比,具有独特的临床表现、组织生物学特性、流行病学特点和特殊的治疗反应性和预后。细支气管肺泡癌在 20 世纪初还是一种非常少见的疾病,但最近大量的研究表明,细支气管肺泡癌的发病率明显增加。美国加州大学的 Barsky 等分析了 1955—1990 年在该院就诊的 1500 例肺癌病例后发现,肺鳞癌的发生率由 56% 下降至 22%,同时肺腺癌则由 15% 上升为 47%,其中肺腺癌的增加主要归因于细支气管肺泡癌的增加,细支气管肺泡癌由最初占所有肺癌的 5% 上升为 24%。我国学者通过对 1996—2005 年在某医院诊断为肺癌的 4706 例患者进行分析后发现,细支气管肺泡癌占腺癌病例总数的 30.6%,占所有肺癌病例总数的 10.1%,而且细支气管肺泡癌发生率随时间有升高的趋势。在此需指出的是,目前国际上已将 BAC 归为癌前病变。

# 第二节　肺癌的预防

肺癌发病因素的多样性使其预防更加复杂化。吸烟是引起肺癌发生的主要病因,而戒烟后肺癌风险有所减少,因此控制吸烟有助于降低肺癌死亡率。全世界的研究者对采用不同干预措施的效果进行了报道,治疗收效甚微,更有效的干预措施还有待进一步研究。与发达国家对吸烟的认识相比,发展中国家对吸烟控制不够,吸烟是导致肺癌的主要因素。据印度医学研究理事会统计,目前每 100 例吸烟的青少年中有 50 例将在今后死于吸烟相关性疾病,当前在政府和社会支持下采取各种宣传措施,已经并将继续收到成效。此外,西哈萨克斯坦州一项研究的统计数字表明,肺癌发生率和死亡率迅速上升首先与医务人员对吸烟与肺癌发生的关系不够重视有关,医生吸烟率高达 30% 以上,多数医生认为解答是否应停止吸烟的咨询不属于自己的工作范畴。因此,为了减少肺癌发生率,医生应当首先减少吸烟。

目前肺癌发生的另一个特点是吸烟年轻化导致肺癌发病年龄提前。波兰一项关于中学生吸烟状况的调查表明,青少年开始吸烟年龄提前的原因主要受性别、年龄、经济状况、与吸烟者相处的时间长短等影响,严重吸烟与心理压力和饮酒均有关。尼古丁替换治疗可产生短暂的戒烟作用,但长期作用的意义还不确定。日本的研究结果显示,尼古丁贴片置换治疗后停止吸烟的比例很高,但持续时间不长,只有 1/4 吸烟者戒烟维持 12 个月以上。瑞士学者应用尼古丁疫苗 Cytos 002-NicQb 的 I 期临床试验则显示了一种很有希望的戒烟新途径。除了对致病因素进行控制,研究人员试图通过建立预测模型筛选高风险人群接受预防干预治疗。美国 MD Anderson 癌症中心 Etzel 等根据 2768 例肺癌患者和对照建立了包括吸烟及营养因素在内的肺癌患病风险模型,其中包括间接吸烟(ETS)模型(患病风险为 2 倍)和 3 种 ETS 相关营养模型,以及蔬菜和饱和脂肪摄入模型。既往吸烟者的模型显示,肺气肿病史、石棉暴露史、家族史、吸烟开始年龄、吸烟时间均是独立的预测因子。该研究说明,肺癌是在吸烟基础上多种病因共同作用发生的,建立肺癌多危险因素预测模型具有重要意义。

意大利 Felletti 等对吸烟者鼻黏膜淋巴细胞中和支气管上皮的 DNA 加和物水平及代谢基因多态性进行了比较,结果显示鼻黏膜淋巴细胞可以作为替代组织对吸入致癌物进行评价,同时鼻黏膜也可以代替下呼吸道的损伤,鼻黏膜淋巴细胞中和鼻黏膜中 DNA 加和物的水平与支气管上皮中 DNA 加和物的水平显著相关,吸烟对鼻黏膜的作用与吸烟量相关。提示这一方法可用于对暴露于致癌原的人群进行生物监测。

药物预防曾被认为是减少肺癌发生的可靠途径。药物预防法最早由 Sporn 等在 1976 年提出,他们设想应用某些天然或合成的药物以防止正常细胞 DNA 的损伤,从而降低正常细胞转化为癌细胞的概率。此前,药物预防曾在预防乳腺癌、前列腺癌、结肠癌的发生中取得了可观的效果,但迄今尚未发现在肺癌预防中的积极作用。维生素 A、β 胡萝卜素、N-乙酰半胱氨酸、微量元素硒等都被应用于此项研究,但均未能证明其有效性。其中,β 胡萝卜素和异维 A 酸还被证明会增加罹患肺癌的风险,尤其是受试者仍在吸烟的情况下。

目前,药物预防等多种研究仍在继续,但在这些研究取得确切的积极结果之前,戒烟仍是肺癌预防的主要措施。

# 第二章

# 肺癌的病因与病理

# 第一节　肺癌的病因

## 一、吸烟

吸烟是肺癌的主要危险因素。有学者估计约有85%由环境因素引起的肺癌是因吸烟引起的。吸烟者肺癌死亡率约为不吸烟者的10倍以上。吸烟量与肺癌有剂量反应关系,戒烟后可以减少肺癌发生的危险性。吸烟与肺癌危险度的关系与烟草种类、开始吸烟年龄、吸烟年限和吸烟量有关。不同烟草类别中以长期吸香烟最为危险。香烟在点燃过程中局部温度可达900~1000 ℃,从而发生一系列的热分解和热合成化学反应,形成近4000种新的化学物质,其中绝大部分对人体有害。危害最大的是尼古丁(烟碱)、一氧化碳和烟焦油。烟焦油是致肺癌的元凶。烟焦油含有以多环芳烃和亚硝胺两类为主的多种致癌物及酚类促癌物。香烟含有的一些致癌物质可直接攻击DNA,引起基因损伤,另一些致癌物(如多环芳烃类和亚硝胺类化合物)则需要代谢激活后才能损伤DNA。CYP2E1可激活香烟特有的亚硝胺等致癌物,可能涉及吸烟引起的肺癌变过程。吸烟不但危害吸烟者本人的健康,而且由于污染了室内环境,还会危害不吸烟者的身体健康。在日本曾进行了一项为期14年的前瞻性队列研究,发现重度吸烟者的非吸烟妻子患肺癌的危险性较高,而且存在剂量-反应关系。据报道,吸1支香烟,主流烟中的强致癌物N-二甲基亚硝胺为4.1~31.1 μg,而侧流烟中却为597~735 μg。Blot等将世界上一些有关被动吸烟的研究资料进行综合分析,发现非吸烟者的妻子因丈夫吸烟而患肺癌的危险性增加30%,丈夫重度吸烟时相对危险度(RR)值达1.70。西班牙的一项研究显示,1999—2003年西班牙肺癌发生率升高,其中女性和男性70岁以上发病率显著上升。男性患者中当前吸烟者占45.9%,过去吸烟者占51.5%,非吸烟者占2.5%,男性以鳞癌为主;女性患者中吸烟者占27.2%,腺癌较常见,表明吸烟是导致肺癌发生率升高的原因。俄罗斯在1968—1997年肺癌发生率一直呈显著上升趋势,但随着烟草生产量减少,自1998年后发病率开始缓慢下降。男性吸烟率(64%)高于女性(20%),男性发病率是女性的8倍;乡村烟草消费高于城市,乡村男性肺癌发生率为城市的2倍,发病高峰期年龄为60~74岁。1990—1999年印度流行病学资料显示肺癌发生率呈上升趋势,并因吸烟流行程度不同而显示发病率不等。肺癌发生率最高的乡村地区是南方的卡路那卡巴里,男性吸烟率高达60%,男性肺癌年龄调整发病率19.4/10万,居癌症首位;女性肺癌占所有癌症的3.5%,女性吸烟率虽仅为0.8%,但女性肺癌发生也与吸烟者增多和被动吸烟有关。肺癌发病率最高的城市德里为13.34%。吸烟的量与吸烟时间也与肺癌发病相关。对于当前吸烟者,若每天吸烟超过20支并超过15年,其肺癌发病风险显著高于具有同等吸烟量的既往吸烟者。对美国南卡罗来纳州一个城市癌症患者的吸烟状况进行观察后发现,开始吸烟的年龄是肺癌分期晚的独立预测因子,吸烟的强度与患癌风险、就诊时肺癌进展程度高度相关。

## 二、大气和环境污染

大气和环境污染是导致肺癌发生的另一个危险因素。城市大气和环境污染主要来源于机动车辆尾气、采暖及工业燃烧废物等,从污染大气中,已查明的致癌物有多环芳烃、脂肪族巯基化合物和一些镍化合物等。美国伯明翰大学的学者通过分析美国肺腺癌的分布变化,对近几十年美国肺腺癌发病率不断上升的原因进行了探索,结果显示,大气污染增加早在腺癌上升前10年就已存在了,当大多数吸烟者转向低焦油香烟时腺癌已经开始上升了,空气污染下降时间比吸烟显著下降的时间晚10年,这些数据符合肺腺癌发生率增高比鳞癌发生率下降晚10年的现象。腺癌显著上升地区的汽车密度很高,非吸烟者腺癌的发生率亦上升。该研究认为目前肺腺癌发生率升高与采用的低焦油含量香烟并不一致,而与空气污染日益严重有关。烹饪时使用的燃料和油烟是女性肺癌发生的危险因素。印度妇女每天花在烹调上的时间平均为4~6 h,采用的燃料包括煤油、生物质燃料(木材与牛粪、煤等混合制成)、液化石油等,这些燃料的燃烧产物含有多种致癌原。Dalai等对90名女性肺癌患者和62例对照进行研究后观察到,最普遍的病理类型为腺癌,占非吸烟女性患者的绝大多数,吸烟妇女以鳞癌和小细胞肺癌居多;接触烹饪燃料与肺癌具有确定的相关性,暴露比值比(OR)为6.5,所有燃料中,生物质燃料与肺腺癌发生的相关性最强($P<0.001$),OR为6.5,肺癌患者的烹调指数(每日平均烹调时间乘以烹调年限)显著高于对照组,从而认为生物质燃料是印度非吸烟女性肺癌的重要危险因素,建议烹调时应采用通风好的厨房。另一项来自尼泊尔的研究也证实,经常接触室外粉尘和使用煤加热睡床的人患肺癌的风险增加。在我国,1994年音盼县、市恶性肿瘤死亡抽样调查结果显示,大城市居民肺癌死亡率为39.10/10万,而中小城市和农村分别为22.06/10万和15.83/10,万,说明了城市污染与肺癌发生的关系。室内局部污染主要指的是环境烟草烟雾、室内用生活燃料和烹调时油烟所致的污染。如宣威市农民家庭所用的3种燃料(烟煤、无烟煤和木柴)中,烟煤燃烧物中含有大量的苯并芘为代表的致癌性PAH类化合物,且具有致突变性、致癌性较强等特性。当地妇女习惯在室内燃烧烟煤取暖和烹调食物等,在20世纪70年代宣威市女性肺癌调整死亡率曾高达33.3/10万。菜油和豆油高温加热后的凝聚物均有致突变性,烹调时的油烟可使空气中苯并芘明显升高。上海市对女性肺癌的病例对照研究发现,烹调时室内烟雾弥漫的女性肺癌危险度比室内无或少烟雾的女性高约60%。

## 三、职业暴露

职业和生活环境中接触细小的致癌物质颗粒或烟尘一直被认为是近年来肺腺癌患

者增加的主要原因。巴基斯坦的流行病学资料证实在环境污染(汽车尾气、工业加工、矿石生产等)严重的城市肺癌发生率(4%～9%)显著高于乡村(1%～3%)。长期接触或大量吸入放射性物质(如铀、镭及其衍化物氡等),长期接触煤气、含放射性金属矿及微波辐射等均可诱发肺癌。职业性短期接触二氧化硅、无机砷、石棉、铬、镍、煤焦、焦油、二氯甲醚、氯甲甲醚等,均可使肺癌发病率增高。

### 四、病毒感染

就目前所知,有15%～20%的人类肿瘤与病毒感染有关,但尚无明确证据表明肺癌与病毒感染有关,然而细支气管肺泡癌可能是肺癌中的特例。有研究发现,细支气管肺泡癌的发生可能与一种jaagsiekte羊反转录病毒(JSRV)有关。在人类发现细支气管肺泡癌后不久,在南非的绵羊和山羊中发现了一种与人类似、起源于肺泡的肺腺癌,并将其命名为jaagsiekte病。经研究发现,这种肺腺癌与人类的细支气管肺泡癌在临床和组织学上有很多相似之处,如肿瘤生长缓慢、沿肺泡壁生长、很少发生转移等。由于这种肺腺癌可通过动物之间的直接接触而传播,于是人们对此进行了深入研究,并最终确定羊肺腺癌是由反转录病毒的感染和传播引起的。同时,人们也开始将羊肺腺癌作为人肺癌的楔型,探讨JSRV感染与细支气管肺泡癌的关系:大量的基础研究表明,JSRV能够诱导多种人类细胞转化,与JSRV包膜蛋白相连的细胞受体Hyal-2广泛存在于人肺泡细胞在内的多种细胞中,而 *Hyal-2* 基因编码所在的区域3p21又是肺癌患者中经常缺失的部分,因此有人推断 *Hyal-2* 基因是人肺癌形成中潜在的肿瘤抑制基因。Hersa等用抗JSRV包膜蛋白的抗体对肺癌标本进行了免疫组化分析,结果发现阳性样本中30.2%为细支气管肺泡癌患者,26.2%为腺癌患者,51例其他类型肺癌样本阳性率为0,25个非癌性组织阳性反应率亦为0。然而,Yousen等对26例细支气管肺泡癌标本进行PCR检测却没有发现JSRV的基因序列。可见,虽然JSRV感染被高度怀疑与细支气管肺泡癌发病相关,但仍需进一步的研究确证。

### 五、结缔组织病

结缔组织病是一组累及关节及关节周围软组织的慢性疾病,其病因多为免疫功能紊乱,主要包括系统性红斑狼疮、类风湿关节炎、多发性肌炎、皮肌炎等。近年来,结缔组织病与肺癌之间的关系逐渐引起人们的注意,Yang等对1944—2001年的相关文献进行了回顾性分析,总结了153例与结缔组织病有关的肺癌的情况,结果发现,在进行性全身硬化症患者中有着较高的细支气管肺泡癌的发生率。Talbott等发现,全身性硬化症并发肺癌的患者中有77%是细支气管肺泡癌。Montgomery的研究也显示,50%以上的全身性硬化症患者并发肺癌时病理类型为细支气管肺泡癌。总之,不少研究提示进行性全身硬化症与细支气管肺泡癌存在一定关系。结缔组织病的病因较为复杂,因此结缔组织病与肺癌之间存在关系的原因可能是多方面的,免疫缺陷、长期肺纤维化及瘢痕形成都可能造成肿瘤的发生。

## 六、遗传因素

肺癌的发生是个体对环境危险因素的易感性与环境致癌因素相互作用的结果。早在 1960 年 Tokuhata 和 Lilienfeld 就提出了肺癌具有家族聚集现象。这一观点在第 11 届世界肺癌会议上得到了英国学者 Matakidou 等的研究证实。该项研究是一项大的有关女性肺癌家族聚集性的病例对照研究,对 1999—2004 年的 1482 例女性肺癌患者和 1079 例对照的一级亲属患肺癌情况进行了对比,结果发现,一级亲属患肺癌的人数与肺癌风险具有显著相关性;<60 岁患病者,肺癌比值比为 2.22,尤其是具有家族史的非吸烟女性患肺癌风险增高更明显。基因不稳定性可以增加非小细胞肺癌的发生。美国纽约 Sloan Kettering 纪念医院的 Orlow 等应用碱性彗星试验分析了多发性非小细胞肺癌患者外周血淋巴细胞 DNA 损伤及对苯并芘二醇环氧化物(BPDE)的反应和 BPDE 损伤修复,并以单发性非小细胞肺癌作对照。结果显示,多发性非小细胞肺癌的 DNA 损伤显著高于对照组,对 BPDE 的敏感性高于对照组,DNA 损伤修复能力低于对照组。说明 DNA 损伤与修复、对 BPDE 的敏感性与多发性非小细胞肺癌的发生相关。通过分子流行病学研究发现,肺癌患者具有一些明显的基因多态性改变。日本学者 Ohsawa 等应用限制性片段长度多态性聚合酶链反应(PCR-RFLP)技术对在吸烟作用下的肺癌癌变基因和药物代谢酶进行单核苷酸多态性(SNPs)分析,对 68 例肺腺癌、35 例鳞癌和 121 例对照的外周血细胞基因组 DNA 的细胞色素 P4501A1(CYP1A1)、MSP1、Ile-Val、谷胱甘肽-S 转移酶 mu(GSTM$_1$)、N-乙酰转移酶 2(NAT$_2$)和 L-myc 进行检测。结果显示,对于吸烟量低(Brinkman 指数<600)的患者,中等和缓慢发生的 *NAT$_2$SNP* 基因型具有显著的患肺癌危险,腺癌的比值比为 2.83,吸烟量低的患者 *L-mycSSPSS* 基因型也具有显著的危险度,鳞癌比值比为 5.09,而 *CYP1A1* 和 *GSTM$_1$*(-)基因型与吸烟作用下发生的肺癌无关联,认为 *NAT$_2$SNP* 基因型可以预测与吸烟相关肺腺癌的易感性,而 *L-mycSSPSS* 基因型可预测肺鳞癌易感性。

## 七、饮食

血清中 β 胡萝卜素水平低的人,肺癌发生的危险性也高。流行病学调查也表明,适当地食用含 β 胡萝卜素的绿色、黄色和橘黄色的蔬菜和水果及含维生素 A 的食物,可减少肺癌发生的危险性,这一保护作用对正在吸烟或既往吸烟的人特别显著。

## 八、慢性呼吸系统疾病

美国癌症协会将肺结核列为肺癌发病因素之一。结核病患者患肺癌的危险性约是正常人群的 10 倍,其主要组织学类型是腺癌。此外,某些肺部疾病包括慢性支气管炎、病毒和真菌(黄曲霉)感染、肺间质纤维化及肺尘埃沉着症等,对肺癌的发生可能也起一定影响。土壤中的硒和锌含量的减少可能与肺癌发生有关。

# 第二节　肺癌的病理

肺原发肿瘤主要包括上皮性和间叶性肿瘤等,其中肺癌是最主要的类型,也是我国最常见的癌症之一,其发病率和致死率均排名第一。本节重点介绍各个类型的肺癌及其浸润前病变,从大体检查、形态学、免疫组化染色和鉴别诊断等角度进行阐述。

## 一、腺癌及其浸润前病变

2011 年国际肺癌研究学会(IASLC)、美国胸科学会(ATS)和欧洲呼吸学会(ERS)发表了肺腺癌的国际多学科新分类方案。该分类方案被 2015 版 WHO 肺、胸膜、胸腺及心脏肿瘤分类所采纳,与 2004 版分类相比有较大变化,包括从形态学上 2015 版分类将肺腺癌分为三类——浸润前病变、微浸润性腺癌和浸润性腺癌,提出了原位腺癌和微浸润性腺癌的概念,增加贴壁状腺癌、微乳头状腺癌、肠型腺癌,取消了黏液性囊腺癌、印戒细胞癌、透明细胞癌的名称,并弃用细支气管肺泡癌和混合型腺癌诊断术语等变化。本部分按浸润前病变、微浸润性腺癌和浸润性腺癌的顺序一一阐述。

### (一)浸润前病变——不典型腺瘤样增生

1. 定义

不典型腺瘤样增生(AAH)是指小的(≤0.5 cm)、局灶性、轻到中度的 Ⅱ 型肺泡细胞和(或)克拉拉(Clara)细胞的增生。增生细胞衬覆于肺泡壁和(或)呼吸性细支气管。目前认为,AAH 属于腺癌的浸润前病变,类似于鳞状细胞不典型增生对应于鳞状细胞癌。

2. 大体和形态学特点

(1)肉眼观察:AAH 为界限不清的黄褐色结节,有时甚至无法识别。

(2)组织形态学:多数 AAH 都是在因为其他原因行手术切除的肺组织中镜下偶然发现的,为一小的局限性病变(通常≤0.5 cm),可完全局限于肺泡区域内,也可邻近呼吸性细支气管。Clara 细胞和(或)IT 型肺泡细胞沿细支气管和(或)肺泡壁排列,具轻到中度不典型性。有时可见不确切的假乳头形成。Clara 细胞呈柱状,有时细胞基底部较细,类似于网球拍状。Ⅱ 型肺泡细胞的胞质呈透明或泡沫样,有时可见小空泡。可见核内嗜酸性包涵体。上述细胞呈圆形、立方、低柱状或鞋钉样,核圆形或卵圆形,沿基底膜排列,细胞间有间隙,核不拥挤。可见双核细胞,但核分裂罕见。有些研究将 AAH 分为低级别和高级别,但临床意义不大。

3. 鉴别诊断

(1)AAH 需要和继发于肺炎或肺纤维化的反应性肺泡细胞增生相鉴别,肺纤维化中增生的肺泡细胞分布更加弥漫,且伴有其他炎性形态学改变。AAH 很少发生于间质纤维化和炎症背景中。

(2)AAH 需要和非黏液性原位腺癌相鉴别:两者的鉴别较难,与 AAH 相比,原位腺癌通常病变直径更大(>5 mm),细胞异型性更明显、密度更大、排列更拥挤、形态更均一。

原位腺癌癌细胞与周围肺泡上皮间形态学上更缺乏连续性,移行更加突然。但病变大小有时并不是绝对的鉴别指标,小于 5 mm 的病变如果具有明显的异型性,也应高度怀疑为原位腺癌。

**(二)浸润前病变——原位腺癌**

**1. 定义**

原位腺癌(AIS)是指直径≤3 cm 的局限性腺癌,癌细胞沿正常肺泡壁呈纯贴壁样生长,不会突破基底膜至间质,也无脉管或胸膜浸润。绝大多数 AIS 是非黏液性的,个别病例为黏液性。

**2. 大体和形态学特点**

(1)肉眼检查:AIS 界限欠清,直径不超过 3 cm,切面灰白或褐色。肿瘤应全部取材制片以排除是否存在浸润性成分。

(2)细胞形态学:非黏液性 AIS 典型细胞学特点为低级别核(形态温和、体积小、单形性),染色质细腻,小核仁不明显,可见核沟和核内假包涵体,细胞排列成线状或单层排列。细胞学特征类似于甲状腺乳头状癌。肿瘤细胞常和肺泡巨噬细胞混杂分布。由于细胞学和小活检组织无法观察到病变全貌,而且低级别浸润性腺癌(尤其是乳头型腺癌)的细胞形态也可类似于 AIS,因此在这两类组织中都不应诊断 AIS。

(3)组织形态学:AIS 是指直径≤3 cm 的局限性腺癌,癌细胞沿正常肺泡壁呈纯贴壁样生长,不会突破基底膜至间质,也无脉管或胸膜浸润。根据定义,AIS 不含有任何浸润性腺癌的生长方式,如腺泡、乳头、实性或微乳头等结构,也不能有肺泡内癌细胞播散。2015 版分类中的 AIS 对应着 2004 版分类中纯的细支气管肺泡癌。AIS 分为黏液性和非黏液性两类。几乎所有 AIS 均是非黏液性的,具有典型的 Ⅱ 型肺泡上皮和(或)Clara 细胞分化特点,目前认为没有必要再进一步按 Ⅱ 型肺泡上皮和 Clara 细胞区分 AIS。核异型性小,或呈低级别核形态。黏液性 AIS 中癌细胞为贴壁生长的高柱状细胞,核位于基底,没有异型性,胞质富含黏液,类似于杯状细胞。AIS 中可见肺泡隔由于硬化或弹力纤维增生而变宽,但纤维化程度轻重不一,此现象在非黏液性 AIS 中更为常见。

**3. 鉴别诊断**

(1)在细胞学诊断中,由于 AIS 细胞形态温和,其和良性病变(如反应性肺泡上皮和间皮细胞)的鉴别较为困难。

(2)切除样本中,不论有无黏液成分,AIS 都必须和微小浸润性腺癌进行鉴别,鉴别要点在于是否有明确的浸润灶。黏液性 AIS 极少见,其细胞学特征和浸润性黏液腺癌类似,而且还必须结合临床排除转移性黏液腺癌的可能。AIS(尤其是黏液性 AIS)需要和伴有粟粒样气道播散入周围肺组织的病例相鉴别,此时可根据 AIS 体积小、边界更清楚(相对于浸润性腺癌)等特点加以鉴别。将 AIS 大小限定为≤3 cm,是因为现有研究显示,能达到100% 无疾病生存率的肿瘤都是≤3 cm 的贴壁型腺癌(即新分类中的 AIS),而对于>3 cm 的纯贴壁型生长的肺腺癌,缺乏充足的证据表明其是否也能有 100% 的无疾病生存率。对于此类肿瘤,新分类推荐应诊断为"贴壁为主型腺癌,疑为 AIS"。

### (三) 微浸润性腺癌

**1. 定义**

微浸润性腺癌(MIA)是指最大径≤3 cm 的孤立性的肺腺癌,以贴壁样成分为主但含有最大径≤5 mm 的浸润灶。与 AIS 类似,MIA 也可分为非黏液性和黏液性,前者最为常见。

**2. 大体和形态学特点**

(1)肉眼检查:绝大多数 MIA 是外周型肿物,如果没有明显的纤维增生,肉眼观与 AIS 较难分辨。肉眼检查中肿瘤大小常被低估,因此结合高分辨率 CT 结果对于准确评价肿瘤直径很有帮助。

(2)细胞形态学:与 AIS 类似,受限于取材的局限性,仅凭细胞学形态,无法区分 MIA、AIS 和异型性不大的浸润性腺癌,因为这三者细胞学特征很接近。

(3)组织形态学:MIA 是指最大径≤3 cm 的孤立性的肺腺癌,以贴壁样成分为主并含有最大径≤5 mm 的浸润灶。测量浸润灶直径时应测量最大直径。如果存在多个浸润灶或某个浸润灶大小难以测量,研究数据显示可将各个浸润灶所占肿瘤百分比乘以肿瘤最大径,再将得到的各个直径相加,来估算总浸润灶大小。如果最大径<5 mm,则应诊断 MIA。

与 AIS 类似,非黏液性 MIA 最常见,个别病例为黏液性或混合性。非黏液性 MIA 中癌细胞是 Ⅱ 型肺泡细胞或 Clara 细胞,而黏液性 MIA 中癌细胞为含有大量黏液分泌的柱状细胞,胞核小且位于基底,可见杯状细胞。MIA 中的浸润灶是指出现浸润性腺癌中的组织学形态(腺泡、乳头、微乳头或实性成分),或上述成分在肌成纤维细胞性间质中浸润。浸润成分只能局限于纤维间质,如果癌细胞侵犯脉管、胸膜或沿气道播散或出现肿瘤性坏死,则不能诊断 MIA。

**3. 免疫组化染色**

非黏液性 MIA 表达 TTF-1 和 Napsin A。黏液性 MIA 免疫表型和浸润性黏液腺癌相似:肺泡细胞标记多为阴性,而 CK20 和 HNF4α 为阳性。混合性 MIA 中则会出现混合性表达。

**4. 鉴别诊断**

MIA 需和浸润性腺癌相鉴别。肿瘤如果没有一个相对清楚的边界,则不能诊断 MIA;MIA 的诊断标准即包含了鉴别诊断的指标。黏液性 AIS 和 MIA 极为罕见,应在充分取材的前提下谨慎诊断,因为绝大多数具有类似形态学的肿瘤都是浸润性黏液腺癌。与 AIS 类似,当前有关 MIA 的研究都是针对≤3 cm 的结节,而对于>3 cm 的类似于 MIA 的肺腺癌,缺乏充足的证据表明其是否也能有 100% 的无疾病生存率。对于此类肿瘤,新分类推荐应诊断为浸润性腺癌分类中的"贴壁为主型腺癌,但不排除 MIA 可能"。

### (四) 浸润性腺癌

**1. 定义**

浸润性腺癌是指腺癌中出现最大径>5 mm 的肌成纤维细胞性间质中的浸润灶,或癌细胞侵犯脉管或胸膜,或沿气道播散,或出现肿瘤性坏死。浸润性腺癌常由多种组织学亚型混合组成(腺泡、乳头、微乳头或实性成分)。在外科切除的所有腺癌病例中,浸润性腺癌占 70% ~ 90% 。

2. 大体和形态学特点

(1)肉眼检查:浸润性腺癌多为界限欠清的灰白色结节,伴有中央纤维瘢痕、炭末沉着和胸膜皱缩。在新鲜切除标本中,贴壁样成分可能很难识别。

(2)细胞形态学:肺腺癌在细胞学形态中也可见多种细胞排列方式,如呈栅栏状排列、扁平蜂窝样排列或排列成三维结构的细胞团。细胞核常排列在胞质的边缘,染色质呈泡状,核仁清楚。胞质常含有细小的空泡,其内可见黏液。细胞异型程度上,基本与组织学中癌细胞的分化程度相一致。

(3)组织形态学:非黏液性浸润性腺癌常由多种组织学亚型混合组成,在形态上具有异质性,2011 年 IASLC/ATS/ERS 新分类要求将浸润性腺癌按半定量的方式,进行全面组织学分型后,按照比例最高的亚型将该例腺癌命名为"……为主型",再对肿瘤中超过 5% 的组织学成分均进行描述。所以新分类中按照非黏液性浸润性腺癌中最主要的亚型对各个浸润性腺癌进行命名,名称中省去了"为主"。

新分类要求观察者应识别出肿瘤中存在的所有结构,而不是只报告某一种形态学亚型。观察者应在观察了肿瘤所有切片后作出形态学全面分型,以明确何种形态学结构是主要成分。之前的多数研究使用 10% 作为增量标准,但当肿瘤具有两种比例较接近的形态学亚型时或需要描述某些比例偏少但对预后有较大影响的亚型(如实体型或微乳头型结构)时,使用 5% 作为增量标准就更具有可操作性。虽然理论上两种形态学亚型可能比例相等,但在实际操作中仍应选出一种主要的形态学亚型。病理报告中提供各种形态学亚型的比例,将有助于了解肿瘤是由相对均等的亚型组成还是由一种形态学为主组成。

越来越多的针对肺腺癌手术样本的研究证实,某些组织学亚型具有预后意义,而且多个组织学亚型都与分子异常间存在关联。各个组织学亚型间常可见互相连续性变化,因此少数病例中有时很难完全区分各个组织学亚型(如伴肺泡塌陷的贴壁型与腺泡型、腺泡型与乳头型、乳头型与微乳头型的区分)。

浸润性腺癌中癌细胞除了直接浸润间质、脉管或胸膜外,还有一种呼吸系统独有的扩散方式,即肿瘤沿气道播散(STAS),可表现为单个细胞、微乳头细胞簇或实体型巢团在气道中播散,这种播散方式可能是某些较小的 I 期肺癌接受局部切除后较高比例的复发率和较差的预后的原因。

根据浸润性腺癌中主要成分的不同,将其命名为贴壁型腺癌、腺泡型腺癌、乳头型腺癌、微乳头型腺癌及实体型腺癌。

1)贴壁型腺癌:新分类使用"贴壁型"(旧分类中的细支气管肺泡癌)来描述浸润性腺癌中非浸润的部分。该亚型主要成分由形态温和的 II 型肺泡细胞或 Clara 细胞沿肺泡壁和(或)细支气管壁生长所构成,形态学类似微浸润性腺癌和原位腺癌,但至少存在最大径>5 mm 的浸润性腺癌成分。与 MIA 类似,如果存在多个浸润灶或某个浸润灶大小难以测量,研究数据显示可将各个浸润灶所占肿瘤百分比乘以肿瘤最大径,再将得到的各个直径相加,来估算总浸润灶大小。

浸润的定义为:①出现任何非贴壁样结构(如腺泡、乳头、微乳头或实性结构)。②肿瘤细胞浸润肌成纤维细胞间质。③肿瘤侵犯脉管或胸膜。④沿气道播散。

出现以下任一情况时应诊断贴壁型腺癌而不是 MIA：①肿瘤侵犯脉管或胸膜。②出现肿瘤性坏死。③含有直径>5 mm 的浸润灶。④肿瘤周围肺实质内出现肺泡腔内播散。

肺的转移性肿瘤和浸润性黏液腺癌都可出现贴壁样生长和浸润性的形态。但贴壁型腺癌在新分类中特指表现为贴壁样生长为主的浸润性非黏液腺癌，并未包含浸润性黏液腺癌。因此即使是浸润性黏液腺癌中主要成分为贴壁样结构时，也不应诊断为贴壁型腺癌。贴壁型腺癌中贴壁样癌细胞的异型性大小不一，可以和其周围的浸润性结构中的癌细胞类似，表现出较大异型性。目前尚不清楚这类具有较大异型性的贴壁型腺癌，与异型性较小者相比，是否存在临床上的差异。

2）腺泡型腺癌：该亚型主要成分为腺泡样排列的癌细胞，胞质和（或）腺腔内均可含有少量黏液。腺泡结构也可呈圆形团状，核位于外周而胞质居中，此时见不到明确的腺腔。当贴壁样结构被挤压或塌陷时形成的腺样结构，极难与浸润性腺泡结构鉴别。但是，当肺泡结构消失和（或）肌成纤维细胞间质出现时，就可考虑为腺泡型腺癌。筛孔样结构也被认为是腺泡型腺癌的 1 种模式，但其预后较差。

3）乳头型腺癌：该亚型主要形态为癌细胞沿着中央的纤维血管轴心生长。该亚型需要和贴壁型腺癌中由于切片所造成的假象相鉴别。由于切面改变、炎性背景或纤维增生，正常肺泡腔内可出现个别乳头样结构。但不应出现较大的含纤维血管轴心的乳头或超过二级分支的乳头结构。如果正常肺泡腔或肿瘤性的腺泡腔内由乳头或微乳头结构充填，则该生长模式为乳头或微乳头型腺癌。乳头型腺癌中可以没有肌成纤维细胞间质。

4）微乳头型腺癌：该亚型主要成分为癌细胞形成的无纤维血管轴心的乳头状细胞簇，可与肺泡壁相连，也可与肺泡壁分离，形成指环样腺样结构漂浮于肺泡腔内。肿瘤细胞小，立方形，核异型性大小不定。微乳头型腺癌常伴有脉管或间质侵犯，可见砂粒体。

5）实体型腺癌：该亚型主要成分为成片状排列的多角形细胞，看不到明确的腺癌结构，如腺泡、乳头、微乳头或贴壁结构。在实性结构中每两个高倍视野内应有>5 个肿瘤细胞含有细胞内黏液，细胞内黏液可通过黏液组织化学染色证实。

3. 免疫组化染色

目前最常见的肺泡细胞标记是 TTF-1 和 Napsin A，约75% 的浸润性腺癌表达 TTF-1。在腺癌的各种组织学结构中，绝大多数贴壁型和乳头型结构阳性表达 TTF-1，而在实体为主型腺癌中 TTF-1 阳性偏少。据报道，TTF-1 阳性和 EGFR 突变间存在相关性。虽然 Napsin A 敏感性与 TTF-1 类似，但部分研究表明 Napsin A 在与鳞状细胞癌的鉴别中效果更好。但当鳞状细胞癌沿气道生长，充填细支气管腔及肺泡结构，或直接浸润性破坏正常肺泡时，残留的正常肺泡上皮仍会阳性表达 TTF-1 和 Napsin A，此时不应误判为鳞状细胞癌表达上述肺泡细胞标记。p40 在鳞状细胞癌中弥漫强阳性表达，比 p63 更为特异，因为 p63 在多达 30% 的肺腺癌中会出现阳性表达。需要注意的是，其他癌也会表达 TTF-1，如小细胞癌、大细胞神经内分泌癌、甲状腺癌和一部分类癌。Napsin A 可表达于肾细胞癌中。

4. 鉴别诊断

（1）其他类型肺癌：鳞状细胞癌和大细胞神经内分泌癌是最常见的鉴别诊断。部分低分化或实体型腺癌中，癌细胞呈片状、梁状排列，含有深嗜酸性的胞质，具有鳞状细胞样的形态，但是缺乏诊断性的鳞状特征（角化、角化珠或细胞间连接），通过 TTF-1、p40 或 p63 等标记的免疫组化染色和黏液染色可正确诊断。2004 年旧分类中提及的表达肺泡细胞标记（TTF-1 或 Napsin A）的大细胞癌，此类病例即使未见到黏液，新分类中也将其归入实体型腺癌。实体型腺癌必须和鳞状细胞癌及大细胞癌相区分，后两者中少数细胞也可含有细胞内黏液。

（2）多原发肺腺癌和单一肺腺癌在肺内广泛转移：对于多灶性肺腺癌，组织学分型和分子检测有助于区分是单病灶肺内多处转移还是多原发灶。前者各个转移灶之间往往具有相似的组织结构和细胞形态，以及相同的分子异常。而多原发肺腺癌各病灶组织学可有较大差异，也可出现各自不同的分子异常。但还需要更多研究证实。

（3）肺原发腺癌和肺转移性腺癌：需要借助临床、影像学和免疫组化标记综合判断。

**（五）浸润性腺癌的变型——浸润性黏液腺癌**

1. 定义

浸润性黏液腺癌具有独特的临床、影像、病理和遗传学特征，因此新分类中将其列为一个腺癌的独特变型。浸润性黏液腺癌对应 2004 版分类中的黏液型细支气管肺泡癌（非 AIS 或非 MIA 的病例）。

2. 大体和形态学特点

（1）肉眼检查：浸润性黏液腺癌切面可见黏液，界限欠清、质软。部分肿瘤可在肺内呈结节样广泛播散，也可有弥漫性肺炎样小叶实变。

（2）细胞形态学：浸润性黏液腺癌细胞学形态温和，见单层柱状细胞或杯状细胞在黏液背景中呈蜂窝样排列，细胞核间距不等。

（3）组织形态学：可出现除了实体型之外的其他各种浸润性腺癌的形态模式，如腺泡、乳头、微乳头或贴壁，但贴壁形态最常见。癌细胞典型形态为杯状细胞或柱状细胞样，胞质内富含黏液，核较小位于基底。核异型性常不明显或缺乏。肿瘤内部或周围的肺泡腔常充满黏液。虽然浸润性黏液腺癌形态是贴壁为主型，但广泛取材多能找到浸润灶，并伴有间质纤维增生。浸润性黏液腺癌形态也可具有较大异质性，可见贴壁、腺泡、乳头或微乳头等混合成分，但需要和产生黏液的普通型浸润性腺癌相鉴别，后者癌细胞并非杯状或柱状细胞形态。如果是手术切除样本中腺癌细胞均为杯状或柱状细胞形态并含有胞质内黏液，且满足 AIS 或 MIA 的诊断标准，则应诊断为黏液性 AIS 或黏液性 MIA，但此类病例往往很少见。如果可同时见到黏液性和非黏液性浸润灶，且两种成分比例均超过 10%，则应诊断为混合型浸润性黏液和非黏液腺癌，并描述出每种形态学亚型。

（4）肿瘤扩散：由于肿瘤内部和周围肺泡腔内都含有较多黏液，浸润性黏液腺癌更倾向于出现癌细胞在黏液中沿气道播散，表现为多中心性、多小叶性和双侧播散，可呈肺部多个小结节病灶或广泛实变。

3. 免疫组化染色

浸润性黏液腺癌和其他肺腺癌的免疫表型差异较大。肿瘤特征性表达 CK7 和

CK20,通常不表达 TTF-1 和 Napsin A。研究表明,HNF4α 在这种肿瘤中为阳性表达。

4. 鉴别诊断

浸润性黏液腺癌需要和黏液性原位腺癌和黏液性微浸润性腺癌相鉴别。源于胰腺和卵巢的转移性黏液腺癌可表现出与肺浸润性黏液腺癌相同的形态,需要结合临床和影像学检查排除转移癌的可能。胰腺黏液腺癌更容易表达 CK20 和 MUC2。转移性结直肠腺癌常表达 CDX2 和 CK20,而不表达 CK7,但极个别病例可见 TTF-1 表达,增大了鉴别诊断的难度。

**(六)浸润性腺癌的变型——胶样腺癌**

1. 定义

胶样腺癌为伴有大量黏液分泌的腺癌,黏液主要为细胞外黏液,破坏、取代固有肺泡腔。2004 版旧分类中的黏液性囊腺癌已归入 2015 版分类中的胶样腺癌。

2. 大体和形态学特点

(1)肉眼检查:绝大多数胶样腺癌都是外周型肿物,质地偏软,切面即可见富含黏液。

(2)细胞学特点:大量的细胞外黏液的背景中,仅可见少量的肿瘤细胞,细胞异型性不大,形态温和,零散或呈巢团样分布于黏液中。

(3)组织学特点:胶样腺癌中癌细胞会产生大量细胞外黏液,形成黏液湖积聚于肿瘤周围的正常外端气道,大量黏液使肺泡壁断裂、肺泡腔扩张,黏液和其中的癌细胞可沿气道呈浸润性的播散。癌细胞呈多灶性贴壁样排列,胞质内仍可见黏液。部分病例中癌细胞并不完全沿肺泡壁排列,肿瘤性腺体可漂浮于黏液基质中。癌细胞类似于浸润性黏液腺癌中的高柱状或杯状细胞形态,核可呈假复层上皮样排列、异型性小、分化良好、核分裂少且没有坏死。间质可见炎细胞浸润,伴有组织细胞和巨细胞反应。

3. 免疫组化染色

类似于浸润性黏液腺癌,胶样腺癌的癌细胞通常表达肠源性标记(CDX2、MUC2 和CK20)。TTF-1 和 CK7 可呈弱阳性或灶性表达,Napsin A 也可阳性。

4. 鉴别诊断

癌细胞脱离于肺泡壁而漂浮在黏液基质中,会导致取材困难,加上温和的细胞形态,会使小活检或术中冷冻诊断时胶样腺癌诊断困难,易与良性疾病混淆。而胶样腺癌与浸润性黏液腺癌在细胞形态上差别不大,区别在于胶样腺癌所形成的黏液湖会取代和破坏原有的肺泡结构,并且胶样腺癌中癌细胞多为散在的贴壁样排列,有别于后者。另外,还需结合临床排除消化系统、乳腺或卵巢等处含黏液的腺癌转移可能。

**(七)浸润性腺癌的变型——胎儿型腺癌**

1. 定义

胎儿型腺癌是根据形态命名的一类腺癌,癌细胞类似于胎儿肺组织中的肺泡细胞。

2. 大体和形态学特点

(1)肉眼检查:病变为实性、界限较清(但没有包膜)的肺肿物。切面膨胀,呈白或褐色,可伴有多处囊性变和出血灶。

（2）细胞学特点：瑞氏染色切片中可见胎儿型腺癌的癌细胞核下含有富含糖原的空泡，而该特点在巴氏染色中无法见到。

（3）组织学特点：胎儿型腺癌中癌细胞排列成腺样，癌细胞类似于胎儿肺在假腺期阶段内发育中的上皮，由富含糖原、无纤毛的细胞构成。胎儿型腺癌可分为低级别和高级别两类。低级别病例中肿瘤性腺体由疏松的纤维黏液样间质所包绕。可见桑葚样结构，胞核具有轻度异型性。高级别病例中缺乏桑葚样结构，可见明显核异型性、坏死，细胞形态与低级别类似。高级别病例可合并其他类型的浸润性腺癌成分，但其他成分必须<50%，才能诊断为高级别胎儿型腺癌。

3. 免疫组化染色

低级别胎儿型腺癌表达 TTF-1，并可见异常的 β-catenin 和雌激素受体（ER）核阳性表达。而高级别胎儿型腺癌中 β-catenin 为膜阳性表达。约50%的高级别胎儿型腺癌和超过90%的低级别胎儿型腺癌中含有神经内分泌分化（CgA 和 Syn 阳性）。高级别胎儿型腺癌常表达 AFP、glypican-3（GPC-3）和 SALL4 标记。

4. 鉴别诊断

胎儿型腺癌形态学类似于转移性子宫内膜腺癌，但结合临床病史、胎儿型腺癌阳性表达 TTF-1 并缺乏表达雌孕激素受体和 PAX8 的间质细胞的特点，鉴别诊断并不困难。

**（八）浸润性腺癌的变型——肠型腺癌**

1. 定义

肠型腺癌是一类具有类似于结直肠腺癌形态的肺腺癌。

2. 大体和形态学特点

（1）肉眼检查：肠型腺癌也以外周型居多，切面灰白实性，灶区可见黄色的点状坏死。

（2）细胞学特点：肠型腺癌具有类似于结直肠腺癌的细胞形态。

（3）组织学特点：形态类似于结直肠腺癌，癌细胞可排列成腺泡、筛孔、绒毛状管状或筛孔样结构。癌细胞胞核常呈柱状、杆状或泡状，胞质丰富、嗜酸，癌巢中央可出现点状或小片状坏死。由于肺腺癌本身的异质性，当肠型腺癌超过50%时，才可考虑此诊断。

3. 免疫组化染色

真正的肠型腺癌应具有肠型表型，癌细胞表达 CDX2、CK20 和（或）Villin 等肠型上皮标记，而不表达 CK7、TTF-1、Napsin A 等肺泡上皮标记。部分病例仅具有肠型形态，免疫表型不支持为肠型上皮，此类病例应归入普通型浸润性腺癌，而不应诊断为肠型腺癌。

4. 鉴别诊断

肠型腺癌由于形态学和免疫表型均与原发于肠道的腺癌类似，因此若具有肠癌病史，则更倾向于肠癌肺转移。只有排除了肠道腺癌可能后，才能考虑肺原发肠型腺癌。对具有肠型形态而表达肺泡上皮标记的肺腺癌，由于文献报道极少量结直肠腺癌也可表达 CK7 和 TTF-1，此时和转移性肠腺癌鉴别会较为困难。

**（九）印戒细胞和透明细胞形态**

2015 年 WHO 分类未将透明细胞和印戒细胞划分为独立的组织学亚型，而仅将其看做是某种特殊形态。两者最常见于实体型肺腺癌,但在其他形态学亚型中也可见到。为进一步明确该类细胞形态的临床和预后的意义,在进行肺腺癌组织学分型时,在诊断后备注"含有印戒细胞形态"或"含有透明细胞形态"并标注其所占比例(即使比例非常小)即可,不需要再将其列为形态学亚型对待。

## 二、鳞状细胞癌及其浸润前病变

2004 年旧分类中鳞状细胞癌变型包括乳头状鳞状细胞癌、透明细胞鳞状细胞癌、小细胞鳞状细胞癌和基底样鳞状细胞癌,而在 2015 年 WHO 分类中只保留了基底样鳞状细胞癌,总共只设置了浸润前病变、鳞状细胞癌和基底样鳞状细胞癌等 5 个大类。

### (一)鳞状细胞癌浸润前病变——鳞状细胞不典型增生和原位癌

1. 定义

鳞状细胞不典型增生(SD)和鳞状细胞原位癌(sCIS)是鳞状细胞癌的浸润前病变,两者形态学变化上存在连续性。在整个气管支气管树里,SD 既可单灶也可多灶发生。

2. 大体和形态学特点

(1)肉眼检查:肉眼可见单灶或多灶类似于黏膜白斑的灰白色斑块样改变,或是非特异性红斑或结节样、息肉样病变。

(2)细胞学特点:细胞形态学上,主要通过逐渐增大的核异型性来诊断不典型增生细胞,如细胞体积增大、核膜不规则、染色质呈颗粒状分布、染色质深染。异型细胞内可见胞质角化,异型性大的病例中更明显。巴氏染色中胞质角化为深染的橘红色。仅凭细胞形态学无法区分 sCIS 和浸润性鳞状细胞癌。

(3)组织学特点:根据细胞大小和成熟度、核特征、细胞来源和上皮厚度可将支气管上皮分为各种程度的 SD(轻度、中度、重度)和 sCIS。虽然该分级系统将形态学连续性的变化进行人为的分类,但在有经验的观察者间可重复性依然较好。

3. 免疫组化染色

SD 伴随一系列的免疫组化染色结果改变,但对于诊断 SD 和 sCIS 方面帮助不大。可检测到 Ki67、cyclinD1、cyclinE、PCNA、MCM2 过表达,反映增殖能力的增强,而 p53 和 Bcl-2 表达增多提示潜在的 DNA 修复机制和凋亡通路改变。而Ⅳ型胶原染色的缺失、基底膜成分的改变以及基质金属蛋白酶和基质金属蛋白酶组织抑制因子表达变化也被认为与 SD 形成及严重程度相关联。

4. 鉴别诊断

轻度 SD 的鉴别诊断包括基底细胞增生和鳞状细胞化生,两者均是由慢性刺激或损伤所致的反应性病变。鳞状细胞化生和不典型增生都会产生血管和乳头状结构,但并不具有预后意义。SD、sCIS 或浸润性鳞状细胞癌都可以同时出现在一份活检组织上,因此仅见到部分游离不典型细胞时鉴别诊断非常困难。原位鳞状细胞癌可累及腺体,形成浸润的假象,而浸润性鳞状细胞癌也可播散到支气管表面,形成 sCIS 的假象。

### （二）鳞状细胞癌

**1. 定义**

鳞状细胞癌（SqCC）是鳞状上皮来源的恶性肿瘤。

**2. 大体和形态学特点**

（1）肉眼检查：大体上，肿瘤常为灰白色，质软，易碎。随着间质纤维增生，肿瘤质地可变硬。肿瘤体积可长至很大，常因中央角化物脱落或坏死而出现空洞。中央型肿瘤可形成支气管腔内息肉样肿物，并沿肺泡壁呈派杰样浸润至周围组织。肿瘤堵塞管腔可导致肺不张、支气管扩张等阻塞性肺疾病的表现，也可诱发炎症导致远端肺组织实变。

（2）细胞学特点：肺 SqCC 的细胞学特点和其他部位鳞状细胞癌类似，根据肿瘤级别不同而有差异。高分化 SqCC 可见明显角化，以胞质内灶性角化较多见，极少出现弥漫性角化。高分化 SqCC 胞核常含有深染的不透明染色质，核仁不明显。低分化 SqCC 核仁明显，见不到胞质内角化，还可呈梭形细胞形态，此时需要免疫组化染色辅助诊断。广泛坏死和炎症也常见，在低倍镜下可类似于坏死性肉芽肿性炎。

（3）组织学特点：SqCC 形态学变化范围大，若能见到角化和（或）细胞内连接等高分化特点，即可明确诊断，但这些特征随分化程度而多少不一；也可表现为未分化形态，此时仅可见灶性角化或无角化，需要借助免疫组化染色辅助诊断。组织结构上，部分 SqCC 起源于中央气道，呈外生性生长而突向管腔，但仍可浸润支气管壁黏膜下层和周围肺组织。

**3. 免疫组化染色**

非角化型 SqCC 弥漫性强阳性表达 p40、p63、CK 或 CK5/6 等标记，但 p40 更为特异。可能会有弱的 TTF-1 灶性阳性表达。而在角化型 SqCC 中，TTF-1 为阴性。

**4. 鉴别诊断**

如见到角化形成，则可明确诊断 SqCC，因此鉴别诊断主要是非角化型 SqCC 与无角化的低分化癌或组织有限而未见鳞状细胞分化的活检病例进行鉴别。部分腺癌还可表现为假鳞状形态，而明确的 SqCC 中也可偶见细胞内黏液。鳞状标记的弥漫阳性（p40、p63、CK 或 CK5/6）而 TTF-1 阴性即可证实为 SqCC。此时即使少数细胞存在胞内黏液，仍可诊断 SqCC。肺 SqCC 侵及肺实质时会破坏及包裹正常肺泡结构，免疫组化染色中这些肺泡上皮会表达腺上皮标记，造成腺鳞癌的假象。

源于中央型气道的高分化乳头状 SqCC，和乳头状瘤的鉴别有时会很困难，诊断前者需要证实存在浸润。有些非角化型 SqCC 形态学可能类似于尿路上皮癌。尿路上皮癌转移灶可阳性表达 CK7、p40 和 p63，但和肺 SqCC 相比较，尿路上皮癌还常为 Gata-3、uroplakinⅢ 和 CK20 阳性。肺原发 SqCC 广泛浸润前纵隔组织时，和胸腺 SqCC 不易区分，此时需要结合术中所见和影像学检查综合判断。肺原发 SqCC 和其他部位 SqCC（头颈部、食管或宫颈）肺转移灶的鉴别较困难。此时需要比较肺部病灶和其他部位 SqCC 的 *TP53* 突变/p53 免疫组化染色、微卫星杂合性缺失、HPV 检测及分型和 p16 免疫组化染色等结果综合判断。

弥漫性肺泡损伤时的鳞状化生伴细胞不典型增生可能会误诊为 SqCC。如能观察到弥漫性肺泡损害的形态学改变,包括透明膜形成、弥漫性肺泡隔结缔组织增生伴肺泡细胞增生、以细支气管为中心的鳞状改变,则倾向于鳞状化生。

### (三)基底细胞样鳞状细胞癌

1. 定义

基底细胞样鳞状细胞癌是一种低分化恶性上皮肿瘤,形态上可见分叶状的小细胞增生伴外周栅栏样结构形成。肿瘤细胞缺乏鳞状形态,但表达鳞状标记。肿瘤伴有角化或非角化型鳞状细胞癌成分时,只要基底样形态成分超过50%,仍诊断为基底细胞样鳞状细胞癌。该肿瘤早期被划归到大细胞癌的目录下,而在1999年和2004年WHO分类中被认为是一个独特的实体,而在2015年WHO分类中将其分为鳞状细胞癌的一个亚型。

2. 大体和形态学特点

(1)肉眼检查:与肺鳞状细胞癌肉眼观相似,色灰白实性,也可呈支气管腔内外生性生长。

(2)细胞学特点:癌细胞黏附性排列成平面到三维结构,外周可见核栅栏状排列。肿瘤细胞小,形态均一,单个核,染色质深染,核质比高。核染色质呈细颗粒状,均匀分布。核仁不易见,可见核分裂。有时可见菊形团,角化较少见。上述形态与小细胞癌细胞形态类似。

(3)组织学特点:肿瘤排列成巢团样或互相吻合的小梁状,外层细胞排列成栅栏状。绝大多数基底细胞样鳞状细胞癌与周围间质间可见黏液或透明样变的区域。肿瘤细胞相对较小,单形性,立方状或梭形,核染色质稍深染,呈细颗粒状或泡状,核仁少见或缺乏。胞质稀少,核分裂指数高(15~50个/2 mm$^2$)。Ki67阳性率50%~80%。偶尔可见角化珠形成,粉刺样坏死常见。约1/3病例可见菊形团,周围支气管常可见较多原位癌成分。

肿瘤伴有角化或非角化型鳞状细胞癌成分时,只要是以基底细胞样形态为主(>50%),仍诊断为基底细胞样鳞状细胞癌。

3. 免疫组化染色

基底细胞样鳞状细胞癌始终弥漫强阳性表达p40、p63和角蛋白标记(CK5/6、CK1、CK5、CK10和CK14),而TTF-1阴性。有时角蛋白标记呈部分阳性表达。神经内分泌标记通常为阴性,但个别病例(10%左右)可出现灶性阳性。

4. 鉴别诊断

主要鉴别诊断是大细胞神经内分泌癌、小细胞癌、腺样囊性癌、NUT癌和低分化鳞状细胞癌或腺癌。依据癌细胞体积大小和核仁是否明显,可与大细胞神经内分泌癌鉴别。但在小活检中区分基底细胞样鳞状细胞癌和低分化鳞状细胞癌非常困难,因为此时即使能见到灶性鳞状分化也没有诊断意义。癌巢周核栅栏状排列的特点可用于区分基底细胞样鳞状细胞癌和鳞状细胞癌,但在保存较差或存在挤压的样本中,该结构可能会很模糊。小细胞癌核质细腻,核镶嵌状排列,而基底细胞样鳞状细胞癌核染色质多为泡状且偶可见核仁,偶可见鳞状分化,再结合免疫表型均可与小细胞癌区分。

免疫组化染色有助于鉴别诊断。基底细胞样鳞状细胞癌弥漫强阳性表达p40和

p63,虽有时可阳性表达 CD56,但不会弥漫表达多项神经内分泌标记和 TTF-1,据此可和大细胞神经内分泌癌和小细胞癌区分。腺样囊性癌 CD117 或肌上皮标记阳性,荧光原位杂交(FISH)证实存在 *MYB* 基因易位。NUT 癌和基底细胞样鳞状细胞癌鉴别较困难,两者都有鳞状分化和对应的表型,鉴别依赖于高度特异的睾丸核蛋白免疫组化染色。与鳞状细胞癌类似,基底细胞样鳞状细胞癌要和源于头颈部的转移癌鉴别,此时需要仔细结合临床表现和影像资料、免疫组化和分子检测结果等综合判断。

### 三、神经内分泌肿瘤

肺癌最基本的分类是小细胞癌和非小细胞癌,2015 年 WHO 分类中将类癌、小细胞癌、大细胞神经内分泌癌和浸润前病变统一归入神经内分泌肿瘤,相当于将小细胞癌和非小细胞癌(类癌和大细胞神经内分泌癌)置于同一目录下,而两类肿瘤间临床特点和治疗不同,因此目前该分类尚存有部分争议。但本文仍然按照 2015 年 WHO 分类进行介绍。

**(一)浸润前病变——弥漫性特发性肺神经内分泌细胞增生和微瘤**

1. 定义

弥漫性特发性肺神经内分泌细胞增生(DIPNCH)是指肺神经内分泌细胞泛发性的增生,局限于气道黏膜(可伴或不伴有突破基底膜),神经内分泌细胞结节状增生(<0.5 cm)被定义为微瘤。DIPNCH 可呈侵袭性生长形成微瘤,也可发展成为类癌。微瘤呈浸润性生长,边界不清并伴有明显的纤维间质,其和气道关系紧密,直径常小于5 mm。

2. 大体和形态学特点

(1)肉眼检查:黏膜内的 DIPNCH 肉眼不可见,但微瘤有时可表现为灰白色的结节,直径数毫米,和小气道关系紧密。

(2)组织形态学:增生的肺神经内分泌细胞可呈小团或线样的方式局限于黏膜,也可聚集形成结节或乳头样结构突向管腔,使用神经内分泌标记免疫组化染色常能发现比 HE 切片中所见到的更广泛的病灶。细胞也可侵出基底膜形成微瘤。增生的肺神经内分泌细胞呈圆形、卵圆形或梭形细胞形态,胞质嗜酸,量中等,核圆形或卵圆形,染色质呈盐和胡椒样。早期黏膜内的增生在 HE 染色切片上并不明显,但后期则较易识别。

3. 鉴别诊断

DIPNCH 常伴有轻度的慢性淋巴细胞性炎症和受累气道的纤维化。在慢性炎症或其他原因造成的肺损伤中也会出现肺神经内分泌细胞反应性增生,这种增生和 DIPNCH 的区别在于前者存在明确的病因,也不会形成类癌。DIPNCH 和类癌周围的神经内分泌细胞增生的关系尚不清楚,后者中增生的细胞紧邻肿瘤。微瘤和发生于 DIPNCH 背景中的类癌的区别在于病变的大小和组织学特点。

**(二)肺类癌**

1. 定义

肺类癌是指原发于肺内的中低级别的上皮性神经内分泌恶性肿瘤,低级别的类癌

(典型类癌,TC)是指核分裂象<2 个/2 mm²,没有坏死,直径大于 0.5 cm 的类癌。而将核分裂象 2~10 个/mm²,伴有局灶坏死的中级别类癌称为不典型类癌(AC)。

**2. 临床特征**

肺类癌是典型和不典型类癌的总称,据 WHO 估计,按年龄标化类癌的发病率在(0.1~1.5)/10 万人,其中 70%~90% 是 TC,占所有肺癌的 1% 以下。TC 与吸烟无关,AC 吸烟者多发。类癌的细胞起源不清,过去曾认为其起源于肺的神经内分泌细胞。

肺类癌常见于中心气道,约 40% 发生在周围,发生在周围者多为不典型类癌。从气管到细支气管均可发生类癌,大部分中央型类癌见于主支气管或叶支气管,发生在气管者非常罕见。类癌在临床上可无症状,常在影像学检查中偶然发现。由肽类产物所产生的临床综合征,包括类癌综合征、库欣综合征和肢端肥大症等并不多见。

增强 CT 显示类癌为支气管受累的分叶状肿块,中心可发生钙化。支气管受累时可继发远端肺不张、支气管扩张和高密度影。支气管肺类癌与其他 NSCLC 一样,可以通过淋巴和血源播散转移。转移性病变可累及同侧和对侧的肺门与纵隔淋巴结,以及肝和骨。远处转移 AC 多于 TC。

**3. 病理变化**

中心性类癌是界限清楚的圆形或卵圆形息肉状的有或无蒂肿物,常充满支气管腔。肿瘤也可在软骨板之间生长,侵入邻近组织甚至到心肌。肿物切面灰黄色,有时见纤维分割,血管丰富。周围型类癌观察不到与气道的解剖学关系,无包膜,呈灰褐色。结节性神经内分泌增生<0.5 cm 时称为微小瘤。类癌大小 0.5~9.5 cm,不典型类癌常较类癌大,但体积大小不能区分 TC 与 AC。

(1)典型类癌:TC 以神经内分泌分化的组织形态为其特征,其中器官样和小梁状结构最为常见,也可见菊形团、乳头状、假腺及滤泡状等生长方式。肿瘤细胞是均匀一致的小细胞,多角形,纤细颗粒状的核染色质,核仁不明显,中等至丰富的嗜伊红胞质。肿瘤内血管丰富,间质可以出现广泛玻璃样变,以及淀粉样变和黏液变,可有软骨或骨形成。周围型肺类癌可能与多发微小瘤有关,伴或不伴 DIPNECH。中心性类癌可以穿过支气管软骨板。典型类癌可能出现细胞多形性或显著的核仁,但这不是诊断不典型类癌的标准。

典型类癌有时会出现嗜酸性细胞、透明细胞及含有黑色素的细胞。另外,也可出现梭形细胞形态的类癌,多见于周围型,甚至可能被误诊为平滑肌瘤,应当引起足够的认识。

(2)不典型类癌:具有与典型类癌同样的组织学特征。诊断性特征是核分裂象 2~10 个/2 mm² 和(或)存在坏死。尽管有时可见较大区域的坏死,但坏死一般只是点灶状的,仔细检查切除肿瘤是准确诊断所必需的。

核分裂象计数应尽可能在充满活细胞的核分裂象最高的区域进行。分裂象计数是每 2 mm² 而不是×10 高倍视野。由于显微镜型号的不同,×10 高倍视野所反映的实际范围也是不同的,需调整高倍视野数再评估 2 mm² 范围的肿瘤细胞。在评估接近 CUTOFF 值 2 或 10 个分裂象/2 mm² 的病例时,至少要计数 3 组 2 mm² 内平均核分裂象数来确定。病理报告应包括核分裂象数和坏死状况。

（3）微小类癌：又称微小瘤,由小支气管神经内分泌细胞局灶性异型增生形成的直径>2 mm 且<5 mm 的结节。

肺微小瘤一词于 1955 年由 Whit-well 首次采用,但微小瘤是一种增生性病变还是一种真性的肿瘤,直到目前仍有争议。新版 WHO 在谈到神经内分泌肿瘤的浸润前病变（DIPNECH）时,涉及了微小瘤,并给出了 DIPNECH 与微小瘤的严格界定,即微小瘤为直径>2 mm 且<5 mm 的病变。遗憾的是,对微小瘤的归属这一敏感而有争议的问题,进行了模糊处理。从近来的报道来看,多数学者认为肺微小瘤是一个真实的肿瘤——典型类癌的早期改变,而非浸润前病变。

微小瘤的发生常与慢性肺疾病,尤其是支气管扩张、肺间质纤维化和叶内型隔离肺有关。好发于胸膜下的肺周边、支气管旁。

大体呈褐色,可呈乳头状突入支气管腔内,直径<5 mm。镜下特征性结构是浸润性的边缘和明显的纤维间质,肿瘤细胞巢由纤维组织包绕,细胞形态与周围型类癌相似。一般认为微小瘤的生物学行为是良性的。

微小瘤应与微小肺脑膜上皮样结节（MPMN）相鉴别,后者由圆形的血管周样细胞在肺纤维间质中聚集成巢,病变常围绕血管生长,但衬覆的肺泡细胞不增生。有时也要与缺乏硬化、乳头状和血管瘤样区域的小的硬化性肺细胞瘤相鉴别。

4. 免疫组化染色

确定肿瘤是否具有神经内分泌分化,应用免疫组化标记是必要的,尤其是那些小活检和细胞学标本。WHO 推荐一组抗体 CgA、Syn（胞质标记）和 CD56（胞膜标记）作为神经内分泌分化的标记,但这些标记物不能区分典型和不典型类癌。大部分类癌广谱 CK 阳性,少数周围型类癌可阴性。高分子量角蛋白在类癌、正常或增生的支气管上皮的内分泌细胞是阴性的。类癌 TTF-1 是阴性的。肺的类癌可以表达多种类型的多肽,如降钙素、胃泌素相关肽/铃蟾素、肾上腺皮质激素,可能与内分泌综合征相关,类似于胃肠胰腺神经内分泌肿瘤。Ki67 阳性指数在活检、细胞学标本是很有价值的,特别是对挤压标本核分裂指数评估困难的病例中是有帮助的,可以避免将类癌误诊为高级别神经的内分泌癌。然而,在类癌分类中 Ki67 区分典型类癌与不典型类癌或预测预后（2.2% ~5.8% 的阈值）的价值并未确定。

5. 鉴别诊断

类癌的鉴别诊断包括转移性类癌,尤其是胃肠道发生的类癌。腺样结构在肺类癌中不常见,而在胃肠道多见。挤压活检标本可能被误诊为 SCLC,Ki67 在此情况下起重要作用,SCLC 阳性指数高（>50%）,类癌阳性指数低（<20%）。罕见地,具有类癌样形态学,核分裂象>10 个/2 mm$^2$ 很可能是侵袭性肿瘤,应归类为 LCNEC。

类癌所表现出的细胞核的一致性也可见于唾液腺型肿瘤、小叶型乳腺癌、副节瘤、血管球瘤和硬化性肺细胞瘤中。副节瘤通常显示神经内分泌染色,但 CK 阴性。血管球瘤表达 Desmin,没有神经内分泌标记。转移性乳腺癌可能 ER/PR 阳性,神经内分泌阴性,然而有类癌 ER/PR 阳性的报告。转移性甲状腺癌 TTF-1 和甲状腺球蛋白（TG）可同时阳性。黏液表皮样癌含有多种细胞类型（如杯状细胞和鳞状细胞）,常表达 p63、CK、CK4/14 和（或）黏液,神经内分泌标记阴性。硬化性肺细胞瘤中的实性区细胞即可表达

TTF-1、CK,也可局灶表达神经内分泌标记。应仔细寻找组织结构的多样性,尤其是那些小活检的病例,哪怕出现一点点的结构多样性,对鉴别诊断也是有帮助的。

认识和掌握类癌的特殊类型对诊断和鉴别诊断也是有帮助的。嗜酸细胞性类癌其肿瘤细胞较大,胞质丰富,呈嗜酸性颗粒状,核同典型类癌一致。电镜下,胞质内除神经内分泌颗粒外,含有大量线粒体。透明细胞类癌:其特征性改变是胞质透亮,核圆形,居中。注意与转移性透明细胞癌等鉴别,透明细胞类癌 CgA、Syn、CD56 等阳性。

(1)梭形细胞类癌:多见于外周型类癌,细胞梭形,大小一致,须与平滑肌瘤鉴别。平滑肌瘤呈束状交织排列,类癌无此规律,但可见间质玻璃样变及淀粉样变,肿瘤与间质界限清。当肿瘤内出现黑色素时应排除转移性黑色素瘤,色素性类癌是排除性诊断,免疫组化和电镜均对诊断均有帮助。

(2)印戒细胞类癌:常呈实片状,细胞较一致,核偏位,胞质淡染似印戒细胞。与印戒细胞癌鉴别,虽然两者 PAS 均阳性,但类癌神经内分泌标记阳性,印戒细胞癌阴性。

(3)乳头状类癌:肿瘤细胞呈立方状或矮柱状被覆于乳头表面,内为纤维血管轴心。乳头状结构见于许多肿瘤,需要免疫组化染色进行鉴别。黏液型类癌是指细胞外结缔组织中大量黏液,间质黏液不是由肿瘤细胞产生。肺伴淀粉样间质的类癌又称甲状腺外髓样癌,非常罕见,免疫组化降钙素阳性。血管瘤样类癌是以出现充满血液的囊腔为特征,囊腔被覆内皮细胞,而非肿瘤细胞。

6. 分子遗传学

在人类肿瘤中类癌的体细胞突变率很低(0.4/百万碱基对),SCLC 和 LCNEC 突变率(>7/百万碱基对)则较高。在 TC 中 TP53、RB1 突变及 RB1 蛋白表达缺失非常罕见(<5%),在 AC 相对常见(20%)。在 20% 的 AC 中存在 p16/RB 信号通路阻断,但在 TC 则没有。类癌中唯一有意义的突变是影响染色质重塑的基因 MEN1(13%),该基因突变与 PSP1 互斥。MEN1 是与 H3K4 甲基转移酶互相作用的肿瘤抑制基因,据报道,40% 散发性类癌(除外多发性神经内分泌肿瘤 I 型家族性疾病)病例存在 MEN1 体细胞突变,AC 中 MEN1 突变则更多,而在 SCLC 和 LCNEC 中从未见报道。甲基化相关基因(CBX6、EZH2)及影响染色质重塑基因 SWI/SNF 信号通路相关基因(ARID1A、SMARCC1、SMAECC2、SMARCA4)等在类癌发生发展过程中起作用。总的来说,72.7% 类癌的驱动基因都已经得到了明确和验证,但 TC 和 AC 之间并没有基因上的明显差异,两者似乎是起源于同一克隆的增生。这些资料强力支持此发病模型,即类癌不是高级别神经内分泌肿瘤(SCLC 和 LCNEC)的早期病变,而是在基因型和细胞表型上分别是独立的一类肿瘤。染色质塑型基因的突变是类癌早期阶段发生驱动因素。细胞周期停滞和 DNA 修复基因(如 E2F1、p14ARF 和 CyclinE)的分子基因异常见于 5% 的类癌和 20% ~ 30% 的不典型类癌。

7. 预后和预测因素

不典型类癌比典型类癌预后差,更可能发生转移。5 年生存率 TC 和 AC 分别是 90%与 60%,肿瘤可切除的患者可能预后更好。预后主要取决于临床或病理 TNM 分期,分期越高预后越差。AC 的核分裂指数有预后意义,年龄、吸烟、淋巴结受累也是影响预后的因素。对可切除肿瘤的病例而言,预后取决于完全切除与否。推荐 TC/AC 手术患者进行系统的淋巴结清扫,以便进行准确的病理分期。

**(三)小细胞癌和复合型小细胞癌**

1. 定义

小细胞癌(SCC)是恶性上皮肿瘤,由胞质稀少的小细胞组成,细胞界限不清,核染色质细腻,无核仁或核仁不明显。肿瘤细胞呈圆形、卵圆形或梭形。核镶嵌状排列明显。多有大片坏死,核分裂指数高。绝大多数 SCC 都表达神经内分泌标记。

复合型小细胞癌(复合型 SCC)是指除了 SCC 以外,还含有其他任意非小细胞癌成分的肿瘤。非小细胞癌成分通常为腺癌、鳞状细胞癌、大细胞癌、大细胞神经内分泌癌、梭形细胞癌、巨细胞癌,其中后两者较为少见。

2. 大体和形态学特点

(1)肉眼检查:大体上,经典 SCC 是中央型肿物,包绕支气管形成压迫和阻塞,并累及淋巴结。可由胸部 X 射线检查所发现。约 5% 的小细胞癌表现为孤立的位于肺外周的圆形结节,直径 2~4 cm,切面灰白,可伴有坏死。

(2)细胞学特点:Giemsa 染色切片上肿瘤呈疏松、分枝状排列的细胞簇。背景中可见坏死和泡沫/组织细胞碎片。可见菊形团结构,肿瘤细胞小,核呈圆形、卵圆形或梭形,染色质均一细腻,核仁不明显。肿瘤细胞间可见致密深染的凋亡小体,也可见瘤巨细胞。不同病例间细胞坏死量多少不等。巴氏染色中核染色质为深蓝色、黑色,当染色质非常细腻时,核染色质可呈泡状。核仁不明显,但可见小的染色质颗粒。胞质稀少,坏死多少不等,但深染凋亡碎片常见。

(3)组织形态学:肿瘤在肺实质内可沿支气管以黏膜下和放射状方式播散,并累及淋巴管,尚未发现小细胞癌所对应的原位癌。SCC 肿瘤细胞体积小,致密深染,常成片弥漫排列,除了核呈"椒盐"外观外,看不到更明显的神经内分泌形态学。其他神经内分泌肿瘤中常见的巢团、小梁、外周栅栏和菊形团结构在小细胞癌中并不常见。肿瘤细胞通常小于 3 个静止期淋巴细胞大小,核呈圆形、卵圆形或梭形,胞质稀少。核染色质细腻,核仁缺乏或不明显。细胞界限欠清,核型明显。核分裂象常见,至少 10 个/2 mm²(平均可达 60 个/2 mm²)。Ki67 染色阳性指数>50%,平均可达 80%。根治样本中,细胞直径可能会更大,胞质更丰富,还可见散在的多形性瘤巨细胞、明显的核仁、大片坏死、高凋亡活性和挤压所致的围绕血管分布的嗜碱性 DNA 物质沉积(Azzopardi 效应)。

复合型 SCC 是指混合了非小细胞癌成分的 SCC。非小细胞癌成分可以是鳞状细胞癌、腺癌、大细胞癌、大细胞神经内分泌癌、梭形细胞癌或巨细胞癌。由于 SCC 和大细胞神经内分泌癌在形态上呈连续性改变,当两者共存时,至少要含有 10% 的大细胞神经内分泌癌成分,才能诊断为复合型 SCC。腺癌、鳞状细胞癌或肉瘤样癌等成分易于辨认,对于这些形态在诊断复合型 SCC 时没有百分比的要求。

3. 免疫组化染色

通过常规组织学和细胞学制片即可准确诊断 SCC,但仍需要免疫组化染色来确认肿瘤细胞的神经内分泌和上皮属性。广谱角蛋白(包括 AE1/AE3 鸡尾酒抗体、CAM5.2 和 MNF116)免疫组化染色在几乎所有 SCC 病例中都可阳性表达,呈核旁点状或胞质弥漫性着色。SCC 不表达高分子量角蛋白（CK1、CK5、CK10 和 CK14）和腺癌标记 Napsin A。采用多个神经内分泌标记诊断 SCC 更为有效，包括 CD56/NCAM（膜阳性）、嗜铬素 A（CgA）、突触素（Syn）。CgA 和 Syn 均为胞质阳性。CD56/NCAM 是最敏感的标记，但不太特异，应结合形态学综合判断。SCC 中 Syn 和 CD56/NCAM 多为弥漫强阳性着色，而 CgA 多为灶性和弱阳性着色。少数小细胞癌（<10%）可完全不表达或仅弱阳性表达神经内分泌标记，可能是由于缺乏明显的神经内分泌分化所致。绝大多数 SCC（90%～95%）都表达 TTF-1，尤其是使用特异性较差的 TTF-1 抗体时阳性率更高。有研究报道，超过 60% 的 SCC 表达 CD117 及其磷酸化 CD117，但未发现和生存率或靶向治疗疗效有关。SCC 中存在 G1 期阻滞通路异常，类癌中存在 RB 和 CyclinD1 缺失，因此这些标记可用于鉴别诊断。为了避免 SCC 误诊为类癌，应尽可能采用 Ki67 免疫组化染色评估肿瘤增殖活性，尤其是在活检样本或存在组织挤压现象时。SCC 的 K167 阳性率为 64.5%～77.5%，有时可达 100%。

4. 鉴别诊断

SCC 鉴别诊断包括大细胞神经内分泌癌、典型类癌或不典型类癌（活检样本或存在组织挤压现象时）、淋巴细胞浸润、Ewing 家族肿瘤、原发非小细胞癌和转移癌。

SCC 和大细胞神经内分泌癌免疫表型相同，鉴别诊断依靠 HE 染色切片中的细胞核质比和核仁是否明显。在伴有挤压现象的活检组织或术中冷冻切片中，SCC 需要和类癌或不典型类癌、反应性或肿瘤性淋巴细胞增生以及 Ewing 家族肿瘤相鉴别。角蛋白、Syn、CgA、CD56、白细胞共同抗原 LCA（CD45RB）、CD99 等免疫组化标记都可用于鉴别诊断。

SCC 和类癌都表达神经内分泌标记。鉴别诊断主要依靠形态学和 Ki67 增殖指数。SCC 中可见核镶嵌状排列、细腻的染色质、坏死、大量凋亡小体和核分裂。Ki67 增殖指数常>50%，很多病例中接近 100%。典型类癌核分裂象<2 个/2 $mm^2$，缺乏坏死；而不典型类癌核分裂象 2～10 个/2 $mm^2$，可见点状坏死。典型类癌中 TTF-1 为阴性表达，尤其是位于中央者，而在 SCC 和大细胞神经内分泌癌中 TTF-1 为阳性表达。SCC 还需要和基底细胞样鳞状细胞癌相鉴别，特别是在小活检组织中更是如此。后者会弥漫强阳性表达 p40、p63 和（或）CK1、CK5、CK10、CK14（CK34βE12 抗体），而上述标记在 SCC 都为阴性表达。而除了个别病例能表达 CD56 之外，基底细胞样鳞状细胞癌不会像 SCC 那样弥漫阳性表达多个神经内分泌标记。

多数 Ewing 家族肿瘤 CD99 染色呈弥漫性膜阳性且不表达角蛋白，而核分裂活性和 K167 增殖指数均低于 SCC。FISH 检测证实存在 *EWSR1* 基因易位可确诊 Ewing 肉瘤。Merkel 细胞癌阳性表达 CK20 或神经微丝蛋白，而不表达 CK7 或 TTF-1，可据此和 SCC 相鉴别。

**（四）大细胞神经内分泌癌和复合型大细胞神经内分泌癌**

1. 定义

大细胞神经内分泌癌（LCNEC）是组织学具有神经内分泌形态（菊形团和外周栅栏状排列）并表达神经内分泌标记的非小细胞肺癌。

复合型大细胞神经内分泌癌（复合型 LCNEC）是指伴有腺癌、鳞状细胞癌、梭形细胞癌和(或)巨细胞癌成分的 LCNEC。

2. 大体和形态学特点

（1）肉眼检查：LCNEC 通常（约84%）为外周型肿物，上叶较常见（约63%），也可累及肺段或大气道。切面色灰红，有坏死。肿瘤常侵犯胸膜、胸壁和邻近组织。偶有出血，空洞形成较为少见。

（2）细胞形态学：LCNEC 细胞形态学与其他神经内分泌癌和腺癌有重叠，因此细胞学诊断较为困难。核呈圆形或卵圆形。核膜不规则，核染色质呈粗颗粒状、深染，泡状核少见，多数细胞易见核仁。有时胞质可见纤细的拖尾，形成柱状细胞形态，类似于腺癌。

（3）组织形态学：LCNEC 具有神经内分泌形态学，如器官样细胞巢、小梁样生长、菊形团结构和外周栅栏状排列。实性巢团和多个菊形团结构一起构成筛孔样结构较为常见。肿瘤细胞通常较大，胞质量中等到丰富，常可见明显的核仁。核分裂象 >10 个/2 mm$^2$（平均值为75个），个别病例 <30 个/2 mm$^2$。Ki67 标记的增殖指数从40%到80%不等。LCNEC 中常见大片坏死，偶有点状坏死。个别病例形态学类似不典型类癌，但核分裂象 >10 个/2 mm$^2$，因此仍应诊断为 LCNEC。在使用免疫组化染色明确神经内分泌分化时，需要多个标记合并使用，但是任意一个标记在 >10% 肿瘤细胞中呈明确阳性就足以诊断 LCNEC。当形态学和免疫表型都满足标准时，在小活检组织中即可作出明确诊断。随着近年来穿刺活检的普及，诊断率也有所提升，但在部分病例中，"非小细胞癌，疑为 LCNEC" 仍是最合适的诊断。

复合型 LCNEC 是指伴有腺癌、鳞状细胞癌、梭形细胞癌或巨细胞癌成分的 LCNEC。只要有明确的上述其他成分（任何比例均可），就可诊断为复合型 LCNEC。在诊断中需要描述出所含有的成分。LCNEC 也可以合并 SCC，但此时应诊断为复合型 SCC。

3. 免疫组化染色

诊断 LCNEC 需要靠免疫组化染色来证实神经内分泌分化。在 LCNEC 中，CD56、CgA 和 Syn 阳性率依次为 92%～100%、80%～85% 和 50%～60%。CD56 染色需要谨慎的判读，因为该标记对神经内分泌分化的敏感性最好，但特异性较差。CgA 和 Syn 是区分 LCNEC 和其他非神经内分泌肿瘤最可靠的标记，如果阳性表达明确，任意一个标记阳性即可满足诊断。LCNEC 也可分泌胺类和肽类激素，但与类癌相比其分泌水平较低。约半数的 LCNEC 表达 TTF-1，阳性率低于 SCC。所有 LCNEC 都呈胞质点状或弥漫阳性模式表达 PCK、低分子量 CK 或 CK7，而不表达鳞状细胞相关角蛋白标记（如 CK5/6、CK1、CK5、CK10 和 CK14）。Napsin A 和 p63 的阳性表达偶有报道。超过 70% 的 LCNEC 表达 CD117，有报道表明与较短的生存时间和增高的复发率相关。

4. 鉴别诊断

LCNEC 鉴别诊断包括 SCC、不典型类癌、基底细胞样鳞状细胞癌和其他伴有神经内分泌形态或免疫表型的大细胞癌。与不典型类癌的鉴别主要依据核分裂象（>10 个/2 mm$^2$、更多的坏死和相关的细胞学特征）。LCNEC 与 SCC 的鉴别见上文。腺癌可表现为实性或筛状形态，但不表达神经内分泌标记，而基底细胞样鳞状细胞癌不表达 TTF-1 和神经内分泌标记，并且还阳性表达 p40 和 CK5/6。

当源于子宫内膜、卵巢、乳腺、前列腺、胰腺或大肠的转移癌伴有神经内分泌分化时,也需要和 LCNEC 相鉴别。子宫内膜癌和卵巢癌分别表达 PAX8 和 $WT_1$,而乳腺癌的雌孕激素受体多呈阳性表达。10% ~20% 的形态学较明确的鳞状细胞癌、腺癌和大细胞癌镜下并不具备神经内分泌形态,但通过免疫组化染色和(或)电镜检测却能证实神经内分泌分化,此时应按照形态学诊断为鳞状细胞癌、腺癌或大细胞癌,备注或补充说明"部分肿瘤细胞表达神经内分泌标记"。此类肿瘤在生存率和化疗疗效上是否有临床意义尚不清楚,因此暂未将其列入独特的实体。基于此原因,目前并不推荐在不具备神经内分泌形态学的病例中进行神经内分泌标记染色。

## 四、大细胞癌

### (一)定义

大细胞癌(LCC)是未分化的非小细胞癌,从细胞形态、组织结构和免疫表型上都缺乏神经内分泌癌、腺癌和鳞状细胞癌分化的特征。对根治样本进行广泛取材后才能诊断大细胞癌,因此在细胞学样本或活检组织中不能做出此诊断。

### (二)大体和形态学特点

1. 肉眼检查

大细胞癌通常为大的、边界清楚和实性的肿物,常伴有坏死,很少有空洞。

2. 细胞形态学

典型的大细胞癌和其他低分化非小细胞癌类似,肿瘤细胞成片分布,呈高级别形态和明显的恶性细胞学特征。肿瘤细胞还可呈横纹样形态,胞质丰富,核偏位而核仁明显。在横纹样形态的肿瘤中,黏附性生长的特征不明显。细胞学样本和小活检组织中在形态学和免疫表型都不能提供诊断依据时,"非小细胞癌,非特指"是更为合适的诊断。

3. 组织形态学

根据定义,只能在手术样本中诊断大细胞癌。组织学呈未分化癌的形态,由条状或巢状的大多角细胞组成,泡状核,核仁明显而胞质中等量。透明细胞和横纹样细胞形态不再认为是大细胞癌的形态学亚型,而是可以出现在任意类型的非小细胞癌中的形态学特征。应记录横纹样细胞占肿瘤主体的百分比,因为该形态的出现和比例具有预后意义。

### (三)免疫组化染色

个别大细胞癌病例具有神经内分泌形态但不表达神经内分泌标记。因此与小活检组织中诊断非特指非小细胞癌类似,多个免疫组化标记配合使用后才能诊断大细胞癌。对于怀疑大细胞癌的病例,应尽可能使用免疫组化染色明确肿瘤可能的分化方向,因为该结果在某些晚期切除手术病例中会影响后续治疗的选择。

推荐使用 TTF-1 和 Napsin A 诊断腺癌,p63(或 p40)和 CK5/6(或 CK5)诊断鳞状细胞癌。其中,TTF-1 和 p40 这 2 个核阳性的标记最为有效。在 TTF-1 阳性的腺癌中,P63 和 p40 都可呈灶性阳性(p40 阳性比例较少),此时应诊断为腺癌的实体型成分。但 TTF-1 还可表达于小细胞癌和大细胞神经内分泌癌,因此 TTF-1 阳性在根据形态学和(或)免疫组化染色排除了神经内分泌肿瘤后才可作为腺性分化的证据。

其他可用于腺癌和鳞状细胞癌鉴别的免疫组化标记也可阳性表达于形态学为未分化非小细胞肺癌的切除样本中,但与 TTF-1 和 p40 相比,其特异性和敏感性都较差,不推荐用于分型。在具备腺癌表型(TTF-1 阳性而 p40 或 p63 阴性)的形态学为未分化非小细胞癌肺癌的切除样本中,几乎都能看到 CK7 阳性表达,但 CK7 特异性低,在肺鳞状细胞癌中其阳性率也能达到 30%。CK34βE12 在鳞状细胞癌中常有表达(高敏感性),但在实体型肺腺癌中也能呈阳性(低特异性),该阳性不应被视为鳞状分化的证据。Desmocollin3 对鳞状上皮相当特异,但它敏感性比 p40 还低。

在数个仅靠形态学诊断了大细胞癌的研究中发现,分别有 30%~60%、35%~45%、20%~35%、17%~43% 的病例表达 TTF-1、Napsin A、p40 和 CK5/6(或 CK5)。分析上述免疫组化染色发现,腺癌和鳞状细胞癌几乎完全互相排斥,除了个别腺癌病例中可见散在肿瘤细胞(<10%)灶性表达 P40。仅在约 2% 的形态学为未分化非小细胞肺癌的切除样本中,观察到不同肿瘤亚群中表达腺癌和鳞状细胞癌标记(提示腺鳞癌)。

只有根据形态学和免疫表型真正排除了其他类型肺癌的可能后,才能诊断为大细胞癌,而当未进行或不具备免疫组化染色条件时,不能武断地诊断为大细胞癌,应该备注"未能进行进一步检测"。

部分学者认为,大细胞癌可能是一种 TTF-1 阴性的低分化腺癌变型,因为在形态学明确为腺癌的病例中有 15%~20% 呈 TTF-1 阴性,而鳞状细胞癌完全不表达 p40 极为罕见。因此,TTF-1/p40 双阴性癌更可能是实体型腺癌,而不是非角化型鳞状细胞癌。针对 microRNA 的研究也支持将 TTF-1/p40 双阴性大细胞癌归入腺癌中,而大细胞癌和实体型腺癌的分子特征也很相似,如高频的 *KRAS* 突变。但该观点还有待更多研究进一步证实。

### (四)鉴别诊断

(1)纯实体型腺癌:纯实体型腺癌的诊断完全依赖于免疫组化染色证实其腺癌来源,或 2 个高倍视野中≥5 个胞质内黏液小滴。

(2)细胞间连接极少的非角化型鳞状细胞癌:非角化型鳞状细胞癌的诊断也完全依赖于免疫组化染色证实其鳞状分化。

(3)腺鳞癌:更需要免疫组化染色证实具有腺状和鳞状分化。如出现横纹样细胞形态可能会让人怀疑是癌肉瘤中的横纹肌肉瘤成分,但大细胞癌中的横纹肌样细胞仍为 PCK 阳性,而不表达 desmin 和 myogenin。

(4)其他肺癌:淋巴上皮瘤样癌也含有成片的未分化细胞,但间质淋巴细胞的数量远超过大细胞癌且存在 EBV 感染。如果超过 10% 的肿瘤细胞表现为多形性特点[梭形和(或)巨细胞],则应诊断为多形性癌。

(5)需要结合 PCK 等免疫组化染色、临床病史和影像结果综合分析,以排除肺癌以外的其他低分化肿瘤,如转移癌或恶性黑色素瘤。若出现透明细胞形态,需排除肾脏、甲状腺和涎腺等器官的透明细胞癌转移至肺。

## 五、腺鳞癌

### (一)定义

腺鳞癌是含有鳞状细胞癌和腺癌两种成分的癌,每种成分比例均超过10%。在小活检或细胞学样本中可以倾向性诊断,但确切的诊断有赖于根治样本。

### (二)大体和形态学特点

1. 肉眼检查

既可发生于外周,也可出现于中央。大体改变和其他 NSCLC 类似。

2. 细胞形态学

腺癌和鳞状细胞癌成分多少不一,细胞学样本受取材限制,只见到一种成分时可能造成腺鳞癌的低诊断或漏诊。如果两种成分都可以见到,那么细胞学样本中可以提示"腺鳞癌可能"。

3. 组织形态学

腺鳞癌中10%的标准是人为划分的,但是小于10%的不同组织学形态也应报道,因为最近的分子分析显示混合形态的肿瘤具有各自的基因改变,而无关乎比例多少。形态明确的鳞状细胞癌和腺癌成分可在光镜下诊断。两种成分分化程度可以有差异,可单独也可混合存在。当肿瘤含有部分实体性腺癌或非角化型鳞状细胞癌时,诊断会更加困难。

### (三)免疫组化染色

如同光镜下可见到两种形态一样,免疫表型也应该支持存在两种分化。当肿瘤含有部分实体性腺癌或非角化型鳞状细胞癌时,应同时做腺癌和鳞状细胞癌所对应的免疫组化染色(最好是 TTF-1 和 p40)和黏液染色。在这种情况下,只有弥漫和明确的阳性染色才有意义。在 TTF-1 阳性细胞中出现 p63、CK1、CK5、CK10 或 CK14 阳性不应作为鳞状分化的证据。并且,只有弥漫(片状)的 P40 阳性才支持鳞状分化,而零散细胞的点状阳性在腺癌中也可看到。虽然免疫组化都阴性的实性成分可能存在,但不影响诊断。

### (四)鉴别诊断

浸润性鳞状细胞癌破坏肺泡壁或沿气道呈派杰样浸润时,都会将正常肺泡细胞裹入,造成在鳞状细胞癌中见到 TTF-1 阳性细胞的现象,此时应识别出这种非肿瘤性成分,而不应误认为腺鳞癌。同样,浸润性腺癌裹入的细支气管或肺泡上皮发生鳞状化生时也很类似于鳞状细胞癌成分,也可表达 P40 和 CK5/6,不应误判为腺鳞癌。

腺鳞癌需要和高级别黏液表皮样癌鉴别,后者更多表现为:①特征性的黏液细胞和鳞状细胞混合。②近端支气管管腔内外生性的生长。③可见到经典的低级别黏液表皮样癌成分。④缺乏角化,见不到角化珠。⑤无鳞状细胞原位癌成分和管状、腺泡状或乳头状生长模式。黏液表皮样癌不表达 TTF-1 也可有助于诊断。*MAML2* 基因易位只在黏液表皮样癌中见到。但即便如此,并非所有的病例都能明确地区分这两类肿瘤。

还应结合临床或影像学信息,在年轻、从不或少量吸烟、影像学存在磨玻璃结节这些高度提示腺癌可能的患者中,如细胞学或活检样本中查见鳞癌,需考虑到来源于腺鳞癌的可能。

### 六、肉瘤样癌

肉瘤样癌是一组分化差的、含有肉瘤样形态(梭形和巨细胞癌)或真正肉瘤成分的恶性肿瘤,目前该分类中包含多形性癌、梭形细胞癌、巨细胞癌、癌肉瘤和肺母细胞瘤 5 种亚型。

#### (一)多形性癌、梭形细胞癌和巨细胞癌

**1. 定义**

与大细胞癌类似,多形性癌、梭形细胞癌和巨细胞癌都是低分化 NSCLC,但具有一定形态学特点。多形性癌是一类低分化 NSCLC,是指:①在 NSCLC 中(如鳞状细胞癌、腺癌或大细胞癌等)中含有超过 10% 的梭形细胞癌和(或)巨细胞癌成分。②完全由梭形细胞癌和巨细胞癌两种成分混合组成。梭形细胞癌几乎完全由梭形细胞组成,巨细胞癌几乎完全由巨细胞(包括多核细胞)组成,两者中都不含有任何有分化的肺癌成分,如腺癌、鳞状细胞癌等。多形性癌、梭形细胞癌和巨细胞癌都只能在根治样本中才能作出上述诊断,并在诊断中应提及对应的组织学成分。

**2. 大体和形态学特点**

(1)肉眼检查:边界清楚的灰、褐色包块,直径多超过 5 cm,伴坏死和空洞形成。肿瘤经常侵及胸壁和纵隔。切面常见灰色胶样外观。

(2)细胞形态学:按照定义,虽然相应的形态学特征可被识别并提及,但在细胞学样本上不能诊断该类肿瘤。涂片可含有恶性的上皮样和间质样成分。梭形细胞癌中肿瘤细胞呈细长的梭形细胞单个或成束分布,具有均质的红染胞质,梭形细胞核膜较厚,核仁清楚。巨细胞癌中可见失黏附的、含有丰富嗜酸性胞质的圆形或卵圆形的肿瘤巨细胞,具有单个或多个大的分叶不规则的染色质深染的胞核。胶原或黏液样间质、核分裂、坏死组织、淋巴细胞和中性粒细胞都可见到。

(3)组织形态学:在多形性癌中,巨细胞癌/梭形细胞癌成分所占比例超过 10% ,并可以和腺癌、鳞状细胞癌或大细胞癌成分混合存在,鳞状细胞癌和腺癌成分在诊断中需提到(如多形性癌伴腺癌)。多形性癌中最常见 NSCLC 成分是腺癌。仅含有梭形细胞癌和巨细胞癌两种成分,也可诊断多形性癌。按照定义,在小活检中,肉瘤样成分可被描述,但是不能直接诊断。

梭形细胞癌几乎均由梭形细胞组成,排列成束状或漩涡状,见不到有分化的形态。核染色质深染,可见核仁和颗粒状染色质。巨细胞癌几乎均由多形性肿瘤巨细胞组成,有时可见多核瘤巨细胞。巨细胞胞质丰富,呈嗜酸性或颗粒性,并含有嗜酸性小球并吞噬中性粒细胞。细胞核大、不规则,多核裂,染色质粗糙、泡状,核仁清楚。间质可呈纤维化或黏液样,也可几乎没有间质。

**3. 免疫组化染色**

虽然多形性癌、梭形细胞癌和巨细胞癌是靠形态学诊断,但免疫组化染色能够勾勒出不同的细胞成分。上皮成分则会表达相应上皮的标记。在多形性癌中,如果其他成分很明确(如腺癌、鳞状细胞癌等),即使梭形细胞或巨细胞成分不表达 CK,仍可诊断多形

性癌。细胞角蛋白和分化相关标记如 Napsin A、TTF-1、p63、CK5/6 和 desmocolin 3 在多形性癌中阳性比例不一。

4. 鉴别诊断

正确的诊断有赖于肿瘤全面取材和充足的免疫组化染色判读。鉴别诊断包括肺大细胞癌、转移性肉瘤样癌、原发或转移性肉瘤或恶性黑色素瘤、恶性间皮瘤。与大细胞癌鉴别有赖于见到特征性的梭形细胞或巨细胞形态。而细胞角蛋白、TTF-1、p63 或类似标记有助于多形性癌与肉瘤或富于细胞的间质鉴别。和滑膜肉瘤鉴别可能较难,但 *SS18* 融合基因的 FISH 检测有所帮助。形态学上见到形成血管,CD31 和 CD34 的免疫组化染色有助于诊断血管内皮细胞瘤和血管肉瘤。炎性肌成纤维细胞瘤或局灶性的机化性肺炎中其增生的细胞形态较温和,鉴别诊断不难。双向性或肉瘤样间皮瘤、梭形细胞恶性黑色素瘤、滤泡树突状细胞肉瘤、反应性纤维和炎性病变的鉴别诊断要靠临床病史、影像学和免疫组化染色。巨细胞癌需和多形性横纹肌肉瘤(desmin 和 MyoD1 阳性)、转移性肾上腺皮质腺癌(inhibin-α、melanA 和 MART-1 均阳性)、转移性绒毛膜癌(HCG 阳性)和其他多形性恶性肿瘤鉴别。

**(二)癌肉瘤**

1. 定义

癌肉瘤是由非小细胞肺癌和肉瘤成分(如横纹肌肉瘤、软骨肉瘤或骨肉瘤等)混合组成的恶性肿瘤。和其他肉瘤样癌相比,癌肉瘤相对好发于中央。

2. 大体和形态学特点

(1)肉眼检查:肿瘤通常为灰白肿块,伴出血和坏死。

(2)细胞形态学:癌肉瘤代表性的涂片必须包含明确的恶性上皮和间质成分。最常见的恶性上皮成分是鳞状细胞癌,可伴有明显的角化。

(3)组织形态学:癌肉瘤病理诊断中应列出所含有的癌和肉瘤的具体类型。癌多为非小细胞癌,最常见为鳞状细胞癌,其后依次为腺癌、腺鳞癌和大细胞癌。相比于多形性癌,癌肉瘤中 NSCLC 成分出现鳞状细胞癌或腺鳞癌的概率要更高。若出现神经内分泌肿瘤成分,如小细胞癌或大细胞神经内分泌癌,此时应诊断为复合型小细胞癌或复合型大细胞神经内分泌癌伴相应的肉瘤成分。癌肉瘤中的上皮性成分常决定肿瘤所在的部位,含有鳞状细胞癌的癌肉瘤多位于中央或支气管内生长,而含有腺癌的癌肉瘤多位于外周。

按频率从高到低,肉瘤成分包括横纹肌肉瘤、软骨肉瘤和骨肉瘤,同时含有上述多种成分也较常见。个别病例含有脂肪肉瘤或血管肉瘤。分化较差的区域肿瘤性梭形细胞排列成束状、漩涡状或血管外皮细胞瘤样结构。

在活检或细胞学样本中诊断癌肉瘤较困难,通常需要手术标本才能观察到两种成分。绝大多数癌肉瘤具有的是常见的非小细胞肺癌成分,但高级别胎儿型腺癌或透明细胞腺癌可出现在约 18% 的病例中,此时可认为是癌肉瘤的母细胞瘤样变型。为了避免混淆,此类肿瘤仍应诊断为癌肉瘤,并备注含有高级别胎儿型腺癌成分。癌肉瘤转移灶中可出现癌或肉瘤成分,或两者兼有。

3. 免疫组化染色

免疫组化染色有助于分别显示上皮和肉瘤成分。癌肉瘤中非小细胞肺癌成分的免疫表型和非小细胞肺癌一致。肉瘤成分则表达各自对应的标记。如癌肉瘤中含有高级别胎儿型腺癌成分,其 β-catenin 免疫组化染色特征性的定位于胞膜,而在经典型肺母细胞瘤中,在腺样和母细胞瘤性成分中 β-catenin 都定位于细胞核。

4. 鉴别诊断

鉴别诊断包括多形性癌、肺母细胞瘤、肉瘤和间皮瘤。多形性癌和癌肉瘤区别在于前者缺乏肉瘤成分,广泛取材(至少 1 cm 一个组织块)可有助于明确是否存在肉瘤成分。癌肉瘤缺乏肺母细胞瘤中的低级别胎儿型腺癌成分和原始间叶成分。不论是肺原发还是转移到肺的横纹肌肉瘤或软骨肉瘤都较少见,并且其缺乏癌的成分。肉瘤也能包裹或卷入正常肺泡细胞(TTF-1 阳性)或支气管壁成分(p40 阳性),给人造成癌肉瘤的错觉。双向性滑膜肉瘤的腺腔成分缺乏 TTF-1 染色且角蛋白表达不均一,同时还存在 SS18 融合基因。恶性间皮瘤多表现为弥漫性胸膜增厚而不是局部形成肺内占位,其上皮样成分会表达间皮标记。

**(三)肺母细胞瘤**

1. 定义

肺母细胞瘤通常为大的孤立性外周型肿物,含有胎儿型腺癌(多为低级别)和原始间叶成分的双向性肿瘤。灶性区域可见特定的间叶分化(如骨肉瘤、软骨肉瘤或横纹肌肉瘤),但非诊断所必需。

2. 大体和形态学特点

(1)肉眼检查:肺母细胞瘤常边界清楚,没有包膜。可表现为分叶状结构,含坏死或出血。

(2)细胞学形态:在涂片中,肺母细胞瘤可表现为非常独特的细胞学图像。腺样成分类似于胎儿型腺癌:大小均一的小柱状细胞,核相对较小。胞质内可见透明的顶浆空泡或核下空泡。核质比多少不一。核仁欠清。间叶成分由均一的卵圆形或略扭曲的单核细胞组成,核仁欠清,核浆比高。

(3)组织学形态:肺母细胞瘤呈混合性组织形态,上皮和间叶成分比例不等。上皮成分由低级别/高分化胎儿型腺癌组成,构成分支状的小管腔,其内衬覆假复层柱状细胞,胞核偏小、均一、圆形,胞质透明或轻度嗜酸。柱状细胞富含糖原,类似于胎儿肺假腺样阶段的气道上皮,但灶性区域可表现出多形性,类似高级别胎儿型腺癌或普通型腺癌。桑葚样结构可见于 43% ~60% 的肺母细胞瘤病例中。约 2/3 的病例中可见散在的神经内分泌细胞,但复合型小细胞癌极为罕见。间叶成分典型形态为黏液样或纤维性的背景中紧密排列的原始的卵圆形细胞,核质比高,具有分化为更成熟的成纤维细胞样细胞的趋势。偶尔可见形态怪异的巨细胞。约 25% 的肺母细胞瘤中可见异源性成分,如骨肉瘤、软骨肉瘤和横纹肌肉瘤。有文献报道,肺母细胞瘤中还可出现较罕见的分化,如卵黄囊瘤、畸胎瘤、精原细胞瘤、胚胎癌和恶性黑色素瘤。

3. 免疫组化染色

上皮成分(包括桑葚样结构)弥漫阳性表达 CK7、AE1/AE3、CEA、EMA、TTF-1,灶性表达 CgA、Syn、Vimentin 和肽类激素(降钙素、肾上腺促皮质激素、血清素)。间叶母细胞瘤性成分弥漫阳性表达 Vimentin 和 MSA,仅灶性表达 AE1/AE3。如出现横纹肌肉瘤、恶性黑色素瘤或生殖细胞瘤成分,则各自表达相应标记,如 desmin、myogenin,S100,AFP 和 PLAP 等。

4. 鉴别诊断

主要鉴别诊断包括胎儿型腺癌、胸膜肺母细胞瘤、双向型滑膜肉瘤和转移性癌(尤其是源于妇科的恶性混合性苗勒管肿瘤)。胎儿型腺癌缺乏母细胞瘤性成分。胸膜肺母细胞瘤好发于青少年,典型病例为囊性,位于外周。肺滑膜肉瘤多为单形性,缺乏腺样成分,并含有 *SS18* 融合基因。双向性滑膜肉瘤中腺样成分不具有胎儿型腺癌的形态学。癌肉瘤中上皮成分可含有高级别胎儿型腺癌,但 β-catenin 为胞膜阳性,可与肺母细胞瘤区分。伴有子宫肿瘤病史的患者则需要排除转移性恶性混合性苗勒管肿瘤,激素受体免疫组化染色有助于鉴别诊断。

## 七、其他肺癌和未分化的癌

### (一)淋巴上皮瘤样癌

1. 定义

淋巴上皮瘤样癌常为外周型,但少量病例也可呈支气管内生长。淋巴上皮瘤样癌少见,形态学以低分化癌伴有大量淋巴细胞浸润(类似于鼻咽癌中的未分化癌)为特点。癌细胞核中存在 EBV 感染。

2. 大体和形态学特点

(1)肉眼检查:肿瘤常为孤立的肿块。直径为 1~11 cm。切面为淡红色,质韧,鱼肉样外观。

(2)细胞形态学:癌细胞成片分布,大细胞聚集成片伴明显淋巴细胞浸润。圆或卵圆形的泡状核呈合体样形态,核仁明显,核分裂多见,胞质丰富。

(3)组织形态学:淋巴上皮瘤样癌典型形态为合体样生长模式,大的空泡状核伴嗜酸性核仁,间质内大量的淋巴细胞浸润。灶区可见鳞状和梭形细胞分化。肿瘤边界主要呈推挤性生长,但可浸润周围肺实质。间质内偶可见非坏死性肉芽肿反应或淀粉样沉积。部分肿瘤巢内可有中央型坏死。核分裂计数多少不一。

3. 免疫组化染色和原位杂交

癌细胞表达 AE1/AE3、CK5/6、p40 和 p63,提示为鳞状细胞表型。间质浸润的淋巴细胞混合性表达 CD20 和 CD3,提示为 T 细胞和 B 细胞混合组成。具有诊断性的指标是 EBER 原位杂交可见癌细胞核阳性表达。

4. 鉴别诊断

淋巴上皮瘤样癌主要的鉴别诊断是低分化鳞状细胞癌伴炎细胞反应和非霍奇金淋

巴瘤。与前者鉴别,依靠 EBV 检测,而淋巴瘤具有相应的淋巴细胞免疫表型。与转移性鼻咽癌鉴别较难,只能依靠临床和影像学资料综合考虑。

### (二)NUT 癌

**1. 定义**

睾丸核蛋白基因(*NUT* 基因)易位是 NUT 癌的特征性表现。NUT 癌是种侵袭性的低分化癌,常形成侵犯肺门的包块或沿胸膜胸壁播散,发现时常为晚期而失去手术机会。

**2. 大体和形态学特点**

(1)肉眼检查:切面灰白鱼肉样,可有明显的片状坏死。

(2)细胞形态学:针吸涂片上表现为低分化癌的形态,可见失黏附细胞团和单个的单形性细胞,核扭曲,染色质呈颗粒状到块状,核仁明显。核分裂、核碎片和挤压现象都很常见。

(3)组织形态学:NUT 癌由未分化的小到中等大的单形性癌细胞成片成巢组成。核稍扭曲,染色质细颗粒状或粗糙。NUT 癌常可见灶性角化。肿瘤细胞在间质内浸润性生长,也可与支气管上皮相延续。但从未见到明确的原位癌形成。癌巢周围可有反应性的肺泡增生,不应误判为腺癌成分。

**3. 免疫组化染色**

NUT 癌中诊断性标记为 NUT 蛋白染色,呈点状核阳性表达。精原细胞瘤也可有弱且灶性的 NUT 表达。多数 NUT 癌表达广谱角蛋白,但少数病例为阴性表达。其他上皮标记表达阳性率不一,如 EMA、BerEP4 和 CEA。绝大多数病例为 p63/p40 核阳性,而生殖细胞系、淋巴系和髓系标记都为阴性,提示鳞状分化。个别 NUT 癌可表达 CgA、Syn,甚至 TTF-1。

**4. 鉴别诊断**

鉴别诊断包括各种低分化恶性肿瘤。NUT 癌易被误诊为鳞状细胞癌(尤其是基底细胞癌)、未分化癌、小细胞癌或腺鳞癌,不表达上皮标记时需和尤因肉瘤、转移性生殖细胞瘤或急性白血病鉴别。在所有缺乏腺样分化或特异病因的低分化癌中都应进行 NUT 蛋白免疫组化染色,尤其是年轻的非吸烟患者。

## 八、肺涎腺型肿瘤

肺的涎腺型肿瘤(SGT)是一类较少见的肿瘤,总体构成比不到肺肿瘤的 1%。该类肿瘤起源于中央气道的浆液/黏液腺,虽然和真正涎腺原发肿瘤的形态学极其类似,但发病率和构成比差异极大。例如,涎腺中最常见的多形性腺瘤,肺中却极为罕见,而肺 SGT 多数为恶性。我国人群中肺 SGT 最常见者分别为黏液表皮样癌、腺样囊性癌和上皮-肌上皮癌。近年来涎腺肿瘤的种类逐渐增加,因此充分地认识到这类肿瘤才能保证正确的诊断,新的免疫组化染色和分子异常的检测也有助于加深对肺 SGT 的认识。

### (一)黏液表皮样癌

肺黏液表皮样癌(MEC)可起源于大气道(如气管)、段支气管或外周肺组织。典型病例为边界相对清楚的支气管管腔内肿瘤,呈外生性生长。腔内部分可以是固定的、息肉样或带蒂的肿物。

1. 肉眼检查

最大径可达 6 cm。切面灰白灰黄,实性或囊性,可呈黏液样外观。

2. 形态学特点

组织学上,肿瘤含有数量不等的分泌黏液的细胞、鳞状(表皮样)细胞或中间型细胞,排列成腺样、管状、囊性、巢团状或实性结构。分泌黏液的细胞可呈柱状、立方样、透明或嗜酸细胞样形态。鳞状细胞可见细胞间桥粒,但 MEC 与鳞状细胞癌不同的是,绝对不会出现角化或表面鳞状上皮的原位癌形成。中间型细胞呈多角形,核居中或偏位,胞质丰富,嗜酸性或双色性。间质中纤维组织呈条状分布,个别病例可呈明显硬化性改变。

基于细胞成分和形态学特点,肺 MEC 可分为低级别和高级别。低级别 MEC 中含有大量杯状细胞成分,囊性变明显,细胞异型性小,核分裂少。低级别 MEC 与气道壁和黏膜下支气管腺体关系紧密,而高级别 MEC 常会侵袭肺实质。高级别 MEC 以实性生长结构为主,主要由鳞状细胞组成。可见坏死、核分裂增多(>4 个/10 个高倍视野)、核异型性、淋巴管侵犯和神经浸润。在高级别 MEC 中常可见低级别 MEC 成分,反而有助于诊断。

### (二)腺样囊性癌

腺样囊性癌(ACC)边界欠清,好发于大气道,外周型 ACC 仅见于个案报道。

1. 肉眼检查

肺 ACC 直径为 1~4 cm,切面质软,呈黄白色。

2. 形态学特点

与涎腺中 ACC 一样,肺原发 ACC 中可见 3 种主要生长模式,筛状、管状和实性结构。筛状结构最常见,肿瘤细胞巢或细胞岛中形成边界清楚的管腔,腔内含黏液性或基底膜样物质。管状结构为肿瘤细胞形成小的散在腺样结构,管腔较宽,管壁内衬 2~3 层立方状细胞。实性结构由肿瘤细胞巢构成,几乎不见细胞间裂隙和囊性结构,巢周有少量黏液基质。癌形胞形态温和,核圆形,染色质浓缩、致密,核仁不确切。胞质稀少,嗜酸性或嗜双色性。癌细胞多形性和异型性都不明显,核分裂、坏死和出血也很少。实性结构中核分裂数可能会偏多。3 种组织学结构都可以出现周围神经浸润、破坏支气管黏膜和软骨现象。

### (三)上皮-肌上皮癌

肺原发上皮-肌上皮癌(EMC)是界限清楚而没有包膜的支气管内息肉样病变。

1. 肉眼检查

肿瘤平均直径为 3.2 cm。肿瘤表面由正常支气管上皮覆盖,切面灰白。

2. 形态学特点

低倍镜下,肿瘤具有明显的双向性形态,由导管样结构组成,导管内层为上皮细胞而外层为肌上皮细胞。高倍镜下可见内层上皮细胞呈扁平、立方或柱状形态,胞质嗜酸,核呈圆形或卵圆形。见不到明显的细胞异型性或大量核分裂。肌上皮层细胞呈多角形,核偏位,胞质透明,细胞界限清楚。管腔内可见稍嗜酸性的沉积物(有时呈胶样)充填,间质呈纤维或黏液样变。个别病例中实性肿瘤成分增多,还可出现灶性鳞状化生。

### (四)腺泡细胞癌

腺泡细胞癌既可发生于支气管内,也可是肺外周型肿物。

1. 肉眼检查

肿瘤通常边界清楚,但缺乏明确的包膜。肿瘤直径一般为 1.0 ~ 4.5 cm,切面均质,灰褐色。

2. 形态学特点

与头颈部腺泡细胞癌类似,肿瘤细胞类似于浆液性腺泡细胞。细胞圆形、多角形,含丰富的颗粒状嗜双色性或透明胞质。核圆形或卵圆形、居中或偏位,染色质粗糙,有时核仁明显。细胞呈实性片状排列,灶区呈腺泡、微囊、乳头样或器官样排列。间质可见纤维隔将肿瘤分割成模糊的小叶。核分裂散在,通常见不到细胞异型性或坏死。

### (五)多形性腺瘤

肺多形性腺瘤(PA)既有中央型也有外周型的报道,中央支气管内的 PA 可形成息肉样肿物,而外周型 PA 是一边界清楚的结节。

1. 肉眼检查

肺原发 PA 最大径可达 16 cm。切面质软或质韧,呈灰白色或黏液样外观。

2. 形态学特点

肺原发 PA 含有双相性的细胞成分,可见黏液或软骨黏液基质中分布着上皮性的小管、导管或细胞巢。与涎腺或其他器官的 PA 不同,形态良好的软骨在肺 PA 中极为少见。除了腺样或导管样的结构,肌上皮成片排列而细胞呈梭形、透明或浆细胞样形态也很常见,甚至是某些病例最主要的形态。肺 PA 中也可见鳞状化生。

### (六)癌在多形性腺瘤中

肺原发的癌在多形性腺瘤中(Ca ex PA)部位通常在支气管内。

1. 肉眼检查

Ca ex PA 直径一般为 2.3 ~ 5.0 cm,边界清楚,分叶状,切面灰白,质软或实性,灶区出血。

2. 形态学特点

低倍下,可见肿瘤侵犯支气管壁和周围肺实质。高倍可见特征性的软骨黏液样间质中上皮/肌上皮细胞排列成片状或条索样、腺样或导管样结构。与 PA 不同的是,Ca ex PA 中上皮/肌上皮细胞具有恶性特征,如核分裂增多、细胞多形性大、出现坏死或侵犯血管等形态。癌细胞小到中等大,胞核含有泡状染色质,核仁不确切,胞质少、呈嗜酸性或透明。间质成分呈良性形态,软骨黏液样背景中见散在小的、形态温和的梭形或星形细胞。看不到恶性的间叶成分。有些病例中可见残存的 PA 成分,进一步支持该诊断。

### （七）肌上皮瘤和肌上皮癌

肺肌上皮瘤和肌上皮癌也是既可中央也可外周型发病的肿物。

1. 肉眼检查

肿瘤呈结节状，边界清楚，直径一般为 1.5～13.0 cm。

2. 形态学特点

组织学呈多个分叶状结构，瘤细胞排列成实性片状、小梁状或网状模式。瘤细胞呈圆形、梭形、星形或浆细胞样形态，间质常呈黏液软骨样或透明样变。肌上皮肿瘤特征性形态学是可见纯粹的肌上皮增生，但不形成任何导管或小管结构。肌上皮瘤中见不到恶性形态学改变，而肌上皮癌中可有显著的细胞多形性、增多的核分裂、坏死和浸润性生长。

### （八）黏液腺腺瘤

从严格意义上说，黏液腺腺瘤（MGA）不属于 SGT，但 MGA 也起源于黏膜下腺体，而且组织学上与低级别 MEC 相似。

1. 肉眼检查

支气管 MGA 是孤立性的圆形或卵圆形、息肉样的外生性肿物，平均直径为 1.8 cm。

2. 形态学特点

MGA 有薄的包膜，切面可见囊腔形成，内含胶样物。支气管 MGA 通常是界限清楚的病变，局限于支气管壁中生长，不突破软骨板。MGA 主要形态学特点是囊性变，常形成多囊状结构。囊腔大小不一，排列成腺样、管样。囊壁内衬上皮可为高柱状、纤毛、扁平立方、复层、嗜酸性或透明细胞。胞质可呈嗜酸性、颗粒状或泡沫状，胞质量多少不一，但细胞多形性和核分裂并不常见。间质可见胶原纤维条索，厚薄不等，将肿瘤分割成器官样结构。间质中可见多少不一的淋巴细胞、组织细胞和浆细胞浸润。

### （九）嗜酸细胞瘤

肺原发嗜酸细胞瘤边界清楚，中央型或周围型均可。

1. 肉眼检查

肿瘤直径一般为 1.5～3.5 cm，切面黄褐色、红褐色。

2. 形态学特点

镜下见肿瘤呈片状排列，纤细的纤维隔将肿瘤分割成小叶或巢状。肿瘤细胞形态温和单一，体积大，多角形，细胞边界清楚。核居中，胞质呈特征性的嗜酸性或颗粒状外观，部分肿瘤细胞胞质内可见空泡形成或透明细胞改变。

### （十）透明变性透明细胞癌

肺透明变性透明细胞癌（HCCC）边界清楚，来源于支气管壁。

1. 肉眼检查

切面灰白，实性质韧。已报道的病例直径一般为 1.8～2.6 cm。

2. 形态学特点

肿瘤细胞在致密透明变性的间质中排列成巢状、条索样和小梁状。肿瘤细胞形态非常单一,小到中等大,核呈卵圆形。灶区可见黏液池形成。没有坏死(或仅为点状坏死),核分裂少。肿瘤边缘常有淋巴细胞浸润。

### (十一)涎腺导管样癌

肺原发涎腺导管样癌(SDC)边界欠清,起源于支气管壁并沿管壁生长。

1. 肉眼检查

切面实性均质,呈灰色或白色。仅一例报道,该病例肿瘤直径为 5.2 cm。

2. 形态学特点

肿瘤形态非常类似于乳腺导管原位癌或浸润型癌,瘤细胞多形性大,胞核形态不规则,核仁明显。癌细胞可呈实性或乳头样结构,可侵犯支气管周黏膜下腺体,间质可见砂粒体。

# 第三章

## 肺癌的辅助检查

### 第一节 痰和支气管镜刷检标本的细胞学检查

#### 一、痰和支气管镜刷检标本的脱落细胞涂片制备

**（一）痰标本的留取方法**

痰细胞学检查是目前呼吸道肿瘤最简单而有效的细胞学检查方法，必须要求患者留取来自肺深部的痰。具体方法如下：①将来自口腔或咽部陈旧分泌液或食物残渣吐掉。②用清水漱口清除口腔内污物。③用力咳嗽，最终将来自肺深部痰咳出。④将咳出的痰液吐入 $10\sim20$ mL 塑料痰盒、中药丸蜡纸盒或广口小瓶中。⑤痰样本的留取可以在家中（但必须在 30 min 内或低温保存送到细胞室）、病房或直接在细胞室进行。⑥痰标本的留取时间以早晨 8 时左右为宜，以便及时将痰样本送至细胞室得到验收及涂片。

**（二）痰标本的肉眼所见特性及临床意义**

多数情况下，有一定经验的医生可根据痰标本的肉眼所见特性来初步判断其临床意义。

1. 黏液痰

常见于慢性支气管炎、哮喘及肺癌。含有乳白色颗粒往往为肺癌痰的特征。

2. 脓液痰

黄绿色，在气管及支气管、肺部化脓性感染。

3. 黏液脓性痰

应挑取黏液丝涂片。

4. 泡沫痰

富含唾液，应挑取唾液中的黏液丝涂片。

5. 血丝痰

多见于肺癌、结核、支气管扩张症。应在血丝及其周围的部分多取样涂片。

**（三）痰标本的挑取方法**

痰标本的挑取一般采用以下方法。

（1）将痰盒中的痰液倾入 15 $cm^2$ 的黑色塑料布或塑料培养皿上。

（2）用小棍（牙签大小）挑取适量样本移入载玻片上。

### （四）痰标本涂片法

使用另一载玻片将盛有痰样本的载玻片通过碾压使其平展开，然后将 2 张载玻片分别向相反方向水平横拉，使痰样本均匀分布，平展铺开。

### （五）涂片固定

涂片完成后，如果痰较黏稠，可立即放入 95% 乙醇溶液中固定 30 min；如果痰较稀（指痰液在涂片上能够流动），则可将痰液晾至潮干再于 95% 乙醇溶液中固定。

### （六）支气管镜刷片的制备

将支气管镜刷到的标本直接涂至载玻片上后，立即放入 95% 乙醇溶液中固定 30 min。

### （七）液基制片的痰样本留取

将咳痰直接吐入装有保存液的痰液基标本保存于小瓶中，然后拧紧瓶盖，直接送往细胞室，通常痰样本可以在液基细胞保存瓶中存放 1 个月以上。

## 二、正常痰涂片及支气管镜刷片中常见的细胞

### （一）鳞状上皮细胞

主要为体积较大的多边形表层鳞状上皮细胞，多来自口腔。中层鳞状上皮细胞少见，少量底层鳞状上皮细胞出现于口腔或咽部的炎症或溃疡中。这些细胞多出现在咳痰标本中，在支气管镜刷检标本中很少见到。

### （二）纤毛柱状上皮细胞

细胞圆锥形，其游离缘似平头刷，有终板及纤毛，另一极呈针尖形。细胞核呈圆形或卵圆形，有时可见小核仁。这类细胞多出现在支气管镜刷检标本中。

### （三）杯状细胞

细胞为高柱状，胞质内有黏液空泡。细胞核呈圆形或卵圆形，可被黏液推到基底部呈不规则形。这类细胞多出现在支气管镜刷检标本中，在咳痰标本中少见。

### （四）储备细胞

立方形，呈小片状分布，胞质较少，核呈圆形且居中，可见小核仁。在储备细胞周围常见弥散分布的纤毛柱状腺上皮细胞或鳞状上皮细胞。储备细胞很少见于痰中，但在支气管镜刷片中常见。

### （五）呼吸道中的巨噬细胞

直径 10～40 μm，胞质内有棕色或黑色颗粒。核直径 5～10 μm，呈圆形、卵圆形或肾形，单核双核及多核，染色质均匀分布，核仁小。此细胞的出现表明痰来自深部支气管。吞噬黑色尘埃颗粒者也称尘细胞。

### （六）呼吸道中的白细胞

1. 中性粒细胞

在涂片中最常见，尤其为吸烟者；大量出现时见于炎症。中性粒细胞有嗜碱性胞质，可见 3 个分叶状圆形核。

2. 嗜酸性粒细胞

多见于过敏及哮喘者。嗜酸性粒细胞有嗜酸性胞质,可见 2 个分叶状圆形核。

3. 淋巴细胞

多来自慢性炎症。淋巴细胞体积小,胞质很少,核呈圆形。

4. 浆细胞

多见于慢性炎症。浆细胞为椭圆形,胞质丰富,嗜碱性;核呈圆形,偏位状,车辐状染色质。

5. 单核细胞

多见于慢性炎症。

### (七)鳞状上皮细胞化生

鳞状上皮细胞化生是对损伤的一种常见反应,其机制尚不清楚。痰中很难见到,主要见于气管镜刷片。表现为小型立方形鳞状细胞集落成群,胞质嗜酸性,貌似基底旁层细胞,相互邻接。胞质内可见空泡。非典型鳞状化生被视为癌前病变。

### (八)修复细胞

修复细胞是对损伤的一种反应性改变,显示支气管型上皮细胞出现非典型性,核仁明显,细胞排列成片状,有流水样极向。很少单个分布。

## 三、常见肺癌咳痰涂片及支气管镜刷片的细胞形态学

### (一)鳞状细胞癌

鳞状细胞癌分为角化型和非角化型两个类型,特点如下:①角化型鳞状细胞癌细胞大小不一,分布较弥散。非角化型鳞状细胞癌肿瘤细胞大小差异不明显。②角化型鳞状细胞癌常呈梭形、蝌蚪形。非角化型鳞状细胞癌肿瘤细胞常为形态较一致的短梭形细胞。③角化型鳞状细胞癌核深染呈墨滴状,可见固缩核。非角化型鳞状细胞癌肿瘤细胞核染色质深而呈粗颗粒状,可见核仁。④核质比增高。⑤角化型鳞状细胞癌胞质角化呈橘黄色或橘红色,可见角化珠。非角化型鳞状细胞癌肿瘤细胞胞质嗜双色。⑥背景中可见坏死性肿瘤物质。

### (二)腺癌

细胞体积较大,圆形、多角形,有时为柱状。细胞呈两维腺样、小片状或三维立体似乳头状、桑葚状及球状结构。片块周边较光滑或有花瓣样(扇贝样)凸起。可见封入细胞、印戒细胞核偏位。核大、染色质细颗粒状,核仁明显。有时可见核内胞质包涵体。

### (三)小细胞癌

细胞体积小,稍大于淋巴细胞。排列成大小不一的小簇状、单行条索状及拥挤的团片,细胞邻接处挤压变形,可呈镶嵌样压迹。胞质极少嗜碱性偶嗜酸性,似裸核。核深染、固缩或空泡状核,常见胡椒盐样粗颗粒状染色质。细胞核易破碎,常因涂片出现核拉丝。

### （四）大细胞未分化癌

细胞聚集成群或弥散分布,很少构成三维立体团块。肿瘤细胞体积大,胞质丰富,缺乏腺样及鳞状上皮分化特点,可见瘤巨细胞。肿瘤细胞形态可相对较规则或呈多形性;核为圆形或卵圆形、深染、异型性明显,可见不规则的大核仁。常可见肿瘤性坏死。

### （五）巨细胞癌

细胞体积巨大,单核或多核及奇异形核的肉瘤样肿瘤细胞,同时可见体积较小的、未分化的肿瘤细胞。梭形细胞罕见。

# 第二节　经皮肺穿刺活检术

## 一、CT 导引下肺穿刺活检术

CT 扫描在肺部的显示中有着其他影像技术无可比拟的优势,而且穿刺针显示清晰,因而 CT 导引成为胸部病变导向活检的金标准。随着肺部肿瘤的发病率的增加及其解剖的特殊性,同时要求获取肿瘤组织学分型,以便确定的治疗方案和估计预后,胸部病变活检的比率越来越高。

### （一）适应证

(1)肺内占位性质不易确定,需要获得组织学诊断。

(2)为进一步明确诊断,同时可给予治疗。

(3)获取病变组织学诊断,指导治疗。

(4)获取病变病原学诊断。

### （二）禁忌证

(1)严重心、肺、肝、肾功能不全者。

(2)出、凝血功能障碍者。

(3)严重的全身感染、败血症、脓毒血症未控制者。

(4)穿刺入路存在严重溃疡或感染者。

(5)病变周围有大量肺大疱,尤其是穿刺针道方向胸膜下有肺大疱者。

(6)存在弥漫性肺间质病变导致的高通气量高循环量的患者。

(7)不能平卧的患者。

### （三）患者术前准备

(1)术前查血常规、凝血功能、肝肾功能及心电图。

(2)术前谈话,内容包括患者目前的病情状况、穿刺的重要性及危险性。

(3)与患者、家属签订穿刺协议书。

(4)仔细阅读病史及相关影像资料,必要时进行 CT 增强扫描。

(5)纠正预防其他系统疾病。

(6)给予止血、抗感染,必要时给予镇静药,小儿可根据体重给予水合氯醛灌肠。

(7)穿刺器械及药物的准备。

(8)确定手术的实施方案。

(9)做碘过敏试验,保留静脉通道。

**(四)穿刺过程**

(1)病变区 CT 扫描,必要时强化扫描。

(2)采用栅栏法、胶布定位法确定进针点。

(3)做标记进针点。

(4)手术区域消毒,铺洞巾。

(5)进针点利多卡因局部麻醉。

(6)按照设定方向角度进针。

(7)CT 扫描确定针尖位置。

(8)针尖位于待检部位后,根据组织类型确定检出方式。

(9)组织检出,必要时进行多角度多次检出,尽可能取得满意的组织量为度。

(10)用敷贴粘住皮肤针孔或加压包扎 5~10 min。穿刺针穿刺至病灶外侧缘检取病理组织。

## 二、磁共振导引下肺穿刺活检术

经皮穿刺胸部活检为胸部介入放射学的重要内容之一,它和经纤维支气管镜活检相得益彰,成为获取胸部病变病理诊断资料的重要手段,尤其适合于周围型肺部病灶、胸膜、胸壁病变及纵隔肿块的活检。20 世纪 70 年代 CT 的问世,以其多维成像、解剖结构显示清晰、重复性好等优势而被用作导引工具。随着医学影像的发展和日新月异,目前已发展成了 CT、MR 及超声导引下的经皮非血管途径影像微创性诊断及治疗,广泛应用于全身多脏器病灶的活检、囊肿及脓肿的抽吸引流、肿瘤的治疗等。

**(一)适应证**

(1)新发现的或逐步增大的孤立性肺部结节或肿块,诊断不明,尤其是疑为肺癌可能性较大的病例。

(2)诊断不明的纵隔肿块及纤维支气管镜活检结果阴性的肺门肿块,为了明确病理诊断。

(3)局灶性或多发性肺实变或脓肿,感染菌种不明者。

(4)无法手术处理的肿瘤,为了明确细胞类型以便制订合理的化疗或放疗方案,或检验肿瘤细胞对化疗、放疗的敏感性。

**(二)禁忌证**

(1)严重心、肺、肝、肾功能不全者。

(2)出、凝血功能障碍即有出血倾向者。

(3)装置心脏起搏器者。

(4)穿刺部位附近有金属异物者。

（5）所检病灶可能为肺动静脉瘘或棘球蚴病者。

（6）不能配合或不能保持恒定的穿刺体位或不能屏气的患者。

**（三）术前准备**

1. 患者准备

术前须出示 CT 和（或）MRI 等影像资料，测定血常规、出凝血时间和凝血酶原时间，常规术前肌内注射止血药物，对个别焦虑患者适当给予镇静药。术前 4～6 h 禁食，向患者及其家属详细说明穿刺活检过程和可能发生的并发症，取得患者的主动配合，包括训练好患者平静呼吸下屏气、体位保持等，并与其签订手术协议书。

2. 环境及设备的准备

（1）操作室紫外线空气消毒至少 2 h，MR 扫描仪覆盖消毒外罩。

（2）启动 0.23T 开放式常导 MR 扫描仪，常规主磁场匀场及线性补偿，如预计术中使用完全平衡稳态（CBASS）序列，则还需行二次补偿和快速线性补偿，进入 MR 导引操作序列（MRGP）模式，将示踪器置于主磁场中心，选择 Cal（校正）菜单。

（3）开启 ipatH$_2$O 光学追踪导引系统，调整红外线立体相机方向，使其接受来自扫描机架及示踪器上反光球的信号，进行自动校正。

（4）将穿刺针固定在光学导引持针板上，针尖置于示踪器上方的测针点上，将红外线立体相机对准示踪器及光学导引持针板上的反光球，启动软件测针，并将测得的针长数值与手工测量值进行对照，误差不得超过 3 mm。

（5）根据患者体形及病变部位选择不同型号柔性多功能表面线圈。

3. 选择合适穿刺针

（1）选择穿刺针的一般原则是要尽可能获取较多的标本量，又不至于增加并发症的发生率，还要取决于预检病灶的位置、所在脏器及其与邻近结构的关系，以及病理科医师所需的标本量等。

（2）MR 导引下胸部穿刺活检术时所用的穿刺器械均为磁兼容性的镍钛合金材料，如穿刺套针常用的规格有 14 G、16 G 及 18 G，长度为 10～15 cm，切割枪的规格一般有 16 G、18 G，长度为 20 cm，也可仅用 19 G 或 20 G 的细针做细胞学涂片来区分肿瘤的良恶性。

4. 药物准备

2% 利多卡因、酚磺乙胺、明胶海绵条。

**（四）操作方法与注意事项**

1. 操作方法

（1）根据病变位置及拟进针方向，患者取仰卧位、侧卧位或俯卧位。固定多功能线圈于拟进针点附近，将穿刺针针尖对准拟进针点，调整红外线立体相机，对准光学导引持针板及扫描机架上反光球，行定位扫描，选择适当的病变定位像层面，如冠状位、矢状位、轴位或斜位，依据目的不同选择最佳的快速成像序列，必要时静脉注射磁共振造影剂增强扫描以显示病变及其周围结构。

（2）由于计算机自动将穿刺针的空间定位信号叠加在图像上，屏幕上可显示蓝色条线,根据需要或病变强化情况,可在图像上确定穿刺靶点(为一红色圆点)。调整针的角度,确定进针路径,并进行体表标记,模拟进针时要注意尽量避开正常肺组织、血管及神经等,并使皮肤进针点和靶点之间的直线距离尽可能短。

(3)将检查床拉出,常规消毒、铺巾,在体表标记处皮下注射利多卡因,调整持针板的方向,使虚拟针的延长线在二维扫描图像上均指向靶点,在逐步进针过程中使用场回波(FE)或 CBASS 序列在一或两个方向上重复扫描成像,确定穿刺针的实际位置,到达靶点后再次扫描以确定针尖的位置,然后拔出针芯,采用相应规格切割枪对病灶进行切割,检查切割的病变组织,将其固定于 10% 甲醛溶液的容器内送病理,并涂片行细胞学检查。

2. 注意事项

(1)术前患者呼吸屏气训练,以保持术中扫描时处于相同呼吸相。

(2)当穿刺针达胸膜时嘱患者屏气,以保持穿刺路径准确性,防止因呼吸波动造成穿刺误差,引起肺及血管损伤。

(3)纵隔病变穿刺选择进针路径非常重要,应适当调整患者体位,尽可能避开肺组织穿刺或采用人工气胸法避免伤及正常肺及肺门组织结构。

(4)拔针前行 MR 扫描,确认针尖位置,拔针后再次扫描,确认有无出血、气胸等并发症。

### (五)术后处理

随着影像导引设备的发展与更新,经皮穿刺肺活检并发症的发生率较过去明显降低,并发症发生率的高低一般与下列因素有关。

(1)穿刺针的选择,较粗的穿刺针尤其是较粗的组织切割枪并发症发生率高。

(2)影像导引设备的优劣与选择。

(3)病灶部位与进针途径。

(4)穿刺的次数。

(5)病例的选择,凡有肺气肿的患者和年龄大者,并发症的发生率明显高于年轻而无肺气肿的患者。

1. 一般处理

术后嘱患者平卧,严密观察 4~6 h,根据实际情况采用相应的措施。

2. 并发症及处理

(1)气胸:经皮肺病变穿刺活检并发症中发生率最高的为气胸,发生率从 10%~35%,通常为少量气胸,临床无须特殊处理。对原有肺疾病而产生明显临床症状者和气胸超过 50% 者,应及时采用抽气或负压引流的方法治疗。

(2)咯血及出血:术后少量咯血甚为常见,穿刺时损伤肺组织内微小血管,少量血液渗入到肺泡腔及支气管腔内被咯出,往往表现为痰中带血,临床无须特殊处理;穿刺通道或穿刺靶病变出血常见于使用粗穿刺针或切割针(>16 G)和穿刺富血管肿瘤时,术后应立即注射止血药物,并密切观察病情变化,若有活动性出血且使用促凝血药物无效,伴有大量咯血及血胸时,须联合胸外科医生紧急处理。

(3)疼痛:穿刺活检后疼痛多为轻度,1~2 d 可自行消失,无须处理,若出现剧烈疼痛,应考虑损伤肋间神经或血管,除给予镇痛药外,还应给予止血药和抗生素。

(4)感染:穿刺活检后感染多与穿刺器械或皮肤消毒不严有关,穿刺术后应常规应用广谱抗生素 2~3 d 预防感染,一旦出现感染症状或体征应及时加大抗生素用量并根据感染细菌类型选用敏感抗生素。

# 第三节　纤维支气管镜检查

纤维支气管镜(简称纤支镜)检查主要用于早期中心型肺癌的筛查和早诊。纤支镜检查可以获得细胞学、组织学检查标本。对于周围型肺癌,可通过支气管肺泡灌洗或跨支气管壁针吸活检获得细胞学或组织学标本。中心型肺癌纤支镜检查的阳性率可达95%,周围型肺癌阳性率可达50%左右。20 世纪 80 年代,荧光纤维支气管镜的诞生是高分辨率照相机、计算机和支气管镜等多项技术交叉结合的产物。目前世界上临床应用最普遍的是(LIFE)。LIFE 系统的工作原理是用波长为 400~440 nm 的蓝色光照射支气管树,支气管镜连接高分辨率照相机,将观察部位的荧光图像通过数据转换器输入计算机,最后将观察部位的图像反映至荧光屏幕上。Lam 等用 LIFE 及白光纤支镜检查 233 例肺癌或有肺癌危险因素者。共取活检 717 处,病理结果显示 338 处为正常组织或炎症,203 处为上皮化生或轻度不典型增生,78 处为中重度不典型增生,35 处为原位癌,63 处为浸润癌。诊断中重度不典型增生、原位癌、浸润癌的敏感性及正常组织的特异性,白光纤支镜分别为 38.5%、40.0%、98.4% 和 91.1%,而 LIFE 则分别为 73.1%、91.4%、100% 和 86.7%。可见 LIFE 对癌前病变和原位癌的敏感性有明显提高。

## 一、适应证

纤维支气管镜技术应用于临床以来,由于其可视范围大、患者耐受性好、对肺疾病的诊疗效用高且安全、并发症少,适应证越来越广泛。

### (一)诊断方面的适应证

#### 1.肺部占位病变的定性诊断

胸部影像学检查对肺部肿块的大小、形态、部位多能够作出明确诊断,但对肿块的定性诊断较为困难,而定性诊断对临床治疗方案的制订是非常重要的。应用可弯曲的纤维支气管镜可观测到气管至 4~5 级支气管,位于该范围内的肺癌多可直接镜检到,在内镜直视下利用双关节活检钳取得病理学诊断标本。Zavdla 报道,对可见肿瘤活检阳性率高达 97%。国内学者报道所见肿瘤活检的阳性率与肿瘤生长方式有关。增殖型病变活检阳性率最高,浸润型较低。对弥漫性病变经纤支镜盲检阳性率接近 90%,对周围型肺癌在 X 射线导引下行纤支镜肺活检可获得 60%~90% 的阳性率。联合应用活检、刷检针吸可进一步提高阳性率。

#### 2.咳嗽

咳嗽为机体一种重要的防御机制,可清除呼吸道内的分泌物或异物,也是多种肺部疾病常见的临床症状,如呼吸道感染、急慢性支气管炎、肺炎、肺-支气管结核、肺内肿块、胸膜疾病等,但在慢性咳嗽基础上出现咳嗽性质的变化及咳嗽频率的改变、咳嗽症状加重、常规治疗无效时,则需要进行纤维支气管镜检查,以明确引起咳嗽的原因。

3. 咯血

咯血是较常见的临床症状,气管、支气管病变及肺部病变均可引起咯血。其中肺部肿瘤是高龄患者咯血的主要原因,其次为支气管炎、肺脓肿、肺结核、支气管扩张。在一组纳入5488例咯血病例的病因分析研究中发现,肺恶性肿瘤占44.6%,非特异性炎症(包括支气管炎、肺炎、肺脓肿)占35.3%,肺结核占5.8%,支气管扩张占4.3%。对首次咯血的高龄患者进行病因分析,发现肺部肿瘤的比率更高,所以对有长期吸烟史,年龄大于40岁的患者出现咯血症状时,即使X射线检查阴性,也应行纤支镜检查。对大咯血的纤支镜诊断价值,目前尚无统一意见。有学者反对将纤支镜检查用于大咯血的病因诊断,认为纤支镜检查虽是一种微创技术,但对咽喉部位及气管黏膜的刺激不可避免,易刺激患者因咳嗽诱发更严重的咯血,甚至窒息死亡,而且由于纤支镜吸引孔道直径较小,易被血凝块堵住。另外,由于支气管内较多的血迹可造成镜面的严重污染影响视野,给病因诊断造成困难。但也有学者认为,在大咯血期间纤支镜检查不仅能够明确出血的部位和病变性质,还可以在镜下进行局部止血治疗。总之,对大咯血患者的纤支镜检查要根据患者的具体情况进行综合考虑来作决定。

4. 支气管腔内阻塞性病变

对肺不张、阻塞性肺炎、局限性肺气肿的病因诊断,纤支镜检查是最好的诊断手段之一,任何引起支气管腔内阻塞的原因均可导致阻塞性肺部病变。当管腔完全阻塞时表现为阻塞性肺不张或阻塞性肺炎;当管腔部分阻塞形成吸气性单向阻塞时则表现为阻塞性肺气肿。常见的阻塞病因有肿瘤、炎症、结核、血块、异物、痰栓及外伤等。其中肿瘤引起的阻塞最为常见,占50%以上,但中叶不张的病因分析则以炎症居多。纤支镜检查不仅能够明确阻塞的具体部位及病变性质,而且可以对阻塞的病因进行相应的介入治疗。

5. 双肺弥漫性病变

双肺弥漫性病变的诊断是临床上常遇到的难题,经纤支镜活检病理学检查,以及经纤支镜毛刷肺泡灌洗细胞学微生物学及酶学检查,对部分弥漫性病变能够明确诊断,但对肺间质性纤维化病因诊断的价值有限。

6. 肺部感染的病原学诊断

痰培养是临床常用的获取肺部感染病原学的一种方法,但痰液咳出时受到口咽部微生物的严重污染,较难反映下部呼吸道的菌群情况,对临床指导意义不大。经纤支镜获取下呼吸道标本进行病原学检查是一种很好的方法。应用纤支镜的单、双套管保护毛刷技术及保护性肺泡灌洗技术可以获取几乎没有被污染的标本,得到的病原学检查结果对临床治疗有重要的指导作用。

7. 肺癌的分期

纤支镜对肺癌的诊断作用毋庸置疑,同时还可以协助确定肺癌的分期。通过纤支镜直接观察中心型肺癌的部位及病变范围,确定病变与气管隆嵴的距离,同时经纤支镜针吸技术还能对肺癌引起的纵隔淋巴结转移情况进行判断,确定支气管和肺的切除范围。

8.其他

纤支镜检查可用于不明原因的喉返神经或膈神经麻痹者的病因诊断及气管、食管瘘的诊断。经纤支针活检毛刷肺泡灌洗等技术还可用于肺部少见疾病的诊断。纤支镜也可以代替胸腔镜对各种胸膜疾病作出判断。

**(二)治疗方面的适应证**

1.支气管肺癌的治疗

纤维支气管镜对肺癌的诊断作用已被广大临床工作者所接受并普及应用,但经纤支镜对肺癌的介入性治疗因设备条件及技术因素等影响尚未得到普遍开展。经纤支镜介入治疗肺癌的方法主要有以下几种。

(1)激光治疗:$CO_2$激光虽有优异的切割功能,但不能通过光纤维传导且光凝固作用不强,因此通过纤支镜的应用受到限制。临床上多选用 YAG 激光。Nd-YAG 激光比 $CO_2$ 激光具有更强的凝固作用,在气道恶性疾病的治疗方面有重要价值。

(2)腔内放射治疗:经支气管镜支气管腔内后装机放射治疗,多选用$^{192}$Ir借助气管镜用导丝或导管将放射性核素置入肿瘤组织中。

(3)光动力学治疗:如应用氩等离子由石英光导纤维经支气管镜引入靶组织引起组织坏死,达到治疗肿瘤的作用。

(4)支气管支架置入治疗,可用于癌性气管、支气管狭窄。

(5)经纤支镜微波治疗。

(6)经纤支镜高频电刀治疗。

(7)经纤支镜冷冻治疗。

(8)其他,经纤支镜局部化疗或瘤体内注射无水乙醇等硬化剂治疗。

2.肺内感染性疾病的治疗

(1)特异性感染:主要用于结核咯血时经纤支镜介入止血治疗及治疗由肺结核引起的支气管腔内阻塞性病变。近年来有学者应用经纤支镜介入局部注入抗结核药物的疗法,但尚未得到公认,故治疗肺结核仍要以全身化疗为主。

(2)非特异性感染:肺脓肿,经纤支镜细导管导入脓腔内冲洗脓腔或向脓腔内滴注抗生素可提高治愈率,缩短治愈时间。其他局限性肺化脓性感染,如化脓性肺炎、支气管扩张等,经纤支镜吸痰并冲洗局部感染肺段。经纤支镜吸引痰液,用于外科手术后患者或无力咳痰患者。

3.支气管狭窄性疾病的治疗

应用纤支镜不仅能对支气管狭窄的部位、范围、程度和病因作出诊断,同时还可以用于支气管狭窄的治疗。应用经纤维支气管镜介入技术,如激光、冷冻、高频电刀、球囊扩张、支架置入等,对狭窄部位进行治疗,已收到很好的近期疗效。对良性狭窄的支架置入治疗方法,目前尚无统一意见,不应作为首选的治疗方法。

4.咯血的治疗

纤维支气管镜对引起咯血的原因有重要的诊断价值,同时可以对咯血进行治疗。通过纤支镜介入局部止血措施包括注入冰盐水、血管收缩药(如垂体后叶激素和肾上腺素等)、凝血药物(如凝血酶、纤维蛋白凝血酶等),以及气囊阻塞压迫。

**5. 取异物及支气管结石**

经纤支镜联合应用取异物钳、取异物网篮等器械对气管、支气管内较小异物的取出有很高的成功率,对周围肉芽组织少、与管壁粘连轻的腔内型结石,经纤支镜钳取易取得成功。

**6. 气管插管中的应用**

气管插管可分为经口腔和经鼻腔两种途径,以经鼻腔途径为最好,不仅利于固定,而且刺激性小,患者耐受性高。用纤支镜导入的方法经鼻腔途径气管插管,安全且迅速,是很理想的插管方法。

**7. 其他治疗应用**

经纤支镜冲洗治疗肺泡蛋白沉积症,用纤支镜代胸腔镜治疗部分胸膜疾病、支气管胸膜瘘等。

## 二、禁忌证

纤维支气管镜术是一种相对安全但有一定创伤性的诊疗手段。随着应用技术的熟练,纤维支气管镜术的禁忌证较少,但高危疾病的患者应视为纤维支气管镜检查的禁忌对象。

**(一)纤支镜检查的禁忌证**

(1)肺功能严重损害,$PaO_2 < 6.67$ kPa(50 mmHg)。因为即使肺功能正常患者行单纯纤支镜检查也可引起 $FEV_1$、$FEV_1\%$、PEF、$V_{75}$、$V_{50}$、$V_{25}$ 及 MEF 明显下降,$PaO_2$ 平均下降$(1.19\pm0.45)$kPa$[(8.92\pm3.38)$ mmHg$]$,经纤支镜进行肺泡灌洗,对肺功能影响更大,$PaO_2$ 可以降低 $1.33 \sim 4.00$ kPa(10 ~ 30 mmHg),降低的程度与灌洗液温度相关。

(2)严重心功能不全和心律失常。纤支镜检查可引起低氧血症,缺 $O_2$ 又可导致各种心律失常。在纤支镜检查中,各种心律失常可达24% ~ 81%,表现为窦性心动过速或过缓、室性期前收缩、心搏骤停,在纤支镜检查中死亡的病例大部分死于心血管意外。

(3)不稳定型心绞痛或近期的心肌梗死。纤支镜检查所造成的低氧血症及刺激,可加重心肌缺血,诱发心肌梗死或使梗死面积扩大。

(4)一般情况差,多脏器功能不全,体质虚弱不能耐受检查者。

(5)主动脉瘤有破裂危险者或严重高血压,血压高于 21.3/13.34 kPa(160/100 mmHg)。

(6)麻醉药物过敏,无法用其他药物替代者。

(7)精神极度紧张或精神异常不能配合检查者。

**(二)纤支镜活检的禁忌证**

(1)严重的出血倾向、凝血机制障碍者。

(2)尿毒症患者。

(3)肺动脉高压患者。

（4）严重贫血患者。

（5）妊娠期妇女。

## 三、操作方法

### （一）术前准备

常规测定凝血功能、心电图、血常规。胸部正侧位 X 射线摄片或胸部 CT 扫描确定病变位置。检查前禁食 6 h，肌内注射地西泮 10 mg 及阿托品 0.5 mg，用 2% 利多卡因喷雾麻醉咽部及鼻腔。

### （二）患者体位与内镜插入途径

#### 1. 患者体位

一般采用仰卧位，患者仰卧于检查床上，肩稍抬高，使头略后仰，操作者位于患者头侧进行操作。对于有呼吸困难或胸部畸形等不能平卧的患者可采用坐位或半坐卧位，要使患者头部后仰，操作者位于患者对面也可位于背后，要注意位于患者对面操作时，镜下所见病变方向与患者处于仰卧位时相反。

#### 2. 插入途径

常用的有以下几种。

（1）经鼻腔插入：经鼻腔插入是临床上最常用的纤维支气管镜插入途径，操作简便且容易插入，不影响患者咳痰，痛苦较少，经鼻腔插入的同时可对鼻咽腔进行全面的检查，经鼻腔插入途径另一重要优点是能避免纤支镜被牙齿咬损的危险。经鼻腔插入对初学者有一定困难，且容易造成鼻黏膜出血。

（2）经口腔插入：鼻腔狭窄或双侧鼻息肉、出血、鼻甲肥大等原因不能从鼻腔插入者，可选用经口腔插入。经口腔能插入较粗支气管镜，便于反复插入，能有效吸引支气管腔内黏稠分泌物或血液。但经口腔插入对咽部刺激较大，易引起恶心及舌翻动，导致插入困难，且使分泌物无法咳出，容易造成纤支镜咬损。

（3）经气管套管或气管切口插入：该插入途径应用较少，主要用于危重患者的抢救治疗。操作时应注意套管内径与纤支镜外径比例，动作迅速，应在心电图、心电监护下进行。

### （三）操作步骤

#### 1. 纤支镜检查步骤

开启纤支镜冷光源，调节光源亮度，固定纤支镜前端并对准参照物调节屈光调节环，使视野达到最好的清晰度。

术者根据患者不同体位，处于合适操作位置，左手握住纤支镜操作部位，左手拇指放置于角度调节钮上，示指放于吸引按钮上，中指、环指及小指紧握手持部，右手持纤支镜可弯曲部分远侧，距端口约 8 cm，左手拇指向上拨动角度调节钮，使纤支镜远端可调部分向后向上翘起，右手将其送入患者鼻腔，沿下鼻道缓送入后鼻腔，左手拇指将角度调节钮回复原位并稍向下拨动。经鼻咽部向下进入咽喉部，窥视会厌，部分患者会厌有变形或紧贴咽喉后壁,需挑起会厌才能直视声门,挑起困难时可经会厌侧方接近声门,应仔细观察声带活动情况,必要时可让患者拉长声音说"咿"。对未做气管局麻的患者,可经纤支镜操作孔插入细导管,通过声门,滴入气管利多卡因 1~2 mL,3~5 min 后,在患者声门张开时,迅速将纤支镜远端送入气管。此时,多数患者会因刺激而咳嗽,是严重气管痉挛最易发生的时间。若患者不能耐受,需立即退出声门。该情况多发生于极度紧张或气管局麻不彻底的患者,多数患者能够继续接受检查。操作者要尽量保持纤支镜远端在气管腔的中央,避免镜体对气管壁黏膜的刺激,并在直视下一面推入纤支镜,一面观察气管内腔,直到气管隆嵴。当气管腔因各种原因有明显狭窄时,不要贸然强行通过狭窄部位以防引起患者窒息。观察气管隆嵴要注意其随呼吸的活动程度、有无增宽,以及黏膜是否光滑等。插入左、右侧主支气管前应经活检孔追加注入局麻药物,充分麻醉隆凸部位。

检查双肺支气管一般按照先健侧后患侧、先上后下的原则。检查右肺支气管时,将左手腕部内屈,使镜体右旋,结合调节角度钮,将纤支镜沿支气管外侧壁插入右总支气管,可见第一个支气管开口即为右肺上叶支气管开口,左手拇指轻压角度调节钮,纤支镜进入右肺上叶支气管内,纤支镜插入后可见右肺上叶各段管口。气管镜外径较细或患者段支气管较粗时,纤支镜可以进入亚段窥视到亚段情况。检查完上叶支气管后,退镜至右中间支气管开口,继续下行,可见到位于支气管前壁的中叶开口及下叶支气管开口,下叶背段开口基本平中叶开口水平,位于下叶支气管后壁,左拇指向下拨动角度调节钮,使镜前端稍前翘起,进入中叶支气管,可以见到中叶内、外基底段支气管,退出中叶支气管,将角度调节钮向上拨动,使镜前端向下、向后侧弯曲,进入右下叶背段支气管。沿背段支气管口稍向前插入可见位于下叶支气管内侧壁的内基底段开口,其余各基底段开口略低于内基底段。自外向内依次为前基底段、外基底段和后基底段开口。右侧支气管检查结束后将纤支镜退到支气管隆凸,并向左旋转镜体或操作者站于患者右侧,插入左侧主支气管,支气管前外侧壁可见左肺上叶和舌叶开口,舌叶支气管开口靠近下叶支气管口,分为上舌段和下舌段支气管,上叶支气管分为尖后段及前段支气管。沿下叶支气管继续进镜可见位于下叶支气管后壁的背段支气管,在进镜见到自外向内排列的内前基底段、外基底段和后基底段开口,完成双肺支气管镜的检查。

纤支镜检查中,对各支气管的检查要注意观察黏膜是否光滑、纵行皱襞是否连续、气管腔是否通畅、有无外压狭窄、是否有赘生物,同时观察病变的部位、范围、形态,对病变部位要进行进一步的辅助操作检查。

2. 辅助操作

纤支镜检查发现病变或疑似病变,为进一步明确诊断应采集标本,应做有关的组织学和细胞学检查。

(1)组织学检查:对腔内病变的活组织检查,要固定内镜深度,调节好方向和前段弯曲度,使病变部位能很好地暴露在内镜视野内。活检前要尽量吸除病变表面的分泌物及坏死组织,对已有渗血的病灶可局部滴入止血药物 1∶10000 肾上腺素或垂体后叶激素。活检时内镜前端与病变部位保持 1~3 cm 的距离,左手固定内镜,右手将活检钳插入纤支镜操作孔,操作者在内镜视野内看到活检钳伸出并送到病灶部位,此时请助手张开活检钳,术者将活检钳准确压在病变处,嘱助手关闭活检钳后,迅速把活检钳拽出。同时观察活检部位有无出血。必要时给予盐水冲洗或局部应用止血药物。用小片滤纸将活检的标本由活检钳取下,并立即放入盛有 10% 福尔马林溶液(或 4% 甲醛溶液)的小瓶内,再重复取病变不同部位的活组织 3～4 块送检,钳取部位以病灶边缘或肿块基底最好。

对支气管壁浸润性病变或管外形病变,活检阳性率较低,可采用特制穿刺针针吸组织学活检技术,对吸出的组织碎屑经一定措施处理后,做组织学检查,同时也可对吸出的细胞进行细胞学检查。

对周围型肺肿块可在 X 射线电视透视导引下进行经纤支镜钳取或针吸活检,对双肺弥漫性病变,可直接经纤支镜盲检。

(2)细胞学检查:细胞学检查的标本获取方法多选用刷检,另外还有针吸细胞学检查、冲洗液细胞检查等。

对可视性病变的刷检在直视下进行,将毛刷送至病变部位,稍加压力,旋转刷擦数次,然后将毛刷退至纤支镜前端,同纤支镜一起拔出后,立即涂片 3～4 张送检,细胞学检查的涂片要放入 95% 乙醇溶液内固定。

针吸细胞学检查,应用经纤支镜的穿刺抽吸针自病灶穿刺后,将抽吸物直接涂片或注入生理盐水内离心后涂片行细胞学检查。

对不能直视的病变,根据 X 射线检查结果确定在某一肺段后,对其进行盲检,或穿刺后灌洗,也可直接进行灌洗,收集灌洗液离心取沉渣涂片行细胞学检查。

### 四、常见并发症及处理

纤支镜检查室必须配备有效的抢救药品和器械,以便在发生并发症时能及时有效处理。

#### (一)麻醉药物过敏或过量

丁卡因过敏反应的发生率高于利多卡因,要在正式麻醉之前先用少许药物喷喉,如出现明显的过敏反应,不能再用该药麻醉。气道注入麻醉药后约有 30% 吸收入血液循环,因此,麻醉药不宜用量过多。如利多卡因每次给药量以不超过 300 mg(2% 利多卡因 15 mL)为宜。对发生严重过敏反应或出现不良反应者应立即进行对症处理,如使用血管活性药物、抗抽搐药物等,对心动过缓者应用阿托品,心搏骤停者进行人工心肺复苏,喉水肿阻塞气道者立即行气管切开等。

#### (二)插管过程中发生心搏骤停

多见于原有严重的器质性心脏病者,或麻醉不充分、强行气管插入者。一旦发生应立即拔出纤支镜,就地施行人工心肺复苏术。

#### (三)喉痉挛或喉头水肿

多见于插管不顺利或麻醉不充分的患者,大多在拔出纤支镜后病情可缓解。严重者应立即吸氧,给予抗组胺药或静脉给予糖皮质激素。

#### (四)严重的支气管痉挛

多见于哮喘急性发作期进行检查的患者,应立即拔出纤支镜,按哮喘严重发作进行处理。

## （五）术后发热

多见于年纪较大者,除了与组织损伤等因素有关外,还可能有感染因素参与。治疗除适当使用解热镇痛药外,应酌情应用抗生素。

## （六）缺氧

纤支镜检查过程中动脉血氧分压($PaO_2$)下降十分常见,进行纤支镜检查时 $PaO_2$ 一般下降 20 mmHg(1 mmHg=0.133 kPa)左右,故对原来已有缺氧者应在给氧条件下,或在高频通气支持条件下施行检查。

## （七）出血

施行组织活检者均有出血。在病变部位应用活检钳钳夹组织,注意尽量避开血管,夹取有代表性的组织。少量出血经吸引后可自行止血,或用肾上腺素 2 mg+生理盐水 20 mL 局部灌注 5～10 mL 止血。出血量大于 50 mL 的出血须高度重视,要积极采取措施。可用下列方法止血:①经纤支镜注入冰盐水。②经纤支镜注入稀释的肾上腺素(肾上腺素 2 mg 加入生理盐水 20 mL 内,每次可注入 5～10 mL)。③经纤支镜注入稀释的凝血酶(凝血酶 200 μg 加入生理盐水 20 mL 内)。④必要时同时经全身给予止血药物,出血量大者尚可进行输血、输液等。⑤纤支镜的负压抽吸系统一定要可靠有效,以保证及时将出血吸出,不使其阻塞气道。

# 第四节　肺癌的影像学检查

肺癌的诊断一直是影像学诊断的一个难题,CT、磁共振(MRI)和正电子发射扫描(PET)在肺癌诊断中都取得了很大的进步,但 CT 仍然是目前主要的检查手段。各种诊断方法都有其可取的优势,如高分辨率 CT(HRCT)对肺部小结节形态和血流动力学的判断特异性较高,MRI 对肿瘤周围和纵隔情况的判断比较直观,PET/CT 在观察结节代谢情况和寻找全身转移病灶时有不可替代的作用,多种影像学手段的合理应用是比较明智的选择。

一般来说,胸部 X 射线检查可确定直径 ≥10 mm 的肺内非钙化小结节。多层螺旋CT(MSCT)低剂量扫描是目前最高水平的肺癌筛查技术,该方法对检出周围型非钙化小结节特别是早期肺癌的灵敏度大大高于胸部 X 射线检查。低剂量 MSCT 能十分准确地检测出直径>5 mm 小肺癌。MRI 采用快速扫描序列(如 HASTE)$T_2WI$ 可充分显示直径≥5 mm 的肺结节。PET/CT 的优势是可进行全身同时检查,有更高的特异性,但分辨率相对较低,因此适用于定性诊断。

在筛查出的结节中,良性病变占绝大部分(90%～95%),因此最终诊断需要慎重。对于特殊人群,如 45 岁以上的吸烟者,肺内实性或部分实性的直径>2 cm 的结节,恶性概率达 40% 以上,需要关注。直径<1 cm 的实性结节恶性概率<3%,直径<5 mm 的实性结节恶性概率<0.3%,而直径<1 cm 的磨玻璃样阴影(GGO)结节恶性概率接近于 0,这些需要定期随访。目前,对于 CT 筛查出的非钙化小结节的处理原则已经有了基本共识:①对

于直径<5 mm 的结节每年常规筛查即可,无须特殊处理;②直径在 5~9 mm 的结节可以于 3~6 个月、12 个月和 24 个月时进行随访;③直径>10 mm 的病灶原则上需要积极处理,纳入积极诊断过程。

## 一、肺癌的影像学特点

肺癌的影像学分型与肿瘤的病理大体类型一致,根据肿瘤的发生部位分为中央型、周围型和弥漫性。中央型肺癌是指肿瘤发生于肺段或肺段以上支气管。周围型肺癌是指发生于段以下支气管的肺癌。弥漫性肺癌是指肿瘤在肺内弥漫性分布。由于胸部 X 射线检查和胸部 CT 扫描是肺部疾病检查的常用影像手段,并且所示图像与肿瘤形态学特点基本一致,因此它们是发现肺癌的最重要和最基本的检查方法。影像学对肺癌的认识主要基于这两种技术,并且它们的应用经验已成为其他检查方式的参照。

### (一)中央型肺癌的影像学表现

中央型肺癌的影像学表现包括直接征象和间接征象两方面。直接征象主要为支气管的改变及肺门肿块;间接征象为支气管阻塞征,包括阻塞性肺不张、阻塞性肺气肿、阻塞性炎症及黏液嵌塞等。另外,其他常见表现有肺门及纵隔血管改变、肺门及纵隔淋巴结肿大、胸腔积液、肺内转移等。

1. 直接征象

(1)支气管改变:早期中央型肺癌是指肿瘤局限于支气管腔内,或在肺叶或肺段支气管内浸润性生长,未侵及周围肺实质,并且无转移。早期中央型肺癌影像学上主要表现为支气管壁增厚和管腔狭窄。对于中央型肺癌的支气管改变胸部 X 射线检查也可以显示,但是密度对比远远不及 CT 图像确切,特别是 CT 各方位重建薄层图像。对于近似前后走行的右肺上叶前、后段、右肺中叶及两下叶背段支气管开口的受累情况,CT 显示更具优势。

1)支气管壁增厚:正常情况下,无论 CT 扫描层面与支气管走行方向呈垂直还是平行,图像显示气管及支气管的管壁厚度均匀,为 1~3 mm。当肿瘤浸润范围增大、管壁增厚时,在周围充气肺组织或纵隔脂肪层衬托下,增厚的支气管壁易于显示。如支气管周围缺乏充气肺组织和纵隔脂肪对照时,尤其是当中央型肺癌的早期仅为黏膜浸润时,管壁的轻度增厚改变,CT 不易显示,也不甚可靠。在发现管壁增厚时,采用多平面重建或曲面重建显示支气管的长轴影像,有助于了解病变长度及范围,可以提高对支气管病变的显示率。应用其他常用图像后处理技术(如可疑支气管病变区薄层重建、仿真内镜等)及增强扫描能提高支气管壁轻度增厚者的检出率。

2)支气管腔狭窄:中央型肺癌的支气管腔改变,依肿瘤生长方式和病变发展程度,在影像图像上常可呈现以下 3 种形态:①向支气管腔内突入的软组织影,自轻微隆起到明显息肉状,伴支气管腔狭窄。②管壁浸润增厚时,当扫描层与病变支气管近于平行时,见支气管管腔狭窄,局部管壁不规则增厚。病变范围大小,管腔狭窄可表现为局限性环形狭窄,也可表现为管状狭窄。③支气管管腔可由轻度狭窄到完全闭塞呈向心锥状或呈鼠尾状,管腔突然截断,或管腔呈偏心性狭窄。管壁可光滑也可凹凸不平。

CT 能清晰显示支气管腔狭窄的形态、程度和范围。MRI 通过应用脂肪抑制技术及局部预饱和黑血效应,纵隔肺门脂肪的高信号消失,周围血管为低信号或无信号结构,对于叶及以上支气管管壁增厚及狭窄情况也可以作出明确诊断,但对于叶及以下支气管改变的显示不如 CT。在脂肪抑制序列 $T_2WI$ 图像上病变呈较明显的高信号,易于识别。

(2)肺门肿块:肺门肿块为进展期中央型肺癌最直接、最主要的影像学表现。肿瘤组织穿透支气管壁在血管、支气管鞘内及淋巴结内浸润,并侵入周围的肺实质,形成肺门部软组织肿块。病变晚期,原发灶和转移或直接受侵犯而肿大的淋巴结融合,同样可形成肺门肿块。

肺门肿块通常表现为结节状、边缘不规则,也有分叶表现,同时可见阻塞性肺炎、肺不张。肺门肿块的大小有时与支气管的狭窄程度并不相称,某些恶性程度高的肺癌(如低分化腺癌),在受累支气管明显狭窄之前往往已经出现明显肿块,这主要是由于肿瘤迅速浸润支气管壁伴肺门淋巴结转移所致。有时肿块周围见沿肺血管、支气管向肺野呈放射状分布的细条影,其形成的病理机制是由于肺门肿块所致的阻塞性淋巴管炎,亦多见于高度恶性的中央型肺癌形成肺门肿块。肿瘤的淋巴浸润及间质的纤维化反应,在影像上表现为肿瘤边缘的毛刺,在中央型肺癌亦可出现,且具有较高的特异性,但当肺门肿块伴相应肺叶的阻塞性改变时,肺-瘤界面受到掩盖,因此,毛刺的显示率不高。

中央型肺癌瘤体征象在胸部 X 射线检查时显示为肺门肿块影,肿块位于一侧肺门,突向同侧肺野,边缘多较清晰。但是,胸部 X 射线检查显示的肿块影,可能是瘤体本身,也可能是原发肿瘤与肺门转移淋巴结的融合影像。一般情况下,CT 或 MRI 横断扫描可明确肿块的部位及大小,常见受累支气管被肿瘤包绕。典型者以病变支气管为轴心向周围浸润,但更多见的是肿瘤偏支气管的一侧生长,并推压支气管。进展期肺癌,肿块常与肿大淋巴结混合。肿块有的呈椭圆形,其长轴与支气管长轴一致。CT 平扫时肿块内部密度均匀或不均匀,伴肺不张时常难以衬托完整的肿块形态,增强扫描有利于区分肿块与不张肺组织。MRI 可以较好地显示肺门肿块内部的组织成分,并且对于肿瘤的边缘特征也可清晰显示。肺癌肿块表现为块状或分叶状结节状影,多表现为等 $T_1$、稍长 $T_2$ 信号,部分癌灶内信号欠均匀,$T_2WI$ 呈小结节状或散在斑点状高信号,为肿瘤内的坏死成分,并且由于 $T_2WI$ 抑脂加权像肺癌肿块信号稍高而不张肺组织及阻塞性肺炎由于含有较多的水分信号较癌组织更高而可清晰地与癌灶区分。

进展期中央型肺癌常伴有肺门、纵隔淋巴结肿大,肺门淋巴结肿大与癌组织相融合,两者边界在常规 CT 扫描图像往往不易区分,即使采用增强 CT 扫描有时也难以区分。但是中央型肺癌的肺门肿块与单纯肺门、纵隔淋巴结肿大构成的肿块通常可以鉴别。前者常见支气管的改变,主要表现为管壁本身异常增厚、管腔内肿块、管腔狭窄和中断。而单纯淋巴结肿大边界尚光滑,支气管本身无异常,仅受压移位。

2.间接征象

(1)支气管阻塞征象:中央型肺癌,常最先出现受累支气管阻塞的临床和影像表现。早期中央型肺癌在胸部 X 射线检查时往往仅表现为相同肺叶或肺段反复出现的斑片状影或实变影,即阻塞性炎症表现,也可表现为肺叶或肺段的不张阴影。肺部 CT 扫描,可发现胸部 X 射线检查不能清楚显示的局限性肺气肿及肺段以下轻度阻塞性肺炎或肺不张,尤以 1~3 mm 薄层 CT 显示最佳。如侧支通气发达,个别病例即使支气管狭窄很明显,也无阻塞征象。

1)阻塞性肺气肿:支气管阻塞征象中最早的改变为局限性阻塞性肺气肿。肿瘤自支气管黏膜向支气管腔突入或环绕支气管壁生长,渐渐使管腔狭窄到一定程度时便会形成活瓣样阻塞,即吸气时气流尚可顺利通过,但呼气时气流受阻,因而造成受累支气管所支配的肺叶内空气滞留,形成呼气性局限性肺气肿,该征象称为空气捕捉现象或 Rigler 征。从理论上讲,大多数中央型肺癌由小到大,均可产生此征,但在临床日常工作中很少见。究其原因,一方面是处于此阶段的患者自觉症状少,未能及时就医,另一方面是检查技术上的原因。胸部 X 射线检查及 CT 扫描主张深吸气并且屏气摄片,因此不利于呼气性肺气肿的显示,明确分辨常有困难。但是 CT 密度分辨率高,在病变可疑肺叶区域易在深吸气、深呼气时行扫描,以对比观察。呼气性肺气肿通常表现为受累肺叶密度减低,支气管血管束稀疏,以呼气相明显,或仅在该相出现改变,这要与健侧相应区域或同侧同一层面前、后肺野对比观察。但须注意,正常情况下,尤其对于老年人或长期卧床的患者,由于"坠积效应",在仰卧时前方的肺组织位置在上,充气较好,密度比后部肺野更低;后方肺野由于重力作用,肺血液分布较多,其密度值偏高。呼气相扫描时,此种现象更为明显,后方胸膜下肺组织可呈致密改变,不能将此误诊为肺炎,或将前方误诊为肺气肿。必要时可将扫描体位改变为俯卧位,以进一步显示所疑区域。

2)阻塞性肺炎:随着支气管狭窄程度加重,狭窄以远的肺组织因分泌物引流不畅而发生感染,致肺炎或肺脓肿,通常伴部分性肺不张。受累肺实变与肺门肿块一同构成肺门区"肿块"。

阻塞性肺炎若出现在中央型肺癌的较早阶段,经抗感染治疗可完全吸收,胸部 X 射线检查及 CT 图像均表现为小斑片状边缘模糊影,按段、叶分布。有时范围局限,密度较淡,CT 纵隔窗往往不能显示。中央型肺癌所致阻塞性肺炎往往在同一部位反复发生,且逐渐加重,进一步发展成整个肺段或一叶或一侧肺实变,与一般非阻塞性细菌性肺炎相似。此时经抗感染治疗后病变不吸收或仅部分吸收,故又有不可逆肺炎之称。反复炎症则产生纤维条索,故有时在片状实变影内见条索影。通常在阻塞性肺炎实变区域内缺乏支气管充气相,此点可用以鉴别单纯的非支气管阻塞所致的细菌性炎症(如大叶性肺炎)。

阻塞性肺炎进一步发展偶可形成单发或多发肺脓肿,CT 图像上在大片实变背景中见液-气平面,但洞壁较难显示。

3)阻塞性肺不张:阻塞性肺不张也是中央型肺癌最常见的间接征象之一。肺不张的发生原因是支气管严重狭窄及受累支气管被分泌物完全阻塞。肺不张可以发生于一个肺段,也可以发生于肺叶或一侧全肺,这取决于肿瘤侵犯支气管的部位与范围。癌组织沿支气管蔓延,可累及邻近支气管开口,如起源于下叶支气管的肺癌,可侵及右中叶导致右中叶、下叶肺不张,进一步可浸润右上叶致右全肺不张。

不张的肺组织在胸部 X 射线检查时表现为相应区域肺组织体积缩小、密度增高,其边界清晰。周围结构向病变移位,最常见于横膈及叶间裂移位。若肺叶或一侧肺不张,不张肺叶向肺门、纵隔移位,同时纵隔亦常出现向患侧偏移。CT 扫描对肺不张的显示更加清晰,不张肺叶呈高密度,肺叶体积缩小。以叶间胸膜为界,常见叶间胸膜向患肺中央凹陷。肺门肿块较小时,不张肺叶可掩盖肿瘤本身。当肺门肿块较大时,尽管不张肺叶体积缩小、紧贴肺门、叶间裂向内凹陷,但肿块处不张肺缘仍凸出,即该处叶间胸膜不但不向内凹反而凸出,此时不张肺间胸膜呈曲线状。在右肺上叶肺不张时,肺叶体积缩小并向上移位,其凹向下的下缘与肺门肿块向下的隆起的下缘相连,形成横置的或反置的 S 状,故称为 S 征或反 S 征。该征象被认为是中央型肺癌的典型表现,X 射线平片、断层、CT 和 MRI 均可显示。

当肺不张的发生时间短,肺泡内仍有气体残留,在肺不张伴侧支通气时,不张肺叶密度仍较低,此时 CT 扫描见肺纹理聚拢,叶间裂稍移位。如肺实变在先,肺不张在后或两者同时存在,则肺叶体积缩小、叶间裂的移位均不明显。除不张肺本身的改变外,尚可见纵隔、横膈向患侧移位但合并胸腔积液时纵隔移动不明显。肺不张时肋间隙变窄,CT 或 MRI 表现为同一水平扫描图像上患侧肋骨段数较对侧增多。不张肺邻近的肺叶或对侧肺见代偿性肺气肿改变。

阻塞性肺炎、肺不张发生后,受累肺叶形成实变,在平扫 CT 图像上与肺门肿块密度差异甚小,实变肺将肿块完全或部分掩盖。动态增强扫描有利于显示肺门肿块,并与肺实变区分,这主要是由于两者的血供不同。不张肺的供血血管是以肺动脉分支为主,血管相对粗大,造影剂经静脉血管注射,循环到右心后立刻进入肺循环,造影剂循环路线相对短;而肺癌的供血主要是口径相对细小的支气管动脉分支,造影剂要经肺循环入左心到主动脉后,再入支气管动脉,故循环路线相对较长。这样,造成不张肺与肿瘤血流灌注的时间差。但是单期常规 CT 增强 CT 扫描对肺癌、肺不张、肺炎的鉴别能力有限。多期动态 CT 扫描可以在增强的峰值期(2 min 内)完成扫描,可显示不张肺叶与肿瘤有各自不同的增强表现。在增强的早期,在肺实质到达峰值之前,在不张肺叶内可见高密度的血管影;体积缩小的不张肺强化后密度明显增高,内见无强化的分支状条索影(为正常或略扩张的支气管),而肺癌肿块此时强化不明显,与不张肺叶构成鲜明的对比,衬托出肿瘤形态。有学者认为,这种密度差以注射造影剂后 40 ~ 120 s 扫描最显著。值得注意的是,肺癌的血供也因组织类型之间及个体之间的差异,其强化表现可能多种多样。

MRI 对区分中央型肺癌与继发性肺改变具有明显优势。在 $T_2WI$ 图像上,不张肺叶内的支气管如仍有气体存在,表现为低信号,如充满黏液仍表现为高信号。通常,不张肺的信号高于肿块的信号,两者可以区分。吴华伟等应用磁共振 $T_2WI$ 及 $T_2WI$ 脂肪抑制序列对 14 例中央型肺癌合并阻塞性肺炎(9 例)和阻塞性肺不张(5 例)的患者进行研究,可以清楚区分 10 例肿块与炎症不张的肺。$T_1WI$ 对肿块与炎性不张的鉴别帮助较小,两者的信号强度相似。但是增强 $T_1WI$ 可以对两者进行区分。Kono 等对 27 例中央型肺癌应用 $T_1WI$ 增强进行研究,其中 23 例(85%)可以明确区分肺癌与远端继发性改变,18 例(67%)肿瘤的信号强度低于继发肺病变,5 例(18%)肿瘤的信号强度高于继发肺病变,这些信号强度方面的差异主要是由于肿瘤对肺部血管系统侵犯的表现。

DWI 技术是通过无创性评价活体组织、器官内的水分子运动情况的 MR 功能成像方法。肿瘤组织细胞密度高,细胞外空间减少,水分子运动受限。基于以上原理,肿瘤与非肿瘤组织在 DWI 上可能存在信号强度与 ADC 值的差别。某学者研究的显示,在 DWI 图像上,大部分中央型肺癌的信号强度明显高于肺不张的信号强度。与 $T_2WI$ 图像相比,在 DWI 图像上肿瘤与肺不张的信号比明显增高,从而使肿瘤突出显示。但是对于沿着支气管壁生长的、体积较小的肿瘤或以阻塞性炎症为主的病例,单纯利用 DWI 图像难于鉴别肿块和阻塞性改变。另外,DWI 图像解剖细节显示较差。吴华伟等利用 ADC 图对中央型肺癌肿块和阻塞性炎症的 ADC 值进行定量分析,研究结果显示,中央型肺癌肿瘤实质及远端炎症间 ADC 值不同,肿瘤的 ADC 值要低于炎性病变区,并且尝试以 $1.38 \times 10^{-3}$ $mm^2/s$ 作为炎性病变与恶性肿瘤的 ADC 值界值,诊断结果令人满意。

中央型肺癌伴随的肺部阴影也可以是肺梗死,这是由于一方面肺部血管受到肿瘤侵犯致管腔狭窄,肺循环血量减少;另一方面肺血管受肿瘤损害致局部肺组织通气血流比例失调,局部低氧,导致反射性肺血管痉挛狭窄,发生肺梗死。但是肺梗死所占比例较少,合理的鉴别技术有待于进一步研究。

4)黏液嵌塞:一些中央型肺癌病例在阻塞远端的支气管内有黏液潴留,即支气管内分泌物和黏稠的白色黏液、脓液或其他分泌物积聚、浓缩,构成支气管铸型,故称阻塞性黏液嵌塞。

黏液嵌塞见于多种情况,以支气管肺癌最常见,受累支气管内残存的黏液腺受肿瘤等刺激而持续分泌黏液,与炎性渗出物等混合滞留于管腔内,直至管内压超过分泌压。持久的张力过高,致相应支气管扩张。胸部 X 射线检查和 CT 平扫时因阻塞性肺炎、肺不张而难以显示支气管黏液嵌塞。但在平扫图像上,少数患者可由于侧支通气,不产生明显阻塞性肺炎和肺不张,而表现出一条或几条呈索形条状或分叉状软组织密度影,其长轴指向肺门,肺门增大。增强 CT 扫描时,在不张而被强化的肺叶内,含黏液的气管未强化,呈低密度条状影,形态多种多样,有呈 V 形、Y 形等。在肿瘤筛查过程中,支气管黏液嵌塞的出现常提示肺癌的可能,应当引起重视。

(2)其他征象:主要包括以下几种。

1)纵隔及肺门血管改变:中央型肺癌晚期,肿瘤可侵犯纵隔内的大血管、心脏、食管等结构,如右肺上叶的肿瘤可直接浸润上腔静脉,将其包绕,造成管腔狭窄甚至完全梗阻。更多见的是淋巴结转移压迫上腔静脉,在增强图像上常见上腔静脉近心端不规则狭窄,出现颈部、上胸部侧支循环。肺血管改变的病理机制主要有 2 种:①癌组织直接侵犯邻近肺血管,或癌性肿块和(或)肿大淋巴结压迫邻近肺血管,导致血管结构变形、狭窄、形态不规则,甚至中断,常见于右中间段支气管及左中央型肺癌;②伴随支气管梗阻而出现的肺血管改变,如肺不张时,相应肺叶内肺血管移位和聚拢,而局限性肺气肿时,该区域的肺血管变稀少。

CT、MRI 对于中央型肺癌对纵隔、肺门区域的大血管浸润、粘连及包绕情况的显示,对于肿瘤的外科治疗至关重要。肿瘤浸润血管周围脂肪组织时,原来低密度的脂肪层密度增加(或高信号消失);肿瘤包绕血管时,见血管壁不规则增厚,边缘模糊。

2)肺门、纵隔淋巴结转移:CT、MRI 显示肺门、纵隔淋巴结肿大很灵敏。淋巴结的大小、形态、边缘情况对判断有无转移有一定帮助。目前多依据淋巴结的大小来评判是否异常。一般以淋巴结长径>1.5 cm、短径>1.0 cm 作为淋巴结转移的诊断标准,而长径>2.0 cm 大多为转移。但是淋巴结肿大并非代表淋巴结已转移;而部分肺癌淋巴结转移者,淋巴结并不肿大。超声内镜(EUS)可以帮助诊断肺癌纵隔淋巴结转移,尤其是主动脉窗、隆凸下及食管旁淋巴结。恶性淋巴结在声像图上表现为圆形或椭圆形、低回声或无回声结节,短径>1.0 cm,边界清晰或不清晰。单纯EUS检查仍无法获得病理诊断。进一步借助超声内镜导引下的针吸活检术(EUS-FNA)可以获得病理诊断结果。

3)胸腔积液:肺癌患者发生的胸腔积液多在肺癌的同一侧胸腔,其胸部X射线检查及CT检查表现与其他原因引起的胸腔积液无明显差别。因为中央型肺癌多合并肺不张,发生在中央型肺癌患者的胸腔积液不产生明显占位效应,即纵隔不向健侧移位、膈肌位置不下移等,这是与普通胸腔积液的主要不同之处。胸部X射线检查显示,大量胸腔积液往往掩盖肺门肿块和肺不张,而在CT图像上则较易显示。其他原因引起的大量胸腔积液也可造成压迫性肺不张,但无支气管阻塞和肿块表现。对胸腔积液的诊断超声更为优越。超声检查除了可以显示积液量的多少外,还可以将位于膈下的积液或肝病变显示出来。胸膜转移瘤合并胸腔积液,由于肿瘤较小并被胸腔积液掩盖,胸部X射线检查及CT检查很难显示胸膜上的肿物,而超声正可利用胸腔积液为声窗发现胸膜上的肿物,并可在超声引导下穿刺活检。

**(二)周围型肺癌的影像学表现**

周围型肺癌较中央型肺癌多见,其影像学表现也多种多样。以常用CT图像为例,瘤体内部、瘤-体交界带、周围邻近结构就可表现出多种征象,但是仍缺乏专一性和特异性较强的征象,并且对于同一病灶常规10 mm层厚与层距的CT扫描图像与薄层CT图像会产生不同的CT表现,尤其对于瘤径≤3 cm的肺结节差别更甚。参照CT扫描图像,周围肺癌的征象可从以下几方面进行分析。

1. 瘤体内部的CT表现

主要包括空泡征、支气管充气征、钙化、坏死液化及空洞形成等。薄层CT图像能更加准确地显示瘤体内细微的改变。

(1)空泡征:指肿瘤内直径≤5 mm的气体密度影或低密度影,多为1~2 mm,一个或多个,边界尚清。多个者呈蜂窝状。以瘤径≤3 cm的周围型小肺癌多见,常见于瘤体中央区,少数近边缘,甚至可见于瘤-肺交界区域。单个时肺窗不一定能显示。该征象为沿肺泡壁生长的癌组织未封闭肺泡腔,腔内遗留大量黏液,使肺泡腔扩张所致。部分原因是小灶坏死。在坏死组织少量排出后形成小空腔,或坏死组织脱水、体积缩小形成真空时表现为空泡征,多见于肺泡癌、腺癌、鳞腺癌等。空泡征的出现率随肿瘤增大而明显减少。彭光明等对于空泡征的发生率相对减低的解释是,直径≤3 cm的肺癌在体积增大后,由于受到小叶间质结构的阻挡,扩张空间有限,因而原来较疏散的组织结构会变得更致密。由于结构相互重叠,普通X射线对空泡征的显示不满意。

(2)支气管充气征:多见于小肺癌,典型者表现为瘤灶内管状低密度影。长短不一,有的可见分支。非典型者表现为单个圆形或椭圆形气体密度影,出现于数个相邻扫描层面。这主要由肺内不同部位的肿瘤内含气支气管走行的方向不一。利用多平面重建技术(MPR)可以清晰显示肿瘤内支气管形态。一般认为,支气管充气征的形成与肿瘤生长方式有关,该征多见于呈伏壁式生长的肺癌,癌组织在细支气管和肺泡表面生长,而管腔仍通畅。但是,任何一种肿瘤的生长方式不是单一的。

支气管充气征多由肺实质的病变导致,也有近端支气管阻塞,导致远端肺实质炎症与不张,其内支气管仍残留空气,形成支气管充气征,由于胸腔负压增加,可导致支气管扩张。影像学上以往认为支气管充气征主要见于细支气管肺泡癌和肺淋巴瘤,具有特异性。有研究表明,支气管充气征见于所有不同组织类型的肺癌,不过以肺泡细胞癌出现率最高。炎性病变,特别是局灶性机化性肺炎亦可见支气管充气征。故支气管充气征虽有一定特征性,但不是肺癌的特异性表现,应结合其他征象综合判断。

有学者采用径向支气管内超声探头进行支气管内超声检查,并对 78 例病灶良恶性诊断明确者进行了分析,其中恶性病例 47 例,良性病例 31 例。结果表明,在支气管内超声图像中,恶性病变常表现为低回声病灶中出现不规则支气管充气征(24/47)或无支气管充气征(22/47);而良性病变多出现规则同心圆状分布的支气管充气征(25/31)。出现不规则支气管充气征者以腺癌多见,占 55.2%(16/29)。

(3)肺癌的钙化:周围型肺癌的钙化常表现为细沙砾状,分布弥散,或偏瘤体的一侧。一般认为,普通 X 射线检查肺癌钙化的检出率为 1%,明显低于良性病灶钙化检出率,如结核球及错构瘤等钙化。故传统观念认为,肿块内出现钙化为良性病变的主要征象。随着 CT 的普遍应用(因其密度分辨率很高),肺癌钙化的 CT 检出率明显高于胸部 X 射线检查和体层摄影,而高分辨率 CT 的检出率又明显优于常规 CT(常规 10 mm 层厚、10 mm 层距的 CT 扫描对肺癌钙化的检出率为 6% ~ 7%)。有资料显示,周围型小肺癌高分辨率 CT 扫描,对钙化的检出率为 13.5%。因此,在 CT 图上,肿块内钙化的有无对良、恶性病变的鉴别,以及对原发和继发性肺癌的区分均无明显帮助,而相对重要的是病灶内钙化的形态。肺癌钙化主要见于鳞癌、腺癌,中央型和周围型均可发生。钙化机制归纳起来有以下几种可能。

1)营养不良性钙化。因肿瘤血液供应障碍,瘤细胞变性、坏死,局部酸碱度改变,钙质沉积。见于瘤体较大的肺癌。

2)瘢痕或支气管软骨钙化被肿瘤包裹。

3)瘢痕癌钙化。在瘢痕或肉芽肿基础上发生的肺癌,易钙化,钙化位于肉芽肿内,钙化出现的时间可能在癌症发生前,亦可在癌变之后。

4)与癌细胞的内分泌功能有关,即肿瘤本身所致的钙化。如黏液性腺癌,其内分泌因子使瘤体内钙质沉积。

5)其他原因,如肿瘤间质细胞化生为成骨细胞,常见于类癌。

一般而言,大多数良性病变(如肉芽肿、结核球、错构瘤等)的钙化类型较特殊,钙化多呈弥漫性,同心圆状(包壳状)、爆米花样。而肺癌的钙化多呈弥散性细小点状,而斑片状钙化属不典型钙化表现,较少见。对于无定形钙化,若钙化越细小、越少,呈细盐或沙砾状,则恶性的倾向性越大。需要指出的是,肺部转移性肿瘤亦可发生钙化,其原发灶多位于骨、甲状腺、乳腺或胃肠道。

(4)肺癌的空洞:空洞是结节、肿块或实变病灶内坏死液化经支气管排出内容物并引入空气而形成。病变内未引入空气者不属于空洞,而被称为坏死或脓肿。在影像上肺部空洞是具有完整的壁包绕的含气腔隙,洞壁厚度在 1 mm 以上。空洞只有在其外壁与含气组织相邻时才能显示空洞壁的厚度,如果实变的肺组织掩盖了空洞的边界,则不能准确测定空洞壁的厚度。一般将洞壁厚度≥3 mm者称为厚壁空洞，<3 mm者称为薄壁空洞。周围型肺癌空洞壁厚度数毫米至数厘米不等，以>4 mm多见。根据胸部X射线检查统计，肺癌空洞发生率为2%～16%。按组织类型统计，鳞癌空洞发生的概率较其他类型的肺癌要高得多，而小细胞癌极少发生。癌性空洞典型的CT表现为厚壁或壁厚薄不均（0.5～3 cm），内壁凹凸不平，或呈结节状，外壁呈波浪状或分叶状；多数为中心性，少数为偏心发生；大小不一。个别病例壁非常薄，与肺大疱、支气管囊肿的壁相仿，这类空洞多系真性肺大疱或支气管囊肿内发生肺癌，CT表现为囊壁或间隔厚壁不均；另一种可能是肿瘤内广泛坏死，或肿瘤压迫或阻塞邻近支气管致肺气肿、肺大疱形成，之后肿瘤向肺大疱壁靠近生长而成。CT扫描对空洞显示更敏感，尤其是薄层高分辨率CT可进一步显示空洞的细节，对鉴别诊断甚有帮助。CT测量壁的厚度较准确。一般而言，壁厚≤4 mm的空洞倾向于良性，≥15 mm的空洞倾向于恶性。不论壁的厚薄，如显示内壁不规则，尤其是有壁结节，则为癌性空洞的重要依据。

2. 肿瘤-肺交界带

肺癌瘤体与周围肺交界带包括瘤灶、瘤灶边缘的形态与瘤灶周围肺组织即紧靠肿瘤的周围肺的改变与肺癌的生长方式相关。一般而论，肿瘤以堆集式生长为主时，瘤体边缘光整，而以伏壁式生长的肺癌则边缘不整。对于交界带细节的显示，CT扫描尤其是薄层高分辨率CT为最佳选择。但必须强调应用合适的技术参数和窗口技术，如窗宽、窗位选择不当，交界带的细节将损失。肿瘤-肺交界带的CT表现有以下几点。

（1）毛刺征：从肺窗上观察，毛刺征表现为自瘤体边缘向周围肺伸展的、不与胸膜相连的、呈放射状无分支的细短线条影，近瘤体处略粗。有时在某一扫描层可显示毛刺位于宽窄不一气肿带内。病理基础为肿瘤细胞向邻近支气管血管鞘或局部淋巴管浸润，或肿瘤的促结缔组织生成反应的纤维带。

目前，毛刺征的准确定义应包括以下几点。

1）不与胸膜相连，否则定义为胸膜凹陷征。

2）放射状但无分支，借此与血管影相区别。

3）细短毛刺称为毛刺征，以宽度2 mm为界将毛刺分为粗或细毛刺，以长度5 mm为界分为长或短毛刺。

4）边缘的条索或线状影，而不是尖角、三角形或锯齿状，后者称为"棘突征"。根据以上几点可以把毛刺征与胸膜凹陷征、棘突征区别开来。

毛刺征在很大程度上提示结节恶性，但是对于直径<3 cm的周围型小肺癌敏感性不高，其原因可能为以下两点。

1）早期肺癌，肿瘤向周围浸润或形成癌性淋巴管炎的程度较轻。

2）短细毛刺并不是所有层面或整个一周都可清楚显示，往往以远肺门侧显示概率最高。多层螺旋CT MPR图像能提高此征象的显示率，而常规10 mm层厚的CT扫描，常表现为晕圈状或毛刷状。有学者注意到，肺癌在开始时边缘锐利，后因浸润程度、宿主对肿瘤的反应而出现边缘模糊，形成毛刺。一般认为，毛刺征以腺癌发生率最高。而肿瘤部分或全部边缘清楚者，多见于堆积式生长为主的鳞癌、未分化癌、类癌和部分腺癌，CT扫描图上肿瘤轮廓的表现就如同铅笔所绘，这往往是瘤体挤压肿瘤-肺交界带内的肺泡壁及小叶间隔,使肺泡萎陷、靠拢,形成假包膜之故。这种情况以瘤径≥3 cm 时相对多见。

(2)分叶征:表现为肿瘤边缘凹凸不平,呈花瓣状突出;相邻 2 个突出之间为相对凹入的切迹,切迹处有的可见肺血管进入。据文献资料,在 X 射线检查时,肺癌的分叶占80%以上,基本上呈弧形。分叶突出部分与 CT 扫描层部分相切时可见自肿瘤边缘突向肺野、呈尖角状的棘状突起,典型者其边缘隆起,此时部分病例在肺窗上观察可见较粗毛刺影与棘突相连。棘突处为肿瘤生长的前端部位,病理学检查可见向邻近肺浸润的肿瘤组织。关于分叶形成的病理基础,一般认为是由肿瘤发育过程中,所处空间位置上瘤体各部位所受阻力不一、生长速度不均所致。但具体意见并不统一,部分学者认为肿瘤各部分生长速度的差异是形成分叶的基本原因,其理由是有的肺癌各部分在组织学有不同的表现,并且有的肺癌虽然各部分同为一种组织类型,但分化程度存在差异。另有一些学者认为是肿瘤在生长过程中遇到血管、支气管或瘢痕组织阻挡所致。肖湘生等对肺癌分叶进行组织学检查,在 48 个肿瘤分叶中,有 39 个分叶表面可见小叶间隔纤维增生而成的包膜,并且肿瘤内的小叶间隔内也有纤维增生,因此认为分叶形成的主要病理基础是小叶间隔的纤维增生。要注意的是,某些炎性肿块(如结核球)、炎性肿瘤等也可见浅分叶表现。肿瘤分叶深度对良、恶性的判断也有一定帮助。在 CT 扫描图上利用分叶弧线长与弦长的比值,将分叶深度分为三型,即比值≥0.4 的为深分叶,比值 0.3 的为中分叶,比值≤0.2 的为浅分叶。深分叶对周围型小肺癌具诊断价值,有时尽管肺窗上见块影轮廓清晰,纵隔窗见钙化,但分叶明显时仍强烈支持肺癌。

总之,肿瘤-肺交界带的形态学改变主要取决于肿瘤的生长方式和宿主的反应。对肿瘤-肺交界带的显示仍强调高分辨率 CT 扫描的优势。分叶征、毛刺征为肺癌可靠征象。通常在纵隔窗上重点观察肿块的分叶与棘状突起,在肺窗上重点显示病灶边缘毛刺征。除毛刺表现外,病灶边缘可光整或模糊,模糊者以肿块近胸膜一侧多见。其病理学基础较复杂,可能与淋巴反流致胸膜或小叶间隔增厚等有关,易被误诊为炎性病灶,此乃肿瘤-肺交界带 CT 表现中的非典型表现,发生率的为23.1%,但常与毛刺征同时出现。

3. 肿瘤邻近结构的改变

肿瘤邻近结构异常主要包括胸膜、瘤周血管及支气管的改变。

(1)胸膜改变:最常见的是胸膜凹陷,其次为肿瘤的胸膜浸润和播散。肺癌时,胸膜凹陷在 X 射线、CT 检查中表现为肿瘤远端与胸壁间线状影和(或)小三角形影。多见于腺癌和肺泡癌。胸膜凹陷的病理基础一般认为是瘤灶间质中大量成纤维细胞增生及胶原纤维形成并收缩造成的。当瘤-壁距离较近(≤2.0 cm,且>0 cm)时,间质收缩力通过瘤体外周肺支架系统(包括肺泡间隔、小叶间隔)传递到脏胸膜面,将脏胸膜拉向瘤灶形成凹陷。线状影为脏胸膜凹入而靠拢、相贴形成。凹入处与壁胸膜间构成空隙,内为生理性液体充填。凹入中心周围肺组织具有弹性,以及在凹入过程中凹入区所受阻力不一,故使得凹入区呈现为不规则的多条沟槽。凹入中心一般较深,多与瘤体相连。胸膜凹陷进入瘤体内部,切入点位置的瘤体边缘呈分叶切迹或 U 形切迹改变,称为胸膜凹陷相关结节切迹(NNPI)。因此,凹陷中心、周围沟槽及肿瘤边缘胸膜凹陷相关结节切迹构成胸膜凹陷的完整形态。

胸膜凹入的方向与 CT 扫描层面的位置关系决定了胸膜凹陷的 CT 表现。典型胸膜凹陷呈喇叭口形或类三角形影,喇叭颈与线影相连。但在常规横断面 CT 扫描中比较少见,因为常规横断面扫描较少能恰好通过胸膜凹陷中心线,而且许多胸膜凹陷中心线呈上下斜行走向,与横断层面形成夹角。因此,近肺尖、横膈和叶间胸膜处的肺癌产生的胸膜凹陷与其他区域胸膜凹陷的 CT 表现不完全相同。当扫描层偏离凹陷中心时,线状影由一条分为两条或两条以上,有时见其与瘤体渐分开,角形影由大变小,分成两个以上小三角形。当凹入中心方向与扫描层呈垂直关系时,胸膜凹陷则呈条形影,反映的是胸膜凹陷的正位观,主要见于肺尖及横膈部位的肿瘤。位于叶间裂胸膜凹陷又有其特殊形态:斜裂胸膜凹陷时,因凹入区被邻近肺叶代偿充填,使液体无法滞留,一般不形成凹入空间,故 CT 图像上只见主裂胸膜向瘤灶处倾斜或僵直,贴近瘤体。少数因凹入主裂胸膜邻近肺代偿失调,也可出现胸膜凹陷的典型表现。

CT 的检查方法对完整胸膜凹陷的显示极为关键,螺旋高分辨率 CT 最为理想。MPR 技术能在任意角度的层面重建图像而突破成像角度限制。炎性病变(如结核球)、机化性肺炎或炎性假瘤等可引起邻近肺的纤维组织增生,延伸达脏胸膜下而产生胸膜凹陷,并常伴邻近胸膜增厚,表现为病灶邻近肺野不规则纤维索条,部分伸达脏胸膜面,产生胸膜凹陷。某学者对肺结节胸膜凹陷征的诊断价值进行 Meta 分析,研究表明,胸膜凹陷征诊断直径<3 cm 的周围型小肺癌不具有特异性,只有根据胸膜凹陷征的具体特征,如胸膜凹陷相关切迹,才能提高其诊断的特异性与准确性。

胸膜浸润见于胸膜下肿瘤或肿瘤体积增大直接浸润壁胸膜,常表现肿块与胸壁间胸膜线消失,与胸壁广基相连,交角变钝。具体标准如下:①肿块与胸膜面所成夹角为钝角,接触面长度>3 cm。②相应区域胸膜增厚。③肿块与其邻近胸膜间脂肪间隙消失或密度增高,尤其呈锯齿状受侵时,胸部有可能受侵。④肋骨、胸骨或椎体骨质破坏或胸壁肿块,此为胸壁受侵最有价值的征象。⑤胸腔积液。CT 检查对于区分肿瘤紧贴胸膜还是侵犯胸膜、胸壁常难以准确区分,因为继发感染、出血也可造成邻近胸膜增厚。最有意义的征象是胸壁骨骼破坏,脂肪层模糊仅具有相对诊断价值。

(2)邻近血管、支气管改变:肺内支气管与同级肺动脉伴行,位于肺叶、肺段、亚段及小叶的中心,而肺静脉及其属支单独走行在肺段、亚段及小叶的边缘。周围型肺癌多起源于支气管黏膜上皮或腺上皮,故较易出现支气管截断。肺动脉与支气管伴行,早期受累时可表现为边缘走行伴僵直、牵拉、变窄等,进一步受累严重时可表现为截断。肺静脉与支气管有一定间距,故周围型肺癌体积较小时多表现为边缘走行伴僵直、牵拉、变窄等。

周围型肺癌与肺动静脉、支气管间的关系可分为 5 种类型。Ⅰ型,在肿瘤边缘被截断;Ⅱ型,在肿瘤内部截断;Ⅲ型,在肿瘤内部穿过;Ⅳ型,在肿瘤边缘走行,僵直、牵拉或变窄;Ⅴ型,在肿瘤边缘走行,向外推压呈光滑弧形。有学者利用多层螺旋 CT(MSCT)后处理技术,分析了 54 例经外科手术病理证实的周围型肺癌与其支气管、肺动脉、肺静脉的影像表现,认为肿瘤与肺动静脉、支气管间的具体关系,主要取决于肿瘤的大小和内部的密实程度,支气管和肺动脉Ⅰ型均多见于直径 2.0 cm 以上、实性、Ⅱ~Ⅳ期周围型肺癌;Ⅱ型多见于直径 2 cm 以下、部分实性或非实性、Ⅰ期周围型肺癌。肺静脉分型中Ⅳ型最多见,其原因是肺静脉为肺段或亚肺段的边界,肿瘤体积逐渐增大累及,同时肺静脉管壁薄弱,被肿瘤包埋挤压时多闭塞,故不易表现为在肿瘤内部穿过(Ⅲ型)。但是应当注意,在连续系列薄层扫描图像上,见病灶邻近肺静脉中断、包绕时常提示恶性。理由是周围型肺癌直径在 3 cm 左右时,70% 以上累及 2 个以上相邻肺段,即使肿瘤位于某一肺段内,也可能累及相邻亚段。至于肿瘤与支气管、血管的关系是否与其病理组织学类型有关,目前仍存在争议。

4. 周围型肺癌的转移

(1)纵隔、肺门淋巴结转移:正常纵隔淋巴结周围为纵隔脂肪,短径<1 cm,增强 CT 扫描图像上表现为无强化的椭圆形软组织密度。但在 CT 图像上部分肿大的淋巴结并非肿瘤转移,而正常大小的淋巴结却可能有肿瘤转移。但就密度而言,如果在肿大淋巴结中央见脂肪密度,系良性病变。PET 对于阳性结果的判断标准不依赖于淋巴结的大小,而取决于其代谢的强度,从而弥补了 CT 的不足。Gupta 等比较了不同大小淋巴结 CT 和 PET 的诊断结果,两者在检出淋巴结上的正确性分别为 61% 和 94%,发生差异的主要原因在于 PET 检出了 ≤1 cm 的有转移的小淋巴结。

肺的淋巴结分浅、深两组,深组淋巴管在肺组织内,分别组成小叶间淋巴管和小叶内淋巴管,在肺实质内走向肺门。因此,肺淋巴回流经由肺内淋巴结→肺门淋巴结→纵隔淋巴结途径。浅组淋巴结分布于肺表面,从多个方向集中于肺门,在肺门处与深组集合管合并或单独注入肺门淋巴结。一般认为,在纵隔胸膜反折外侧,被脏胸膜所包绕的淋巴结称为肺内淋巴结(包括肺门淋巴结),所有位于纵隔胸膜反折以内的淋巴结称为纵隔淋巴结。

对于非小细胞型肺癌,不同肺叶发生的肺癌其淋巴结转移也有各自的特点。右上叶肺癌通常累及同侧气管旁、奇静脉及气管隆嵴前淋巴结,越过中线到气管左前或血管前的淋巴结者只占 10%;右肺下叶常转移到右肺门、气管前、气管隆嵴下前、下肺韧带淋巴结;而左肺上叶肺癌中 35% 累及双侧纵隔淋巴结;左下肺叶的肺癌转移广泛,可转移到几乎所有的纵隔淋巴结。肺癌在无肺门淋巴结转移时发生纵隔淋巴结转移($N_2$)称为跳跃性纵隔淋巴结转移,这可能与解剖因素有关,因为肺段胸膜下淋巴管可直接回流汇集到纵隔淋巴结。但是,$N_2$ 跳跃性转移率很低,占肺癌淋巴结转移患者的 3.9%。淋巴结转移机会与周围型肺癌病理类型、瘤体大小相关。在同等条件下,肺腺癌的淋巴结转移率显著高于鳞癌。对于直径 ≤3 cm 的周围型非小细胞肺癌,肿瘤直径越大,其纵隔淋巴结转移率越高,肺泡细胞癌、直径 ≤2 cm 的鳞癌和 ≤1 cm 的腺癌其纵隔淋巴结转移率相对较低。

(2)肺癌肺内转移:肺癌可通过破坏叶间裂播散到相邻肺叶,亦可经血行或淋巴转移到同侧或对侧肺。在 CT 图像上,肺癌肺内转移表现多样。肺癌肺内血行转移主要以实性结节最为常见,其少见影像可表现为空洞转移、磨玻璃转移、转移病灶边缘毛糙和(或)胸膜凹陷征,以及转移灶内可见含气支气管气像等,主要见于腺癌;淋巴道转移表现为支气管血管束不规则结节状增厚,小叶间隔增厚呈串珠状或胸膜下多角形细线结构。有时对侧肺结节灶或肿块可能为第 2 个原发灶或为转移灶。

(3)肾上腺转移:肾上腺转移常为双侧性,单侧转移以左侧多见。肺癌患者若出现单侧肾上腺结节,需要与无功能性肾上腺腺瘤鉴别。MRI 检查可根据信号强度不同对两者鉴别有一定帮助,转移瘤在 $T_2WI$ 图像上较亮并且高于肝脏,而腺瘤多呈等信号。

5.肺癌的强化

研究表明,肺内恶性结节的血供,在质和量上与大多数良性病灶间具有差别。理论上,肺结节灶强化程度取决于结节血供的多少及病灶内血管外间隙造影剂的浓度。研究发现,周围型肺癌病灶在增强后一般有 3 种表现。

(1)病灶均匀强化型,多见于 8 ~ 15 mm 的瘤灶。

(2)外周强化型,在病灶外周见宽窄不一的高密度带,而中心区强化不明显,多见于 3.0 ~ 4.5 cm 的瘤灶。

(3)不均匀增强型,表现为结节状强化。Swensen 等所做的一项多中心研究结论为,在 CT 上没有明显强化的肺结节强烈提示为良性,并选定增强值 15 HU 作为良恶性鉴别标准。但是,他们发现具有活动性炎性改变的早期肉芽肿的增强通常超过 15 HU,因此单纯依靠增强值在鉴别恶性结节与炎性结节方面存在困难。

根据病灶强化的时间、强化幅度和类型有助于进一步定性诊断。孤立性肺结节(SPN)的影像学诊断是十分棘手的问题。动态对比增强功能 CT 提供了 SPN 血流模式的定量信息。张敏鸣等对 80 例患有无钙化的 SPN(直径≤3.0 cm)的患者进行动态增强 CT 扫描,采集注射后 15 s(早期)和 75 s(晚期)2 个系列的动态增强 CT 扫描数据,并对多项指标和参数进行评价和比较,如 SPN 的时间-密度曲线(T-DC)模式;增强前密度值、增强峰值(PH)、SPN 与主动脉 PH 的比值(S/A)及 SPN 的强化模式;SPN 的灌注值。结果发现,恶性、良性及炎性结节显示了不同的 T-DC 模式。恶性结节通常在对比剂出现在胸主动脉时即有一个中等的增强,并逐渐达到峰值,然后保持在一个稳定水平。良性结节则在注射对比剂后仅有少量增强,或者没有增强。而炎性结节在注射对比剂后即出现一个快速的升高,曲线到达峰值后即开始下降,随后又有一定的升高。恶性和炎性结节的 PH 和 S/A 比值显著高于良性结节,所有的恶性结节 S/A 比值均高于 6%;而恶性和炎性结节之间的 PH 差异则无显著性意义。恶性和炎性结节的灌注值均高于良性结节,而恶性结节与炎性结节灌注值之间的差异则无显著性意义。炎性结节增强前密度低于恶性结节。综上所述,CT 增强扫描除 T-DC 外,其他指标或参数对于恶性结节和炎性病变鉴别困难。但是,由于活动性炎性结节组织结构较为疏松,在 CT 平扫中密度值较低,并且边缘有浸润,在 CT 增强扫描中通常有不规则的周围强化。这些特点有助于与恶性结节相鉴别。

**(三)弥漫性肺癌的影像学表现**

弥漫性肺癌是一种原发病灶不明确而表现为沿支气管或淋巴管蔓延的肺癌,病理学及影像学表现为肿瘤在肺内弥漫性分布。肿瘤可表现为肺炎型或多发结节型。肺炎型,表现为一叶或多叶实变,形态类似于大叶性肺炎,其病理学基础为癌组织沿肺泡壁蔓延形成肺泡实变;多发结节型,表现为一叶、多叶或两肺多发粟粒大小的结节灶,其发生原因为肿瘤沿淋巴管蔓延形成小结节或粟粒状病灶。此型过去一般诊断为细支气管肺泡癌。但是细支气管肺泡癌(BAC)的病理学概念备受争议,2004 年 WHO 分类对 BAC 的诊断做了严格的规定,只有肿瘤细胞沿着以前存在的肺泡结构呈贴壁状生长,而无间质、血管或胸膜浸润证据才能诊断。实际病理诊断时仍包含了从非浸润性肿瘤、低度到高度恶性的肿瘤,这给临床诊治和研究,以及癌症登记流行病学研究造成很大混乱和困难。因此,在 2011 年肺腺癌的国际多学科分类中去除了这一诊断术语。所以,对弥漫性肺癌的影像学再认识非常必要。

## 二、不同组织类型肺癌的 CT 表现

### (一)鳞癌

中央型多见,发生在肺周围者仅占 35%。体积往往较大,多数边界清。中央常见坏死、液化,形成空洞,其洞壁厚,内壁不规则。肿瘤位于肺上叶时,空洞更常见。邻近血管和支气管扭曲、聚集较轻。胸膜凹陷,不如腺癌典型。远处转移相对少见。

### (二)腺癌

肺癌最常见类型,周围型多见,在周围型肺癌中占 64%。CT 图像上表现为圆形或类圆形,直径多小于 4 cm,分叶征、毛刺征、胸膜凹陷征较为明显。在多处瘢痕基础上发展所致者,可见多发灶。一般认为,周围型腺癌除继发浸润或压迫支气管外,一般早期与支气管管腔无关。

当腺癌以周围小结节的形式出现时,其生长速度可相当缓慢,或在一定时间内相对稳定,有的在几年后才突然增大,常易被误诊。一般认为,这种相对稳定的现象可能是肿瘤内继发成纤维化反应所致。

### (三)大细胞癌

CT 表现与腺癌相似。最常见的表现为周围型肿块,生长迅速。肿块直径常大于 4 cm。肿块边缘分叶,少见空洞。与腺癌不同的是转移相当晚。

### (四)小细胞癌

小细胞癌占肺癌总数的 20%~30%。病灶起自段支气管内,管腔无狭窄、梗阻现象。原发灶一般很小而难以由常规 X 射线检查发现,有时 CT 检查亦难发现。另外,不少病例,病灶位于肺门部,与肿大淋巴结相互融合而不能分辨正常范围,即使手术也难以分辨。小细胞癌一般早期就有淋巴结和血行转移。小细胞癌表现为周围型肿块者只占 14%,CT 扫描见外周肺内肿块的同时,常见肺门、纵隔淋巴结明显肿大。X 射线及 CT 检查见同侧肺门和(或)纵隔淋巴结肿大征象,肺门和纵隔肿大淋巴结多发生融合,表现为纵隔内巨大肿块,将大血管包绕,使气道受压,胸腔积液常见。小细胞癌在检出时或病程中易发现脑部、骨髓、肾上腺、肝及对侧肺等处转移。

### (五)肺上沟癌

肺上沟癌又名 Pancost 肿瘤,为周围型肺癌中的一种特殊类型。须注意肺上沟并非真正的解剖学名称,该处相当于肺尖部,贴近胸膜顶。肿瘤位于上肺尖段,沿胸膜顶下蔓延生长。由于肺尖部空间甚小,肿瘤长大时,易早期侵及周围结构而产生相应的症状。细胞学类型以鳞癌多见。

肺尖部肿块呈分叶及不规则边缘。肿块在生长发展过程中常累及纵隔、胸椎、胸膜、神经及血管甚至下颈部结构。MRI 检查由于其有多方位显示能力、组织分辨率高且不需

要碘造影剂,所以在判断肿瘤的大小、部位方面,以及显示神经、血管的受累情况方面,优于 CT 横断面扫描图像。

### (六)多原发性肺癌

少见,多原发灶的细胞类型相同也可以不同。

## 三、鉴别诊断

### (一)中央型肺癌的鉴别诊断

导致肺段及以上支气管腔阻塞的最常见原因为中央型支气管肺癌,但也可见于支气管内膜结核、支气管腺瘤。

**1. 支气管内膜结核**

支气管内膜结核患者,由于支气管黏膜充血、水肿、溃疡、肉芽组织增生和瘢痕形成,引起支气管的狭窄和阻塞,从而导致远端的炎症和肺不张,单凭胸部 X 射线检查鉴别困难,但 CT 表现有一定特征性:①病变范围广,常有多个支气管受累,侵犯的长度也较长。②支气管扩张常为狭窄和扩张相间。③狭窄支气管周围无肿块。④有支气管播散,常见多肺叶或肺段炎性、结节性和空洞形成。⑤肺门、纵隔常无增大淋巴结。

**2. 支气管腺瘤**

支气管腺瘤主要发生于主支气管和叶支气管,发生于肺段以下支气管者少见。腺瘤表现为从一侧壁向腔内突入息肉样或弧形软组织影,表面光滑,其基底部一般较窄。而肺癌主要表现为管壁不均匀增厚及管腔向心性狭窄,肿瘤表面凹凸不平,并且基底部较宽,周围淋巴结肿大多见。

### (二)周围型肺癌的鉴别诊断

肺内单发性病变组织学类型很多。周围型肺癌缺乏特异性征象,并且部分征象为良、恶性病变所共有,因此,需要综合分析不同病变的形态学特点,并合理运用影像检查技术获得更多的细节和信息。

**1. 错构瘤**

为肺内正常组织的异常组合。胸部 X 射线检查及 CT 扫描图像表现为圆形或类圆形结节,边缘光滑锐利,典型者病变内见爆米花样钙化。

**2. 支气管囊肿**

为肺芽发育缺陷形成,多见于肺门周围及肺下叶。透视下可见其大小随呼吸变化,病灶边界光滑。CT 值一般为液性密度,但有感染或出血时密度类似于软组织或更高密度。

**3. 机化性肺炎**

形态多不规则,边界模糊,其内可有支气管充气征,增强后强化明显;邻近胸膜明显肥厚。机化性肺炎多有肺部感染病史,有助于鉴别。

**4. 肺肉瘤**

少见,多发生于肺外带。病变体积大,直径常超过 10 cm。肺肉瘤边缘一般光滑锐利,出现毛刺现象较少,其内部密度均匀或不均匀,不规则状钙化多见。病灶周围阻塞性炎症及肺不张少见。

### (三)弥漫性肺癌的鉴别诊断

与肺炎鉴别较困难,病变经抗感染治疗后不吸收,有淋巴结肿大,有助于与肺炎鉴别。另外,弥漫性肺癌实变灶内含有黏液成分,因此密度较低,平扫可以显示其中的血管影,增强扫描时血管影更突出,称为CT血管造影征,颇具特异性。

# 第五节　肺癌标志物检查

近年来,对肿瘤标志物(TM)的研究十分活跃。肿瘤标志物主要是指由肿瘤细胞产生、分泌、释放到体液或组织中的物质,并以抗原、酶、激素或代谢产物的形式存在于肿瘤细胞内或宿主体液中,这些物质不存在于正常人体内而只见于胚胎中,或在正常人体内含量极低,或在肿瘤组织中的含量大大超过在正常组织里的含量。肿瘤标志物具有特异性高、灵敏度高、方便、标本易获取及创伤小等优点,在肿瘤倾向患者的防治、恶性肿瘤的诊断及病程分析、药物治疗后患者的生存期观察中得到了广泛应用。因此肿瘤标志物的检测、筛选一直是肺癌早期诊断研究的重点,它们在肺癌的早期诊断、病程分期、指导治疗、评估疗效、监测复发或转移及提示预后等方面均起着重要作用。临床上常应用高特异性的肺癌肿瘤标志物协同其他检测手段进行肺癌诊断。

## 一、常用免疫学检查方法

### (一)免疫组织化学检查方法

免疫组织化学简称免疫组化,是应用免疫学基本原理中的抗原抗体特异性反应,对组织或细胞内的抗原或抗体物质进行定性和定位的一种组织学技术。

免疫组化中抗体的标记方法很多,主要有荧光物质、放射性核素、胶体金属、酶类等标记法。免疫荧光法必须有荧光显微镜,且存在荧光强度随时间延长而逐渐消退、阳性部位定位不准确等缺点,使其应用受到一定限制。

放射性核素(如$^{32}P$、$^{35}S$、$^{14}C$、$^3H$等)均可作为抗体的标记物,但由于其操作需要有一定的技术设备,且存在放射性污染、操作复杂等缺点,故已逐渐被酶标记法取代。

胶体金属标记法主要采用胶体金标记,胶体金是分散相粒子的金溶胶,常用直径为$5\sim15$ nm的胶体金粒子。金溶胶颗粒表面带有较多电荷,能与蛋白质分子吸附结合,利用此作用使抗体吸附于金溶胶粒子表面,即金标记抗体,可识别组织或细胞中相应的抗原。也可用金催化还原银离子的原理,结合摄影技术以银来增强金标记抗体的可见性,即免疫金银法(IGSS)。由于在电镜下金溶胶能呈现高电子密度,对比度强,故可用免疫电镜进行细胞超微结构的抗原定位、定性及定量研究。

酶标记的抗体与相应抗原特异结合后,加入酶的底物,在酶的催化下引起底物水解、氧化或还原反应而显色。常用的酶有辣根过氧化物酶(HRP)、碱性磷酸酶(AP)、葡萄糖氧化酶(GO)等。HRP 具有制备方法简便、价格低廉、易于与其他蛋白质偶联、呈色反应好等优点,是应用最广泛的酶,其显色剂为二氨基联苯胺四盐酸盐(DAB),反应后可在细胞内形成稳定的褐色沉淀;AP 的显色剂为坚固蓝(BB)或坚固红(TR),与萘酚(AS-MX或 AS-TR)磷酸钠盐反应后分别产生蓝色或红色产物。为消除内源性 HRP 或 AP,在加抗体前需要分别用 0.3% 过氧化氢溶液或左旋咪唑封闭。葡萄糖氧化酶及 $\alpha_2$-半乳糖苷酶也是近年来常用的酶类,由于人体组织不含这两种酶,因此不存在内源性酶活性干扰的问题,不需封闭。

免疫酶标法的基本方法有直接法、间接法、间桥法、PAP 法、A 蛋白-PAP 法及ABC 法。

### (二)血清免疫学检查方法

血清免疫学检查方法是肿瘤标志物检测一类最常用方法的总称,这类方法灵敏度高、特异性强、稳定性好,大部分属于第三代超微量检查方法。常用的检查方法包括放射免疫技术(包括 RIA 及 IRMA)、化学发光免疫分析技术(包括 CLIA 及 ECLIA)、时间分辨荧光免疫分析技术(TrFIA)、酶免疫分析技术(EIA)、荧光偏振免疫分析技术(FPIA)、二维电泳技术和免疫芯片技术等。

1. 放射免疫技术

放射免疫技术是利用放射性核素的可探测性、高灵敏度、高准确性与抗原抗体反应的高特异性相结合而建立的一类免疫测定技术。该技术是测量微量及超微量生物活性物质常用的一种技术手段,具有灵敏度高(可达 $10^{-15} \sim 10^{-9}$ g/L 水平)、特异性强、重复性好、操作简便、易于标准化等特点,已被广泛应用于生物医学研究和临床诊断领域中各种微量蛋白质、激素、小分子药物和肿瘤标志物的定量分析。

按照放射免疫技术的原理与方法,主要分为 2 种技术类型,即放射免疫分析(RIA)和免疫放射分析(IRMA)。

(1)放射免疫分析(RIA)是放射免疫技术中最早创立的、也是最经典的一种模式,它以放射性核素标记的抗原($Ag^*$)与反应体系中待测样品内的未标记抗原(Ag)竞争结合有限数量的特异性抗体(Ab),根据剂量-反应曲线,可以计算出待测抗原的含量。

(2)免疫放射分析(IRMA)是在 RIA 的基础上发展起来的一种超微量分析技术,与RIA 不同的是,它以过量的标记抗体($Ab^*$)与待测抗原进行非竞争性结合反应,其灵敏度、重复性和可测范围均优于 RIA,操作程序也更简便。

目前临床应用的绝大多数肿瘤标志物属于大分子蛋白质,适用于标记抗体的非竞争性结合分析,因此在肿瘤标志物检测方面,IRMA 技术被广泛采用。

2. 化学发光免疫分析技术

化学发光免疫分析技术是利用在化学反应中释放大量自由能产生激发态中间体,激发态不稳定,当中间体回到稳定的基态时会发射出光子($h\gamma$),利用发光信号测量仪器对发出光子的量进行定量测定,即可测定出待测物质的含量。化学发光免疫分析技术的灵敏度与放射免疫技术基本上处于相同水平,它克服了放射免疫技术试剂有效期短、存在放射性污染等缺点,同时实现了全自动化,为临床上大批量样品的常规检测提供了便利条件。根据反应原理的不同,化学发光免疫分析技术主要有两种类型,即化学发光免疫分析(CLIA)和电化学发光免疫分析(ECLIA)。

(1)CLIA 的原理是将发光物质(或触发产生发光的物质)直接标记在抗原或抗体上,或经过酶促放大发光底物的发光反应,先进行抗原抗体的免疫反应,再启动化学发光反应,通过定量测定光子的量多少,可以计算出待测抗体或抗原的含量。

(2)ECLIA 是一种在电极表面由电化学引发的特异性化学发光反应,包括了电化学和化学发光两个过程。ECLIA 与 CLIA 的差异主要在于 ECLIA 是由电启动发光反应,而CLIA 则是通过化合物混合启动发光反应。ECLIA 的基本原理是三联吡啶钌[ $Ru(bpy)_3$ ]$_2^+$ 和三丙胺(TPA)在电场作用下通过氧化还原反应产生化学发光,TPA 起传递电子体的作用。其优点是发光时间长、强度高、可循环利用,使发光更易测定,灵敏度高(可达 pg/mL 水平),反应时间短,试剂稳定性好。

3. 时间分辨荧光免疫分析技术

时间分辨荧光免疫分析(TrFIA)又称解离-增强镧系荧光免疫分析(DELFIA),是对以往荧光免疫测定中不易克服的本底荧光干扰加以改进而建立起来的一种超微量检测技术。其基本原理是以镧系元素螯合物进行荧光标记,利用这类荧光物质有长荧光寿命的特点,延长荧光测量时间,待寿命较短的本底荧光完全衰退后再进行测定,则所测得的荧光信号完全为长寿命镧系螯合物的荧光,从而可以有效地消除非特异性本底荧光的干扰。该技术具有超灵敏、动态范围宽、稳定性好、易于自动化、不损害样品、可同时测定两种或两种以上抗原等特点。

4. 酶免疫分析技术

酶免疫分析(EIA)是用酶标记抗原或抗体来进行免疫反应的一类超微量分析技术,其原理与放射免疫技术相似。待反应结束后,加入底物显色,根据显色的程度不同可以计算出待测抗体或抗原的含量。EIA 中目前应用最多的是酶联免疫吸附分析(ELISA)。

EUSA 法既可标记抗体又可标记抗原,可以定量测定抗体的效价或可溶性抗原的含量。ELISA 的基础是抗原或抗体的固相化及抗原或抗体的酶标记。ELISA 法灵敏度高、特异性强、试剂有效期长,可广泛用于肿瘤标志物的临床检测,其主要方法有以下几种。

(1)间接法:是检测抗体最常用的方法。其原理是将已知可溶性抗原吸附于固相载体(聚苯乙烯板或管、琼脂糖小珠),洗涤后加入待检血清,若其中含有特异性抗体,则与固相抗原结合;洗涤,加入酶标记抗抗体,与附着在固相上的免疫复合物结合;洗涤,最后加入底物显色,测定显色程度以计算待测抗体量。本法只要更换不同的固相抗原,就可以用一种酶标记抗体检测各种与抗原相应的抗体。

(2)双抗体夹心法:是检测抗原最常用的方法。其原理是将已知特异性抗体吸附于固相载体,洗涤后加入待检标本,使待测抗原与固相抗体结合;洗涤,加入酶标记第二抗体;洗涤,加入底物显色,通过检测显色的程度计算出待测抗原的含量。根据同样原理,用大分子抗原分别制备固相抗原及酶标记抗原,可以用双抗原夹心法测定标本中的抗体。

（3）竞争法：是检测小分子抗原常用的方法，此法也可用于测定抗体。以测定抗原为例，其原理是将已知抗体吸附于固相载体上，加入酶标记抗原和待检抗原，竞争结合固相抗体，洗涤，加入底物显色，通过与只加入酶标记抗原未参与竞争的显色程度相比较，即可计算出待测抗原含量。

**5. 荧光偏振免疫分析技术**

荧光偏振的原理是荧光物质经单一平面的偏振光（波长 485 nm）照射后，可吸收光能跃入激发态，回到基态时释放能量并发射出单一平面的偏振荧光（波长 525 nm），偏振荧光的强度与荧光物质受激发时分子转动的速度成反比。荧光标记的小分子抗原在溶液中旋转速度快，其荧光偏振光强度小，荧光标记的小分子抗原与其相应抗体结合成免疫复合物后，形成的大分子在溶液中旋转速度变慢，荧光偏振光强度增大。荧光偏振免疫分析（FPIA）就是依据荧光标记抗原与其抗原抗体复合物之间荧光偏振程度的差异，用竞争法测定出溶液中小分子抗原的含量。

**6. 二维电泳技术**

一维电泳是等电聚焦，在细管（直径 1～3 mm）中加入两性电解质、8 mol/L 的脲及非离子型去污剂聚丙烯酰胺凝胶进行等电聚焦电泳，蛋白质根据其等电点的不同在细管中移动不同的距离，从而达到分离的目的。然后将凝胶从管中取出，用 SDS 缓冲液处理30 min 后，将凝胶条放在 SDS 聚丙烯酰胺凝胶电泳浓缩胶上，加入丙烯酰胺溶液或融化的琼脂糖溶液使其固定并与浓缩胶连接。

在二维电泳过程中，结合了 SDS 的蛋白质从等电聚焦凝胶中进入 SDS-聚丙烯酰胺凝胶，在浓缩胶中被浓缩，在分离胶中依据其相对分子质量的不同而被分离并分布在二维图谱上。

二维电泳可分离等电点相差不足 0.01 个 pH 单位的蛋白质，分离度极高，在分离蛋白混合样品、比较差异方面具有不可替代的作用，但其一次所能处理的样品量较小，只适用于分离微量的高纯度产物。对细胞提取液进行二维电泳，可分辨出 1000～2000 个蛋白质，有的甚至高达数千乃至上万，具有很高的分辨率。因此，通过二维电泳技术，可分离出正常组织细胞与肿瘤细胞之间具有差异的蛋白质组分，这在肿瘤研究的多个领域中发挥了重要作用。

**7. 免疫芯片技术**

免疫芯片又称抗体芯片，是最重要的蛋白质芯片，是将抗原抗体反应的特异性与电子芯片的高密度聚成原理相结合而建立的一种生物芯片检测技术。其原理是将几个、几十个，甚至几万个抗原或抗体高密度排列在一个芯片上，与待检样品进行反应，可一次性获得芯片中所有已知抗原或抗体的检测结果，其优点是信息量大、速度快、操作简便、成本较低、用途广泛、自动化程度高等。

免疫芯片除可在基因组计划和生物医学领域对重要的蛋白质进行功能鉴定及诊断疾病外，还可在高通量药物筛选、环境及农业检测、食品卫生、生物武器等方面发挥重要作用。

## 二、肺部肿瘤的主要标志物

### (一)肿瘤相关抗原及分化抗原

1. 癌胚抗原(CEA)

CEA 是 1965 年由加拿大学者 Gold 和 Freedman 从结肠腺癌和胎儿肠中提取的一种胚胎抗原,是一种糖蛋白,由胎儿体内能分泌多糖蛋白质复合物的腺管上皮细胞合成,等电点为 4.8,沉降系数 7 ~ 8 S,电泳位于 β-球蛋白区。胎儿胃肠管及某些组织细胞具有合成 CEA 能力,存在于细胞表面。通常在妊娠 6 个月内 CEA 含量升高,出生后血清中含量已很低了。偶见于正常成人细胞及良性上皮性肿瘤组织,健康成人血清中 CEA 浓度小于 2.5 ng/mL。CEA 基因位于第 19 对染色体,其基因产物的部分结构与免疫球蛋白十分类似,因此属于免疫球蛋白超家族的一员,该家族至少含有 10 个基因,36 种糖蛋白,其代表即为 CEA 及非特异性交叉免疫蛋白(NCA)。

正常细胞分泌的 CEA 进入胃肠道,因而正常成人血清中 CEA 含量极低,而失去极性的癌细胞分泌的 CEA 则进入血液和淋巴液,导致部分癌症患者血清 CEA 水平升高。CEA 是最具特异性的癌胚蛋白之一,也是最早用于 NSCLC 的肿瘤标志物之一。目前认为 CEA 的增高与肺癌的病理分型有关,对肺腺癌的阳性预测率为 58%,在 SCLC 中有 10% ~30% 的患者 CEA 阳性。在癌性胸腔积液中测定 CEA 几乎无假阳性。50% ~80% 的结肠癌、卵巢癌(尤其是黏液性腺癌)患者血中 CEA 水平升高,手术切除 2 周后血中 CEA 开始减少,1 个月左右恢复至正常水平。癌复发的患者,血中 CEA 水平会再次升高。体内有肿瘤残余时,CEA 可维持在较高水平。所以,消化道癌及妇科癌症患者定期复查血 CEA 水平,对观察疗效、监视复发、估计预后具有重要临床意义。

约有 2/3 的 NSCLC 患者和 1/3 的 SCLC 患者血清中 CEA 含量升高,且与临床分期有关,越接近晚期阳性率越高。其他肿瘤,如胰腺癌、乳腺癌晚期、甲状腺癌、胃癌和其他一些腺上皮来源的恶性肿瘤,均可出现不同程度的 CEA 水平升高,乳腺癌患者的 CEA 水平与肿瘤分期、有无转移相关,还可用于化疗及复发的监测。此外,一些良性疾病,如肺脓肿、肝硬化、肝炎、直肠息肉、溃疡性结肠炎、胆囊炎、胰腺炎、肝外胆管阻塞和重度吸烟者等亦呈现 CEA 水平升高。

2. 糖类抗原 19-9(CA19-9)

1979 年,Koprowski 利用人大肠癌细胞株 SW1116 免疫 BALB/C 纯种小鼠获得了单克隆抗体 1116NS19-9,与此抗体相应的抗原称为 CA19-9。CA19-9 相对分子质量为 20 万 ~100 万,在血液中以唾液酸黏液形式存在,抗原决定簇为唾液酸化 Ⅱ 型乳酸岩戊糖,其结构与 lea 血型抗原相似。

现已证实 CA19-9 是一种非特异的肿瘤抗原,除胰腺癌外,大肠癌、乳腺癌、肺癌、子宫癌、前列腺癌、胆囊癌等其他恶性肿瘤患者血清 CA19-9 亦可明显升高。有研究报道,肺腺癌细胞可直接产生 CA19-9,其敏感性达 31% ~60%,特异性达 60% ~92%。CA19-9 在有肺内转移的患者中升高幅度最大,敏感性为 50%。一般 CA19-9 的升高可作为肿瘤复发转移的亚临床诊断或重要的辅助诊断指标。

**3. 糖类抗原 242（CA242）**

CA242 是从人结肠直肠细胞系 Colo-205 单克隆抗体发现并识别，不同于 CA19-9、CA50、CA125 等肿瘤相关抗原的一种鞘糖脂抗原，以唾液酸糖蛋白和唾液酸脂质为主要成分，能识别 CA50 和 CA19-9 的抗原决定簇。

CA242 存在于正常胰腺、结肠黏膜，但含量很低，在胰腺癌、直肠癌、肺癌和胃癌等患者中 CA242 浓度升高。Pujol 等对 NSCLC 患者血清 CA242 水平的研究发现，CA242 的敏感性为 28.5%，特异性为 95.6%，腺癌及大细胞癌患者血清 CA242 水平明显高于鳞癌，且其浓度与疾病状态有关，发生远处转移者其 CA242 水平高于未转移者，与随 TNM 分期的 I ～ IV 期 CA242 浓度逐渐增高。该研究还发现，CA242 可用于疗效观察，未接受化疗、对化疗无反应或病情未控制者的 CA242 水平明显高于对化疗有反应者。

由于 CA242 敏感性较低，对 NSCLC 的诊断意义不大，但其浓度水平与 NSCLC 的分期密切相关，且能预测化疗反应。但还应该注意一些良性疾病，如胰腺炎、肝硬化、肝炎及腹水等，也可出现 CA242 的轻微升高。

**4. 细胞角蛋白 21-1 片段（CYFRA21-1）**

细胞角蛋白是细胞体的中间丝，根据其相对分子质量和双向二维电泳中等电点的不同，可将细胞角蛋白分为 20 种不同类型，其中 CYFRA21-1 存在于肺癌、食管癌等上皮性起源的肿瘤细胞胞质中，肿瘤细胞溶解或坏死后，CYFRA21-1 可释放至血清中，从而可作为肺癌的一种肿瘤标志物。Niklinski 等研究发现，CYFRA21-1 对鳞癌的敏感性（76.5%）比腺癌（47.8%）和 SCLC（42.1%）高（$P<0.01$ 和 $P<0.05$），对鳞癌 I ～ IV 期的敏感性分别为 60.0%、88.8%、80.0% 和 100%。而且，CYFRA21-1 对鳞癌的敏感性要显著高于 SCC（47.1%，$P<0.05$），因此 CYFRA21-1 对鳞癌的诊断价值要高于 SCC，提示 CYFRA21-1 有可能成为肺鳞癌的首选肿瘤标志物。该研究还显示，CYFRA21-1 在血清中的水平与淋巴结转移的数目成正相关，且随病情进展而升高，在 I、II 期肺癌患者中 CYFRA21-1 的水平升高提示有微小转移灶的存在。

CYFRA21-1 还是手术后肺癌患者判断预后的一项独立因素。术后 2 周，肿瘤切除彻底的患者其血清 CYFRA21-1 的水平可降至正常，而 CYFRA21-1 水平下降幅度较低者提示预后较差；CYFRA21-1 水平不降反而升高者，其无病生存期短于 CYFRA21-1 水平正常者。因此，术后定期复查 CY-FRA21-1 有助于较早地发现肺癌的复发、转移。

CYFRA21-1 的器官特异性不强，在多个系统、多种器官的疾病中均有不同程度的升高，如脑梗死、肾功能不全、冠心病等，而且 CYFRA21-1 在胸腔积液、腹腔积液中的浓度水平要明显高于血清。因此，在临床应用中，对 CYFRA21-1 的价值要客观分析，采用多项标志物联合检测，以提高对肺癌诊断的敏感性和特异性。

**5. 鳞状细胞癌相关抗原（SCC-Ag）**

SCC-Ag 是肿瘤抗原 TA4 的一个组分，最早由 Kato 和 Torigoe 从宫颈鳞癌中分离得到，最初用作宫颈癌的肿瘤标志物，后来发现 SCC-Ag 也存在于肺、咽、食管、口腔等多个部位的肿瘤组织中，尤其是鳞状细胞癌。肺鳞癌患者的 SCC-Ag 阳性率为 40% ～ 60%，而其他类型的肺癌中 SCC-Ag 的阳性率极低，因此，SCC-Ag 是肺鳞癌比较特异的肿瘤标志物。

SCC-Ag 有助于肺癌的诊断和分型,尽管其敏感性为 30% ~50% ,低于 CEA,但其特异性高于 CEA。有研究表明,SCC-Ag 的水平升高与肿瘤的 TNM 分期无明确关系,但可提示预后不良。SCC-Ag 可用于临床疗效的观察。在肺鳞癌患者手术前后动态观察中发现,行根治手术的患者 SCC-Ag 在术后 72 h 内转阴,而行姑息切除或探查术的患者 SCC-Ag 则仍高于正常,且 SCC-Ag 血清水平的高低不受吸烟的影响。此外,SCC-Ag 在观察肿瘤的复发及转移中亦有一定意义,当出现复发及转移时,SCC-Ag 血清水平的升高要早于临床。

### 6. 糖类抗原 125(CA125)

CA125 最初是用卵巢癌细胞作为免疫原而制备的单抗 OC125 的相应抗原,故命名为 CA125,后来发现其在肺癌中亦有较高的阳性率。据报道,CA125 对肺癌的敏感性为 30% ~61% ,特异性为 34% ~67% 。CA125 可用作肺癌患者的独立预后指标,且不受肿瘤大小、TNM 分期、组织类型及患者年龄的影响。研究表明,肺癌根治术前 CA125 高于正常的患者,其术后 30 个月的生存率明显低于 CA125 正常者(30% ~68% );CA125 升高的 NSCLC 患者其 36 个月生存率明显低于 CA125 水平正常者(20% ~67% ,$P < 0.01$ ),与其是否手术无明显关系,且其 36 个月无病生存率也相应低于 CA125 水平正常者(13% ~64% )。

由于 CA125 最初是从卵巢癌中发现的,故其在妇科肿瘤中有较多应用。随着临床认识的逐步深入,发现 CA125 在妇科良性疾病如盆腔炎、子宫内膜异位症、子宫肌瘤、子宫腺肌病、卵巢囊肿等中均有一定程度的升高,其中子宫腺肌病患者 CA125 的阳性率可达 80% 。此外,CA125 在其他系统的良性疾病中或特殊生理时期也有一定的阳性率,最常见的是肝硬化、心功能减退及妊娠 3 个月内。因此,在解释 CA125 的结果时,应该综合分析。

### 7. 糖类抗原 15-3(CA15-3)

CA15-3 是一种由腺体分泌的黏蛋白,于 1984 年由 Hilkens 等自人乳脂肪球膜上糖蛋白 MAM-6 制备出的小鼠单抗 115-DB 及 Kufu 等自肝转移乳腺癌细胞膜制备出的单抗 DF-3 所识别的一种糖类抗原,可以存在于多种腺癌组织内,如乳腺癌、卵巢癌、胰腺癌等,故临床上常用于乳腺癌及卵巢癌的检测。近年来对 CA15-3 在肺癌诊断中的作用已有了一定的认识,发现 CA15-3 对肺癌的诊断、疗效监测及预后判断等有较高的临床价值。研究显示,肺癌患者的 CA15-3 水平升高,以肺腺癌升高最明显,SCLC 次之;当 CA15-3 特异性为 92% 时,其对肺癌诊断的敏感性为 58.8% ,其中肺腺癌敏感性为 74.0% ,SCLC 为 46.4% 。研究还发现,CA15-3 的血清水平具有随肺癌 TNM 分期而增高的趋势。

### 8. 组织多肽抗原(TPA)

TPA 是瑞典学者 Bjorklund 于 1957 年发现的一种多肽类肿瘤标志物,无器官特异性,可被细胞角蛋白 8、18 和 19 的抗体所识别,分子量为 20 ~45 kD。TPA 与某些细胞分裂素、细胞骨架蛋白有广泛的同源性,当细胞分裂时,其浓度增高。TPA 在上皮性肿瘤中表达增加,由增殖细胞产生和释放,因此,TPA 的水平直接反映了细胞增殖、分化率和肿瘤的浸润程度。研究表明,肺癌患者血清及胸腔积液中的 TPA 水平升高,对肺癌具有辅助诊断价值。与肺良性病变相比,肺癌患者的 TPA 水平均增高,尤以肺鳞癌升高最明显。Paone 等研究发现 TPA 对 NSCLC 与 SCLC 的分类准确率达 92%,未经治疗的肺癌患者血清中 TPA 浓度与原发肿瘤、局部区域型淋巴结转移具有一定的相关性。一般认为,肿瘤越大 TPA 水平越高,治疗后 TPA 水平的变化与病情相一致。

需要注意的是,血清 TPA 水平的升高也可见于一些非肿瘤性疾病,如肺气肿、支气管炎、肝良性疾病、消化性溃疡、胰腺炎、胃炎、前列腺炎、前列腺增生及妊娠等。

### 9. 铁蛋白(SF)

SF 是 1884 年由 Schmiedeburg 发现的水溶性铁储存蛋白,1937 年由 Laufberger 定名为铁蛋白,1965 年 Richter 等从恶性肿瘤细胞株中分离出铁蛋白。SF 是由脱铁蛋白组成的具有大分子结构的糖蛋白,由 24 个亚单位聚合而成,每个分子可储存 4500 个铁原子,在体内铁的储存和代谢方面具有重要作用。由于 SF 在人体组织内分布广泛,多种恶性肿瘤及急性感染、活动性结核等情况下血清 SF 水平均可升高,一般认为 SF 不是一种特异性的肿瘤标志物,在肺部疾病的鉴别诊断中意义不大,也无助于肺癌的早期诊断,但其在肺癌的病情监测、肿瘤的消长及转移方面具有一定的临床价值。通过观察发现,约有 34% 的肺癌患者 SF 增高,在各病理类型间 SF 水平无明显差别,但其浓度可随肺癌病期的进展而增高。对肺癌患者 SF 的动态观察发现,在肺癌病情较轻及稳定期,SF 水平较低,而在肺癌进展或病情加重时 SF 则明显升高。

### (二)酶类

#### 1. 神经元特异性烯醇化酶(NSE)

NSE 是一个具有高度特异性和高灵敏性的肿瘤标志物,可用于 SCLC 的辅助诊断。NSE 是一种普遍存在于哺乳动物组织中的糖酵解酶,由 α、β、γ 三种亚基构成,存在于神经内分泌细胞和神经源性肿瘤中,如 APUD 细胞系。SCLC 是一种神经内分泌起源肿瘤,可表现出神经内分泌 APUD 细胞系的某些特征,患 SCLC 的患者大多数血清 NSE 水平明显升高,因此,NSE 是 SCLC 最有价值的血清肿瘤标志物之一,敏感性可达 40% ~ 70%,特异性可达 65% ~ 80%,在局限期有 40% ~ 70% 的 SCLC 患者 NSE 增高,在广泛期则有 83% ~ 98% 的 SCLC 患者 NSE 增高。研究表明,早期 SCLC 患者血清 NSE 活性升高率明显低于晚期 SCLC 患者,说明 NSE 并不能作为 SCLC 的早期诊断指标,但血清 NSE 的活性改变与 SCLC 的临床过程有很好的相关性,可作为疗效观察、判断预后、监测病情的指标。有报道称,NSE 水平与 SCLC 转移程度相关,但与转移的部位无关,NSE 水平与其对治疗的反应性有较好的相关性。

NSE 是鉴别 SCLC 与 NSCLC 比较有用的肿瘤标志物,如以 20 ng/mL 作为限值,SCLC 的阳性率为 91.8%,而 NSCLC 的阳性率仅为 12.4%。NSE 还可作为 SCLC 与其他肺部良性疾病的鉴别指标,肺部良性疾病的阳性率仅为 3.3%,血清平均水平为 (7.9 ± 6.5) ng/mL。

NSE 提示肿瘤复发通常要比临床发现早 4 ~ 12 周。Johnson 等发现 SCLC 复发时 NSE 会再次升高,而此时影像学检查尚不能发现肿瘤复发的 SCLC 患者。当再次进行化疗时,NSE 水平则第二次降低。

研究表明,NSE 是判断 SCLC 生存率的最佳指标,单独一项 NSE 的水平变化即可判定患者的预后,随后的一些研究也进一步证实了上述观点。因此,目前已公认 NSE 可作为 SCLC 的一种高特异性、高灵敏性的肿瘤标志物。

由于 NSE 在人脑组织中含量最高,因此,对于缺血性脑血管病及脑外伤等可引起脑部缺血缺氧的疾病,均可导致神经元的坏死,致使神经元胞质中的 NSE 进入脑脊液,通过血脑屏障使血液中的 NSE 水平增高。此外,NSE 存在于正常红细胞中,因此溶血也会导致 NSE 的检测结果偏高。

2. 胸苷激酶(TK)

TK 可催化脱氧胸苷(dT)转变为 dTMP,是嘧啶代谢中的关键酶之一,又称补救酶,有 4 种同工酶,以 TK1 和 TK2 较为重要,TK1(细胞质 TK)和 TK2(线粒体 TK)是具有不同遗传起源的同工酶,受 2 个不同的基因编码,其细胞定位、组织分布、动力学及底物特异性均不同。TK1 在胎儿期合成,可控制人体细胞内 DNA 合成前期至 DNA 合成期的增殖,主要存在于迅速增殖的细胞中,其活性水平与增殖速度呈正相关,静息组织或血清中其活性几乎检测不到。TK2 在增殖细胞中也存在,但活性较低。因此,TK1 被认为是一种肿瘤标志酶,在 SCLC 中 TK 的水平与肿瘤的 TNM 分期和分级呈正相关,但与病理分级关系更密切,提示 TK 水平较低的患者其预后较好。资料显示,TK 分析有助于 SCLC 的诊断,CEA 次之,TK 可作为 SCLC 患者判断预后和随访的指标之一。

其他 TK 活性增高的情况,主要见于单纯疱疹、带状疱疹、巨细胞病毒感染及维生素 $B_{12}$ 缺乏症等。

**(三)激素类**

1. 胃泌素释放肽前体(ProGRP)

神经内分泌组织的异常分化可使 ProGRP 水平增高,ProGRP 与肺癌的病理类型呈良好的相关性,对 SCLC 具有较高的敏感性。ProGRP 是 SCLC 的自主生长因子,大多数 SCLC 均可产生 ProGRP。Yonemort 等报道,ProGRP 可预测接受预防性脑照射的局限性 SCLC 患者的脑转移,通过观察发现放疗前 ProGRP 水平升高是影响脑转移及生存的因素。ProGRP 可用于 SCLC 患者的鉴别诊断、疗效观察及复发监测。需要注意的是,部分慢性肾衰竭患者血清 ProGRP 也可升高,故临床上在检测 ProGRP 的同时应检查患者的肾功能。

2. 促肾上腺皮质激素(ACTH)

ACTH 是腺垂体分泌的激素之一,其分子结构为由 39 个氨基酸组成的直链多肽,相对分子量约为 4500,半衰期 7～12 min,生物活性主要在 N-末端的 26 个氨基酸,C-末端的 13 个氨基酸对其生物活性无影响,但可起到分子结构稳定作用。ACTH 的分泌不仅受下丘脑的促肾上腺皮质激素释放激素(CRH)的影响,而且各种应激反应皆可刺激 ACTH 的分泌。此外,糖皮质类固醇对 ACTH 的分泌呈负反馈性抑制。ACTH 是肾上腺皮质生长和分泌的主要调节因素,其分泌呈现昼夜节律变化,一般上午 6—8 时达高峰,晚上 6—11 时最低。ACTH 作为肿瘤标志物,主要应用于 SCLC 的辅助诊断,患者血清 ACTH＞200 ng/L 时提示有 ACTH 异位分泌现象,其中约 50% 为 SCLC 所致,其他则为胸腺瘤、胰岛细胞瘤、甲状腺髓样癌等。

3. 降钙素（CT）

CT 是 Copp 等于 1962 年发现的一种具有降低血钙作用的激素,由甲状腺 C 细胞产生,它是由 32 个氨基酸组成的多肽,相对分子量 3500,它具有调节血钙平衡作用,与骨代谢密切相关。血中钙、磷、镁升高可刺激 C 细胞分泌 CT,促胃液素、胰高糖素、肠促胰酶素也可促进其分泌。CT 的主要生理作用是抑制破骨细胞活性,减少溶骨作用,从而降低血钙、磷的浓度,影响骨质代谢。CT 作为一种肿瘤标志物,对甲状腺髓样癌具有特异性诊断价值,甲状腺髓样癌患者血清 CT 水平可达 2000 ~ 5000 ng/L,其他部位肿瘤(如乳腺癌、肺癌、胃肠道癌、胰腺癌、嗜铬细胞瘤等)患者的血清 CT 水平也均有升高。肺癌时 CT 可达 1342 ng/L,局限性 SCLC 时 CT 平均水平近 200 ng/L,病变浸润广泛时可达 1346 ng/L,CT 水平持续剧烈升高表明有癌症转移,肺癌转移时,CT 水平增高可比其他诊断提前 4 ~ 5 个月给予提示。

## 三、肺癌血清肿瘤标志物的联合检测

血清肿瘤标志物的应用,对肺癌的早期诊断、临床分期、预后判断及疗效观察等起到了很大的帮助作用,但迄今为止,尚未有一种肿瘤标志物能够特异性地诊断肺癌,上述各种肿瘤标志物在单独检测时均存在着敏感性和特异性方面的局限性,因此,联合检测多项标志物可以大大提高诊断的敏感性及特异性。

不同研究提示,联合检测 CEA+CYFRA21-1 对肺癌的敏感性为 66% ~ 80%,特异性为 69% ~ 82%;CYFRA21-1+NSE 的敏感性为 44% ~ 72.4%,特异性为 52% ~ 75%;CEA+CA125+CA15-3+CA19-9 的敏感性为 77.6%,特异性为 82.4%;CEA+CA125 的敏感性为 72%,特异性为 79%;CEA+CA125+NSE 的敏感性为 82%,特异性为 78%;CEA+NSE 的敏感性为 76%,特异性为 79%;CA15-3+CYFRA21-1 的敏感性为 84.9%,特异性为 84%;联合检测 CEA+CYFRA21-1+NSE 对晚期 NSCLC 和 SCLC 患者的阳性率可达 95% 以上;CEA+CYFRA21-1+SCC-Ag 对所有肺癌患者的阳性率超过 90%,CEA+NSE+SCC-Ag 的阳性率为 80% ~ 85%。各组不同的研究得到的结果虽然有一定差异,但各组多种肿瘤标志物联合检测结果的敏感性和特异性均高于单独一种标志物的检测结果。

研究表明,SCLC 患者的血清 NSE 水平要明显高于肺鳞癌和肺腺癌,而 CEA 水平则低于肺鳞癌和肺腺癌,肺鳞癌患者的 CYFRA21-1 水平要明显高于 SCLC 和肺腺癌。根据这一特点,可通过 NSE 与 CYFRA21-1 的比值(N/C)来预测患者的病理类型,通过比较发现,设定 N/C 的界限为 4 时区分 SCLC 及 NSCLC 的效率最佳。SCLC 中 81.8% 的患者 N/C≥4,NSCLC 中有 77.2% 的患者 N/C<4,区别的总符合率为 78.5%。

不同的研究提示,NSE+ProGRP 可以作为 SCLC 的首选标志物检测方案,CYFRA21-1+CEA+p53 抗体可作为 NSCLC 的首选方案,p53 抗体对肺癌的辅助诊断有很高的特异性,CYFRA21-1 对鳞癌的辅助诊断有一定作用。不同病理类型的肺癌有其各自的优势指标,可用于诊断及初步判断其病理类型,如 CEA、CA15-3 在肺腺癌中升高最明显,SCC-Ag、CYFRA21-1 在肺鳞癌中升高最明显,NSE、ProGRP 对 SCLC 应用价值较高,TPA 在各种类型的肺癌中均有升高且无明显的组织特异性,肺癌发生转移的患者 CA15-3、

CA19-9 升高比较明显且其在有效治疗时变化比较明显,因此,通过使用不同的标志物联合检测有助于对肺癌的诊断、病理分期、疗效观察及预后判断。

由于各种肿瘤标志物本身的局限性,在临床应用过程中,应综合考虑检测结果及良性病变、吸烟、妊娠、年龄等因素,以作出一个合理的评判。

# 第六节　肺癌 PET/CT 表现及其诊断

## 一、早期肺癌 PET/CT 筛查与表现

恶性肿瘤已经成为威胁我国人民生命健康的最重要因素。根据 2016 年国家癌症中心发表的最新统计结果,目前恶性肿瘤无论是在城市还是在农村居民中均居各种死亡原因之首,2015 年中国癌症总发病 429.16 万例,总死亡 281.42 万例,肺癌发病及死亡人数分别为 73.33 万例和 60.02 万例,其中,肺癌已经超过癌症死因的 20%,肺癌发病率和死亡率位居全国"众癌之首",并且其发病率及死亡率仍有增长之势。在目前医疗水平下,对于晚期肺癌尚缺乏疗效显著的治疗手段。因此,早发现、早诊断、早治疗是降低肺癌患者死亡率和延长生存期的最有效措施。

### (一)PET/CT 筛查价值

目前,早期肺癌筛查的影像学方法主要为胸部 X 射线片与低剂量 CT(LDCT),前者的优点是能观察胸部各种结构的全貌,经济且简便,但其密度分辨力低、组织结构互相重叠,在肺癌早期诊断方面处于劣势,并不具优势;后者的优点是密度分辨力高,对 2 ~ 3 mm 肺小结节检出十分敏感,易发现支气管壁与腔内轻微异常改变。尽管有报道认为 LDCT 筛查不能明显提高肺癌生存率,但美国国家肺癌筛查试验(NLST)研究结果显示,其可降低肺癌死亡率达 20%。PET/CT 在肺癌早期诊断价值方面并无定论,但临床实践证明对部分起源于段及以上支气管的早期鳞癌与小细胞肺癌,尤其是低分化癌,基于 PET/CT 功能代谢显像特点,该检查常可在病变支气管出现典型结节、肿块的形态学发生改变或形成支气管阻塞性改变之前便发现高代谢的局灶性支气管壁的肿瘤病灶。因此,PET/CT 对部分早期中央型肺癌具有常规影像学检查所不具备的优势。有文献报道,PET/CT 结合 HRCT 可以发现外周 3 ~ 5 mm 的肺小结节,并根据其高代谢特征可进行结节的定性诊断。因此,PET/CT 也有助于早期肺癌的发现与筛查。采用 PET/CT 对早期患者进行准确分期,还可避免不恰当的手术治疗。

### (二)PET/CT 表现

#### 1. 早期中央型肺癌

早期中央型肺癌 PET/CT 检查时同机的 CT 图像可显示病变支气管的管壁轻度增厚、管腔轻度狭窄,或可见支气管腔内小结节影,而无转移表现。正常肺段以上支气管壁厚度均匀,为 1 ~ 3 mm,早期癌肿仅为黏膜浸润或形成管壁小结节时,常规 CT 常难以发现病灶,此时 $^{18}$F-FDG PET/CT 与融合图像可通过局部糖代谢增高而敏感地发现病变。

由于病变常沿支气管壁浸润生长,PET/CT 显示病变段支气管壁稍增厚并糖代谢增高,或可见起源于一侧支气管壁并向腔内突的结节伴糖代谢增高,PET/CT 图像上显示为病变段局限性放射性浓聚时,$SUV_{max}$ 多数>2.5。如果结合胸部 HRCT 扫描更有利于显示早期的支气管壁形态学异常。另外,早期中央型肺癌偶可出现阻塞性肺气肿或阻塞性肺炎,表现为远端肺组织密度减低或局部肺组织内斑片状渗出,后者常伴不同程度放射性浓聚。

2. 早期周围型肺癌

早期周围型肺癌 PET/CT 显像主要表现为肺内实性、半实性或磨玻璃结节(GGN)样小结节灶,其直径在≤2 cm,且未见局部或远处转移。其中,GGN 依据是否含有实质成分可分为纯磨玻璃结节(pGGN)和混合磨玻璃结节(mGGN)。如果肿瘤细胞沿肺泡壁及呼吸性细支气管附壁式生长,无周围浸润和肺泡塌陷,或仅有肺泡壁增厚、肺泡腔内有脱落的肿瘤细胞或少量黏液,则同机薄层 CT 图像上表现为 pGGN;如果肿瘤细胞局部多层堆积或有浸润、肺泡壁萎陷及刺激纤维成分增生时,则表现为 mGGN。[18]F-FDG PET/CT 显像时如肺结节属于 GGN 病灶,则 $SUV_{max}$ 值可出现不同的变化,若表现为 pGGN 时,其 $SUV_{max}$ 值无增高或轻微增高,此时易出现假阴性,应调整诊断阈值。有文献报道,以 $SUV_{max} \geq 1.0$ 为评判标准时的敏感性、特异性、准确性和约登指数分别为 75.0%、90.0%、78.9% 和 0.650。因此,采用 $SUV_{max} \geq 1.0$ 对 pGGN 病灶进行定性诊断的意义较大,其特异度较高,敏感度较好,适用于临床诊断。如表现为 mGGN 时,其实性部分的 $SUV_{max}$ 值增高,多大于或接近 2.5,取决于其中实性成分大小。若表现为肺内实性小结节灶,则 $SUV_{max}$ 值多>2.5。

总之,无论是早期中央型肺癌抑或是早期周围型肺癌,大多可通过 PET/CT 显像显示病灶并依据 $SUV_{max}$ 值进行定性诊断。应注意的是,表现为 GGN 的原位肺癌、微浸润癌、附壁生长的浸润性腺癌、黏液型浸润性腺癌或部分高分化腺癌及类癌等的 $SUV_{max}$ 值可能不高或仅轻度增高。此时,应结合 CT 征象或其他资料综合判断,以尽可能降低假阴性结果。

此外,双时相 PET/CT 显像技术对早期肺癌的发现与定性诊断也具有肯定的价值,尤其是直径为 8 mm 以上的实性结节,但对 pGGN 的诊断价值仍有待商榷。我国有学者对肺部孤立性 pGGN 研究显示,如以双时相显像储留指数(RI)≥5% 为评价标准,其诊断敏感性、特异性和准确性分别为 50%、90% 和 60.5%,约登指数为 0.40;同时作者以肿瘤与对侧正常肺本底 $SUV_{max}$ 比值变化率($T/N_{max}$)作为新的评价指标,公式为 $T/N_{max} = [($延迟显像 $T/N_{max}$ -常规显像 $T/N_{max}$)/常规显像 $T/N_{max}] \times 100\%$,以 $\Delta T/N_{max} \geq 5\%$ 为评判标准,其诊断敏感性、特异性和准确性分别为 71.4%,90.0% 和 76.3%,约登指数为 0.614,最终结果表明,以 $SUV_{max} \geq 1.0$、$\Delta T/N_{max} \geq 5\%$ 作为 pGGN 的诊断标准具有更好的临床应用价值。

总之,对于常规 [18]F-FDG PET/CT 显像糖代谢无增高或仅轻微增高的早期肺癌患者,或糖代谢明显增高而与感染性肺结节难以鉴别时,可选择应用双时相 PET/CT 显像技术与双示踪剂 PET/CT 显像技术和恰当的 SUV 诊断标准有助于其性质的鉴别诊断。需要强调的是,对于早期肺癌的 PET/CT 诊断,紧密结合 HRCT 信息和临床病史也至关重要。

## 二、中央型肺癌 PET/CT 诊断与鉴别

### （一）PET/CT 表现

**1. 直接征象**

与 X 射线或 CT 表现一样,在 $^{18}$F-FDG PET/CT 显像时,中央型肺癌的表现亦可分为直接征象与间接征象。前者形态学表现为支气管腔内结节或腔内外肿块、支气管壁不规则增厚和支气管腔各种形状的狭窄与闭塞、截断等,尤其是 HRCT 和多平面后处理重组图像可从不同角度更加全面、细致地显示上述直接征象。借助于增强 CT 扫描还可提供增厚支气管壁或支气管腔内结节与肿块强化幅度及血供程度等信息,并有助于显示肺癌病变是否侵犯邻近大血管等结构。

PET/CT 显像可从核素浓聚角度反映糖代谢程度,从而进一步提供中央型肺癌的诊断信息,通常表现为较明显的核素浓聚;同时可以 $SUV_{max}>2.5$ 作为诊断支气管起源的恶性肿瘤诊断标准。有资料表明,中央型肺癌病灶的 $SUV_{max}$ 值可达 $2.0\sim16.5$。同时,如支气管壁局部病灶的核素浓聚程度大于纵隔血池者亦可认为是恶性征象;当肺癌的恶性程度越高,生长速度越快,其 $SUV_{max}$ 值相应也越高。还有研究表明,高分化与生长缓慢的肺癌较低分化与生长快者比较,其 $SUV_{max}$ 值亦明显降低,故 $SUV_{max}$ 在满足诊断的情况下,其数值的高低还可用于评估肺癌的病理分化程度及其生物学行为。

**2. 间接征象**

（1）阻塞性肺气肿:中央型肺癌早期仅表现为受累支气管壁局灶性增厚或腔内小结节等改变,从而在患者呼吸气过程中发生支气管不完全阻塞性活瓣效应,其结果导致该支气管远端肺组织的阻塞性肺气肿,有时 CT 扫描也难以有效显示和发现支气管的轻微病变,但在此时 $^{18}$F-FDG PET/CT 显像可以十分敏感地显示增厚的支气管管壁或腔内小结节灶呈 $^{18}$F-FDG 代谢增高的表现,从而有助于提示早期肺癌的诊断或指导进一步纤维支气管镜检查。

（2）阻塞性肺炎及支气管黏液栓:中央型肺癌引起支气管较长期的不完全性阻塞时可导致相应远端肺组织发生阻塞性肺炎。$^{18}$F-FDG PET/CT 显像时表现为斑片或大片状肺实变区,其内呈现不均匀 $^{18}$F-FDG 代谢增高,有时在阻塞性肺炎的肺门侧代谢更高,或可见肺门区肿块影;阻塞性肺炎常合并阻塞性支气管扩张,如支气管腔内分泌物潴留,则形成阻塞性支气管黏液栓,表现为条带状或分支状高密度影,或形似指套状,称为"指套征"。$^{18}$F-FDG PET/CT 显像的价值不仅可敏感地显示支气管壁原发性肺癌病灶本身的 $^{18}$F-FDG 代谢增高,有时还可不同程度显示为支气管腔内黏液栓的 $^{18}$F-FDG 代谢增高,可能与其内炎性细胞有关。

（3）阻塞性肺不张:中央型肺癌完全阻塞或截断相应的支气管腔则引起阻塞性肺不张,在 X 射线片和 CT 上的典型征象为肺体积缩小、密度均匀增高等,当发生右肺上叶中央型肺癌时还可出现典型的反 S 征。但肺不张的发生可导致肺门区原发性肺癌病灶与外周继发性肺不张难以区别,此时 $^{18}$F-FDG PET/CT 显像的价值是可以很好地显示和鉴别肺门区肺癌肿块与肺不张组织。由于肺癌病灶对 $^{18}$F-FDG 代谢呈明显增高,而肺不张

组织表现为低或无代谢,两者很容易区别。国外有学者研究显示,中央型肺癌病灶的 $SUV_{max}$ 值可达 2.0～16.5,而阻塞性肺不张组织的 $SUV_{max}$ 值仅为 0.9～1.98,正常肺组织 $SUV_{max}$ 值为 0.47～0.93。因此,$^{18}$F-FDG PET/CT 显像在中央型肺癌的敏感检出、勾画范围、确定诊断及分期评估等方面均具有十分重要的临床应用价值。

### (二)诊断要点与鉴别诊断

1. 诊断要点

临床上,中央型肺癌典型者可出现咳嗽、咳痰带血丝、发热等症状,多见于中老年长期吸烟男性患者。影像学上,胸部 X 射线片可见肺门区肿块及阻塞性肺炎或肺不张等表现,CT 上不仅可显示阻塞性肺气肿、阻塞性肺炎及阻塞性肺不张等间接征象,还易于发现支气管壁增厚、管腔狭窄、截断及管腔内结节或肿块等直接征象;但 $^{18}$F-FDG PET/CT 可更加敏感地显示早期支气管壁较小的肿瘤病变及阻塞性肺不张中被"淹没"的中心型肺癌病灶,表现为 $^{18}$F-FDG 代谢增高,其 $SUV_{max}>2.5$,同时还可清晰显示纵隔淋巴结转移的情况,可为临床上定性诊断、分期诊断和制订合理的治疗方案提供重要的生物学信息。

2. 鉴别诊断

(1)支气管内良性结节:主要包括中央型肺错构瘤、炎性结节、黏膜下血管瘤、鳞状乳头状瘤等病变,有时低度恶性的中央型类癌也需要鉴别,它们均可能引起阻塞性肺炎或肺不张等改变,在近端支气管腔内多可见边缘光滑的结节影,邻近支气管壁无浸润增厚,$^{18}$F-FDG PET/CT 显像时良性结节病灶无摄取或仅释度摄取,但类癌可出现 $^{18}$F-FDG 异常摄取和浓聚,有报道其平均 $SUV_{max}$ 为 $3.3\pm1.4$,且放射性分布不均匀,此有助于提示诊断。

(2)支气管内膜结核:中央型肺癌引起的支气管管壁增厚与管腔狭窄段通常范围较局限,呈逐渐狭窄或突然截断等改变,而支气管内膜结核引起的管壁增厚与管腔狭窄范围较大,可同时累及主支气管及叶、段支气管,肺内亦可伴有结核病灶;两者均可在 $^{18}$F-FDG PET/CT 显像时出现 $^{18}$F-FDG 摄取增高,但前者较后者范围更加局限和高浓聚。

(3)良性肺不张:中央型肺癌引起的阻塞性肺不张多可见近端肿块影及病变支气管的狭窄与截断征象,在 $^{18}$F-FDG PET/CT 显像时可清晰显示肺门区 FDG 高摄取的肿块影。而良性肺不张时多可见相应支气管的管腔通畅或轻度狭窄,无肺门区肿块,$^{18}$F-FDG PET/CT 显像时无 $^{18}$F-FDG 摄取增高。结合临床病史和纤维支气管镜有助于鉴别诊断。

## 三、周围型肺癌 PET/CT 诊断与鉴别

$^{18}$F-FDG PET/CT 显像实现了解剖形态学信息与功能代谢两种图像的融合,已成为肺癌早期筛查、良恶性鉴别、临床分期、疗效预测与评估的常用而重要的诊断方法,其可在分子水平对人体肿瘤组织进行显像,不仅提高了诊断敏感度,而且随着新的特异性正电子示踪剂的开发与临床应用,其诊断特异性也越来越高。本部分讨论周围型肺癌的 PET/CT 表现与鉴别诊断。

### (一)PET/CT 表现

在 $^{18}$F-FDG PET/CT 显像的同机 CT 图像上,周围型肺癌病灶依其密度不同可分为实

性结节、半实性结节与 GGN 或肿块影。Henschke 等研究发现，GGN 的总体恶性率约为 34%，其中 mGGN 恶性率为 63%，pGGN 恶性率仅为 18%。有文献报道，肺结节直径越大，恶性可能性越大，约 80% 良性结节直径<2 cm，42% 的恶性结节直径<2 cm，仅 15% 的恶性结节直径<1 cm。因此，影像学上检出肺部结节病灶，不仅要评估其内部质地结构与密度，还应准确测量其病灶直径大小，此是判定肺结节良恶性质的重要参考指标。

$^{18}$F-FDG PET/CT 显像诊断肺结节良恶性质时主要依据 PET 的代谢显像、$SUV_{max}$ 值及同机 CT 显示的形态学征象。其中，$SUV_{max}$ 是目前常用的半定量诊断指标，依据 SUV 值对肿瘤局部组织的 $^{18}$F-FDG 代谢情况进行量化分析，可从代谢活性角度反映肿瘤细胞的生物学特性。在 $^{18}$F-FDG PET/CT 上，绝大多数周围型肺癌表现为肺部结节或肿块呈放射性核素的异常浓聚病灶，临床上以 $SUV_{max}$ 2.5 作为定性诊断的阈值标准，周围型肺癌者大多数 $SUV_{max}$ 值≥2.5。目前，先进的 PET/CT 设备所配备的同机 CT 多为高端螺旋 CT（64 层或以上），并具有很多高级功能，因此应充分利用 CT 扫描所产生的丰富和清晰的形态学信息进行集形态解剖与功能代谢于一体的综合性诊断分析，以便更加客观、准确地得出诊断结果。

在 $^{18}$F-FDG PET/CT 显像上，不同病理类型的肺癌可能存在一定差别。其中，周围型肺癌以肺腺癌类型最多，又可分为 AIS、MIA 与 IAC 等病理亚型。AIS 属浸润前病变：病灶直径 3 cm 以下；多数在 1 cm 左右，多呈圆形或类圆形，密度多为 pGGN，边缘规整，$^{18}$F-FDG PET/CT 显像多为正常或阴性，即 $SUV_{max}$ 多<2.5 或仅有 FDG 轻度摄取，此时的 $SUV_{max}$ 阈值应取 1.0 较为合理。也有学者认为应重点比较 GGN 与周围正常肺组织间有无 SUV 值差异，应采用 $SUV_{max}$ 靶本比（T/N）值进行判断，可减低肺部本底代谢差别所造成的影响。

对于 MIA 或 IAC 来说，多数表现为 mGGN 或实性结节，$^{18}$F-FDG PET/CT 根据肺部病变组织对葡萄糖代谢的差异来判断分析其良恶性，实性病灶通常随着肺腺癌病灶由 AIS 向 MIA 与 IAC 进展，其浸润性增加，病灶直径逐渐增大，密度逐渐增高，在 $^{18}$F-FDG PET/CT 显像时，同机 CT 上表现为起初局限性的 pGGN，逐渐演变为 mGGN 甚或实性结节，边界多清楚，但边缘可出现分叶征、毛刺征、血管集束征等，结节内出现"肿瘤微血管征"邻近叶间裂胸膜多出现内陷收缩；PET 显像表现为病灶 $^{18}$F-FDG 摄取增高、测量 $SUV_{max}$ 值也逐渐增高，多>1.5；若 mGGN 内实性成分直径在 5 mm 以上，或实性结节 $SUV_{max}$ 接近或高于 2.5，较大染性结节或肿块者呈 $^{18}$F-FDG 明显高摄取，其内的放射性浓聚可均匀或不均匀，后者可能与肿块异质性或出血坏死有关。

尽管肺鳞癌以中央型多见，但在周围型肺癌中也仅次于肺腺癌，居第 2 位。其在形态学上的表现与周围型肺腺癌类似，但更易出现肿瘤坏死，尤其是当肿块较大时，常形成偏心性、不规则形态的低密度区或含气区，即"癌性空洞"，后者表现为厚壁、内壁不规则（可伴壁结节）的中央或偏心性空洞影。此时 PET/CT 融合图像上可出现局灶性放射性核素分布的稀缺区，其外围实性肿瘤区则表现为不规则环状 FDG 高代谢区。一般来说，肺鳞癌的糖代谢程度较肺腺癌更高，小细胞肺癌糖代谢程度也较高。Atisushi 等研究表明，在 $^{18}$F-FDG PET/CT 显像上，肺鳞癌病灶 $SUV_{max}$ 的平均值高于肺腺癌，其可能的机制与肺鳞癌中 $GLUT_1$ 染色阳性细胞率高于肺腺癌有关。

值得注意的是,部分黏液性浸润性肺腺癌、附壁生长的浸润肺腺癌、高分化肺癌及类癌等在 PET/CT 显像时可呈 $^{18}$F-FDG 低摄取的表现。关于小细胞肺癌的 $^{18}$F-FDG PET/CT 表现将在特殊类型肺癌中叙述。

有文献报道,不论何种病理类型,肺癌病灶的 $SUV_{max}$ 与癌细胞分化程度均呈负相关,即癌细胞分化越差,糖代谢越活跃,SUV 值越高。肺癌病灶大小也与 $SUV_{max}$ 值呈正相关,有学者解释为肺癌肿瘤的 $SUV_{max}$ 值大小与其细胞增殖系数相关,早期肺癌病灶的细胞数量少,增殖速度缓慢,对能量需求少,故对 $^{18}$F-FDG 摄取低于较大的病灶;随着肿瘤体积的增大,细胞数量增多,需要更多的糖代谢供能以维持肿瘤细胞的增殖与扩散,故 $^{18}$F-FDG 的摄取增多,SUV 值增高。此外,还有研究发现肺鳞癌病灶的 $SUV_{max}$ 值随肿瘤大小、中性粒细胞、中性粒细胞/淋巴细胞比例(NLR)增长而呈升高趋势,表明肺癌肿瘤的发生及预后可能与炎症反应有关。

当周围型肺癌与肺部炎性结节鉴别困难时,有研究表明 PET 双时相采集对鉴别诊断具有一定价值,如延迟显像显示病灶的代谢增高则表明肺癌可能性更大。通常采用双时相显像储留指数(RI)≥5% 为判断标准,并具有鉴别诊断价值,RI =[(延迟显像 $SUV_{max}$ - 常规显像 $SUV_{max}$)/常规显像 $SUV_{max}$]×100%。若通过 PET/CT 双时相显像仍无法鉴别时,可应用 $^{18}$F-FLT 或 $^{11}$C-CHO PET/CT 进行双示踪剂显像,也具有一定价值。需要明确肺癌病灶对周边结构尤其是肺血管及左心房等是否有侵犯时,还可借助于 CT 增强扫描以进一步分析与判断。

综上所述,因肺部结节或肿块的糖代谢程度、放射性异常浓聚程度或 SUV 值与肺癌的病理组织学类型、分化程度、肿块大小、细胞密度、黏液分泌量多少、肿瘤组织是否坏死、Glut-1 表达及组织乏氧程度等因素密切相关,因此在 $^{18}$F-FDG PET/CT 显像诊断中,必须充分结合常规 PET/CT 表现、双时相 PET 显像或双示踪剂 PET/CT 显像所见与 CT 显示的清晰形态学表现进行综合分析,必要时加做胸部 HRCT 与增强扫描,并密切结合肺癌的代谢特点与形态学信息进行多模态思维与综合诊断,这样才能更好地发挥出 $^{18}$F-FDG PET/CT 的优势并做出正确判断和准确诊断。尤其对高分化肺癌、黏液浸润性腺癌或附壁生长浸润腺癌等糖代谢不增高或仅轻度增高时,更应强调多模态分析与综合诊断的重要性。

**(二)诊断要点与鉴别诊断**

1. 诊断要点

周围型肺癌 $^{18}$F-FDG PET/CT 的主要表现为病灶糖代谢增高且具有分叶征、毛刺征等肺癌形态学特征,典型者不难诊断。但临床工作中,某些结节与肿块型原发性肺淋巴瘤、硬化性肺细胞瘤(PSP)、肺错构瘤、结核瘤、球形肺炎、机化性肺炎、肺隐球菌病等均可表现为不同程度糖代谢增高,此时需与周围型肺癌进行鉴别。另外,非典型腺瘤样增生(AAH)与早期磨玻璃样肺癌也需要鉴别。依据笔者经验,基于 PET/CT 的鉴别诊断原则应包括:①密切结合薄层或 HRCT 显示的详细形态学信息。②必要时应行增强 CT 扫描,通过反映病灶血供特点与强化模式来提供重要的鉴别诊断信息。③加做延迟 PET 采集,即双时相技术。④针对性选择双示踪剂 PET/CT 显像技术。⑤比较既往 CT 资料或进行动态随访分析。⑥紧密结合临床病史和有关实验室资料。总之,强调多模态成像技术与多模态诊断思维在周围型肺癌的PET/CT诊断与鉴别的作用中具有十分重要的临床意义。

2.鉴别诊断

(1)非典型腺瘤样增生:2011年国际肺癌研究协会、美国胸科学会及欧洲呼吸学会提出的肺腺癌新病理学分类与2015年WHO肺肿瘤分类中均将不典型腺瘤样增生(AAH)与AIS归为浸润前病变,其中AAH病理诊断标准为病灶直径≤0.5 cm,上皮细胞轻度、中度不典型增生,无间质性炎性反应和纤维增生。

早期周围型肺癌如在PET/CT检查同机CT上表现为GGN时需与AAH进行鉴别。AAH在PET/CT同机CT上绝大多数表现为pGGN,形态规则呈圆形或类圆形,边界多清晰,直径5.0 mm左右(HRCT上所测病灶大小较病理标本实测数据要稍大)。与早期肺癌的AIS主要区别是其大小不一,根据经验,HRCT上直径超过8.0 mm者应提示AIS可能,且AAH病灶CT值明显低于AIS,分别为(−695±56)HU和(−509±71)HU。由于AAH无肿瘤细胞,增殖活跃度很低,故FDG摄取很低或无摄取,表现为$SUV_{max}$值很低(多数<1.0),或常呈阴性表现。如表现为2 cm及以下的mGGN或实性结节,则有可能为其他类型早期肺癌,包括肺鳞状细胞原位癌、MIA与浸润腺癌等。此外,早期周围型肺癌还需与急性局灶性炎性结节、局灶性肺出血、局灶性肺纤维化等进行鉴别,紧密结合临床或动态随访有助于其鉴别诊断,必要时可行穿刺活检确定组织学诊断。

(2)硬化性肺细胞瘤:硬化性肺细胞瘤(PSP)又称为肺硬化性肺泡细胞瘤,以往称为肺硬化性血管瘤(PSH),是一种少见的肺部良性肿瘤,系来源于肺泡上皮,尤其Ⅱ型肺泡上皮细胞,约占肺良性肿瘤的11%。多见于中年女性,好发年龄为40~60岁。部分患者可有咳嗽、咳血丝痰、胸痛等症状。其病理组织学类型有4种较特征性改变:乳头区、硬化区、实体区及海绵状血管瘤区。

PSP在PET/CT上的形态学表现为肺部单发、圆形或类圆形结节或肿块影,多位于肺下叶,尤其是胸膜下区多见,直径为1~7 cm,平均直径为3.0 cm,边界清楚,密度较均匀,体积较大者可出现钙化;偶可呈分叶状,但一般无毛刺征;少数可出现气体“新月征”,系因瘤周出血及受压支气管单向阀门效应导致病灶周围肺气肿所致。PSH为富血供肿瘤,故增强CT扫描呈明显强化,CT值可高达90~100 HU或更高,其特点是强化快且持续时间长,瘤体边缘有时可见具有一定特征的“血管贴边征”。

在$^{18}$F-FDG PET/CT显像时,其代谢特点表现为轻度或中度放射性浓聚,$SUV_{max}$值通常<5.5。有研究表明,PSP糖代谢高低与肿瘤大小、细胞活性及病理组织学类型等相关:体积越大、活性细胞数越多,其糖代谢摄取越高,当肿瘤直径>4 cm时,$SUV_{max}$>2.5,若直径<2.3 cm,则肿瘤仅轻度摄取;另外,如PSP主要由立方上皮细胞与多角形细胞构成且比例较高时,其肿瘤的$SUV_{max}$值越高,肿瘤具有相对较高的侵袭能力。当鉴别诊断困难时,可采用$^{11}$C-CHO或$^{11}$C-MET PET/CT进行显像,后者多无代谢增高的表现。

(3)**肺结核瘤**:系肺部干酪性病变被纤维组织包裹所形成,多见于肺上叶或下叶背段,典型者形态呈圆形或类圆形,直径多为2~3 cm,轮廓光整,边界清晰,可伴有小空洞或钙化,病灶周围多可见“卫星灶”(为结核瘤周围肺野散在小的纤维增殖、钙化等陈旧灶);不典型者形态可呈不规则状,周边可见毛刺征;但在 CT 或 MRI 增强时,结核瘤病灶多无明显强化或周边出现薄环状强化,具有重要的鉴别诊断价值。

在 $^{18}$F-FDG PET/CT 显像时,多数肺结核瘤可呈结节状或不均匀核素浓聚,尤其当出现周边环形浓聚时,较具有特征性,考虑与结核瘤内上皮样细胞或朗格汉斯细胞等病灶周边的炎性细胞代谢活跃有关,而结核瘤中心的干酪性坏死区无代谢。此外,有研究认为,对某些 SUV 值增高的结核瘤来说,增高程度可能与其活动性存在一定关系,从而有助于提示临床进一步随访观察或进行必要的抗结核治疗。由于肺结核瘤也出现不同程度 FDG 摄取,因此其有时与周围型肺癌较难鉴别,应结合 HRCT、增强 CT 或动态增强 CT 表现与临床病史及生化检查进行综合鉴别,如 CT 或 HRCT 表现结节内钙化、结节周边"卫星灶"、肺门侧引流支气管、小结节伴空洞形成或出现支气管播散灶时应考虑结核瘤可能。

(4)肺错构瘤:错构瘤是正常肺组织结构在胚胎发育过程中出现数量和结构上的错乱组合及过度生长而形成的瘤样畸形,并非真正的肿瘤,也是肺部最常见的良性肿瘤之一,约占肺部结节与肿块的 8%、肺部良性肿瘤的 75%。其好发年龄多数>40 岁,男性稍多于女性。在病理上的主要组织成分包括软骨、脂肪、平滑肌、腺体、上皮细胞及骨组织或钙化等。临床上,约有 30% 的肺错构瘤被误诊为恶性肿瘤而行手术治疗,故术前正确诊断与鉴别诊断显得十分重要。

通常典型的肺错构瘤在 PET/CT 显像或 $^{11}$C-胆碱显像时表现为无或仅轻度摄取（$SUV_{max}<2.5$）。有学者对一组经手术和病理证实的肺错构瘤 $^{18}$F-FDG PET/CT 显像研究显示,约 91.7% 者在 PET/CT 上表现为无或轻度 $^{18}$F-FDG 摄取,延迟显像时其摄取也多无变化或显示下降（约 87.5%）。因此,对于分叶状、内部无脂肪和钙化成分的肺错构瘤来说,PET/CT 显像较 CT 扫描具有更好的鉴别诊断价值。但亦有少数报道,在肺错构瘤 PET/CT 上可出现假阳性（SUV>2.5）,其具体机制尚不清楚,但多数与肺错构瘤病灶伴发或继发的肺局部炎性病变有关。

(5)肺原发性淋巴瘤（PPL）:起源于肺内淋巴组织,十分少见,约占肺肿瘤 0.5%,以肺支气管黏膜相关性淋巴瘤占绝大多数,弥漫大 B 细胞淋巴瘤约占 10%。其诊断标准为:①影像学显示病变位于肺与支气管,但未见恶性纵隔淋巴瘤征象。②既往无胸外淋巴瘤诊断的病史。③无肺与支气管之外其他部位的淋巴瘤或淋巴细胞性白血病的证据。④发病后 3 个月仍未出现胸外淋巴瘤的征象。影像学检查是发现肺原发性淋巴瘤的重要手段,但其表现多种多样、十分复杂,既可表现为单侧或双侧肺内单发或多发结节、单发或弥漫性片状影,也可表现为肺间质浸润性改变,但病灶内空洞、胸腔积液或局部胸壁侵犯者少见,肺门和纵隔淋巴结肿大者罕见。

肺原发性淋巴瘤在 PET/CT 显像上的表现可分为 4 型:结节与肿块型、肺炎型、间质型和粟粒型,其中以结节与肿块型最为常见,需与周围型肺癌进行鉴别。肺原发性淋巴瘤相对的 CT 与 PET/CT 特征表现为:①结节与肿块型病灶可呈磨玻璃密度或实变密度,其内常伴"空气支气管征"或"枯枝征"。②直径>1 cm 病灶内多可见"空气支气管征",有时可伴"蜂窝征"或形成空洞。③少部分病灶内可见空洞及其内气-液平面。④CT 增强时部分可见"CT 血管造影征",即在肺实变区出现明显强化肺血管分支影,CT

值为 95~128 HU。⑤$^{18}$F-FDG 代谢增高,随访时逐渐增高。⑥部分患者伴有脾大及糖代谢增高,如单纯依病灶 $SUV_{max}$ 值鉴别较困难时,需结合 HRCT 征象与 PET/CT 表现综合分析。

(6)肺部感染性结节:需要鉴别者主要包括球形肺炎、机化性肺炎、炎性假瘤、急性肺脓肿与真菌感染等。球形肺炎多有相应临床表现,经系统抗感染治疗多可吸收,PET/CT 显像时病灶 SUV 值常显著增高。机化性肺炎多呈不规则或多边形,密度较高而不均匀,部分可见小透亮区,边缘清晰,可见粗长毛刺,长期随访变化缓慢,在 PET/CT 显像时可表现为中等糖代谢增高,SUV 值为 4~6。炎性假瘤系炎性组织增生而形成境界清楚的瘤样团块状病变,病理上由成纤维细胞、淋巴细胞、浆细胞、异物巨细胞、组织细胞、泡沫细胞等组成,在 PET/CT 显像时表现为无代谢或低代谢的特点。急性肺脓肿临床上具有相应临床症状,在 PET/CT 显像时可表现为明显糖代谢增高,尤其脓腔内出现显著高代谢具有一定特征性,与其脓液中含有大量炎性细胞摄取大量葡萄糖有关。肺曲菌球或侵袭性肺曲菌病、肺隐球菌、组织胞浆菌病等也可表现为单发或多发结节,因病灶内有较多炎性细胞、多核巨细胞与菌体而表现为 SUV 值增高,但结合 CT 上病灶周边出现的晕轮征等形态学特征及临床表现可资鉴别。

(7)肺巨淋巴结增生(CD):是指发生在支气管肺组淋巴结或肺内淋巴结的淋巴增殖性疾病。病理上分为透明血管型(HV)、浆细胞型(PC)及混合型,以 HV 型最多见,约占 90%,镜下可见大量生发中心淋巴滤泡,其间有大量毛细血管增生,常无明显临床症状,PC 型约占 9%,其生物学行为具有侵袭性。

NCCN 在 2016 发布的第 3 版非霍奇金淋巴瘤治疗指南中指出,PET/CT 作为 CD 首选的影像学检查可评估疾病受累范围;可表现为肺内或肺门附近单发软组织结节或肿块影,大小不一,通常较大,边界清晰,其内部密度均匀一致,无坏死、囊变或出血,有时病灶中央或周边可出现钙化灶,系其内增生的毛细血管发生玻璃样变或退变后钙质沉着所致,可呈分支状,对局灶型肺 CD 诊断具有一定特征性。CT 增强时病灶呈明显强化,与病灶内大量增生毛细血管和周边丰富的供血滋养动脉有关。

在 $^{18}$F-FDG PET/CT 显像上,肺 CD 可表现为不同程度糖代谢增高。Lee 等的研究结果表明,CD 病灶在 $^{18}$F-FDG PET/CT 显像时均显示为高代谢改变,其 $SUV_{max}$ 平均值为 5.8±4.1,变化范围为 2.4~17.1。有研究显示,在新确诊 HIV 感染患者中,CT 可见 36% 淋巴结肿大,而 PET/CT 可显示 63% 的淋巴结糖摄取增高,故在诊断多发性 CD 时该检查较 CT 更为敏感。此外,PET/CT 在诊断 CD 的同时还具有指导活检的价值,依据 SUV 值比较,可指导获取更有意义的淋巴结作为活检象,从而避免误穿而导致误诊。

CD 的疗效评价应首选 PET/CT 检查,可参照淋巴瘤 Deauvile 标准,根据 $^{18}$F-FDG 摄取范围积分:1 分,无摄取;2 分,未超出纵隔血池;3 分,超出纵隔血池,但未超出肝脏;4 分,任何病灶较肝脏适度增加;5 分,任何病灶和(或)新病灶较肝脏明显增加。

(8)其他:硅沉着病融合团块、肺炭末沉着病等团块状病灶也可因其内较多组织细胞与淋巴细胞而在 PET/CT 显像时出现轻中度糖代谢增高,但该类团块状病灶多具有形态不规则、密度较高等特征,有助于鉴别。此外,有时在肺部形成 FDG 栓易被误诊为肺癌,但 CT 图像上未见相应部位异常密度病灶可资鉴别,若复查 PET/CT 则此异常浓聚灶消失。

# 第四章

## 肺癌的术前评估及检查

## 第一节  肺癌手术对机体的影响

肺癌手术通常需要采用单肺通气使手术肺萎陷,这不仅利于明确病变范围,创造开阔的手术视野,还利于减轻非切除部分肺的创伤。手术需侧卧位,但单肺通气和侧卧位对呼吸功能有一定影响。

### 一、体位改变对呼吸功能的影响

当患者处于直立位静息状态时,肺内血流受重力影响,分布至肺底部的较肺尖的多,而胸膜腔的压力决定了肺泡的大小,胸膜腔内的压力自肺尖至下肺底部逐渐增加(即负压逐渐减小),因此,肺尖部位的肺泡体积大于肺底部位的肺泡。在清醒平卧位的条件下,由于腹内压增大,腹腔脏器可压迫膈肌使之向头移位 4 cm,引起肺功能残气量(FRC)下降 8 L 左右。

侧卧位,患者自主呼吸,由于呼吸运动时下部膈肌的收缩幅度较上部大,所以下侧肺的通气量稍大于上侧肺。相对而言下侧肺的血流量由于重力作用也相对大,因此上下肺通气量和肺血流量的相对变化基本一致,从而使通气血流比变化不大。

麻醉后侧卧位双肺通气时,下侧的膈肌不再能因顶部较高而增强收缩并加强下肺的通气,下侧膈肌活动较上侧更为受限,纵隔也压迫下肺减少其通气。肺通气的模式与清醒时相反,上肺通气比下肺通气好。但肺血分布的模式依然是下肺占优势。所以,麻醉后侧卧位上侧肺通气好但血流不足,无效腔增大;下侧肺通气不良但血流灌注良好,肺内分流增加。肺通气血流比例失调,出现肺内分流,使动脉血氧分压下降出现低氧血症。

### 二、开胸对呼吸功能的影响

#### (一)自主呼吸

开胸后,开胸侧胸腔内负压不复存在,等于大气压,而非开胸侧胸腔仍为负压,此种压力阶梯将使纵隔向非开胸侧移位。如患者自主呼吸仍存在,则随自主呼吸的节律运动,胸膜腔内压力呈现周期性变化,使纵隔出现左右(或侧卧位时上下)移动,临床上称为纵隔摆动。纵隔摆动不仅大大减少通气量,并可严重影响静脉血液回流,减少心排出量,加之所诱发的心脏神经反射,对血流动力学的干扰十分严重。与此同时,胸膜腔内的密闭性被打破,胸膜腔负压消失。由于肺的弹性回缩力的影响,开胸侧萎缩,吸气时开胸侧肺内压等于大气压,而非开胸侧肺内压为负压,肺内气体向非开胸侧移动。同时,呼气时非开胸侧肺内压又转成为正压,开胸侧肺内压仍等于大气压,气体向开胸侧肺转移。这样,就造成了气体在两肺之间往复运动的无效呼吸,临床上称之为矛盾呼吸。由此可见,要消除开胸后的这些病理生理改变,必须作气管内插管行控制呼吸。

### (二)控制呼吸,双肺通气

开胸后做控制呼吸亦有其缺陷,主要为双肺通气不均。侧卧位时,由于上侧的开胸侧肺开放于空气中,胸壁对肺的限制消失,肺不再受胸壁的束缚而活动度增加,顺应性也增加。机械通气时肺很容易膨胀,在相同的呼吸道压力下,上肺的通气量较下侧肺明显增加;与此相反,由于受重力的影响,血液向下肺分布较多,上侧肺灌流量相对不足,因此上肺出现过度通气,下肺通气较少而血液灌流较多,出现低通气过度灌注。因此常需术者协助将开胸侧肺(上肺)适当压迫,使其通气血流比例减小,而使两肺的总通气血流比趋于正常。

### (三)控制呼吸,单肺通气

肺癌手术需要单肺通气。阻断上侧肺通气后,完全靠肺本身的弹性回缩使该侧肺萎陷,或术者帮助挤压肺组织,以获得良好的术野。单肺通气时,上侧肺不再通气,这样单侧肺通气较双侧肺通气量减少22%左右,血氧饱和度下降1.2%~3.6%。

1. 开胸侧肺内分流增加

开胸侧肺肺泡萎陷,肺泡通气严重不足,而肺血流未能相应减少,血流灌注仍继续进行,肺内分流大幅度增加,总的肺内分流量可达24%~40%,结果这部分未经氧合的血流经肺静脉汇入左心房后,造成静脉血掺杂量增加,必将降低总的动脉血氧分压和氧饱和度。因此做肺叶或全肺切除时,结扎肺动脉后能改善上肺的通气血流比例,并提高血氧含量。对于行肺手术患者,由于病变的肺本身肺血管床及间质严重受损,开胸侧肺血管阻力增加,血流减少,故单肺通气时不易发生低氧血症;而非肺手术患者,如食管癌手术,由于双肺本身功能较健全,手术中开胸侧肺血液灌流较多,行单肺通气时易发生较大的肺内分流而致低氧血症。

2. 通气侧肺通气不足

由于重力的作用,侧卧位时下侧肺内血流分布较上侧肺多,但通气量受纵隔和心脏重力压迫、膈肌升高等影响,并不能相应增加,因此形成通气不足而血流增多。通气不足可发生非小叶不张,残气量减少,导致动脉血氧分压下降。因此,必须有足够的通气量以消除这种不良影响。呼气末正压通气(PEEP)的应用在防止非通气肺的肺不张发生、改善通气的同时也增加了通气侧肺的血管阻力,增加分流量。

### (四)开胸和手术对循环功能的影响

开胸后纵隔摆动造成大血管扭曲。腔静脉扭曲造成回心血量减少,心排血量降低。动脉扭曲造成血压下降,所以开胸后易出现低血压。此外开胸侧胸膜腔内负压消失,为胸腔镜时的气胸所取代,在一定程度上减少了腔静脉的回心血量。开胸侧肺的萎陷使该侧肺血管阻力增加,可减少流向左心房的肺静脉血量。这些因素共同促进心排血量降低和血压下降的发生。

血压下降造成心肌灌注减少,加上开胸对呼吸的不良影响可能出现缺氧或二氧化碳蓄积,因而易引起心律失常。手术对纵隔结构的刺激也是心律失常的常见原因。纵隔摆动时对纵隔部位神经的刺激也易引起反射性血流动力学改变,严重时可致心搏骤停。

开胸后,体热散失远较腹腔手术为著,伴随体热的散失必有相应的体液散失,对此也须加以注意。

# 第二节  肺癌手术的术前风险评估及检查

## 一、病史采集

全面准确的病史采集是术前准备的第一步。除了询问患者主要疾病的病史外,还应详细了解既往史。特别是要询问有无肺及胸膜结核史、胸膜炎史、肺脓肿、胸部外伤史、血气胸和脓胸史或胸部手术史等。因为上述疾病会造成胸膜粘连而改变其正常解剖关系,给肺癌手术带来困难。另外,还应重视患者的心血管系统和呼吸系统的健康情况,评估能否耐受术中单侧肺通气和手术创伤。对患者的凝血功能、肝肾功能、脑血管功能状况同样应做常规检查,适当的术前处理,方能提高手术的安全度和成功率。

## 二、体格检查

### (一)全身情况评估

通过快速视诊患者观察全身情况,包括有无发育不全、畸形、营养障碍、贫血、脱水、水肿、发绀、发热、消瘦或过度肥胖等,常能提供重要的评估资料。

### (二)生命体征

术前应常规测定生命体征,包括血压、脉搏、呼吸、体温和体重,并作记录。

### (三)呼吸道、牙

对拟经口腔插管患者,对呼吸道应做精确的重点检查,包括颈椎活动度、颞颌关节功能和牙齿情况。如果出现张口度<4 cm,甲状软骨结节至颏之间的距离小于三指宽,颈椎活动度降低等异常情况,可能属于困难插管病例。此时,可做一项预测插管困难的Mallampati 分级评定:能看到咽腭弓、软腭和腭垂者,为Ⅰ级;仅能看到咽腭弓和软腭,而腭垂因有舌根阻挡者,为Ⅱ级;只能看到软腭者,为Ⅲ级。应仔细检查病损牙和镶牙的情况,有无脱落被误吸危险,做好记录。麻醉前应摘下松动牙或义齿。

### (四)肺部观察

呼吸频率、呼吸类型和呼吸时比;有无发绀;有无膈肌和辅助呼吸肌异常活动(三凹征);有无胸壁异常活动(反常呼吸)、胸壁塌陷等;胸廓成桶状者,提示存在严重阻塞性肺疾病。听诊注意有无啰音、支气管哮鸣音、呼吸音减弱或消失。

### 三、术前呼吸功能评估

#### （一）临床评估

术前对急、慢性呼吸系统疾病或呼吸功能减退患者，施行一定的估计和治疗准备，可显著降低围手术期呼吸系统并发症及其死亡率。

憋气试验和爬楼梯运动试验也是临床上评估肺功能的简便易行、行之有效的方法。一般来说，患者安静休息时吸气状态下憋气时间>40 s、呼气状态下憋气时间>30 s 以正常匀速攀登 2～3 层楼梯，在原基础上心率增快<15～20/min，呼吸频率加快<10～15/min，临床上认为接受肺叶切除是可行的。当然这仅仅是就肺功能而言，还要视患者的年龄、体重、病变位置、平时活动量、健侧肺的影像学检查、有无反复呼吸道感染及全身状况等各方面进行综合考虑。

手术患者并存急性呼吸系统感染（如上呼吸道感染、咽炎、扁桃体炎、气管支气管炎、肺炎）者，术后极易并发肺不张和肺炎，择期手术必须推迟到完全治愈后 1～2 周再进行。如为急诊手术，应避免应用吸入全麻，需用抗生素控制，在获得咽分泌物或痰细菌培养结果之前，可先用广谱抗生素。

手术患者并存呼吸系统慢性感染和肺通气功能不全者并不罕见，其中以哮喘和慢性支气管炎合并肺气肿常见，术前要重点掌握有关病史和体格检查，以判断感染程度和肺功能减退程度，并据此进行细致的术前准备工作。下面列举常见的病史对这类患者的术前估计和准备具有实用价值。

1. 呼吸困难

活动后呼吸困难（气短）是衡量肺功能不全的主要临床指标，据此可作出估计。

2. 慢性咳嗽、多痰

患者在 1 年中有持续 3 个月慢性咳嗽、多痰，并已持续 2 年以上者，即可诊断为慢性支气管炎，是一种慢性阻塞性肺疾病（COPD）。手术后极易并发弥散性肺泡通气不足或肺泡不张，术前应做痰细菌培养，并应用相应的抗生素控制感染。

3. 感冒

为病毒性呼吸道感染，可显著削弱呼吸功能，呼吸道阻力增高可持续 5 周，同时对细菌感染的抵抗力显著减弱，从而容易使呼吸道继发急性化脓性感染，或使原有呼吸系统疾病加重。

4. 哮喘

提示呼吸道已明显阻塞，肺通气功能严重减退，但一般均可用支气管扩张药和肾上腺皮质激素治疗而获得缓解。哮喘患者围手术期的呼吸系统并发症可比呼吸系统正常患者高 4 倍。

5. 咯血

急性大量咯血可能导致急性呼吸道阻塞和低血容量，甚至出现休克，有时需施行紧急手术，麻醉处理的关键在控制呼吸道，必须施行双腔支气管插管。

**6. 吸烟**

只要每天吸烟 10～20 支,即使年轻人,肺功能也开始出现变化。凡每天吸烟 20 支以上,并有 10 年以上历史者,可认为已经并存慢性支气管炎,平时容易继发细菌感染而经常咳嗽、咳痰,麻醉后则容易出现呼吸系统严重并发症,发生率远比不吸烟者高。

**7. 长期接触化学性挥发气体**

为引起慢性支气管炎的主要诱因之一,同时伴有全身毒性反应。

**8. 高龄**

老年人易并发慢性肺疾病,尤以阻塞性肺疾病和肺实质性疾病为多见,并由此继发肺动脉高压和肺心病,这是高龄老人麻醉危险的主要原因之一,麻醉前必须对这类合并疾病加以明确诊断,并做好细致的术前准备工作。

**9. 气管移位或受压**

要寻找原因,估计是否会妨碍使用麻醉面罩,是否存在气管插管困难。

**10. 过度肥胖**

体重超过标准体重 30% 以上者,易并存慢性肺功能减退,术后呼吸系统并发症可增高 2 倍。

**(二)肺功能测定**

肺功能测定有助于诊断肺疾病类型、确定病变的范围和严重程度、判断治疗效果、监测疾病进展情况。最常用的肺功能测定为测量肺活量(VC),即深吸气后用力排出的呼气量,相当于深呼气量加吸气储备量。留在肺内的余气量称为残气量(RV)。如果肺活量<正常值的 80%(VC<80%),提示有限制性肺部疾病,如肺炎、肺萎陷或肺纤维化等。当临床怀疑有阻塞性肺疾病时应加测时间肺活量,即最大吸气后用力在第 1 秒、2 秒、3 秒测定呼出气量,其中以第 1 秒用力呼气容积($FEV_1$)更有临床参考意义。肺的动力功能主要测量最大自主通气量(MVV),即将患者尽快在 12 s 或 15 s 内呼吸的容量乘以 5 或 4,表示每分钟最大通气量,显示呼吸道阻力的变化。在临床检测中,如此高的通气率患者很难进行 1 min 以上,重症患者甚至不能进行 MVV 测定,通常可用最大通气量百分比做参考(即 $FEV_1 \times 35 \approx MVV$),也有很好的相关性。MVV 除受气道梗阻影响外,肺和胸壁的弹性、呼吸肌的力量及患者合作程度有一定的影响。健康成年人 MVV 平均值为 150～175 L/min,最低限为 80 L/min 或>80%。肺功能测定也可区别限制性或阻塞性肺功能障碍:阻塞性肺功能障碍时第 1 秒用力呼气容积($FEV_1$)、$FEV_1$/肺活量(FVC)和最大呼气中期流速(MMFR)下降,而肺总量(TLC)增加。限制性肺功能障碍患者 FVC 和 $FEV_1$ 降低,$FEV_1$/FVC 接近正常值,肺容量降低。

一般认为大手术患者术前 FVC<预计值的 50%,$FEV_1$<2 L 或 $FEV_1$/FVC<50%,每分钟最大通气量(MMV)<50 L/min 或预计值的 50%,残气量(RV)/TLC>50% 为高危者。评估手术后并发肺功能不全的高危性指标见表 4-1。

表4-1  评估手术后并发肺功能不全的高危性指标

| 肺功能测验项目 | 正常值 | 高危性值 |
|---|---|---|
| 肺活量（VC）/L | 2.44～3.47 | <1.0 |
| 第1秒用力呼气容积（$FEV_1$）/L | 2.83 | <0.5 |
| 最大呼气流率（MEFR）/（L/min） | 336～288 | <100 |
| 最大自主通气量（MVV）/（L/min） | 82.5～104 | <50 |
| 动脉血氧分压（$PaO_2$）/kPa | 10～13.3 | <7.3 |
| 动脉血二氧化碳分压（$PaCO_2$）/kPa | 4.7～6.0 | <6.0 |

将肺功能结合血气分析和循环功能等指标以共同评价高危患者的肺功能状态（表4-2），术后可能需长时间呼吸支持或难以脱离呼吸机。

表4-2  高危患者的肺功能状态

| 功能 | 项目 | 高危水平 |
|---|---|---|
| 通气 | 呼吸频率 | >25 次/min |
| | $FEV_1$ | <2.0/L |
| | MMV | <55% |
| | $V_Q/V_T$ | 0.4～0.6 |
| 气体交换 | $PaO_2$ | <60 mmHg |
| | $PaCO_2$ | >45 mmHg |
| | $P_{A-a}O_2$ | >200 mmHg |
| | 分流 | >10% |
| 循环功能 | ECG | 心肌缺血征 |
| | Hb | >170 g/L |
| 心肺储备 | 登楼试验 | 一次<3 层 |
| | 负荷后血气 | $CO_2$ 潴留或 $PO_2$ 下降 |

进行肺部手术的患者须仔细评估肺手术后患者肺功能的代偿能力（表4-3）。

表4-3  各种肺切除术的肺功能检测最低标准

| 检测指标 | 一侧全肺切除 | 肺叶切除 | 活检或肺段切除 |
|---|---|---|---|
| MMV/（L/min） | >70 | 40～70 | >40 |
| 预计值/实测值/% | >55 | >40 | >35 |

续表 4-3

| 检测指标 | 一侧全肺切除 | 肺叶切除 | 活检或肺段切除 |
|---|---|---|---|
| $FEV_1/L$ | >2 | >1 | >0.6 |
| $FEV_1$ 预计值/实测值/% | >55 | 40~50 | >40 |
| $FEV_{25\%~75\%}/L$ | >1.6 | 0.6~1.6 | >0.6 |

1. 分侧肺功能检查

上述肺功能测定为患者总肺功能,所测得的数据不能反映单测肺的功能状况。对一些年轻的或呼吸功能较好的患者,术前测定总的肺功能就可以了,但对年龄偏大、平时肺功能较差或拟做较大手术或计划做一侧全肺切除的患者,单侧肺功能测定显得非常必要。有设备条件的医院,术前应考虑进行此项检查目前,国内外在单侧肺功能测定应用最多的方法如下。

(1) $^{133}Xe$(氙)或 $^{81m}Kr$(氪)放射性气体,或 $^{99m}Tc$(锝)标记的二乙烯三胺五乙酸( $^{99m}Tc$-DTPA)放射性气溶胶吸入肺通气显像检查。

(2) $^{99m}Tc$ 标记的大颗粒聚合白蛋白( $^{99m}Tc$-MAA)放射性肺灌注显像检查。无论是总肺功能检测还是单侧肺功能检测,其检测值的临床意义是肯定的。它作为胸部手术患者术前了解肺功能状态的筛选性检查是简单的、必要的、实用的。总肺功能检测是对患者两侧肺功能进行了解;分侧肺功能检测是对患者健肺或病肺功能的了解,特别是对健侧肺功能的了解尤为重要。因为患者能否耐受肺切除并不取决于术前的总肺功能,而是取决于健肺(即被保留的肺)的功能状况。有研究证明,保留肺的 $FEV_1$>800 mL 时,患者可耐受包括另侧全肺切除在内的各类开胸肺切除手术,当然就更能够耐受单肺通气下的胸腔镜手术。

2. 动脉血气分析

对拟行胸部手术的患者,术前动脉血气分析同样很有价值。其临床意义如下。

(1) 患者有无气体交换障碍,特别是呼吸功能检测提示通气功能减退较轻时,如有呼吸功能障碍、严重程度如何。

(2) 可提示采用单肺通气是否会出现缺氧的危险。

(3) 对术后缺氧处理提供了有用的指标,以便心中有数。此外,有些患者在静止状态下,动脉血气张力正常或接近正常,当有轻度运动时即出现血氧饱和度下降。因此,术前动脉血气分析最好做静息状态和活动状态下两项检查,这样才更有临床参考意义。

## 四、术前心血管功能评估

肺癌手术无论常规手术还是微创手术,对呼吸、心血管生理功能方面均有较大影响。加之此类患者本身患有肺部或纵隔疾病,年龄偏大的多,因此对于心血管等内科慢性病伴发的也多,心血管功能能否耐受胸部手术及气管插管全身麻醉,术前应做适当评估及妥善准备。

肺癌手术激发心脏危险主要发生在近期有过心肌梗死或充血性心力衰竭者。心绞痛、高血压及糖尿病能否激发心脏危险尚有争议。一般既往有心肌梗死者,围手术期再发心肌梗死的占5%～8%,而再发心肌梗死后的病死率为40%～70%。以往有报道指出,术前3～6个月发生过心肌梗死者再发心肌梗死的发生率约为15%,而术前6个月以上发生过心肌梗死者,再发心肌梗死则降至5%,所以多数医生主张择期手术应推迟至6个月以后。但近年来由于对有心肌梗死史的患者进行充分的术前准备,麻醉中妥善监测,及时处理血流动力学变化,维持稳定的心率、血压及血氧饱和度,一些术前3个月发生过心肌梗死者,心肌梗死再发率已降为5.7%,而术前4～6个月发生过心肌梗死者,心肌梗死再发率则仅为2.3%。有研究证明,患有冠状动脉疾病并左心衰竭的患者,当心脏放射性核素影像测定射血分数<40%,1年累积病死率达30%。心绞痛、高血压及糖尿病,虽然不显著增加胸部围手术期心脏危险,但还是较常人易发生心肌梗死。仔细做好术前心脏功能评估,积极有效地治疗上述相关伴随病,可大大提高手术安全性,减少致命性并发症的发生。

**(一)临床评估**

心血管疾病的病史,对心功能的评估非常重要。临床上有两类患者,一类是没有明确心血管病史或有明确病史,但由于患者粗心不能提供可参考的病史资料,这一类患者就有赖于医生仔细查体和全面的实验检查。另一类患者是有明确病史,应详细了解患者有无高血压、冠心病、心绞痛、心律失常、心肌梗死及糖尿病病史。还应了解血压增高的水平、用药及疗效,心绞痛发作频度、用药及疗效,心律失常发病频度及治疗情况等。通过病史调查,就能在尚未得到客观检查数据指标之前,对患者能否耐受胸部手术及麻醉有个基本评估。如果患者日常生活活动不受限,也无劳累性心悸、呼吸困难或心前区痛等,其心脏储备功能完全可以耐受胸部手术及麻醉。对呼吸困难症状应鉴别是心源性的还是肺源性的。心脏功能的临床估计方法有以下几种。

1. 体力活动试验

根据患者在日常活动后的表现,评估心脏功能。

2. 屏气试验

患者安静5～10 min后,嘱其深吸气后屏气,计算其最长的屏气时间。超过30 s者表示心脏功能正常;20 s以下者表示心脏代偿功能低下,对麻醉耐受力差。

3. 起立试验

患者卧床10 min后,测量血压、脉搏,然后嘱患者骤然从床上起立,立即测血压、脉搏,2 min后再测一次。血压改变在20 mmHg以上,脉率增快超过20次/min者,表示心脏功能低下,对麻醉耐受力差。本法不适用于心功能Ⅳ级的患者。

**(二)体格检查**

不仅有助于心血管疾病的诊断,也有助于心功能及手术风险的评估。如心尖冲动(心尖搏动)点左移,说明心脏增大。颈静脉怒张、两肺湿啰音、肝脏大或下肢水肿,提示心力衰竭或心功能不全。各瓣膜区有杂音,说明心脏有瓣膜病变。有发绀的患者,可能为心流出道受阻、大血管畸形及心脏房室间存在右向左分流等先天性疾病。

### （三）实验室检查

一般除先天性心脏病患者，化验检查多在正常范围，尽管如此，对拟行胸部手术的患者，仍必须重视评价心功能的以下检查。血细胞比容>65%时易发生栓塞或脑卒中危险，术前、术中应给予血液稀释胆固醇>2.63 g/L，血液黏稠度高，也易发生栓塞。血糖过高，也可出现代谢性酸中毒、血钾升高而影响心脏。心脏酶类测定偏高，预示近期有较重的心肌缺血，如心前区疼痛 8 h 后，谷草转氨酶、肌酸激酶（CK）及乳酸脱氢酶（LD）均开始升高。血钾<3.0 mmol/L，则易增加心肌的应激性，手术麻醉和术中创伤极易并发心律失常。肾功能及凝血功能应同样予以高度重视。

### （四）常规心电图

心脏病患者术前常规心电图（ECG）检查可正常，如冠心病患者休息时常规 ECG 至少有15%在正常范围。但多数患者存在不同程度的异常，如节律改变、传导异常和心肌缺血等，不仅可作为术前准备与治疗的依据，而且有助于术中和术后处理，以及用于代谢、电解质紊乱和其他系统病变的鉴别诊断。

### （五）ECG 运动试验

ECG 运动试验可用作判断冠状动脉病变，部分冠心病患者常规 ECG 虽可以正常，但通过 ECG 运动试验就会显示异常。在 ECG 平板运动试验，若患者不能达到最大预计心率的85%，即出现明显 ST 段压低，围手术期心脏并发症发生率高达24.3%。而患者运动试验可达预计心率，且无 ST 段改变者，心脏并发症发生概率仅 6.6%。若患者存在左心室肥厚、二尖瓣脱垂、预激综合征以及服用洋地黄类药等常会出现假阳性。若患者无法达到预计心率，运动耐受差，血压下降，以及服用受体阻滞剂会引起判断困难和假阴性。

### （六）动态 ECG、连续 ECG 监测

24 h 动态 ECG 检查不仅用于术前以判断是否存在潜在的心肌缺血和心律失常，而且可应用于术中和术后连续监测：一般认为此项检查对心肌缺血敏感性可达92%，特异性达88%。

### （七）超声心动图

合并肺源性心脏病和肺动脉高压的患者心电图可发生改变，如心电轴右偏、肺性 P 波、右心室肥厚及右束支传导阻滞，应行超声心动图进一步了解心脏功能。了解室壁运动情况、心肌收缩和室壁厚度、有无室壁瘤和收缩时共济失调、瓣膜功能、跨瓣压差大小以及左心室射血分数等。左心室射血分数小常提示心功能差，围手术期心肌梗死发生率增高，充血性心力衰竭机会也增多。围手术期采用经食管超声多普勒检查，可动态连续监测上述指标，及早发现心肌缺血、心功能不全，且可评估外科手术效果。

### （八）冠状动脉造影

普通胸外科患者，术前一般不做冠状动脉造影检查。只有怀疑或过去有冠状动脉病变，才做心导管及冠状动脉造影以明确诊断。冠状动脉造影是判断冠状动脉病变的金标准，可观察到冠状动脉精确的解剖结构、冠状动脉粥样硬化的部位与程度。同样可进行左心室造影，了解左心室收缩功能、射血分数和左心室舒张末压。通过冠状动脉造影可判断患者是否需做冠状动脉旁路移植手术。

## 五、术前肝肾功能及神经功能评估

麻醉药的抑制、手术创伤和失血、低血压、输血反应和脱水等因素都可导致肾血流减少,并产生某些肾毒性物质,由此可引起暂时性肾功能减退。如果原先已存在肾病,则损害将更显著,甚至出现少尿、无尿和尿毒症。因此,术前必须通过各项检查判断肾功能,衡量患者对麻醉和手术的耐受力,采取各种透析治疗。

绝大多数麻醉药(包括全麻药和局麻药)对肝功能都有暂时性影响;手术创伤和失血、低血压和低氧血症,或长时间使用缩血管药等,均足以导致肝血流减少和供氧不足,严重时可引起肝细胞功能损害。这些因素对原先已有肝病的患者,其影响显然更为显著。有关肝功能损害程度,可采用 Child-Pugh 推荐的肝功能不全评估分级加以评定。

术前合并神经系统疾患的手术患者并不少见,对围手术期处理存在一定的复杂性,麻醉并发症较多,对其处理的重点在于积极预防。

# 第五章

# 手术麻醉

今天,即使对于最疑难的患者,胸外科医生也可常规地实施复杂的手术,而在1980年以前,胸科手术严格限制在最简单和最短的手术操作中。胸外科手术这种戏剧性的进步与新的麻醉方法、设备和药品紧密相关。因此,胸外科医生随着胸外科手术的发展,尤其是胸腔镜微创手术的普及,相应的麻醉技术的提高,胸内手术麻醉的进展,也不断为胸外科手术的进步创造条件。肺隔离技术是胸内手术麻醉常用的技术,此项技术在胸外科麻醉中具有里程碑的意义,为保证胸外科手术尤其是胸腔镜微创手术的术野安静创造良好的条件。

肺癌手术的麻醉是胸内手术麻醉的重要组成部分。有研究显示,肺癌手术的增加与肺癌发病率和人口老龄化有关,北京协和医学院肿瘤医院孙燕院士统计,近年来我国肺癌发病率在过去30年上升了465%。目前,中国60岁以上老年人近2亿,占总人口的13.7%,因此,如何做好肺癌患者胸科手术的麻醉,提高老年患者肺癌手术围麻醉期的安全性和管理质量是麻醉医师面临的重要课题。

本章将从开胸对机体生理病理的影响、肺癌手术麻醉前的评估与准备、术中监测、肺隔离技术、有效的单肺麻醉和术后镇痛等方面着手阐述肺癌手术的麻醉要点,着重详述肺功能双腔管的选择和定位、肺癌胸腔镜手术麻醉的处理。

## 第一节 开胸对机体生理病理的影响

### 一、开胸后对呼吸的影响

正常人体在站立和仰卧位时,两侧肺的血流分配左侧占45%,右侧占55%;侧卧位时人由于重力和其他因素的作用,使两侧肺的血流分配发生了改变;非麻醉状态下右侧卧位时,左侧肺血流量占35%,右侧占65%;左侧卧位时,右侧血流量45%,左侧占55%。可见,侧卧位时下垂侧肺血流量要比对侧肺多。在这种情况下,尽管下垂侧肺受到因腹腔脏器挤压所致的膈肌位置升高的作用,但是在吸气时由于膈肌的收缩力量增强,幅度也增大,故下侧肺的通气量也在增大,所以通气血流比例($\dot{V}/\dot{Q}$)仍可接近正常,不会导致低氧血症的发生。

#### (一)开胸侧肺萎陷

开胸手术时,开胸侧胸膜腔负压消失,开胸侧肺萎陷。开胸手术时开胸侧为正压,手术操作、压迫等使上肺膨胀不全,无通气或通气不足,因此,呼吸功能主要依赖于下侧肺。有的手术医生在食管癌胸腔镜手术时为获得良好的术野,采用开胸侧人工 $CO_2$ 气胸,更加剧了开胸侧肺萎陷的程度。

胸腔手术患者多被置于侧卧位,腹内脏器将膈肌推向胸内,使之上升约 4 cm,两肺功能余气量(FRC)各减少约 0.8 L。下侧肺因体位及纵隔下移及重量的压迫及腹内压的增加肺 FRC 进一步减少约 0.4 L。单侧肺通气较两侧肺通气量减少 22%,肺泡通气及弥散面积约减少正常面积的 50%,肺循环阻力增加。

开胸手术时,无气管内插管和人工呼吸可致开胸侧通气血流比例失调,继而造成低氧血症、呼吸性酸中毒,进而影响循环功能。

### (二)肺泡通气血流比例异常

1. 开胸侧肺 $\dot{V}/\dot{Q}$ 比值异常

开胸侧肺泡通气少或无通气而萎陷,而肺血流未相应改变(减少)。随时间推移,流经无通气肺的血流无氧合,肺内分流($Qs/Qt$)增加,$Qs/Qt$ 指部分血流经过无通气的肺泡,得不到气体交换就混合于动脉血中,进入左心房。正常人肺内静动脉血分流率($Qs/Qt$)仅是心输出量的 2%～5%,年龄偏大者(>55 岁)$Qs/Qt$ 增加,老年人肺纤维性变呈气肿状态,末梢细支气管易塌陷,肺闭合量和残气量增加,导致 $\dot{V}/\dot{Q}$ 失调。$Qs/Qt$ 增加,未氧合血进入循环,造成静脉血掺杂,动脉血氧分压($PaO_2$)下降。单肺通气时上侧肺无通气,形成额外分流。因为动脉血中混有低饱和度(氧含量)的静脉血,结果使动脉血氧饱和度下降。此种缺氧血不能用吸入高浓度氧纠正,当 $Qs/Qt$ 为心排量的 30% 时,吸入纯氧只能使动脉氧分压达到 100 mmHg。当 $Qs/Qt$ 为心排血量 50% 时,吸入纯氧,基本上不能使氧分压升高。此种缺氧处理上较为困难,只能用减少分流量或避免心排量降低,才能减少其严重程度。理论上单肺通气后可使正常的 $Qs/Qt$ 几乎达到心排量的一半。但实际上较上述理论值低。因为有代偿机制缺氧性肺血管收缩使上侧肺动脉内血流量减少使 $\dot{V}/\dot{Q}$ 改善,侧卧位时由于重力作用血液易于流通气较好的下侧肺,上侧肺 $Qs/Qt$ 减少,通气血流比例改善。

双腔气管导管位置改变、手术操作和体位改变是分流量增加的常见原因。因为要求将右支气管侧孔保持对齐右上叶开口,因此,右侧双腔气管导管最不易保持正常位置。双腔气管导管位置改变的表现为单肺通气后短期内氧饱和度迅速降低,并可能伴有气管压的变化。

2. 缺氧性肺血管收缩

肺内气体交换,取决于肺的通气和肺的血流以及 $\dot{V}/\dot{Q}$。肺内的血流量及分布除受重力因素影响外,肺泡气的氧浓度亦可调节肺内的血流分布。早在 1946 年就有人提出,肺急性缺氧时可以导致肺血管收缩,即缺氧性肺血管收缩(HPV),从而使缺氧部位的肺血管阻力(PVR)增加,血流量减少。Fishman 认为缺氧可直接作用于缺氧部位的肺血管平滑肌,使其收缩,这被以后许多观察证实。当将犬的一侧支气管结扎,或吸入低氧性气体时,导致局部肺泡缺氧,均可以使缺氧区的肺血管收缩,肺动脉压升高,血管阻力增加 141% 或更多,从而分布至缺氧部位的血流量减少 52%、70%。HPV 发生的主要部位是在肺毛细血管前小动脉。由于 HPV 作用,缺氧区域血流减少与肺动脉阻力的升高,使血流向通气良好的区域分布。缺氧性肺血管收缩单肺通气时缺氧性肺血管收缩在减少萎陷肺血流中起重要作用。因此,HPV 使 $\dot{V}/\dot{Q}$ 失调缓解,肺内分流减少,因而低氧血症得到改善。这是一种局部肺泡低氧诱导的机体自身保护调节机制。

(1)HPV 的发生机制:HPV 是人体肺因急性低氧产生一种代偿性保护机制,其发生机制尚未完全明确。这一机制对减轻单肺麻醉低氧血症,提高麻醉安全性具有重要意义。HPV 使非通气侧血流减少并使血流转向通气侧而使静脉血掺杂减少,HPV 这一保护性机制可维持 $\dot{V}/\dot{Q}$ 基本正常。麻醉状态下,HPV 机制减弱或受抑制,开胸侧肺血流未能相应减少,使 $\dot{V}/\dot{Q}$ 小于 0.8,静脉分流增多,$Qs/Qt$ 增加。当行支气管插管,实施健侧肺单肺通气(单肺麻醉)时,开胸侧肺不再有通气,却仍有血流分布,形成所谓真性分流($\dot{V}/\dot{Q}$ =0)。吸入麻醉药、氨茶碱、异丙肾上腺素、肺血管扩张药或硝酸甘油、硝普钠等均有抑制 HPV 作用,使 HPV 反应时间延长 1 h 以上,同时肺内分流增加并伴低氧,$SpO_2$ 下降1.2% ~3.6% 。关于肺泡缺氧时发生 HPV 的机制目前尚不完全清楚,以往以为是神经自主反射的结果,或是低氧(主要是肺泡缺氧)直接与间接地作用于肺组织细胞,如血管内皮细胞、肥大细胞、血小板等,其合成与释放多种血管活性物质,如儿茶酚胺、组织胺、血管紧张素、5-羟色胺等使缺氧区肺动脉收缩,肺血管阻力增加。目前的研究提出,在肺泡缺氧时,刺激肺泡产生肽类内皮素(ET),ET 具有强烈而持久的缩血管作用;缺氧时肺泡产生的血栓素 $A_2$($TXA_2$)也有较强的缩血管作用,它间接介导 HPV。此外,肺泡缺氧后产生血小板激活因子(PAF)、白三烯(LTS)、内皮源性收缩因子(EDCF)都具有收缩肺血管作用,共同参与 HPV 反应,究竟哪种特质起主要作用,目前还在进一步研究中。

(2)HPV 的发生时间:开胸侧肺泡低氧迅速启动 HPV,可发生在缺氧后 5 min,60 min 达到最大限度,而且持续 4 h。这种血流的转移其中 50% 可发生在缺氧后的 2 min,7 min 时即结束。Classer 却认为 60 min 时最为明显。Benumof 在探讨影响 HPV 发生时间因素时指出,发生时间早与晚与造成缺氧的原因有关,如单肺吸入低氧性气体时,HPV 发挥作用时间远较肺不张或肺泡塌陷所致的缺氧为迅速。

(3)影响 HPV 的因素:HPV 是肺泡氧分压下降后肺血管阻力增加的一种保护性反应。HPV 受生理因素、疾病状态与药物的影响。许多因素包括生理因素如肺血管阻力(PVR)、心排血量、混合静脉血氧分压($PVO_2$)、动脉血二氧化碳分压($PaCO_2$)等;影响肺血管的因素同样影响 HPV。充血性心力衰竭、二尖瓣疾患、急慢性肺损伤等均可影响 HPV;药物因素如全身性血管活性药、麻醉药等均可影响 HPV 反应。唯有它们都处于正常范围及用药得当时,HPV 反应最为显著。肺血管处于高压或低压状态下均可削弱 HPV 反应,因为肺血管平滑肌比较单薄,难以拮抗血管压力的升高。

3. 非开胸侧(通气侧)肺泡 $\dot{V}/\dot{Q}$ 异常

侧卧位受重力影响下肺部血流多。纵隔和心脏重力压迫,麻醉肌肉松弛状态下膈肌失去收缩作用膈肌上升及腋下垫的支撑等,非开胸侧肺及胸壁的顺应性均受影响,通气量减少,通气不足,血流偏多,$\dot{V}/\dot{Q}$<0.8。另外,通气侧通气不足发生部分肺小叶不张,残气量减少,$Qs/Qt$ 增加。下侧肺虽然通气,局部范围内仍有可能 $\dot{V}/\dot{Q}$ 减少,$Qs/Qt$ 可达21% ~39% 。此时尽管改为双肺通气,肺内分流率仍可达 11% ~23% ,如果进一步增

加,即可出现低氧血症。其严重程度取决于健侧肺功能状态及对麻醉状态的调控和恰当的处理。

### (三)纵隔移动及摆动

开胸手术时存在不同程度的纵隔移动,严重时引起纵隔摆动。其原因为开胸侧胸腔由负压变成正压,推使纵隔向健侧移位。吸气相时健侧胸腔负压增加,促使纵隔向健侧推移,开胸侧萎陷肺仍保持正压,开胸侧肺内气体流向健侧,进一步使纵隔移向健侧;呼气相时健侧肺内压从负压转为正压,促使纵隔移向开胸侧。

纵隔摆动:开胸后呼吸两相的转换引起严重的纵隔移动,称为纵隔摆动。纵隔摆动的幅度与呼吸动度及肺组织的弹性和顺应性有关。纵隔摆动造成呼吸困难与低氧,心腔大血管的扭曲致静脉回流受阻,回心血量减少,心排血量降低。气管内插管人工控制呼吸下可以消除纵隔摆动,但不能完全避免纵隔移动。

### (四)反常呼吸及摆动气

开胸引起纵隔摆动,亦产生肺内气体的摆动。吸气时有部分气体从开胸侧肺被"吸"入非开胸侧肺,呼气时有部分气体从非开胸侧肺"呼"入开胸侧肺,这种情况称为反常呼吸。来往于两侧肺之间的气体称为"摆动气"。摆动气为无效腔气体(不参加交换),气流量的多少取决于呼吸道内阻力及自主呼吸强度,气体量增加时可导致缺氧和二氧化碳蓄积。声门外呼吸阻力大于开胸侧支气管呼吸阻力的程度决定反常呼吸的严重程度。麻醉期间使用肌肉松弛药后行机械间歇正压通气,基本克服了反常呼吸和纵隔摆动的生理紊乱。

## 二、开胸后对循环功能的影响

### (一)心排血量降低

原因:①胸膜腔负压消失致腔静脉回流减少,流向左心房的肺静脉血量减少,右室前负荷降低。②心脏随纵隔摆动,腔静脉入口处扭曲,阻碍腔静脉回流。特别是剧烈的摆动时使上、下腔静脉随心脏的摆动而来回扭曲,致使其静脉回流间歇性地受阻,造成回心血量减少。纵隔摆动时对纵隔部位神经的刺激也易引起反射性血流动力学改变,严重时可致心脏停搏。③萎陷肺血管床阻力增加,左心回心血量减少,左室前负荷降低。④通气血流比例失调。⑤呼吸管理不善致缺氧和二氧化碳蓄积影响肺血流量。⑥手术操作直接压迫心脏及大血管使心排量降低。

心排血量降低使血液经过组织时,组织吸收更多的氧,以满足组织的氧供的需要结果使局部静脉血的氧含量降低,使全身回心血液的氧含量降低。分流量不变时,回心静脉血氧含量低者进入动脉系统后,对动脉饱和度的影响大。若肺微血管氧含量为20 mL%,分流量为50%,混合静脉血氧含量为15 mL%,则动脉血氧含量计算应为17.5 mL%。当混合静脉血氧含量为其他条件不变,动脉血氧含量应为15%,降低到原有量的85%。

### (二)心功能受损与心律失常

原因:①心排血量减少,血压下降影响心肌血供。②呼吸紊乱致低氧二氧化碳蓄积。

③手术操作对心脏或大血管的直接刺激,压迫、牵拉。室上性心动过速常见,严重者有室性心律失常,甚至心搏骤停。

### (三)低氧血症

开胸侧肺不同程度的肺内分流($Qs/Qt$),可影响 $PaO_2$,甚至发生低氧血症。临床上有时发现当全侧肺切除或一侧肺动脉结扎后 $PaO_2$ 可迅速升高,$Qs/Qt$ 及肺泡-动脉血氧分压差显著改善。加重低氧血症的因素:①开胸及体位影响使非开胸侧存在小范围塌陷或肺不张($\dot{V}/\dot{Q} < 0.8$)。②开胸侧肺因病变或手术牵拉而影响 HPV。④麻醉药物抑制 HPV。⑤非开胸侧肺血管阻力增加,致血管不能舒张(如肺过度膨胀)。

### 三、开胸后其他病理生理改变

(1)开胸后胸膜腔及肺内压的改变及手术操作对肺门等部位的刺激导致呼吸、循环及内分泌的功能障碍。

(2)体热和体液的大量散失。

# 第二节　麻醉前的评估与准备

胸科手术麻醉的危险性以及术后心肺并发症的发生率较一般手术高。术后肺部并发症是全身麻醉后最常见的并发症,在围手术期死亡原因中仅次于心血管并发症而居第二位。胸科手术患者多患有慢性肺部疾病,有不同程度的肺功能异常。据统计,术前肺功能异常者与肺功能正常者相比,其术后肺部并发症的发生率约高 23 倍。

肺部疾病大体上可以分为两类。一类为气管阻塞性疾病,以呼气气流速率异常为特点,如慢性阻塞性肺疾病、哮喘等;另一类为限制性肺疾病,以肺顺应性下降为特征,肺容量减少,如各种原因引起的肺水肿、肺间质疾病以及外源性原因所致者。它们均可发生低氧血症、高二氧化碳血症,可合并有感染。胸科手术在切除有病变的肺组织时不可避免地要切除一部分正常的肺组织,减少了肺泡的有效通气面积。

手术操作的直接创伤也可使保留下来的肺组织出现出血、水肿等情况而影响肺通气血流比例,术后还可由于疼痛等妨碍患者深呼吸及排痰而导致分泌物坠积或肺不张。上述种种都是胸科手术患者术后肺部并发症发生率较高的原因。术前充分评估与准备,有助于减少麻醉过程的意外及术后并发症。

肺癌手术麻醉前的评估与准备旨在判断患者耐受手术麻醉的能力,确定患者接受手术的最佳时机,制订个体化麻醉方案,利于术中麻醉管理,减少术后并发症及判断手术后患者是否需要呼吸支持。肺癌手术患者多为老年人,老年患者的各个系统和器官均经历着退行性改变,储备功能降低并常合并心脑血管疾患。因此,良好的麻醉前的评估与准备尤其重要。术前评估应全面复习病史、体格检查、实验室检查与特殊检查,对患者各器官功能进行全面了解与评估。肺癌手术患者术前评估的重点应集中在呼吸系统与心血管系统。

## 一、呼吸系统术前评估

### (一)呼吸系统功能评估

应通过呼吸系统疾病症状、体格检查与肺功能检查全面了解呼吸功能,评价手术效果、预测手术风险与术后是否需要呼吸支持及呼吸支持的时间。

肺癌手术的患者伴有呼吸系统疾病的症状如下。

(1)呼吸困难:炎症、水肿、支气管痉挛等均可造成呼吸困难,呼吸困难的程度可反映呼吸系统病变的严重程度。平地步行、爬楼梯后呼吸困难或伴有气喘可反映呼吸功能状态及病变程度。

(2)咳嗽:咳嗽、咳痰是呼吸道激惹的表现,多因感染、肿物刺激或压迫引起。术前应评估咳嗽与咳痰的性质,肿物压迫与刺激多引起干性咳嗽。咳嗽伴咳痰表明呼吸道炎症反应的存在,痰量判断对气管插管的选择有意义,痰量每天超过 50 mL 必须用双腔管,以免术中患侧肺痰液流入及污染健侧肺。

(3)感染:急性呼吸系统感染是择期手术的禁忌证,术前需控制感染(如肺内分泌物的引流及控制感染),以免术后肺部感染加重或扩散。

(4)慢性阻塞性肺疾患(COPD)胸部术后发生呼吸道并发症可高达80%。

COPD 患者术前应做以下处理:①控制肺内感染。②控制支气管痉挛。③加强咳痰的训练。

### (二)呼吸系统体格检查

患者的一般情况如下。①如有无发绀、营养不良、杵状指等。②判断气管插管的难度,胸部 X 射线和 CT 检查对判断气管移位、受压的情况有帮助,还能明确肺不张和肺实变等情况。③观察呼吸频率与呼吸幅度。

### (三)肺功能检查

用于判断呼吸功能受损的程度,为麻醉手术方案地制定提供最可靠的依据肺功能评价首先评价全肺功能。指标包括动脉血气、肺活量(VC)与肺容量(LV)。如果有高碳酸血症、第 1 秒时间肺活量($FEV_1$)低于肺活量(VC)的49%或低于 2 L、最大通气量(MVV)低于预计值的49%、残气量(RV)超过肺总量(TLC)的49%、弥散功能降低49%等情况,提示全肺功能明显受损,手术风险增加,应继续评价单侧肺功能。单侧肺功能测定主要利用放射性核素测定单侧肺血流。若预计手术后 $FEV_1$ 低于 0.85 L 或切除肺组织血流占肺总血流 70%以上的情况下手术安全性明显降低。

### (四)气管支气管镜检与造影

利于明确病变的性质与范围。对于中心型肺癌若术前有不同程度的通气障碍,术前可行纤维支气管镜检查,了解肿物的部位、大小及阻塞气管的狭窄程度。

### (五)增加术后并发症的4项因素

(1)肺功能异常:术后肺并发症相对发病率最高。

(2)吸烟:碳氧血红蛋白增加,血红蛋白氧合解离曲线左移。

（3）老年（>60岁）：$FEV_1$及$PaO_2$随年龄的增长而减少，功能余气量（FRC）和闭合气量（CV）则随年龄的增长而增加，对缺氧和二氧化碳蓄积的反射性反应减弱，术后肺功能的恢复较难较慢。上呼吸道保护性咳嗽反射较迟钝，术后对呼吸道分泌物的清除能力减弱。

（4）体重超重（>20%）：呼吸做功增加，补呼气量减少，甚至可低于闭合气量，致肺泡-动脉血氧分压差增大，$PaO_2$偏低。

### （六）X射线、CT、MRI检查

有助于确定是否存在气管偏移，肺部浸润、渗出或者气胸的位置，以及疾病进程中邻近组织的受累情况。并可找到可能影响双腔管位置的气管阻塞处。

## 二、心血管系统术前评估

肺癌合并慢性呼吸系统疾患，尤其是COPD患者，常导致肺实质的明显破坏，肺间质破坏和纤维增生，肺实质弹性回缩丧失，形成间质性肺水肿。肺实质破坏引起肺血管也发生病变，表现为肺血管阻力（PVR）增高进而导致右心肥厚与扩大。心肌缺血与心脏扩大等体征，这些特征对麻醉药物的选择及术中处理有重要意义。这类患者麻醉期及术后低氧血症或呼吸循环衰竭发生率增高。评估患者心功能，检查心电图明确有无顺钟向转位，有无房室大的提示，有无肺性P波、传导阻滞、心肌缺血及二尖瓣狭窄。在患者的功能性损害中，如果他的心脏疾病和肺部疾病相互影响并出现问题，应先评价患者的心功能。预防性洋地黄治疗会使术后心力衰竭或室颤的风险降低的说法在临床上被证明无效。临床上Goldman心血管危险指数（CRI）评分应用较多（表5-1）。危险指数0~5分为CRI评分Ⅰ级，危险指数6~12分为CRI评分Ⅱ级，危险指数12~25分为CRI评分Ⅲ级，危险指数大于25分为CRI评分Ⅳ级。CRI评分Ⅲ级、Ⅳ级的手术危险明显增加。

表5-1　心血管危险指数评分

| 评分项目 | 分值 |
| --- | --- |
| 充血性心力衰竭 | 11分 |
| 近6个月内心肌梗死 | 10分 |
| 每分钟大于5次的期前收缩 | 7分 |
| 非窦性心律 | 7分 |
| 年龄大于70岁 | 5分 |
| 严重的主动脉瓣狭窄 | 3分 |
| 全身情况差 | 3分 |

### 三、心肺功能测定

#### (一)登楼试验

登四层楼,患者心率及呼吸频率在 10 min 内完全恢复登楼前水平且无心律失常,提示可较好地耐受心胸手术。一般经验:正常>10 层,全肺>5 层,肺叶>3 层,肺段>2 层。

#### (二)屏气试验

可简单评估患者在缺氧情况下的耐受力。屏气过程中,由于患者肺泡气中的 $PaCO_2$ 逐步增高,$PaO_2$ 逐渐下降,肺部气体交换减少,造成机体缺氧。缺氧后机体引起一系列的如呼吸、循环和神经系统的反应,这种情况在老年人身上发生的尤为明显。虽然屏气试验的结果能够反映人体对缺氧的耐受能力,但屏气时间长短与受试者的缺氧耐受能力和碱储备水平有关,敏感度较差,因此常用来作为手术承受能力的简单评估。平静呼吸后屏气时间<20 s,或深呼吸数分钟后再深吸气时,屏气时间<30 s,提示心肺储备功能不足。

#### (三)吹火柴试验

患者在张口而不噘起嘴唇的口型下吹气,吹灭唇前 5 ~ 7 cm 远的火柴火焰。能者,说明 $FEV_1$ 正常,否则可能存在气管阻塞性肺疾患。

#### (四)体力活动负荷试验

测定心功能,一定程度反映肺功能。患者在转速为 3 MPH(3 min/h≈4.83 km/h),倾斜 10°的条件下,不能坚持踏完 2 min,行全肺切除术的危险性很大。

#### (五)时间肺活量

最深吸气后做最大呼气,呼气时间>5 s,可能存在气管阻塞性肺疾患。详见第 3 节成人肺功能检查。

# 第三节　成人肺功能检查、诊断及临床意义

### 一、肺功能诊断

#### (一)医学参考值范围

由于影响因素众多,世界各地肺功能参数的正常预计值公式不同。在成人中,各参数符合正态分布,其中健康人群低限(LLN)和高限(ULN)分别是其最低临界值和最高临界值。理论上 LLN 和 ULN 是判断肺功能结果的最可靠标准,目前被美国胸科学会(ATS)、欧洲呼吸协会(ERS)和美国医学会采用。

由于 LLN 和 ULN 的局限,目前评估肺功能损害程度的主要临床指南仍然采用传统实测值占预计值%的老标准。在绝对值参数中,残气容积(RV)、功能残气量(FRC)、肺总量(TLC)在±20%以内为正常,其他≥80%为正常。

$FEV_1/FVC$（或 $FEV_1/FEV_6$ 或 $FEV_1/VC$）和 RV/TLC 是常用的 2 个相对值参数,不能采用实测值占预计值 80% 的比例,目前也没有公认的正常百分比标准,其中后者主要用于阻塞性通气障碍的辅助诊断,对标准的要求不严格。但前者是判断气流阻塞的必备指标,无评价标准则比较困难,实际肺功能报告多参考总体肺功能情况进行判断。比如 TLC 和 VC 正常（提示肺容积未下降）,$FEV_1$ 占预计值百分比<80%（通气功能下降）,若 $FEV_1/FVC$ 也下降（不考虑下降幅度）,则诊断为阻塞性通气功能障碍;若 VC 和 $FEV_1$ 占预计值百分比皆轻度下降（提示肺容积和通气功能皆下降）,$FEV_1/FVC$ 也下降,则诊断为混合性通气功能障碍,因为在轻度阻塞性通气障碍患者,慢呼吸时可以充分呼出气体,VC 不应该下降;若 VC 下降则应合并限制性通气功能障碍。反向分析亦如此,因为在限制性通气障碍患者肺容积下降,呼气时间缩短,$FEV_1/FVC$ 应正常或升高,下降则提示合并阻塞性通气功能障碍。肺疾病的临床指南也采用其他评价标准,如 COPD 诊断的 GOLD 标准和我国的指南均采用 $FEV_1/FVC$<70% 的固定值。气管激发试验的标准之一也是 $FEV_1/FVC$≥70% 的固定值。

众所周知,小儿的肺容积小,呼气时间短,$FEV_1/FVC$ 常在 90% 以上,甚至达 100%;健康年轻人的 $FEV_1/FVC$ 也多在 85% 以上;随年龄增加而下降,70～80 岁老年人可降至 70%。由于 $FEV_1/FVC$ 在我国没有任何公认的正常值标准。而 GOLD 标准的影响广泛,较多地区也以 $FEV_1/FVC$<70% 的间定值作为阻塞性通气障碍的标准,这必然在低年龄段人群中造成大量漏诊,而在高年龄段人群中导致过度诊断。这种以同定值诊断的方法简单方便、易于推广,但也失去一定的准确性。有学者指出,这实际上是一种简化的流行病学诊断而不是临床诊断。由于 COPD 是老年疾病,故该固定值诊断的准确率相对比较高。但我国的情况有所不同,由于大气污染严重,吸烟率高,COPD 的发病年龄降低,年龄较轻者的漏诊率高,对预后的影响比较大。气管激发试验主要用于支气管哮喘的辅助诊断,则问题史多。由于患者以年轻人居多,正常 $FEV_1/FVC$ 较高。若降至 70% 则多已有明显的阻塞,进行激发试验的风险增高,此时宜选择气管舒张试验。

**（二）目前国内肺功能参数的正常值标准**

（1）RV、FRC、TIC 在±20% 以内为正常,其他≥80% 为正常。

（2）TLC 下降是诊断限制性通气功能障碍的主要标准,但该指标测定较烦琐,影响因素较多,故常选择 VC<80% 作为标准。

（3）$FEV_1/FVC$ 下降是诊断阻塞性通气功能障碍的必备条件,但无公认标准,原则上结合病史和其他肺功能参数、检查图形进行诊断,综合国内外资料,推荐≥92% 为正常,避免与 COPD 诊断的 GOLD 标准混淆。

（4）RV/TLC 主要用于阻塞性通气功能障碍的辅助诊断,可以无严格的标准。

**（三）通气功能障碍**

1. 阻塞性通气功能障碍

指气流吸入或呼出受限引起的通气功能障碍。原则上以 $FEV_1/FVC$ 降低（不考虑幅度）伴 $FEV_1$ 占预计值百分比（$FEV_1$% pred）<80% 为诊断标准。若 $FEV_1$ 占预计值百分比为 80% 也可以诊断为阻塞性通气障碍。在轻中度阻塞患者,VC 多正常,在中重度患者多

下降,常合并 RV、FRC 和 RV/TLC 的升高。也常因气体分布不均和通气血流比例($\dot{V}/\dot{Q}$)失调而出现一氧化碳弥散量($D_LCO$)的下降。

2. 限制性通气功能障碍

指肺扩张和回缩受限引起的通气功能障碍。其诊断标准是 TLC(或 VC)<80%,多有肺一氧化碳弥散量($D_LCO$)下降,$FEV_1$/FVC 正常或升高。常伴随 RV、FRC 的下降,RV/TLC 可正常、下降或升高。

3. 混合性通气功能障碍

指同时存在阻塞性和限制性通气功能障碍。其诊断要点是先明确阻塞存在,即 $FEV_1$/FVC 下降,此时应该伴随 TLC 在正常上限、VC 正常(轻中度),或 TLC 升高、VC 降低(中重度),RV、FRC 在正常上限或升高。若 TLC、VC、FRC、RV 降低或在正常低限水平,则应诊断同时合并限制性通气功能障碍。当然也可先根据肺容积的变化诊断限制性通气功能障碍,再分析阻塞性通气功能障碍的存在,见上述。

一般与肺疾病的 F-V Loop 波形比较,从 F-V Loop 呼气波形来判断注意呼气相的下降支的形态:肺疾病或小气管病变其下降支呈凹陷形,阻塞或限制性通气其 FVC 的容量也可减少。

(四)换气功能障碍

从上述各种通气障碍的特点可以看出,换气障碍常是通气障碍伴随的必然结果,无须特别注明换气功能障碍或 $D_LCO$ 下降。但结合每升肺泡容积的一氧化碳弥散量($D_LCO/VA$)常有一定的鉴别诊断价值,在肺实质或周围气管疾病,常同时有 $D_LCO$ 和 $D_LCO/VA$ 的下降;在肺实质疾病,$D_LCO/VA$ 下降更明显。在单纯肺外结构病变、肺内孤立性病变、肺部分切除术等导致的限制性通气功能障碍,$D_LCO$ 下降,但由于通气肺组织的结构正常或基本正常,$D_LCO/VA$ 多正常。若肺容量、通气功能参数皆正常,仅有 $D_LCO$ 下降,则肺功能诊断为肺通气功能正常或基本正常,换气功能障碍(或 $D_LCO$ 下降),是肺血管病变的特点。

(五)小气管功能障碍

指反映小气管功能的参数,主要是用力呼出 50% 肺活量的呼气流量($FEF_{50}$)、$FEF_{75}$呼气中期流量(MMFF)下降而常规通气功能参数正常的病理生理状态。这是小气管轻微病变或肺组织弹性轻微下降的标志,常见于 COPD 的早期和支气管哮喘的缓解期,以及老年人和长期吸烟者。若同时出现 $FEV_1$/FVC 下降等改变,则诊断为阻塞性通气功能障碍;若同时出现 TLC、VC 下降则诊断为限制性通气功能障碍,而不能诊断为小气管功能障碍。

## 二、肺功能障碍分级

### (一)肺通气功能障碍的分级

最大自主通气量(MVV)是反映通气能力的最科学指标,既往多用于反映通气功能障碍的程度。MVV 测定比较困难,但其和 $FEV_1$ 呈非常好的线性正相关,可用后者进行换算。这实际上并无多大价值,故目前直接用 $FEV_1$ 的实测值评价通气功能,而不再进行换算。不同国家或学术部门的分级标准不同,简述如下。

2000 年美国医学会的肺功能分级标准:①轻度,60%≤$FEV_1$ 占预计值百分比正常值下限;②中度,41%≤$FEV_1$ 占预计值百分比≤59%;③重度,$FEV_1$ 占预计值百分比≤40%。

2005 年 ATS/ERS 的标准为:①轻度,70%≤$FEV_1$ 占预计值百分比;②中度,60%与 $FEV_1$ 占预计值百分比≤69%;③中重度,50%≤$FEV_1$ 占预计值百分比≤59%;④重度,35%≤$FEV_1$ 占预计值百分比≤49%;⑤极重度,$FEV_1$ 占预计值百分比<35%。

相比较,美国医学会的 3 度分级方法比较合理,和弥散功能的分级标准一致,可操作性强。

国内多数单位的分级方法与其相似:①轻度,60%≤$FEV_1$ 占预计值百分比<80%。②中度,40%≤$FEV_1$ 占预计值百分比<60%。③重度,$FEV_1$ 占预计值百分比<40%。

### (二)换气功能障碍的分级

各国对 $D_LCO$ 的分级标准比较一致,皆采用 3 级分类法,我国的标准为:①轻度,60%≤$D_LCO$ 占预计值百分比<80%;②中度,40%≤$D_LCO$ 占预计值百分比<60%;③重度,$D_LCO$ 占预计值百分比<40%。

$D_LCO/VA$ 的分级相同。

### (三)客观评价分级标准

肺功能异常的判断标准和分级标准选择的参数不一致,故少数情况下会出现 $FEV_1$/$FVC$ 已明显下降(如 MVV 增大,其下降幅度常小于 VC 和 TLC)。目前的通气功能分级标准皆选择 $FEV_1$,使可操作性增强,但也出现一定的问题,故需灵活掌握。COPD 的肺功能分级标准采用 4 级分类法,与上述标准皆不同。多年的研究结果证明,肺功能情况及肺功能障碍的程度与受检者的运动能力、临床症状相关性比较弱,临床评估需综合考虑,但固定的标准还是必要的。

## 三、其他与肺功能障碍有关的概念

### (一)气管阻塞

气管阻塞指气管病变导致气管管径缩小,气体呼出或吸入障碍,是阻塞性通气功能障碍的最常见原因。周围气管阻塞最常见,中心气管阻塞也不少见,且其最大呼气流量-容积曲线(MEFV)和最大吸气流量-容积曲线(MIFV)常有较明显的特征性改变。

1. 固定性大气管狭窄

指大气管狭窄,气管阻力不随吸呼气时相的变化而变化,最大呼气流量和吸气流量恒定,故 MEFV 和 MIFV 曲线呈对称的梯形,用力呼出 50% 肺活量的呼气流量($FEF_{50}$)和用力吸入 50% 肺活量的吸气流量($FLF_{50}$)之比接近或等于 1。因大气管横截面积非常小,轻微阻塞即可导致呼吸流量的显著下降。

2. 胸廓内非固定性大气管阻塞

胸廓内气管阻塞,且阻塞程度随吸、呼气时相的变化而变化。吸气时胸腔负压显著增大,气管扩张,气管阻力明显降低;而呼气时胸腔负压明显降低,气管回缩,气管阻力显著增大,因此在 MEFV 曲线上,PEF 显著下降,图形表现为不是很陡直的平台,而在 MIFV 曲线上,PIF 下降幅度要小得多。$FEF_{50}/FIF_{50}$ 明显<1。

3. 胸廓外非固定性大气管阻塞

胸廓外气管阻塞,且阻塞程度随吸、呼气时相的变化而变化。吸气时胸腔负压增大,伴随阻塞部位上游气管的负压显著增大,从而导致阻塞部位出现气管回缩,阻力明显增大;而呼气时胸腔负压显著降低,阻塞部位上游气管正压显著增加,导致阻塞部位气管扩张,阻力显著降低,因此在 MIFV 曲线上 PIF 显著下降,图形表现为不是很陡直的平台,而在 MEFV 曲线上,PEF 的下降幅度要小得多,$FEF_{50}/FIF_{50}$ 明显>1。

4. 一侧主支气管的不完全阻塞

因健侧支气管的阻力正常,呼气时流量迅速上升至较高的峰值,并迅速完成,故初始部分流量较大;而病变侧阻力显著增大,气体呼出显著减慢,故终末部分呈流量显著降低、时间较长的曲线;吸气相变化类似,初始部分流量大,吸气后期流量缓慢,呈“双蝶型”改变。

### (二)气管陷闭

正常情况下,气管随呼吸周期的变化而出现内径和阻力的周期性变化,但幅度不大,各部位气管始终处于开放状态。若疾病导致一定时间和一定吸、呼气时相内出现气管的完全闭合和气流停止,则称为气管陷闭。

1. 上气管陷闭

上气管肌肉具有一定基础张力保持气管开放。每次膈肌收缩前,神经放电引起上气管肌肉收缩。颏舌肌收缩牵动舌头向前固定咽壁,进一步保持上气管开放和抵抗吸气时咽腔内负压对上气管的陷闭作用;随后肋间肌收缩稳定胸壁,膈肌和肋间外肌收缩产生胸腔负压完成吸气。若上述结构和功能的完整性发生破坏,则可发生上气管的塌陷和气流停止,称为上气管陷闭。常见于阻塞性睡眠呼吸暂停综合征。

2. 小气管陷闭

小气管缺乏软骨环的支撑,主要依靠肺组织弹力纤维环的牵拉而保持开放,受吸、呼气时相的影响较大。若出现肺结构的破坏,肺弹力纤维的支撑作用显著减弱,则吸气时胸腔负压增大。小气管内径增大,呼气时胸腔负压显著降低,小气管塌陷和气流停止,称为小气管陷闭。小气管严重阻塞时也容易发生呼气相的陷闭:前者主要见于 COPD,后者常见于支气管哮喘。

### (三)气流受限

气流受限又称气流阻塞,是一种功能概念,指气流吸入或呼出受限,是气管阻塞或气管陷闭的结果。

1. 呼气气流受限

指气管管径在呼吸运动中同肺组织失去协调,出现呼气相气管内径显著缩窄或提前关闭,导致呼出流量受限的病理生理状态。

**2. 吸气气流受限**

指气管管径在呼吸运动中同肺组织失去协调,出现开放不足,导致吸入流量受限的病理生理状态。

**3. 可逆性气流受限**

$FEV_1/FVC$ 占预计值百分比降低时,可根据吸入气管舒张剂后 $FEV_1$ 的改善率、PEF 昼夜波动率或日变异率来判断气流阻塞的可逆程度。一般认为 $FEV_1$ 改善率 $\geqslant 12\%$ 同时伴绝对值增加 200 mL 为阳性,表示阻塞有可逆性;PEF 昼夜波动率 $\geqslant 20\%$ 也提示气流阻塞有可逆性。

**4. 不完全可逆性气流受限**

若上述治疗后 $FEV_1$ 改善率或 PEF 昼夜波动率达不到阳性标准则称为不完全可逆性气流受限,是诊断 COPD 的常用检查。

**(四)肺过度充气**

肺过度充气是呼气末肺容积异常增大的一种病理状态,肺泡间隔可以出现破坏(如肺气肿),也可以完整;可以是生理性代偿,也可以是病理性扩张;可以是局限性,也可以是双肺弥漫性。

**1. 动态肺过度充气(DPH)**

指潮气呼气末肺容积超过了由肺和胸壁的弹性回缩力所决定的 FRC,见于气流阻塞或呼气用力导致的气体陷闭,给予充分放松呼气肌或充足的时间呼气后,气体仍能呼出。主要见于支气管哮喘和 COPD 的急性发作期。

**2. 静态肺过度充气(SPH)**

指 FRC 的异常增加,且由肺和胸壁的弹性回缩力所决定,主要见于 COPD 的缓解期。可以单独存在,也可以与 DPH 同时存在。在后者,若给予充分放松呼气肌或充足的额外呼气时间,气体充分呼出后仍存在的过度充气状态即为 SPH。

**3. 气体陷闭**

呼气末气体不能充分呼出,而在肺内异常潴留的病理状态。常因急性气流阻塞而发生,也可在静态肺过度充气的基础上逐渐发生。

**4. 气体陷闭容积**

指在平静呼气末,给予充分放松呼气肌或充足的额外呼气时间后,继续呼出的气量。

**5. 吸气末肺容积**

气体陷闭容积与潮气容积之和,反映肺过度充气的程度,是指导支气管哮喘患者机械通气的指标。

**(五)通气代偿**

通气代偿指通气功能障碍患者,通过代偿性呼吸增强、增快,VA 增大,使 $PaCO_2$ 不超过正常范围高限的病理生理状态。

### （六）通气失代偿

通气失代偿指严重通气功能障碍患者，VA 增大不足以克服通气阻力增加，出现呼吸性酸中毒的病理生理状态。

## 四、肺功能测定的临床意义

在肺功能测定（PFTs）测定中，最大通气量（MVV）被用来评估能否耐受大手术的安全指标，1 秒率（$FEV_1$/FVC）是特别有价值的，已被介绍作为预示潜在术后呼吸衰竭的筛选手段。术前小气管功能明显异常（$FEV_1$% pred<70%）会明显增加术后心肺并发症的发生率。上述表现以 60 岁以上的老年人更明显，因此，肺癌患者术前肺功能测定对于肺癌患者特别是 60 岁以上的老年人尤其重要，必要时还应结合血气分析。老年人出现肺气肿时多伴有肺通气功能减退，尤以 $FEV_1$% pred、最大呼气中期流速（MMF）和 MVV% 的降低为明显，主要系肺泡弹力减退，气管阻塞合并呼吸肌衰弱，导致通气功能减退。其中 MMF 的临床意义比 FVC 及 MVV 更敏感，主要反映小气管的阻塞程度。MMF 下降，表明气管阻力大，肺静态回缩力减小，肺顺应性下降，肺通气功能有严重损害。这对肺气肿患者早期诊断有一定价值，可以作为判定肺气肿患者肺功能的主要指标，符合实际临床意义，其中 $FEV_1$% pred 和 MVV 反映阻塞性改变，VC 反映限制性改变，$V_{50}$/$V_{25}$ 反映小气管阻力的增减，它们从 3 个方面反映了肺功能的基本面貌。因此，通过这些指标将有助于我们判别其肺功能改变的类型，同时可以作为指导临床治疗的重要的辅助指标。

对正常肺功能者肺功能测定不一定必要，对有异常者检查则属必要。PFTs 的临床意义如下。

（1）有助于诊断肺病变类型：肺癌合并慢性限制性疾病，如肺间质性、纤维性病变或过度肥胖；慢性阻塞性疾病，如肺癌合并慢性支气管炎、肺气肿等（表 5-2）。

（2）有助于了解病者是否能耐受开胸或全肺切除术。肺功能测定与手术危险性评估详见表 5-3，表 5-4。

**表 5-2　呼吸系统疾病肺功能测定指标**

| 项目 | 阻塞性疾病 | 限制性疾病 |
| --- | --- | --- |
| TLC | 无改变或增加 | 降低 |
| FRC | 增加 | 减低 |
| RV | 增加 | 降低 |
| VC | 无改变或减少 | 减低 |
| $FEV_1$ | 降低 | 无改变或降低 |
| $FEV_1$/FVC | 降低 | 无改变或增加 |
| $D_LCO$ | 无改变或降低 | 降低 |

注：TLC，肺总量；FRC，功能余气量；RV，余气量；VC，肺活量；$FEV_1$，第 1 秒时间肺活量；$FEV_1$/FVC，第 1 秒时间肺活量与最大肺活量的比值；$D_LCO$，肺 CO 弥散功能。

表 5-3　肺功能测定与手术危险性评估表

| 项目 | 肺功能测定 | 手术危险性大的指标 |
|---|---|---|
| 总肺功能 | 动脉血气 | 高碳酸血症 |
| | | 单侧 $FEV_1<0.85$ L |
| | 肺量计 | $FEV_1<2$ L |
| | | MVV<50% 预计值 |
| 单侧肺功能 | 肺容积 | RV/TLC>50% |
| | 左右分测肺功能 | 预计术后 $FEV_1<0.85$ L 或大于 70% 的血流流向患侧 |

注：$FEV_1$，第 1 秒时间肺活量；MVV，最大自主通气量；RV，余气量；TLC，肺总量。

表 5-4　三种肺切除术的肺功能最低安全标准

| 测定内容 | 单位 | 正常值 | 最低安全标准值 | | |
|---|---|---|---|---|---|
| | | | 全肺切除 | 肺叶切除 | 肺段切除肺活检 |
| MVV | L/min | >100 | >70 | 40～70 | 40 |
| MW | 预计值% | 100 | >55 | >40 | >35 |
| $FEV_1$ | L | >2 | >2 | >1 | >0.6 |
| $FEV_1$% pred | 预计值% | >100 | >55 | 40～50 | >40 |

注：MVV，最大自主通气量；$FEV_1$，第 1 秒时间肺活量。

分侧肺通气功能及肺血流量测定：对双侧肺通气功能异常者应进行分侧肺功能及血流量的测定。即以 $^{133}Xe$ 或 $^{99}Tc$ 行单肺血流测定，当分流至患侧的肺血流>70% 或健侧肺的 $FEV_1<0.85$ L 时，表明患者难以耐受一侧全肺切除。

# 第四节　血气分析

随着胸外科手术方法的改进、术中麻醉和护理水平不断提高，肺功能不全和高龄患者也能接受开胸手术。对降低开胸术后并发症发生有重要的临床价值。PFTs 用来评估外科手术，尤其是心胸外科手术适应证和围手术期的处理方法，广泛应用临床。准确评估术前患者心肺功能可以预测手术患者对于手术的耐受程度及术后心肺并发症发生率。通过肺功能检测，可以明确患者对于全身麻醉的耐受能力，能否耐受手术、能耐受何种手术、围手术期内风险度的评估，以及预测手术后可能发生的并发症等。因此，肺功能已成为临床中常用的一种检测方法。肺功能是一项需要患者配合的检查，配合得好坏直接关系到检查的效果。只要仔细听好医务人员的指导，按医生的指导做用力或快速吸气与呼气等动作，一般可顺利完成肺通气、换气、弥散功能的测定。由于部分患者不能配合肺功能检测,有些患者尽管尽到最大努力仍不能达到标准,尤其对于严重气管阻塞患者往往难以达到标准,如果强求患者达到此标准,有些患者可能会出现如头痛、疲倦,甚至晕厥等明显不适症状,而且肺功能检查结果受患者主观因素的影响,肺功能检测在一些情况下并不能真实反映患者的肺功能、$CO_2$ 和 $O_2$ 交换能力。因此拟行较大的胸科手术者,或(及)估计病情较重者,术前需行肺功能测定同时应进行动脉血气分析。

血气分析可用于估计血液运输气体和肺部气体进行交换的能力,综合反映肺的通气和换气功能,并逐渐成为高龄患者术前心肺功能评估的必要的检测项目。血气分析可对血液中所含的各种气体成分、气体分压、$H^+$ 浓度进行直接测定,并由此推算出有关参数,评估患者血液与肺泡气体交换的能力,可以间接推算出心脏功能(Fick 法心搏出量测定)。

常规血气分析只是术前静态检测心肺功能的一项指标,不能评估患者心肺功能的代偿能力。目前动脉血动态血气分析是客观和准确地评估心胸外科手术适应证和围手术期处理的重要方法,预测术后发生的心肺并发症是一项非常有价值的指标。研究发现,安静状态下 $SaO_2 \leqslant 90\%$ 或者运动后 $SaO_2$ 下降程度 $\geqslant 4\%$ 或下降至 90% 以下是术后出现并发症的高危因素,则患者对开胸手术承受能力较差,应当慎重考虑手术并发症的风险。

动态血气分析的方法:患者桡动脉穿刺留置动脉套管针,安静状态下采集动脉血并立即查血气,同时记录安静状态下受试者各项生命指标(P、R、BP、$SaO_2$)。嘱患者爬楼梯(根据患者情况爬楼 3 ~ 5 层),于运动后继续记录受试者各项生命指标(P、R、BP、$SaO_2$),并于运动后即刻、运动后 2 min、4 min、6 min 采集动脉血并立即查血气。

动脉血气分析更加客观和准确预测患者术前心肺功能。其运动后即刻动脉血气分析的 $SaO_2$ 是最有价值的一项指标,抽取患者安静状态、采取运动后即刻的动脉血进行动脉血气分析:如果患者出现运动后下降程度 $\geqslant 4\%$ 或下降至 90% 以下,安静状态下的 $SaO_2$ <90%,患者对开胸手术承受能力较差,应当慎重考虑手术并发症的风险。结合 PFTs 检查,当 $FEV_1/FVC < 70\%$,$PaCO_2 > 6$ kPa(45 mmHg),表明患者有轻度阻塞性通气功能障碍,提示术后早期(2 ~ 3 d)可能需行机械通气治疗。拟行全肺切除术者,如以下任一项异常则术后呼吸衰竭的发生率明显增加。

(1)吸空气时 $PaCO_2 > 6$ kPa(45 mmHg)。

(2)$FEV_1/FVC < 50\%$ 或 $FEV_1 < 2$ L。

(3)MMV/预计值<50%。

# 第五节　肺隔离技术

肺隔离技术是指在气管隆嵴或支气管水平将两侧肺的通气径路分隔开,可进行一侧单肺通气(OLV)或两肺分别进行机械呼吸的技术。胸部手术开胸侧肺的萎陷或经单侧支气管插管进行肺通气,称为单肺通气或单肺麻醉。肺癌手术需要患肺部分或完全肺萎陷,电视辅助胸腔镜手术(VATS)需要更满意的患肺塌陷。因此,肺隔离技术实施以有效单肺麻醉为前提。肺隔离为肺癌手术操作创造理想的术野,方便手术操作,保护健侧肺。对于肺癌手术患者肺隔离无绝对禁忌。

实现双肺隔离通常有 2 种方法,第 1 种就是双腔支气管导管(DLT),第 2 种是可以阻断目标肺叶或肺段支气管使阻断远端的肺叶或肺段塌陷的设备。

目前临床常用主要有 Univent、Arndt 与 Coopdech BB 3 种阻塞器,有时在实际临床工作中我们选择普通单腔管直接插入需要通气侧,完成手术后将单腔管退到主支气管。各种技术有各自的优缺点,应根据患者病情与手术需要分别选用。本节将重点讲述 DLT 的结构、应用及相关问题的处理,简单介绍其他非隔离设备的原理和应用,并将各种非隔离设备的隔离效果和应用指征进行比较。

## 一、双腔支气管导管(DLT)

### (一)DLT 的基本结构和型号

1949 年,Carlens 发明的 DLT 使肺隔离技术获得飞跃。20 世纪 50 年代末 Robertshaw 对 Carlens 型 DLT 进行改进,发明了右侧 DLT。20 世纪 80 年代,聚氯乙烯导管代替了橡胶导管。Mallinckrodt 公司、Portex 公司和 Sheridan 公司提供 DLT 的型号均包括 41 Fr、39 Fr、37 Fr 和 35 Fr 4 种型号,此外 Mallinckrodt 公司还有左 32 Fr DLT 和左 28 Fr DLT 2 种型号。Phoenix 公司提供 DLT 的型号分为 large(45 Fr)、medium(39 Fr)、small(35 Fr)和 extra small(30 Fr)。

目前临床最常用的是 Robertshow 型 DLT 有右侧型管或左侧型管 2 种,其构造可简单概括为"一根管、两个腔、两个弯曲、两个套囊"。右侧和左侧 DLT 的区别:右侧和左侧的 DLT 的差别在于其主支气管的长度不同。一般右上叶支气管从右主支气管的 2.1 ~ 2.3 cm 处发出。右侧 DLT 的支气管腔必须送到气管隆嵴,让套囊能将支气管与气管腔隔离同时不能阻塞右上肺叶开口。左侧 DLT 常见的有 Rusch、Mallinckrodt、Sheridan 3 种,主要区别在套囊,Rusch 与 Mallinckrodt 管的套囊内压低于 Sheridan 管的套囊内压。这些导管行肺隔离时的套囊内压较低,支气管套囊注气 1 ~ 3 mL 后套囊内压在 15 ~ 20 cmH$_2$O,正压通气气管峰压达 30 cmH$_2$O 时无漏气现象,表明肺隔离良好。若套囊内容量超过 3 mL 才能完成隔离时应调整 DLT 位置,注意左侧 DLT 可能进入右主支气管、左肺上叶或下叶的叶支气管。右侧 DLT 常见的也有 Rusch、Mallinckrodt,Sheridan 3 种,3 种导管的共同特点是支气管套囊后导管侧壁有一侧孔,用于右上肺通气。右侧 DLT 行肺隔离时套囊内压较高,40 ~ 49 cmH$_2$O,右侧 DLT 插入过深易导致右上肺不张。Suzuki 等认为用生理盐水膨胀支气管套囊可降低但肺通气时 DLT 的错位率。

DLT 共同特点一根管腔内有大小相同的 2 个管腔,都设计有 2 个套囊(一个套囊为白色的主气管套囊,标以"T"-气管内导管字样;另一个套囊为浅蓝色的支气管的套囊,标以"B"-支气管内导管字样)。支气管套囊设计为浅蓝色,有助于光导纤维支气管镜(FOB)的识别。2 个套囊各自分别与其远端的测试小气囊相连接。由于 DLT 横截面呈椭圆形,不适合以直径反映其规格,以导管的外周径值(Fr)标号。Fr = 导管外径(mm)×3.14,Fr 为导管的外周径值。有 41 Fr、39 Fr、37 Fr、35 Fr 和 28 Fr 的 DLT,其相应管腔内的单腔内径分别为 6.5 mm、6.0 mm、5.5 mm、5.0 mm 和 4.5 mm。其中 28 Fr DLT 只有左侧 DLT。临床上应该注意，它们有较高的通气阻力并容易被分泌物阻塞。

尽管 DLT 的制造工艺有很大进步逐渐扩大了 DLT 的用途，其固定的结构设计并不能完全适合每一位患者。由于个体差异，有的患者右上叶支气管有时短于 2.1 cm 甚至直接从气管分出，这时将支气管与气管腔隔离同时不阻塞右上叶支气管出现困难。左主支气管长 4.0~5.0 cm，这样允许有更长的空间调节支气管腔及其套囊。

### （二）右侧和左侧 DLT 的选择

一般原则：左右导管选择的标准是左开胸选右 DLT，右开胸选左 DLT。型号（粗细）选择的的标准是在保证拟选的右侧或左侧 DLT 能顺利插入气管和支气管前提下，选择较粗的导管。也有不同的观点认为为了减轻气管插管的损伤可选择较细的 DLT，经纤维支气管镜（FOB）定位后发现较细和较粗的 DLT 对术中低氧血症的发生率和肺隔离效果并无差别。插入深度的标准是 DLT 导管前端能正确到达或经调整后能到达预定支气管。右侧主支气管短，使放置右侧 DLT 困难，支气管套囊可在 1 cm 范围内移动并容易阻塞右上叶开口，由于这一危险而常选用左侧 DLT。尽管左侧 DLT 存在上述优势，临床实践证实有时并非完全如此。经过大量的临床操作，建议是右侧胸内手术选用左 DLT，左侧胸内手术选用，右 DLT 为好，优点是可以充分保障健肺的通气，加之 FOB 的常规应用右 DLT 的定位已不是问题。另外，尤其对于目前广泛开展的电视辅助胸腔镜手术（VATS）更须如此，选择对侧导管（左开胸选右 DLT，右开胸选左 DLT）有利于 VATS 气管隆嵴下淋巴结时暴露和操作。

### （三）DLT 型号（粗细）的选择

一般原则是以能顺利置入气管内并能正确到位的最大管径值的 DLT，目的是有利于通气、吸引和定位。以前的研究认为具有以下一项指征即可确认导管选用偏粗：①导管插入时感觉有阻力。②FOB 引导管端亦无法进入支气管。③气管套囊注气<2 mL 既封闭良好。④支气管套囊注气<1 mL 甚至不注气就能达到两侧肺隔离良好。

具有以下一项指征即可确认导管选用偏细：①气管套囊注气超过 6 mL 正压通气时才不漏气。②支气管套囊注气超过 3 mL 两侧肺始能隔离。这些指征均为完成 DLT 插管后进行验证。如何在 DLT 插管前准确预知 DLT 的型号（粗细）很关键，可避免插管后再更换 DLT。

拟选 DLT 型号（粗细）的依据，Brodsky 等测定 70 例年龄 13~82 岁患者的气管内径值［男（20.9±0.3）mm，女（16.9±0.3）mm］，按气管内径测量值选择 Mallinckrodt 左 DLT 时，认为测量值≥18 mm 时可选择 41 Fr，≥16 mm 可选择 39 Fr，≥15 mm 可选择 37 Fr，≤14 mm 可选择 35 Fr。Chow 等按 Brodsky 的方法选择 Mallinckrodt 左 DLT 时，发现选择合适的仅占 66.7%，导管过粗占 28.8%，导管过细占 4.5%，男性选择准确率（77.3%）大于女性（45.5%）。因此认为 Brodsky 设定的标准不适用于亚洲人，尤其是亚洲女性。

临床上大致的选择标准：女性身高 160 cm 以下者选择 35 Fr DLT，身高 160 cm 以上者选择 37 Fr DLT。男性身高 170 cm 以下者选择 39 Fr DLT，身高 170 cm 以上者选择 41 Fr DLT 除身高外，选择 DLT 还应考虑患者体型。欧阳葆怡等在麻醉前通过测量 2412

例患者胸部 X 射线后前位平片锁骨胸骨端水平气管内径值,以国人气管内径值为选择 DLT 型号的依据。发现当气管内径测量值≥19 mm 时选择 41 Fr 或 45 Fr DLT、≥17 mm 时选择 39 Fr、≥15 mm 时选择 37 Fr、≥13 mm 时选择 35 Fr、≥11 mm 时选择 32 Fr 或 30 Fr、9~11 mm 时选择 28 Fr 较为合适。以气管内径值为选择 DLT 型号的依据,首次插管成功 2178 例次(90.3%),首次插管失败,更换导管再次插管成功 221 例次(9.2%),插管总成功率 99.5%。成年组插管成功的 2360 例选用的导管型号与气管内径测量值呈高度直线相关($r=0.7956$,$P<0.01$),回归方程:导管法制号(Fr)= 27+0.7×气管内径测量值(mm)。叶靖等麻醉前通过多排螺旋计算机体层摄影(MDCT)建立的气管结构和支气管的三维(3D)图像,对气管支气管结构进行评估,这为胸外科单肺麻醉提供极为有用的影像信息。OkudaI 等对 100 例患者右主支气管三维图像的长度和直径进行测量发现:气管支气管结构与患者的体形外观如体格、身高无关。并发现几例包括短右主支气管<1.0 cm、右支气管的异常和气管狭窄的患者。3D 影像可显示气管结构的问题区域,并帮助麻醉医师选择适合气管结构变化最合适的支气管。因此,认为该技术有助于提高单肺麻醉的安全性能。

肺癌患者常规行胸部 CT 检查。我们的研究认为测量患者胸部 CT 胸骨端水平气管内径值及多层螺旋 CT 气管或支气管三维成像对 DLT 型号(粗细)选择和定位具有重大临床应用价值。DLT 型号(粗细)选择的针对性强,可以做到 DLT 型号(粗细)选择个体化,避免更换导管防止浪费。

**(四)DLT 插管方法和技巧**

结合我们的临床经验,简述 DLT 插管法与插管力学分析及插管后的相关问题。DLT 配有硬质管芯有助于增加管子的硬度,以利于导向其通过声带和上呼吸道。由于 DLT 是一种相对较粗的气管内管,在放置前应润滑。选择的 DLT 太细时,需要将套囊过度充气使正压机械通气不漏气,这就增加了气管损伤的危险。主气管套囊充气常需要 6~8 mL,而支气管套囊通常仅需要 2~3 mL,已有报道,套囊过度充气可造成主支气管破裂。管芯可作为较长的支气管腔向隆突放置的最初导向。然而,很多麻醉医生可以不用管芯,将管子盲插放进主支气管。当支气管导管通过声门后,左管稍向左旋转,右管稍向右旋转,摆正导管向前缓缓推进至遇到阻力不能再进时利用双腔支气管导管的固有曲度让其自然回弹,然后再退出 0.5~1.0 cm。导管到位率高的前提是 DLT 型号(粗细)的选择合适,偏细的导管容易插深。插管时特别注意不能强行置管,否则可能出现主支气管损伤。一种可行的技术是取出管芯,利用 FOB 引导置入 DLT 同时完成定位。

左 DLT 管端误入右支气管的处理:因解剖变异、右肺病变使纵隔发生移位或左上肺病变牵拉左支气管时,左主支气管与主气管的夹角可增大到 55°以上,左 DLT 管端容易滑入右支气管。左聚氯乙烯 DLT 管端误入右支气管的发生率明显高于橡胶类 DLT。遇到这种情况后先将套囊放气,导管后退至距门齿 20 cm 处,将患者头右转 90°同时将左 DLT 逆时针旋转 90°再向下推进导管,导管易进入左侧支气管。左 DLT 管端误入右支气管的另一种处理方法是夹闭主气管通气,控制呼吸并后退导管,见到双侧胸廓起伏后将患者头向右侧旋转,导管同时逆时针旋转推进易使左侧 DLT 进入左支气管。在上述方法不能奏效的情况下使用支气管镜引导插管。

需要注意的是有时置入右 DLT 尽管深度合适，但因导管的支气管端发生旋转，使其侧孔无法与右上肺叶支气管开口对准而造成管端错位，多因管端相对偏粗所致。Sheridan 右 DLT 的支气管套囊是双囊式，如置管深度合适，仅管端发生旋转不会引起右上肺叶通气障碍。其他类型导管管端旋转达 90°时，侧孔两侧的支气管套囊正好阻塞右上肺叶支气管开口，而阻断右上肺叶通气。有一种带可伸缩隆突钩的左双腔支气管导管放置成功率高于不带隆突钩的左双腔支气管导管。尽管 DLT 可以盲置，但如果遇到困难时，应使用 FOB。FOB 是 DLT 对定位很有效，是 DLT 定位的金标准。尤其放右侧支气管时，如上所述，在听诊认为 DLT 位置正确的患者中，FOB 检查发现未到位率仅为 48%，标准成人 FOB 通常外径为 4.9 mm，完全能通过 37 Fr DLT 的管腔。

**（五）DLT 管端正确到位的预测和判断方法**

DLT 的精确定位的目的一方面是为获得满意的肺隔离效果，另一方面是必须在管端正确到位的前提下才能保证单侧肺通气时有足够的肺泡通气面积，防止缺氧，这对于术前肺功能较差的患者尤为重要。

1. DLT 管端置管深度的预测

Brodsky 等通过分析 101 例成年患者用 FOB 证实左 Mallinchrodt DLT 管端正确到位时的置管深度与身高明显相关，其回归方程分别为：男性置管深度（cm）= 0. 11×身高（cm）+10. 53，女性置管深度（cm）= 0. 11×身高（cm）+10. 94。鉴于上述回归方程是通过欧美人群的测试获得的，不一定符合国人解剖特征的要求。欧阳葆怡等分析 700 例胸科麻醉时用 DLT 行肺隔离术者，发现身高与置管深度两者间呈高度相关，其回归方程分别为：男性左 DLT 插管深度（cm）= 0. 15×身高（cm）+4. 87（$r = 0. 6800, P < 0. 01$）；男性右 DLT 插管深度（cm）= 0. 20×身高（cm）−2. 61（$r = 0. 7064, P < 0. 01$）；女性左 DLT 插管深度（cm）= 0. 13×身高（cm）+7. 93（$r = 0. 5583, P < 0. 01$）；女性右 DLT 插管深度（cm）= 0. 18×身高（cm）−0. 12（$r = 0. 8026, P < 0. 01$）。按上述回归方程判断置管深度，使男性左 DLT 管端错位发生率从 45. 5%下降到 17. 3%；女性左 DLT 管端错位发生率从 53. 1%下降到 11. 8%；男性右 DLT 管端错位发生率从 61. 0%下降到 28. 0%；女性右 DLT 管端错位发生率从 63. 1%下降到 35. 9%。DLT 管端总错位率减少了 60%。

2. DLT 管端正确到位的判断方法

（1）通过胸壁运动来判断放置 DLT 是否到位：最简单易行的判断放置 DLT 是否到位的方法是通过观察胸壁运动来判断，尤其对于偏瘦的患者判断更为简便。具体的步骤是双腔支气管导管插入后，将二套囊充气，未阻断前双侧胸壁随手控通气或机械通气起伏一致。将一侧管腔阻断及另一侧管腔打开后，阻断侧胸壁起伏消失，而另一侧正常，未阻断侧出气口无漏气。而当气管腔阻断及排气口打开时，气管腔侧呼吸运动及胸壁起伏消失，支气管腔侧正常，出气口同样应无漏气。对于胸廓顺应性差的患者其敏感性差。

（2）听诊法：是确定 DLT 管端正确是否恰当的另一个简便方法。DLT 导管插入后通过听诊呼吸音来定位。听诊的内容包括：插管前后的双肺对称区域听诊呼吸音并对比，判断导管是否在气管内。单侧肺通气前后同侧同一听诊区呼吸音对比判断通气效果，左右对称听诊区呼吸音对比鉴别呼吸音和传导的呼吸音判断隔离的效果。听诊的步骤包括:插管后先向主气管套囊注气,以正压通气时气管不漏气为准;检查两肺呼吸音应与置管前相同;再向支气管套囊注气,两肺呼吸音应与注气前相同;然后行单侧肺通气,当气管峰压达 25 cmH$_2$O 时通气肺的上、下肺呼吸音应正常,非通气肺的呼吸音消失,此时可以认为达到良好的肺隔离效果。听诊法是判定 DLT 管端位置简便易行,但其准确率有限。大量临床实践表明听诊法只能判定两肺是否分隔和支气管套囊是否阻塞上叶支气管口,不能排除过浅(部分小套囊在支气管口以外)和过深(导管支气管套囊以下部分超过上叶支气管口近侧缘)两种情况,过浅容易脱管,过深在体位变化和术者牵拉时易出现上叶通气不良,故听诊法不能完全判定导管的正确位置。听诊法要求麻醉医生有一定的呼吸音听诊经验。有学者的临床教学经验认为,规范的听诊训练可以迅速培养年轻医生的听诊水平。术前访视患者听诊双肺呼吸音,插管后听诊,FOB 定位验证后再听诊,摆体位后听诊,着重强调呼吸音的对比,尤其是 FOB 定位前后的呼吸音对比。

听诊法判断 DLT 管端位置的可信度:尽管通过仔细听诊确认 DLT 管端已"正确"到位时,用 FOB 检查仍可发现 48% 的导管管端不到位。左 DLT 管端错位率高达 37%,右 Mallinckrodt 聚氯乙烯 DLT 右上叶阻塞发生率达 89%,Leyland 红橡胶 DLT 右上叶阻塞发生率为 10%。Alliaume 等经听诊认为管端已在最佳位置后,再以 FOB 检查,发现 78% 左 DLT 管端和 83% 右 DLT 管端的位置需要重新调整。Lewis 等则认为各种 DLT 管端的总错位率为 38%。

Hurford 等发现听诊确认 DLT 管端已到位而 FOB 检查证实管端是错位者占 44%,侧卧位后术中需再次用 FOB 调整管端位置者占 30%。欧阳葆怡等用 FOB 检查 393 例仔细听诊认为 DLT 管端已"正确"到位的管端状态,管端完全正确到位或已基本到位、需调整的幅度不足 1 cm(不影响正常通气)者 210 例(53.4%),管端明显错位,调整幅度超过 1 cm 者 183 例,错位率达 46.6%,其中 2/3 置管过深,平均需退管(1.7±0.7)cm,1/3 置管过浅,需再置入(1.8±0.9)cm。

有研究发现经 FOB 检查 DLT 管端位置对位良好和对位超过 50% 初学者听诊时无差异。因此,听诊定位存在着相当的局限性和主观性,听诊定位的准确率与听诊医生的听诊水平密切相关,插管后控制呼吸时初学者很难鉴别呼吸音和传导的呼吸音。右上肺叶的呼吸音可以从同侧的下肺叶传导或由对侧肺经纵隔传导,单凭听诊很难诊断出右上肺叶支气管开口阻塞引起的右上肺呼吸音减弱甚或消失。

(3)吸气峰压和肺顺应性监测法:Venegas 等在监测肺顺应性时发现,DLT 置入过深或管端贴住气管壁时,尽管双肺通气下压力-容量(P-V)环可无明显改变,但该侧行单肺通气时吸气压力明显增高,使 P-V 环增大,上升支右移,由此提示管端可能错位。欧阳葆怡等观测发现,当 65 岁以下患者单肺通气的吸气峰压超过双肺通气时的 1.6 倍,吸气峰压超过 27 cmH$_2$O,65 岁以上患者单肺通气吸气峰压超过双肺通气时的 1.5 倍,吸气峰压超过 22 cmH$_2$O,且肺顺应性值小于双肺通气时的 1/2,应高度怀疑右 DLT 管端发生过深移位。

(4)吸痰管通畅实验:理论上讲,如果 DLT 侧孔正对另一侧支气管口,则吸痰管在该侧导管腔内通过超过导管深度后会无阻力进入该侧支气管腔,基于此临床上可采用"吸痰管通畅实验"判断导管位置取得良好效果。

具体做法：插管时偏深，在保证患者不缺氧前提下，听插管侧呼吸音，如上肺无呼吸音则缓慢退管至上叶呼吸音清晰，然后以标有对侧 DLT 管腔深度标记的吸痰管通过，当吸痰管到达 DLT 侧孔位置时再往前，如遇较大阻力则逐渐退 DLT，至吸痰管无阻力往前，表明 DLT 侧孔正对另一侧支气管口。此法结合听诊法，将 DLT 位置判定的准确率大大提高。但必须注意，吸痰管通过时用力要轻，遇有阻力不可强行通入，且不适用于导管选择太小和插管操作不当引起 DLT 扭曲的情况。

（5）纤维支气管镜（FOB）定位法：是 DLT 管端正确到位的判断方法。1897 年德国科学家 Killian 首先报道了用长 25 cm、直径为 8 mm 的食管镜第一次从气管内取出骨性异物，从而开创了硬质窥镜插入气管和对支气管进行内镜操作的历史。直到 20 世纪 60 年代 FOB 才应用于临床。1986 年，已有学者强调应使用 FOB 对 DLT 管端进行定位。常规定位方法（如双肺听诊、单肺听诊及经验插管法等）一次成功率较低，有时经多次调整仍不能准确定位，甚至失败，在这种情况下，FOB 是唯一可靠的工具。

FOB 利用光导纤维的导光性、柔软性和可弯曲性等特殊优点，可窥视弯曲管腔并能进行操作，同时附有吸引管或（和）通气管，可吸引气管分泌物和供氧，以便利操作并保证患者的氧供应。临床实践中在普通喉镜直视下将双腔支气管导管插入声门容易，而使双腔支气管导管各开口对准各支气管口则难。若采用 FOB 对双腔支气管导管各管口定位检测，可在直视下准确完成管端定位过程并可纠正许多明显的错位。

FOB 镜体外径为 5.6 mm 的不能通过任何型号 DLT 的管腔。常用的 FOB 有 PENTAX FB-15P、FB-15BS（后一种是便携式纤维支气管镜，可用交流电及电池做光源）、Olympus BF-P30 及 P40 型，外径为 4.8 ~ 4.9 mm，属成人纤维支气管镜中管径较细的 FOB，可轻易通过 41 Fr DLT，涂抹润滑剂后较易通过 39 Fr DLT，涂抹大量润滑剂并用力推进可勉强通过 37 Fr DLT，但不能通过 35 Fr DLT。PENTAX FB-10P 型，以及 O-lympus BF-3C30 型，它们的外径为 3.5 mm，可通过 35 Fr 及以上所有厂牌的 DLT 管腔，而且镜头的活动空间较大，易于观察和调整。由于 37 Fr 以下的右 DLT 管腔较细 FOB 弯曲不充分，对右上肺叶通气的槽开口于右上肺叶支气管定位比较困难。如果使用 35 Fr 及以下的 DLT，则需要小儿或"细管芯"的支气管镜。

将支气管镜通过气管并保证支气管套囊（蓝色）放在预定侧的支气管隆嵴进行 FOB 检查，气管前部完全是软骨环，后部有膜一直延伸到主支气管后部，一旦气管前壁被确定，右侧和左侧主支气管就能肯定到位。用 FOB 对 DLT 管端进行定位时，管端位置正确的标准如下。

1）左 DLT：FOB 从左管腔窥视导管端口距左上、下肺叶支气管分嵴约 2 cm，左上、下肺叶支气管开口清晰；FOB 从右管腔窥视导管开口接近右主支气管开口，气管隆嵴清晰，充气的支气管套囊基本在左主支气管内。

2）右 DLT：FOB 从右管腔窥视右中、下肺叶支气管开口清晰，管端侧孔正对右上肺叶支气管开口；FOB 从左管腔窥视导管开口接近左主支气管开口，气管隆嵴清晰，充气的支气管套囊基本在右主支气管内。当患者侧卧后可以调整 DLT，而患者处于手术位后需检查确定位置是否仍正确。放置位置正确与否绝对的标准是开胸后观察肺的状态。

有医疗机构广泛使用的 Mallinckrodt 公司的 DLT（Broncho-Cath，Mallinckrodt

MedicalLtd,Athlone,Ireland），体会是对于左侧 DLT 经 FOB 可以实现完美定位。对于右侧 DLT，如果以为充气的支气管套囊基本在右主支气管内（支气管套囊近端与气管隆嵴平齐）为标准，支气管端侧孔难以完全正对右上肺叶支气管开口，一般支气管端侧孔对于右上肺叶支气管开口略深；如果以支气管端侧孔正对右上肺叶支气管开口为标准，则充气的支气管套囊多轻度疝出气管隆嵴。这与 Mallinchrodt DLT 管端设计参数与国人气管解剖参数的拟合程度的差异有关。

无论何种类型的双腔气管导管，都不可能完全适合所有个人，因为不同个体右侧支气管的管径与气管夹角、右上肺开口位置等，存在较多差异。在这种情况下，测量患者胸部 CT 胸骨端水平气管内径值及多层螺旋 CT 气管或支气管三维成像可提高 DLT 型号（粗细）选择的个体化程度，合适的 DLT 型号有利于提高 DLT 的到位率。

（6）气泡逸出法：Hannallah 等置入左 DLT 后，将一条细管的一端经右侧管腔置入到隆突部位，细管的另一端浸入盛水的烧杯中。当左侧单肺通气气管峰压达到 30 $cmH_2O$ 时，未见烧杯中有气泡逸出为两肺隔离完善。用此法判断支气管套囊的密闭程度既简单又敏感，但不能判断置管过深。

（7）呼气末二氧化碳分压监测法：Shafieha 等认为当两侧肺的通气-血流比例基本相同时，两侧肺所测定的呼气末二氧化碳分压（$PetCO_2$）波型、高度和节律是相同的。用两台 $PetCO_2$ 监测仪分别与 DLT 的气管导管和支气管导管连接，双肺通气时同步监测两侧肺的 $PetCO_2$ 波型，如一侧波型变小，高度变低，提示该侧管端对位不良。Shankar 等将 18 号针头分别刺入 DLT 的气管导管和支气管导管，针尾连接三通开关，再与一台 $PetCO_2$ 监测仪采样管连接，调整二通开关可分别测定双肺和单肺的 $PetCO_2$ 波型。该方法简单易行，但当患者两侧肺的 $\dot{V}/\dot{Q}$ 因生理性或病理性因素有明显差异时，可影响对监测结果的判断。

（8）X 射线定位法：只有左右管腔末端带有不透 X 射线标志的 DLT 才能用 X 射线胸片定位。辨别 DLT 位置的方法是在胸片上观察气管腔的标志与气管隆嵴的关系，以及支气管腔是否位于正确的支气管内。气管腔末端标志应在气管隆嵴之上，但这并不能保证导管位置完全正确，因在胸片中很难发现轻微的右上肺叶支气管阻塞。前后位 X 射线胸片上如看不到气管隆嵴，就无法用于 DLT 定位。将 1 mL 泛影葡胺注入支气管套囊内，可加强胸部 X 射线对 DLT 管端的定位效果，但如果这种水溶性造影剂漏出套囊，会损伤支气管黏膜。拍摄胸片操作麻烦、冲洗显影耗时且较昂贵，并常在搬动患者放置胶片匣时发生导管移位，因此这种方法欠实用。亦有用胸部 CT 行 DLT 管端定位和分析套囊注气量与隔离效果的关系。这种方法可以作为一种研究手段，用于临床麻醉的常规定位方法则过于烦琐，尤其当患者体位改变后，难以追踪观测。

（9）呼吸音声学监测：Tejman-Yarden S 等把声学分析作为早期检测 DLT 到位率的方法。通过 3 个压电麦克风采集肺的呼吸声音样本，在胸部的两侧各放置一个压电麦克风，收集肺呼吸音样本，还有一个放在右前臂，用于背景噪声采样。分别在双侧通气、选择性右肺通气或选择性左侧肺通气时进行声音采样，通过计算机对采集的声音样本进行过滤与精确定位的呼吸音的录音样本对比，判定 DLT 的到位满意度。

（10）振动反应成像：Okuda I 等通过检测气流导致的胸壁振动程度和分布并由此产

生的振动响应图像和视频帮助评估 DLT 的到位率。在单肺通气,振动反应成像清楚地显示正在通气肺显著的呼吸振动和呼吸声音的分布区域。通气良好的肺表现为通风面(呼吸声音的分布区域)较大和较深色的图像在非通气肺检测到从肺通气经整个纵隔振动的传递残余振动和与通气侧分布不同的呼吸声音分布区域,因此,振动反应成像获得的肺部图像和视频可以提供有用的和即时的信息,以帮助单肺通气效果的评估。

3. DLT 放置后通常面临的问题

DLT 管端位置正确,单侧肺通气时才能获得该侧肺各肺叶的有效通气,这对于术前肺功能较差的患者尤为重要。最常见的问题是 DLT 的支气管端不到位,如置管过深或过浅、管端发生旋转以及左 DLT 管端误入右支气管等。另外,由于 DLT 较粗,术后咽喉痛和声音嘶哑发生率较高。

(1)置管过深:偏细的 DLT 容易置管过深。左侧 DLT 置管过深时管端可处在左下肺叶支气管开口处,甚至管端已置入左下肺叶支气管内,充气的支气管套囊将堵塞左上肺叶支气管开口,气管套囊则堵塞部分右支气管开口。右侧 DLT 置管过深时管端可进入右下肺叶支气管内,支气管套囊堵塞右上肺叶支气管开口,气管套囊堵塞部分左支气管开口。造成单侧肺通气时肺泡通气面积减少,容易发生缺氧。

(2)置管过浅:选用过粗的 DLT 往往在管端未进入(或刚进入)支气管时已无法继续向前推进,使导管不能正确到位。如果支气管腔和套囊不能远达主支气管,每侧支气管均能双肺通气。有时尽管选用导管适宜,管端进入支气管不够深,支气管腔放在气管内而套囊过度充气,充气的支气管套囊可将管端"挤出"支气管或部分堵塞对侧支气管开口。可能通过支气管腔使双肺通气,而气管腔表现为气管压过高,也可能双侧肺均无通气。置管过浅时管端容易发生脱位,失去肺隔离的作用。

4. DLT 管端错位因素和发生率

(1)改变体位或手术操作引起 DLT 管端错位:平卧位双腔支气管导管安置即使到位,一旦翻身(侧卧位)则可能出现错位。欧阳葆怡认为平卧位双腔导管安置到位,当由平卧位改侧卧位时,已固定妥善的 DLT 可因患者头低位使管端向前推进 2.7 cm,亦可因头部后仰使管端退出 2.8 cm,从而造成管端错位。Brodsky 等在应用纤维支气管镜检测听诊法定位中,发现平卧位错位占 48.5%,侧卧位错位占 85.3%。Hou HW 等 DLT 的研究发现 FOB 定位后,患者侧卧位 DLT 错位率为 16.3%,其中 14.3% 的患者需要 FOB 重新定位。以上研究说明侧卧位后 DLT 高错位率不仅与体位改变有关也与呼吸音听诊水平密切相关。

(2)已正确到位的 DLT,术中因提拉或挤压肺门或肺组织或抽吸气管内分泌物导致 DLT 错位,右侧肺中、下叶病变时,如果插入右侧双腔导管,手术操作与牵拉肺脏也易使右上叶支气管口移动。

(3)右上肺叶支气管开口位置异常:正常右上肺叶支气管开口位于距隆突 2 cm 的右主支气管壁上,先天异常时此开口距隆突可不足 2 cm,或直接开口在气管壁上。置入右 DLT 尽管"深度合适",但导管支气管端的侧孔无法与右上肺叶支气管开口对准,使右侧单肺通气时缺少右上肺叶的气体交换。对于上述情况,除应选择适宜型号的 DLT 外,通过 FOB 检查多数能够将 DLT 管端调整到正确位置。

气管延续性(额外)支气管畸形的发病率为 0.1% ~ 3%,Kawamoto 等在 200 例肺癌手术遇到过 3 例这种患者:第一例患者选用双腔管插管有困难;另外两例,在 FOB 定位时发现。他们认为这种患者很难甚至不可能进行有效的单肺通气。因此,术前气管必须仔细评估,同时要注意气管延续性(额外)支气管畸形的可能性,以设计安全可靠的通气方式。

Iwamoto 等也认为先天性异常支气管从气管或主支气管起源的发病率为 0.1% ~ 2.0%,这样的患者在麻醉诱导时可导致严重缺氧和肺不张。他们认为术前胸部 X 射线片、CT 图像及气管 3D 影像的检查可以确诊 I 型气管支气管和气管节段性狭窄,并指导选择合适的双腔管或支气管阻塞管以保证实施安全有效的肺隔离术,确保安全和最佳的单肺通气。因此,每一位麻醉医师应具备完整的气管支气管解剖的知识,熟悉气管支气管解剖的变化是非常重要的,这是准确放置双腔气管插管和支气管阻塞的关键。此外,应认识到气管支气管解剖随着年龄而变化,识别这些解剖标志,熟悉纤维支气管镜的使用以保证肺隔离装置的成功放置。一位麻醉医师不仅要完备的气管支气管解剖知识,还要熟练使用 FOB 并熟悉牢记 FOB 下这些解剖标志。Binstadt 认为使用虚拟现实仿真支气管镜检查及电脑基础教程对提高住院医师 FOB 插管的技能大有裨益。

## 二、支气管阻塞 bronchial blocker 设备

### (一)Fuji Uni-blocker 系统

DLT 的优势是每侧肺内均有一管腔,可实现有效肺隔离,也可以两肺分别进行机械呼吸和吸引,能用 FOB 直接观察每侧肺。DLT 与其他设备肺隔离技术相比,DLT 的缺陷在于有的患者气管和支气管存在解剖变异时,固定的双腔支气管导管设计不能发挥良好的隔离作用。

支气管堵塞法系将支气管堵塞囊通过单腔气管导管送入支气管实现肺隔离的一种技术。利用 FOB 引导,将气囊放入需阻断的主支气管。其气囊为高容量、低压套囊,有一适宜的塑形而容易封闭支气管。

当需要单肺通气时,将气囊充气以阻断该侧的机械呼吸。阻塞导管 1.6 mm 孔用于肺吸引萎陷,分泌物吸引有限,在低氧血症时可吹入一些氧气至萎陷的肺。由于手术操作的影响,尤其在右侧支气管堵塞时易发生堵塞囊移位。堵塞囊移位不仅造成隔离失败,严重时可堵塞主气管与通气肺支气管造成窒息。支气管堵塞时非通气肺的萎陷需要气体缓慢吸收或手术医师挤压完成。支气管堵塞适于手术方案改变需要紧急肺隔离而DLT 插入困难的情况。支气管堵塞法隔离肺的主要缺陷在于不能对手术侧肺进行正压通气和吸引。气囊过度充气可损伤支气管,同时本实验应用的双腔支气管导管周径是35 Fr 或 37 Fr,而封堵器组所用单腔管 ID 8.0 mm,相当于周径 34 Fr,可见 DLT 对气管的物理接触导致直接挤压明显较单腔管明显。研究证实术后声音嘶哑和咽喉痛发生率及严重程度直接与气管导管大小相关。同时 DLT 的插管、拔管及术中定位和使用均会对声带、咽喉等造成损害,而应用阻塞器的患者插管时只需插入口径明显小单腔管,且固定容易,定位阻塞器时单腔管无须再次活动,减少进一步损伤咽喉声带的机会。本实验中所

有患者声音嘶哑均恢复较快,术后 3 d 没有患者有声音嘶哑和咽喉痛的表现,72 h 后基本完全恢复。

### (二)Univent 管

Univent 管是一带有支气管阻塞器的气管插管。支气管阻塞器被放在气管插管壁内的一小隧道内,其套囊与一排气口连接,当气囊充气时,能将阻塞肺气体排到大气中而使该肺塌陷。气囊在需要时送入而不需要时被撤出。当操作结束时,通常将阻塞器放气并退回到其隧道内。如果患者术后仍插用 Univent 管,可能在气管内意外被充气而阻塞气管。

Univent-单腔双囊气管导管 1982 年由 Inoue 发明并应用于临床,Univent-单腔双囊气管导管系一单腔导管,导管前开一侧孔,其间通过一直径 2 mm 的支气管堵塞器,支气管堵塞器可在导管腔内前后移动。Univent 管的插管方法与普通单腔气管导管相同,暴露声门后,支气管堵塞器朝上将导管送入声门,导管尖端过声门后左侧支气管堵塞时将导管逆时针旋转 90°,右侧支气管堵塞时将导管顺时针旋转 90°,导管插入深度与普通气管导管相同。确认双肺呼吸音后插入支气管镜,在支气管镜辅助下将支气管堵塞器送入相应的支气管内,套囊充气后听诊确定肺隔离效果,支气管堵塞器套囊不充气时即施行双肺通气。为防止堵塞器移位,在改变患者体位前可将堵塞器插入支气管较深的部位。从单肺通气向双肺通气或反之转换,只需内套管放气或充气即可完成。

1. Univent 导管临床应用的特点

(1)操作简单,对气管壁及声门损伤小,尤其适用于术前评估插 DLT 有困难者。

(2)Univent 导管的内径(ID)4.0~9.0 mm 不等,选择范围大,能用于小儿,对插管困难的患者可用 Univent 导管。

(3)因 Univent 导管单腔通气量大,解决了双腔管单腔通气量小的缺点。

(4)开放性内套管可作术中吸引和吸氧,最突出的优点是可进行高频通气,改善单肺通气时低氧血症。

(5)可用于长期通气,双肺单肺通气转换方便,术后保留导管方便,若手术结束患者回病房仍需继续机械通气,不需更换导管。

(6)医用硅胶材料可减少黏膜损伤。

(7)蓝色内套管为纤维镜提供更好的显示。

2. 主要存在的缺点

(1)相对小的阻塞导管内孔排除分泌物困难,如果需要肺萎陷时需要一段时间才能达到满意的状态。

(2)全肺切除结扎支气管时常需内套管气囊放气和退到主气管时易发生漏气,此时选择 DLT 较好。

(3)存在内套管异位或阻塞不全等缺点,隔离效果不稳定。发生率分别高达 17% 和 20%,有条件的医院在插入 Univent 导管时,可用纤维支气管镜检查确定位置或调整位置。

(4)该管的支气管堵塞器套囊属高容量高压套囊,堵塞器导管硬,因此有穿破支气管的可能。在不需要肺隔离的情况下意外对堵塞器套囊充气可造成急性气管梗阻。

（5）Univent 管仅供熟悉使用它所含的支气管阻塞器的医师采用。

（6）价格昂贵。

3. Univent 临床应用最佳适应证

（1）胸腔镜手术。

（2）开胸需肺萎陷的肺外手术。

（3）单纯肺叶切除术。

4. Univent 插管方法

（1）盲插法：有条件可在支气管镜再次定位。

（2）纤维支镜引导操作法。

### （三）Arndt Blocker 支气管阻塞器

Arndt Blocker 是另一种肺隔离的技术，它被认为是一个独立的支气管阻塞。常用的有 7 Fr 和 9 Fr Arndt Blocker，长度为 65 cm 和 78 cm，内腔直径为 1.4 mm。9 Fr 的 Arndt Blocker 在靠近导管的远端有侧孔，利于促进肺塌陷。Arndt Blocker 有一个大容量低压椭圆形或球形套囊。不同形状的套囊变化便于右主支气管阻塞。使用球形套囊可以完全阻塞右主支气管，而不阻塞右肺上叶上支气管，而椭圆形套囊在阻塞右主支气管时可能部分阻塞挡右肺上叶上支气管。Arndt Blocker 的内腔包含一根柔韧的尼龙线，尼龙线的远端为一个小环，从导管的近侧端穿入从导管远端穿出。图5-1 显示了 Arndt Blocker 和多端口连接器。尼龙导线的小环可固定在 FOB 上，在 FOB 牵引尼龙线引导 Arndt Blocker 阻断支气管。7 Fr Arndt Blocker 需要使用 7.0 mm 内径的单腔气管内管，9 Fr 的 Arndt Blocker 至少使用 8.0 mm 内径单腔气管导管。

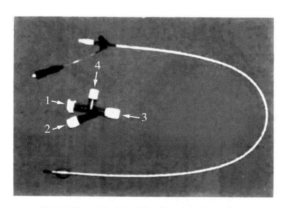

①FOB 孔/金属丝导引孔；②阻塞导管孔；③气管导管连接孔；④通气孔。

**图5-1　Arndt Blocker 阻塞系统**
金属丝导引的支气管阻塞导管和多孔连接头。

患者存在困难气管，或在急性创伤时已经行单腔气管插管而术中紧急需要 OLV 时 Arndt Blocker 较 DLT 或 TCBU 有优势。Arndt Blocker 的另一个优点是它可以经鼻气管插管或者经气管造口实施 OLV。另外,它可以选择性阻塞肺叶或者选择性阻断严重出血的肺叶支气管。Arndt Blocker 可以和 Mallinckrodt CPAP delivery system（Mallinckrodt Inc.,St.Louis,MO）连接实施 CPAP。注意 9 Fr 的 Arndt Blocker 很难通过 7.0 mm 的单腔气管插管。另一个限制是一旦去除尼龙导线环,不能再重新插入。因此术中重新定位是很困难,尤其是在左主支气管插管,除非更换一根新的 Arndt Blocker。另外,Arndt Blocker 本身管腔很细长,因此肺塌陷所需的时间较长。

（四）EZ-Blocker™ Endobronchial Blocker——新一代阻塞系统

EZ-Blocker™ 是为单肺通气设计的新一代支气管阻塞器。EZ-BLOCKER™ 可用于需要实施单肺通气的微创胸外科手术。双腔支气管导管长期以来一直是最流行的单肺隔离设备,以便实施单肺通气,双腔支气管导管主要缺点是与单腔气管插管比较气管损伤发生率高、困难气管插管备受挑战以及手术后需要呼吸机支持的患者需要更换单腔管。

上一代传统的支气管阻塞器可以克服上述缺点。然而,传统支气管阻塞需要更多的时间来放置和定位,全肺萎陷所需的时间较长,并且阻塞套囊可能发生移位,这些缺点限制了传统的支气管阻塞器的广泛接受。

新型的 EZ-Blocker™ 支气管阻塞器是由麻醉医生开发的专门为肺隔离而改进的设备。EZ-BLOCKER™ 支气管阻塞器设计了独特的 Y 形末端与气管分叉对应。一旦 EZ-Blocker™ 支气管阻塞器通过单腔气管导管的前端,其 Y 形末端分叉和自然引导到左和右主支气管。

EZ-Blocker™ 可安全牢固地放置在隆突位置,无须 FOB 引导,单肺隔离之前只需对 EZ-BLOCKER 相应套囊充气即可完成单肺隔离,最大限度地减少放置阻塞器后调整需要的时间并最大限度降低支气管阻塞器移位的可能性。

（五）Fogarty 取栓导管作为支气管阻塞装置

Fogarty 闭塞取栓导管是一种专门设计用于血管取栓的设备,也有使用 Fogarty 闭塞取栓导管很成功地阻塞支气管达到肺隔离的报道。成人中用于支气管阻塞用的 Fogarty 的闭塞导管的共同大小包括:8/14 和 8/22 French（Fr）的导管,长度有 80 cm。数字 8 指的是导管号的大小,14 和 22 分别为膨胀后球囊的直径为 14 mm 和 22 mm。Fogarty 闭塞取栓导管的球囊是一种高压、低容量压套囊,需要 0.5 ~ 10.0 mL 使其的空气膨胀以阻塞支气管。Fogarty 闭塞取栓导管具有内装的钢丝,可以预成形导管前端,以钢丝导引到左主支气管。

1. Fogarty 的闭塞导管具有以下优点

（1）它可以通过单腔气管内管的内腔。

（2）左或右 DLT 放置和定位困难时,Fogarty 的闭塞导管可作为一种补救装置尤其已经侧卧位,通过在 DLT 管腔内推进 Fogarty 闭塞取栓管实现有效肺隔离。

（3）Fogarty 的导管作为一种选择性阻塞,被用来治疗肺叶支气管瘘,减少放置 DLT 后瘘口气体泄漏,利于改善气体交换。

（4）用两个独立的 Fogarty 闭塞取栓导管,可以方便地选择性封堵不同的两个右侧的肺叶。

（5）Fogarty 闭塞取栓导管可用于需要单肺通气的气管造口术后患者。

（6）当 OLV 必需，如果口腔气管解剖结构异常，它可以经鼻使用。

2. Fogarty 闭塞导管用作支气管阻塞的缺点

（1）Fogarty 闭塞取栓管毕竟是一种血管设备，而不是专门为支气管阻塞设计。

（2）Fogarty 的导管是天然橡胶胶乳，对乳胶过敏者禁用。

（3）Fogarty 闭塞取栓管无专门的通气腔，因此经 Fogarty 闭塞取栓管吸引或吹入氧气是不可能的。

（4）虽然它本身方便进入支气管，但不能同时和纤维支气管镜固定在一起同步插入。

（5）呼吸回路漏气是一个普遍的问题，特别是当 Fogarty 的导管被放置在单腔气管导管中。使用连接适配器或把 Fogarty 闭塞取栓管单腔气管导管外，这个漏气问题可以解决。

### （六）单腔气管导管支气管内插管

支气管内插管是最早应用的肺隔离技术，该方法将单腔气管导管通过一定手法送入支气管达到肺隔离的目的。右侧支气管内插管较容易，左侧支气管插管在患者头右转 90°的情况下较易成功，支气管镜辅助下插管成功率高。右侧支气管插管易堵塞右上肺叶支气管。与支气管堵塞相似，这种肺隔离技术对非通气肺的控制有限。费用低是该技术的突出优点。这种方不能从非通气侧肺除去分泌物，现今已较少应用这种技术。

对开胸手术肺隔离最好的技术意见并不一致。一项研究 140 例行开胸或 VATS 手术的患者对 3 种常用的支气管阻塞方法（分别是 Arndt wire-guided BB、Cohen Flexi-tip BB 和 Fuji Uni-blocker BB）与左侧 DLT 进行肺隔离效果的比较，开胸后由外科医生评价肺隔离效果。他们认为这 3 种 BBS 之间及 BBS 与左 DLT 的肺隔离效果无差异，BBS 较左 DLT 定位时间长并且手术期间经常需要重新定位，尤其 Arndt wire-guided BB 较另外 2 种需要更经常重新定位。另一项研究认为，使用 Coopdech BB、Arndt 与 Univent 3 种阻塞器与 DLT 的肺隔离效果相似，这 3 种阻塞器咽喉痛和（或）声音嘶哑的发生率显著低于 DLT。

采用标准的普通气管导管，FOB 引导放置 Fogarty 取栓管阻塞支气管实现手术侧肺的塌陷。双腔管和支气管阻塞器被认为在临床上提供有效的单肺通气和手术侧肺塌陷方面性能相当，通过临床试验比较双腔气管插管和支气管阻塞，以确定最好的单肺通气设备。然而，对于气管异常的患者许多报道都倾向使用支气管阻塞器。双腔气管插管和支气管阻塞应该是每一个麻醉医师进行肺隔离技术医疗设备的一部分，但对于非专业的胸科麻醉医师，由于他们有限的胸科手术的麻醉经验，尤其对导管错置识别能力差。没有一种设备（双腔管或支气管阻塞器）被证明具有绝对优势。因此，从患者角度应根据患者具体情况而定，从麻醉医生的角度应选择自己最熟悉的肺隔离设备。

### 三、肺隔离的风险管理

肺隔离的主要并发症是气管创伤。防止气管创伤的主要措施为插管前详细的气管评估、选择适宜规格的导管、减小肺隔离时套囊内注气容量、仅在需要隔离时才对套囊充气、避免使用氧化亚氮以及插管时轻柔操作。

# 第六节　有效的单肺麻醉

## 一、麻醉选择

肺癌手术包括全肺切除、肺叶切除、肺段切除等,手术无论采用开胸还是微创入路,均明显影响呼吸、循环功能。肺部恶性肿瘤的手术治疗常规需清扫区域淋巴结,与肺部良性疾病的手术相比,手术难度大、手术时间长、手术操作对纵隔内结构的牵拉与压迫可引起不良神经反射及术前疾病本身影响呼吸循环功能和手术可加重这种不良影响。因此,肺癌手术的麻醉处理与管理要求较高。为方便手术操作与保护健肺,肺癌手术多采用肺隔离技术实施有效的单肺通气/单肺麻醉。单肺通气(OLV)麻醉是指在开胸手术时,选择性地进行健侧肺通气与麻醉,患侧肺或不通气肺萎陷,它能防止血液分泌物流向健侧肺或者为外科手术操作提供一个相对静止的术野,有利于手术进行。特别是胸腔镜手术需要完善肺隔离效果,患侧肺萎陷充分,从而提供清晰的术野,保证胸腔镜手术的顺利进行。肺癌手术的麻醉多采用全身麻醉:气管插管全身麻醉,可采用全凭静脉麻醉、静-吸复合或全凭吸入麻醉等。在胸科手术中全凭静脉麻醉较全凭吸入麻醉更具有优势,尤其对支气管镜检查术、肺减容手术、肺移植术合胸腺切除术有益。全凭静脉麻醉更安全和更具有操作性。对于手术中需要反复清理呼吸道的患者全凭静脉麻醉可保证稳定的麻醉深度。近年来胸段硬膜外腔阻滞复合全身麻醉方法与日俱增。其优点为术中有利于减少手术中麻醉药用量,术后保留硬膜外导管用于术后镇痛,减少术后肺部并发症的发生率,利于患者恢复。

### (一)胸腔镜下肺叶切除手术的历史和现状

1910 年,瑞典的 Jacobaeus 首次使用膀胱镜行胸部疾病治疗,把胸腔镜的概念引入到临床。当时无有效的抗结核药物,结核病的治疗有效的方法是人工气胸。Jacobaeus 医生采用电灯泡为照明,加热后的金属器械烫断肺与胸壁的粘连束,增加人工气胸的萎陷效果。1992 年,Lewis 首次报道了胸腔镜辅助施行肺叶切除,即"砍树头"式肺叶切除,用直线切割缝合器将肺门根部一并钉合切除,为非解剖式肺叶切除。经过近 20 年的发展,胸腔镜技术不断成熟。随着专用器械(如 endo-cutter)的出现及完善,显像技术的进步,随后 Shigemura 和 Yin 率先报道了出现了不撑开肋骨、经肋床入胸的解剖式全胸腔镜肺叶切除术,并迅速得到普及。以美国为例,胸腔镜下肺叶切除占全美肺叶切除术的比例逐年上升,2003 年为 5%,2006 年为 18%,2007 年升至 20%,呈逐年升高趋势。在国外的很多胸外科中心,胸腔镜手术已经远远超过开胸手术,所占比例甚至超过 80%。该种术式早已经成为 NCCN 和 ACCP 治疗指南中肺癌治疗的标准术式。1995 年我国即有报道此类手术的开展,近几年发展迅速,全国各地均有开展。全胸腔镜下肺叶切除正逐步被各级胸外科医生所接受。"单孔式""单向式"是我国发展起来的胸腔镜手术方式。我院胸腔镜下的肺叶切除手术占总的肺叶切除手术的比例约80%,目前开展了全胸腔镜下袖式肺叶切除、合并胸壁切除、全肺切除、气管成型和部分肺叶切除等复杂胸外科手术。另外腔镜手术日臻成熟并逐渐发展到机器人辅助的腔镜手术和远程手术（tele-surgery），对麻醉技术和管理的要求也更高。

电视辅助胸腔镜手术（VATS）已经越来越多地用在各种涉及胸膜、肺、纵隔的手术中。有研究认为，对于部分肺叶切除和（或）肺段切除的胸腔镜微创手术也可以采用局部麻醉，如胸段硬膜外阻滞麻醉，自主呼吸下术侧肺的塌陷以及术野的暴露同样令人满意。通过胸内迷走神经阻滞来实现对患者咳嗽的抑制，可减少纵隔摆动，减少对操作的干扰。胸段硬膜外麻醉（TEA）可获得足够的麻醉和镇痛。同时，外科手术引起的气胸时，膈肌功能保存和有效的 HPV 使患者接受清醒 VATS 成为可能。单纯行硬膜外麻醉阻滞可致支气管张力及气管反应性的增加，对肺组织的牵拉可激发咳嗽反射，干扰手术操作。

在切开胸膜前应在做辅助呼吸时适当加压，随着胸膜腔切口的加大而相应增加辅助呼吸的通气量及压力，避免术侧肺快速萎陷，从而避免或减轻纵隔摆动和反常呼吸。为减少手术操作不良刺激的传导，可以利用局麻药阻滞肺门等敏感部位。胸内迷走神经阻滞可抑制气管的高反应性和神经支配的高紧张性造成的气管持续性阻力增加，提高气管平滑肌的顺应性，从而降低了气管的阻力。由于支配心脏的心丛是双侧迷走神经组成，一侧迷走神经阻滞不会对心血管系统造成不良影响，因此胸内迷走神经阻滞可有效抑制咳嗽而不影响心率、呼吸频率以及血压。胸内迷走神经阻滞进入胸腔后行迷走神经阻滞，右侧迷走神经阻滞点在气管下部（奇静脉弓上方 3.0 cm 处气管表面），左侧手术阻滞点在主动脉肺窗（动脉导管三角后界），腔镜直视下用 2% 利多卡因迷走神经干进行阻滞。胸内迷走神经阻滞来实现对患者咳嗽的抑制其效应可持续 3 h 以上。对清醒 VATS 避免全身麻醉相关的潜在的不良反应，如插管相关的创伤、肺炎、呼吸机相关性肺损伤、神经肌肉阻断药的影响，以及手术后的恶心和呕吐等。此外，清醒 VATS 还有减少肺和心脏病发病率和死亡率的优势。从早期病例的初步结果表明一定的好处，包括较高的患者满意度、较少的护理、较少的咽喉疼痛、可以早期进食、心脏病发病率较低、围手术期疼痛轻、降低成本并缩短住院时间。然而，实施清醒 VATS 麻醉对麻醉医师提出了特别的挑战，需要格外警惕。潜在的危险包括手术引起气胸后的反常呼吸和纵隔移位，可能导致渐进性低氧、高碳酸血症和低血压。迷走神经阻滞不能完全解决患者术中的纵隔摆动问题，对于术前肺功能较差的患者，保留自主呼吸不能维持其术中血氧饱和度。麻醉医师应充分了解将要实施的清醒 VATS 的步骤，实施清醒 VATS 的麻醉医师应具有渊博的病生理知识和丰富的临床麻醉管理经验：了解潜在的问题，正确判断，把握手术适应证。初学者可通过简单的非插管胸腔镜手术逐渐积累经验，必要时毫不犹豫地转换为气管插管全身麻醉。

尽管学者们对清醒 VATS 的麻醉进行了较多探索，清醒 VATS 存在诸多好处，但由于开胸对机体呼吸循环的显著影响，我们认为气管插管全身麻醉依然是肺癌手术主流麻醉方法。胸部手术选用硬膜外麻醉不能阻断全部来自胸腹部的传入神经冲动，牵拉反应难以完全清除，呼吸管理也比较困难。胸段硬膜外阻滞了胸段交感神经，抑制 HPV，从而肺分流增加，动脉血氧分压下降。但胸段硬膜外阻滞，可以阻断心交感神经、减轻心脏应激反应,还可以直接扩张狭窄的冠状动脉,改善心肌血液供应,减轻心肌缺血,有利于心血管系统稳定。

**（二）双腔气管全身麻醉**

1. 胸科手术全身麻醉的特点

胸科手术麻醉要求麻醉医师除遵照全身麻醉的一般原则外,还要掌握胸科手术麻醉的一些特殊之处:剖胸手术均是在剖胸侧肺部分萎陷或萎陷的情况下进行手术,肺内分流量增加,导致肺静脉血掺杂,可出现低氧血症。故无论做气管内全麻还是行单肺通气,呼吸管理的任务之一都是要尽力缩小 $\dot{V}/\dot{Q}$ 的失调。

（1）麻醉处理与管理要求高:因为手术开胸影响呼吸（肺）、心脏大血管功能和纵隔丰富的神经反射,要求对胸腔解剖,呼吸、循环生理有深刻的认识,密切关注手术进程,对麻醉中发生的异常情况及时诊断加以处理。

（2）受患者术前状态影响:部分肺癌患者如术前存在不同程度的低氧、心肺功能不全、营养障碍、肝肾功能损害等,胸手术麻醉可能加重原来器官功能的损害。

（3）围麻醉诱导期血流动力学稳定的重要性:肺隔离技术常需双腔气管插管,双腔气管导管管径较粗,插管和导管定位等操作对咽喉、气管内感受器的机械刺激较单腔气管导管强烈。另外,肺癌患者多数为老年人,心肺储备功能降低,常合并心脑血管及其他重要脏器疾患。气管插管反应对于老年患者尤其合并心脑血管疾患的老年人尤为不利。

2. 麻醉诱导

由于双腔气管的管径粗、插管和导管定位等操作对咽喉和气管内感受器的机械刺激较单腔管强烈和持久,为了减轻气管插管反应往往需增加麻醉性镇静和镇痛药用量,在完成气管插管后手术切皮前易导致气管插管后循环抑制;如果减少麻醉性镇静和镇痛药用量,则往往引起强烈的气管插管反应。另外,微创手术、开放手术以及手术的不同进程和操作的刺激不同。因此,合理调控肺癌患者尤其合并心脑血管疾患的老年患者胸科手术麻醉的深度与气管插管和手术刺激的关系,在适宜的麻醉深度下保证围手术期血流动力学平稳,提高围麻醉期的安全。

（1）患者术前一般情况较差:可选用咪达唑仑(0.2～0.4 mg/kg)-芬太尼(5 μg/kg)或舒芬太尼加足够肌松药,可避免插管期心血管反应。

（2）患者术前一般情况较好:可选用异丙酚(1.5～2.0 mg/kg)-芬太尼或舒芬太尼加足够肌松药,可提供快速的气管插管条件。

（3）气管插管前进行充分表面麻醉的重要性:尤其对老年患者,气管插管前进行充分表面麻醉对围麻醉诱导期血流动力学稳定有益。研究证实麻醉诱导前应用美托咪啶有利于维持患者心血管功能的稳定,具有较好的辅助全身麻醉作用。

## 二、单肺麻醉的呼吸循环的管理

**（一）单肺麻醉的呼吸管理**

胸科手术对呼吸和循环带来一系列的不良影响,加上胸腔又是一个内感受器十分丰富的体腔,这些感受器主要分布在肺门、主动脉弓部、以及肋间神经分布的胸壁部位,手术的强烈刺激常可引起应激反应的加剧。一些肺部手术又易于引起肺内感染的扩散或气管梗阻以致窒息。胸科手术的麻醉对呼吸管理有较高的要求,必须维持呼吸道通畅,尽可能避免低氧血症和高二氧化碳血症,有适宜的麻醉深度。

1. 单肺麻醉期间低氧血症的原因和处理

(1)单肺麻醉时低氧血症的原因:单肺麻醉引起低氧血症的最主要机制是双肺的 $\dot{V}/\dot{Q}$ 失衡。有 5%~10% 的患者可发生显著低氧血症,甚至危及患者的生命安全。如何降低单肺麻醉时肺内分流和怎样提高 $PaO_2$ 是单肺麻醉中的关键问题。存在下列情况更容易导致低氧血症的发生:①下侧肺原有某些病变,血流量分布减少。②下侧肺的支气管前端遇阻,常见于插管过深。③吸入纯氧的时间过长导致的吸收性肺不张。④侧卧位的体位不当,如腋下支撑物过高等。⑤下侧肺的分泌物不能及时排除,出现阻塞性肺不张。⑥因下侧肺处于左心房水平以下,在长时间侧卧位时发生肺间质水肿,使小气管闭合和肺容量下降等。这些因素可使下侧肺的血液流向上侧肺,结果使下侧肺的 $\dot{V}/\dot{Q}$ 更小,低氧血症的趋势更加严重。影响因素包括体位、全身麻醉、开胸以及 HPV。单肺通气时氧合不良的主要原因包括通气肺本身的病变和隔离技术机械性因素,隔离技术机械性因素包括双腔管或支气管插管位置不良影响通气,通气管被血液、分泌物或组织碎屑堵塞影响通气,通过调整插管位置与清理通气管可很快纠正这种通气不良。合并慢性肺疾患在单肺通气时气管内气体分布不均衡增加,小气管过早闭合易导致通气不良。

1)体位与开胸的影响:麻醉后侧卧位时,肺血分布的模式依然是下肺占优势。开胸前上肺通气比下肺通气好。所以,麻醉后侧卧位时上肺通气好但血流不足,下肺相对通气不良但血流灌注良好,肺通气血流比例的改变必然影响肺通气。开胸后肺萎陷,开胸侧肺泡通气明显减少,但肺血流并未相应减少,造成开胸侧肺通气不足而血流灌注良好的情况,通气血流比例的降低造成肺内分流。麻醉后非开胸侧肺受腹腔内容物、纵隔、重力的影响通气不良,而血流灌注相对较多,同样造成通气血流比例的降低出现肺内分流。肺内分流使动脉血氧分压下降出现低氧血症。

2)全身麻醉药及其他常用的药物的影响:曾广泛应用的挥发性卤族麻醉药,如果吸入浓度过高,则对 HPV 反应呈现抑制效应。例如,吸入 5% 的氟烷或吸入 5% 的乙醚即可抑制 HPV 的发生。也就是说,挥发性卤族麻醉药吸入全麻越深,HPV 抑制越严重。在单肺麻醉中吸入异氟烷/七氟烷不抑制 HPV,并且优化肺的 $\dot{V}/\dot{Q}$,不同于异氟烷吸入七氟烷不引起体循环和肺循环血管扩张。

绝大部分非吸入性麻醉药和麻醉辅助药,如硫喷妥钠、氯胺酮等全麻药,镇痛药如芬太尼、哌替啶、吗啡、喷他佐辛等,局麻药如利多卡因、丁哌卡因等,以及安定药氟哌利多、氯丙嗪等均不影响 HPV 活动。

3)其他常用的药物中,血管扩张药物均可抑制区域性的 HPV,包括硝酸甘油、硝普钠、多巴酚丁胺、钙离子通道阻断药以及一些 $\beta_2$ 受体激动药(异丙肾上腺素、奥西那林、沙丁胺醇等)。血管收缩药如多巴胺、肾上腺素、去甲肾上腺素等,首先收缩正常供氧的肺血管,使血管阻力增强,血流减少,其结果则使萎陷部分即缺氧部分的血流量增加,从而削弱该区的 HPV。

（2）单肺麻醉期间低氧血症的处理：尽管在肺局部缺氧时存在着 HPV 这种自身调节机制，在单肺通气时，常很难避免低氧血症的发生。针对这个问题，很多学者做了这方面的研究工作。

1）吸入氧气浓度：单肺通气期间，提高吸入氧气浓度，甚至吸入纯氧可提高通气侧肺动脉血氧分压使肺血管扩张，通气侧肺血流增加不仅改善通气血流比例失调，还有利于更多地接受非通气侧肺因缺氧性肺血管收缩而转移过来的血流，其益处远远超过其危害。Benumof 强调单肺通气时吸入纯氧。几个小时的纯氧吸入不会产生吸收性肺不张，其化学毒性也不会发生。因为吸入纯氧会提高动脉血氧分压（$PaO_2$），更多地接受非通气侧肺 HPV 转移过来的血流，增进了患者的安全。在氧化亚氮-氧——麻醉药-肌松药的麻醉方法中，氧化亚氮可使吸入氧浓度下降，结果使通气侧肺产生 HPV 反应，影响血液向本侧肺的转移，导致低氧血症。也有观点认为纯氧易使肺泡萎陷，超过 12 h 纯氧吸入易引起通气侧肺炎性反应，同时使用博来霉素、氨碘酮及丝裂霉素时注意防止发生氧中毒。另外，分流量超过 50% 时，吸入纯氧基本上不能提高氧分压。高浓度氧气吸入只能对通气不足的肺泡有用，因此只要避免有通气不足的肺泡，吸入高浓度氧似无必要。

2）容量控制通气模式（VCV）下潮气量和呼吸频率选择：在保证循环系统稳定的前提下，一般认为单肺通气应维持足够的潮气量和较快的呼吸频率。为保证通气肺的完全膨胀，减少通气血流比例失调，单肺通气时潮气量应接近双肺通气时的潮气量（$V_T$），大于 14 mL/kg 可使肺泡平均压升高，肺血管受压使肺血流返至手术侧萎陷肺；小于 8 mL/kg 可使气管闭合和 $Qs/Qt$ 增加，潮气量不足可影响氧合。此外，要调整呼吸频率，呼吸频率与双肺通气时的频率相同或呼吸频率较双肺通气时增加 20% 左右。维持 $PetCO_2$ 40 mmHg 左右为宜，注意不要过度通气，过度通气可抑制上侧肺的 HPV。单肺通气时最大的危险在于发生低氧血症和高碳酸血症，因此，施行单肺通气时，在连续监测 $SpO_2$ 及 $PCO_2$ 的同时，必要时动脉血气分析：呼气末正压（PEEP）可以增加呼气末的肺泡容积，改善肺的功能残气量，防止肺泡的塌陷，增加氧合时间，提高 $PaO_2$。有研究认为单肺通气时采用 PEEP 通气，只要方法正确，可预防低氧血症，最佳 PEEP 水平为产生最大肺顺应性的 PEEP 压力。但也有相反观点，认为 PEEP 使肺内压升高，肺小动脉受压，血管阻力增加，驱使血液流向非通气侧肺，影响动脉血的氧合，而导致分流量增加。

3）保持气管通畅，维持满意的通气：保持通气侧肺导管管腔和气管通畅。侧卧位开胸手术气管导管易移位、扭折、脱出或被患侧肺、支气管内痰液、分泌物、血液倒流和组织碎屑等的堵塞，造成支气管阻塞或肺不张，麻醉中应随时吸引气管导管腔内的分泌物与血液，保证气管通畅。血凝块引起的急性气管内插管梗阻是令人害怕的、潜在的、危及生命的并发症。Ku CM 等运用纤维支气管镜对双肺减容手术患者术中出现难治性低氧血症进行了治疗，其用直径 4 mm 的纤维支气管镜对远离手术操作区域的肺叶甚至肺段进行选择性通气，效果显著且不影响手术操作。通气的过程中与术者沟通，以不影响手术操作为限：上述方法技术要求较高限制了其在临床实践上的推广。该方法对设备及麻醉医生的纤维支气管镜使用技术要求较高，限制了其临床的推广。

麻醉期间支气管痉挛是引起胸膜腔内压增加的重要因素。术中支气管痉挛的原因：①麻醉过浅或肌松不足产生呼吸机不同步，此时气管内压增加影响肺通气与回心血量致低血压,应加深麻醉。②慢性炎症或过敏性因素,及时应用解除支气管痉挛药物,必要时应用激素如地塞米松,预防麻醉期间支气管痉挛及气管阻力增加,减轻或消除由肺塌陷所致的矛盾呼吸及纵隔摆动。

4）双侧肺通气的时机和方法:开胸手术采用双腔支气管插管行分侧肺通气,即下肺间歇正压通气(IPPV)。真正由于分流而不能实施单肺通气的情况所占的比例并不高,临床上单肺通气时出现低氧血症常因导管选择不当或位置不良所致,所以成功实施单肺通气的关键之一是双腔支气管导管或支气管阻断导管的位置放置和理想位置的维持。在双腔支气管导管或支气管阻断导管的位置理想时,不能维持满意的 $PetCO_2$ 和 $SpO_2$,在保证双腔支气管插管定位理想的前提下,可采用下侧肺 PEEP 5 $cmH_2O$,如果缺氧状态得不到改善,可采用上侧肺辅助通气。常用的方法有:①尝试应用一根内径约 0.3 cm、长 10 cm 有一定硬度的供氧管,送入术侧支气管导管,吹入 1 ~ 2 L/min 的纯氧。肺持续低流量的吹入氧气时可以在一定程度上扩张手术侧肺,从而保持上侧肺的气管开放,可增加非通气侧肺泡内的氧浓度,因而使得流向非通气侧的部分血流得到氧合,减少 $Qs/Qt$,改善 $\dot{V}/\dot{Q}$,低氧血症多可改善。②术侧连续气管正压通气(CPAP),可以使上肺血流有一定氧合,同时增加血管阻力,使血流转向下肺,减少肺内分流,提高动脉氧合。压力为 0.5 ~ 1.0 kPa,也有人认为压力不超 5 $cmH_2O$,CPAP 的压力过大使肺扩张,而影响外科医生的操作而且可能减少患者的心输出量。早先术侧肺实施 CPAP,需另外一部麻醉机及气源,近期报道使用术侧支气管导管口部分封闭的方法,调节术侧肺通气的压力,可以提供 CPAP,使这项技术变得简易。更好的方法是使用美国 Tyco 生产的 CPAP 系统,此系统由防折输氧管、呼吸皮囊、可调 CPAP 阀和标准的 15 mm 接口组成,压力调节 2 ~ 10 $cmH_2O$,给临床使用带来极大的方便,目的使上肺血流有一定氧合,同时增加血管阻力,使血流转向下肺。压力为低压 PEEP 或非通气侧肺采用 CPAP 5 ~ 10 $cmH_2O$,可以有效地降低肺内分流,明显地改善 $PaO_2$。手术侧肺辅助通气会使患肺轻度膨胀,对胸腔镜手术的操作有一定影响。③用高频喷射呼吸机,经总支气管插入小管予手术侧肺持续供氧,有条件时可采用高频喷射通气(HFJV),以 9.8 ~ 14.7 $N/cm^2$(1.0 ~ 1.5 $kg/cm^2$)的压力,100 ~ 120 次/min 的频率吹入纯氧,可增加功能残气量,增加动脉氧合,从而提高 $PaO_2$。

即使无低氧血症,也尽可能缩短单肺通气时间,因为适当时间内的肺萎陷引起的肺损伤是有限的,可通过间断张肺减轻长时间肺萎陷引起的肺损伤,在不影响手术操作的情况下每小时以手法吹张双肺 3 ~ 4 次,以防长时间肺压缩导致术后肺不张。

5）充分的镇痛和肌松:保证手术野完全安静是手术成功的先决条件,麻醉维持应在良好的肌肉松弛状态下机械控制单肺通气,避免自主呼吸动作干扰。充分的肌松,使下侧肺及胸壁顺应性增大,防止下侧肺内压和气管压在通气时过高所致的肺血管受压,血流量减少。开胸手术由于创伤大,术中对镇痛要求较高,可适当增加镇痛药物的用量,必须保持患者处于无痛安静状态,避免因麻醉过浅因牵拉肺门所致的呛咳,防止纵隔摆动、患者突然苏醒或躁动等意外发生。另外,维持适当的麻醉深度与足够的肌松有利于降低耗氧。

6）手术侧肺压缩/尽早结扎肺动脉:开胸后为减轻上肺 $\dot{V}/\dot{Q}$ 异常,可请术者尽量将手术侧肺压缩,以减少 $\dot{V}/\dot{Q}$ 不均造成静脉血掺杂增加。当行肺切除时尽快结扎肺动脉,以减少肺内分流,结扎后即可使 $PaO_2$ 上升。但这并不适用于非肺的其他开胸手术。

7) 避免使用 HPV 的血管活性药物:除非有特殊情况,应尽量避免使用影响缺氧性血管收缩的血管活性药物。

对上述方法处理也不能维持满意的 $PetCO_2$ 和 $SpO_2$,只能氧血症采用纯氧短暂双肺通气可迅速纠正低氧血症。同时说服术者将微创手术改为开放手术,患者的安全永远比手术更重要。

(3)呼吸功能监测:有条件可连续监测呼吸各项参数指标,观察压力-容量环、容量-流量环、$CO_2$ 曲线图形,可及时反映通气流量、通气量、肺顺应性、气管压力、$PetCO_2$ 等的动态变化和及时肺部听诊,以上呼吸功能检测中应强调持续经皮动脉血氧饱和度($SpO_2$)监测与 $PetCO_2$ 监测,间断监测血气。$SpO_2$ 与 $PetCO_2$ 监测是胸科手术麻醉的必备检测项目。血气分析是需要的,但 $SpO_2$ 与 $PetCO_2$ 的反映更为及时。密切注意如潮气量、气管压力和 $PetCO_2$ 等呼吸机的各项参数的变化,维持气管压力不高于 1.96 kPa(20 $cmH_2O$),OLV 时则 <40 $cmH_2O$,吸入 100% 氧气。

2. 单肺通气的管理新观念

对开胸手术患者机械通气往往是具有挑战性的。这些患者往往有显著的并存疾病,包括心肺疾病,对于这类患者行单肺通气时围手术期呼吸道并发症是常见的,尽管存在多因素的病因,越来越多的证据表明呼吸道并发症与机械通气密切相关。气体交换首要目标仍是提供终末器官充分氧合,但这对于降低急性肺损伤的风险是一个很小的目的。每种呼吸策略均有有益效果和潜在的不利的不良反应,临床医生应充分理解各种通气策略对患者的影响,有针对性地选择最优的机械通气方案。在单肺麻醉中,在保证良好的动脉氧合前提下,实施保护性单肺通气是一个关键问题。保护性肺通气策略(LPVS)最初是在急性肺损伤(ALI)/急性呼吸窘迫综合征(ARDS)和其他原因导致的呼吸衰竭的治疗中提出的机械通气策略,其目的是在进行机械通气支持的同时,保护肺组织免受机械通气相关性肺损伤(VALI)。它主要包括:小潮气量、呼气末正压(PEEP)、允许性高碳酸血症(PH)、肺复张策略(ARS)、压力控制通气(PCV)等。近年来 LPVS 在 OLV 中的作用也逐渐受到麻醉医师重视。目前由于大部分麻醉机仅有容量控制通气模式(VCV),加之对 LPVS 的认识不足,胸科手术 OLV 的主流仍然是 VCV 通气模式。VCV 通气模式下,一般选择潮气量(TV)8 ~ 10 mL/kg,频率 12 ~ 14 bpm,吸呼比(I∶E)为 1∶(1.5 ~ 2.0)。即使有些患者在单肺隔离满意时,VCV 通气模式通常气管压会明显增高,而过度增高的气管压可能会导致通气侧肺肺泡内的血管受压,使血管阻力增高,这样一部分血流就转移到塌陷的对侧肺,导致动静脉分流增加。有时为了降低气管压,麻醉医生在 OLV 时通常会选择高频率低潮气量,高频率低潮气量的通气模式容易使通气侧肺出现肺膨胀不全,有时更加不利于氧合。

这种情况下,对开胸手术麻醉医师有两种保护性通气策略:一种观点认为可以选择在 VCV 通气模式下选择小潮气量结合健侧合适的 PEEP 和 pH;另一种观点认为选择在(PCV)模式加合适的 PEEP 作为保护性通气的选择。

(1)VCV 模式小潮气量结合健侧合适的 PEEP 和 pH 单肺通气策略:传统观点认为 OLV 时应采用接近双肺通气时的潮气量,因为大潮气量确实能增加动脉氧分压,但在 OLV 时大潮气量可造成肺损伤,术后将引起肺呼吸功能不全,使急性肺损伤发病率显著增加,并明显增加某些有害炎性细胞因子的产生。潮气量大于 700 mL 和呼吸道峰压大于 30 cmH$_2$O 是 ARDS 的独立危险因素。近年来,多个指南建议在 OLV 中用小潮气量,但小潮气量对肺也有损伤的可能。潮气量过小时可引起肺通气不足、小气管过早关闭、肺不张和肺顺应性降低、通气血流比例失调,产生严重的低氧血症,并加重肺部感染及 ALI。

健侧予适当的 PEEP 可以增加功能残气量,改善通气血流比例失调,防止术中发生肺泡萎陷,增加肺的顺应性,可明显降低术后 ALI 的发生,减少住院时间。应用 6 mL/kg 潮气量结合 5 cmH$_2$O 的 PEEP 保护性肺通气较单纯应用 9 mL/kg 的潮气量,术后 IL-6、TNF-$\alpha$ 产生明显减少。

但是最佳 PEEP 值的确定比较困难,PEEP 是指在应用呼吸机时于呼气末期在呼吸道保持一定正压,使萎陷肺泡复张,适当的 PEEP 增加肺顺应性改善动脉氧合。但由于 PEEP 使胸膜腔内压升高及肺容量增大,静脉回流受阻,不适当的 PEEP 会造成血流动力学明显紊乱。曾有报道,5 cmH$_2$O PEEP 时心输出量无明显变化,而 10 cmH$_2$O PEEP 时心输出量则明显减少。有研究认为可根据静态 P-V 曲线来确定最佳 PEEP 值。该曲线的变化特点是在吸入相的初期压力增加较快,但容量变化较小,当压力增大到某一点时,则容量变化突然增大,该点的压力即为最佳 PEEP 值,其可较好地改善肺顺应性、改善氧合,同时又可避免因呼气末肺内压力过高所致肺内血流动力学异常,进而达到保护性肺通气的目的。

小潮气量通气时,有可能产生高碳酸血症。最近的研究表明在没有相关禁忌证时适当的高碳酸血症是有益的,它可使氧解离曲线右移,为组织提供更多的氧。Hager 等报道在肥胖患者中,轻微的高碳酸血症(PetCO$_2$ 50 mmHg)可使皮下氧分压增加 22 mmHg。虽然高碳酸血症对心肌有直接抑制作用,但是心肌抑制通常发生在 PaCO$_2$ 大于 75 mmHg 时,在 OLV 中,轻微的高碳酸血症可增加心脏射血分数和肺血管阻力,降低微循环阻力,对缺血性肺血管收缩也有加强作用。现多数观点认为,OLV 中采用 4～6 mL/kg 潮气量并结合适当的 PEEP 和 pH 是一种有效的保护性肺通气策略,既能较好地降低低氧血症、肺不张发生,又可避免气管内压力过高,导致肺组织的气压伤及血流动力学异常,改善围手术期患者症状。

(2)PCV 加 PEEP 通气策略

1)传统 VCV 和 PCV 的比较:VCV 是在吸气时由呼吸机产生正压,将预设容量的气体以恒速气流送入肺内,气管压力升高;呼气时肺内气体靠胸肺弹性回缩,排出体外,气管压力回复至零。VCV 的气管压力波形见图 5-2A。PCV 是时间切换压力控制模式,其特点是气管压力迅速上升到预设峰压,后接一个递减流量波形以维持气管压力于预设水平。PCV 时若肺顺应性或气管阻力发生改变时,潮气量即会改变,其优点可降低气管峰压,气体分布更加均匀,改善气体交换。PCV 与 VCV 两种通气方式中,哪种通气方式更好,临床仍有不同看法,但 PCV 减速气流相对于 VCV 恒速气流来说打开肺泡效果更好,而且有利于气体在肺内的交换,提高肺通气血流比例。目前的研究认为 PCV 与 VCV 比较能较好改善肺的顺应性,降低平台压,进而可减轻肺损伤。PCV 的优点是:①降低气管峰压,减少气管高压发生的危险性。②气体分布更加均匀。③改善气体交换。PCV 的气管压力波形见图 5-2B。

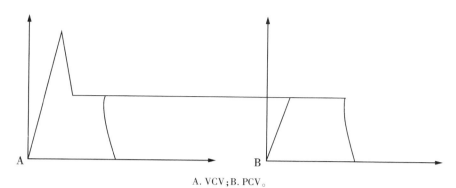

A. VCV；B. PCV。

**图 5-2　VCV 与 PCV 的气管压力波形**

2）OLV 新方案：保证单肺隔离满意的前提下，OLV 期间出现氧合问题的病生理基础是肺膨胀不全和动静脉分流增加导致 V/Q 的不匹配。通气侧肺的过度膨胀会进一步加重 V/Q 失衡，使氧合恶化。OLV 期间需要避免高气管压的出现，不仅是因为高气管压会将血流转移到通气少的肺组织，而且还会给健康肺组织带来损伤。因此近些年来，麻醉医师在传统的胸科麻醉指南基础上，发现了新的问题并积极寻求解决的方法（表 5-5）。

**表 5-5　OLV 新方案**

| |
|---|
| 1. 维持双肺通气直到胸膜腔被打开 |
| 2. 常规使用纤维支气管镜 |
| （1）进行双腔管气管插管时 |
| （2）双腔管定位时 |
| （3）发生缺氧时 |
| （4）气管压增高时 |
| 3. OLV 管理 |
| （1）如果患者情况允许，将吸入氧浓度维持在 0.6~1.0 |
| （2）使用 PCV 模式，避免高气管压 |
| （3）常规使用低水平 PEEP(5 cmH$_2$O) |
| （4）常规使用 CPAP(4~5 cmH$_2$O)（胸腔镜手术除外） |
| （5）降低潮气量，避免肺损伤（允许性高碳酸血症） |
| （6）联合胸部硬膜外麻醉 |
| 4. 如果出现严重缺氧 |
| （1）如果手术允许，短时间恢复双肺通气 |
| （2）重新设定 CPAP 和（或）PEEP 水平 |
| （3）使通气侧肺塌陷肺泡复张 |
| （4）阻断肺动脉（通过手术或肺动脉导管） |

3)PCV 与 PEEP 在 OLV 中的应用:根据 OLV 期间缺氧的病生理机制,避免高气管压非常必要,PEEP 的应用使呼气末肺容积增加尤为明显。对于相同的潮气量,PCV 需要的气管压更低,这样就避免了肺气压伤和氧化损伤,同时由于吸入气体得到均匀分配以及塌陷肺组织重新膨胀,而使氧合得到改善。因此 PCV 与传统的 VCV 相比就显得更加合理。

Tugrul M 等单肺通气模式的研究认为 OLV-PCV 与 OLV-VCV 相比,气管峰压、气管平台压均显著降低,$PaO_2$ 显著升高,肺血管分流显著减少。

近年来,还有多个研究发现相似结果:OLV 期间不使用 PEEP 是有害的,可导致肺泡在每个一呼一吸的周期中出现塌陷和膨胀交替。应用 PEEP 可以有效避免肺不张。PEEP 应该是一种保护性的通气策略,既避免了高气管压,又避免了肺膨胀不全,既减少肺损伤,又改善氧合。因此,PCV 联合应用适当的 PEEP 可能是更为完善的 OLV 方案。对于患有呼吸系统疾病而导致肺功能不全的患者,同时结合术前肺功能来看,也更适用于患有呼吸系统疾病而肺功能不全的患者。

对于肺癌合并 COPD 患者一个经常面对的问题是存在明显的自体 PEEP(auto-PEEP)现象或肺的充气过度。实际上有时应用小潮气量 6 mL/kg 对于 COPD 患者有益,或大潮气量 15 mL/kg 对于某些患者有益。Pepe PE 和 Marini JJ 描述机械呼吸时,尽管未应用呼气末正压(PEEP)而呼气末由于气体陷闭在肺泡内产生正压及胸内正压称为 auto-PEEP 或内源性呼气末正压(intrinsic PEEP)。其特点是呼气时间不足,呼气末结束之前,下一次吸气已开始,致呼吸道内为正压。尤其存在气流阻塞时,肺泡内压力可能在整个机械通气患者的通气周期中保持正压,肺泡过度膨胀。胸腔内压力因这种 auto-PEEP 现象增加,回心血量减少,会严重抑制心输出量,并增加呼气末肺动脉楔压。控制呼吸和麻醉期间正常 auto-PEEP 应为 0 或 <2 $cmH_2O$。auto-PEEP 还常见于呼吸衰竭患者,麻醉过浅或肌松不足产生呼吸机不同步亦可产生 auto-PEEP。对 auto-PEEP 引起的血流动力学后果认识不足可能会导致不适当的限制液体或不必要的升压药治疗。

**(二)围麻醉期间的血流动力学调控**

(1)开胸前,胸腔两侧压力相等,纵隔位于胸腔中间;开胸后,开胸侧胸腔变为正压,而非开胸侧胸腔仍为负压,结果使纵隔移向非开胸侧胸腔。开胸后纵隔移动或纵隔摆动造成大血管扭曲。腔静脉扭曲造成回心血量减少,心排血量降低;动脉扭曲造成血压下降。所以开胸后易出现低血压,造成心肌灌注不足。加上开胸后对呼吸的不良影响可能出现缺氧或二氧化碳蓄积,因而易引起心律失常。开胸后随时注意开胸手术操作刺激或探查纵隔、肺门时发生的反射性心律失常、血压下降等严重情况,手术中应实施严密的心电监护,保证血容量,及时寻找心律失常或低血压的原因,尽快纠正异常,维持循环功能稳定。

(2)围麻醉期间的容量调控:血液稀释可用于胸腔内手术,对循环功能稳定而又非严重贫血的病例,在失血 <400 mL 的情况下,可先行充分补充功能性细胞外液而不必输血;如出血较多,也可在充分补充功能性细胞外液及胶体液的基础上,适量进行成分输血。中心静脉压(CVP)监测为液体的使用提供依据。全肺手术,由于肺血管床骤然大量减少,在肺组织循环钳闭后,输血输液均应适当减速减量,以免发生急性肺水肿。

（3）麻醉期间的监测：从麻醉诱导前开始实施，包括术中监测，严重患者延续至术后重症监测。常规监测项目为心电图、无创血压、$SpO_2$、$PetCO_2$。危重患者可增加创伤性直接动脉压、中心静脉压、尿量、体温、血气、心排血量、混合静脉血氧饱和度、呼吸功能和（或）术中食管超声监测等。

**（三）麻醉及术后处理**

1. 麻醉

（1）手术中麻醉医师应与外科医师密切交流，必要时外科医师可协助麻醉医师调整导管位置，麻醉医师在手术的重要步骤可暂停患者呼吸保证手术顺利进行。

（2）注意膨肺时避免过度加压，$CO_2$ 排出过多造成的低 $CO_2$ 综合征及低血压。

（3）关胸前证实萎陷肺泡充分膨胀，闭胸后胸腔引流接水封瓶，加压膨肺至胸腔内无气泡排出，水柱随呼吸而上下波动，恢复胸腔负压。手术结束关胸前应对萎陷肺进行充分膨胀，检查吻合口瘘。

2. 术后

（1）气管内导管的拔除。

1）拔管指征：自主呼吸完全恢复，呼吸功能良好，神志基本清醒，循环稳定，病情平稳。

2）注意事项：①拔管前继续机械通气或辅助呼吸，直至拔管。②拔管前尽量吸净呼吸道内分泌物及血液，加压通气以配合术者建立术侧胸膜腔正常负压。③支气管内插管或双腔管插管患者拔管前应把支气管导管退到气管内，或在双腔导管患者中改插单腔气管内导管。④估计病重不能及时拔管或需较长时间辅助呼吸的患者，可在术后改口腔插管为鼻腔插管和在诱导时直接鼻插管。对术前肺功能减退、肥胖、合并冠心病、高龄、术中出血明显、术后吸入纯氧时动脉血氧分压低于 60 mmHg 或 $SpO_2$ 低于 90% 的患者应考虑长时间呼吸支持。

（2）患者清醒后如仍需侧卧位，一般手术侧在上，以利于术侧余肺膨胀。向下可加剧缺氧，但全肺切除的患者，手术侧应向下。

（3）术后镇痛是术后管理的重要部分，术后镇痛可改善患者的呼吸功能，增加通气量，还利于咳嗽排痰，减少术后肺部并发症，应采用各种有效的镇痛手段促进患者呼吸功能的恢复。患者自控镇痛泵镇痛、胸部硬膜外镇痛、肋间神经阻滞镇痛都可发挥良好的镇痛效应，应根据临床经验选择使用。

（4）常规给氧，理由是全麻药的残留影响、胸痛、气管内插管的刺激、呼吸道分泌物增加、手术操作所致的肺充血等使患者 $SpO_2$ 下降。

（5）复张性肺水肿：是严重的并发症之一，多发生在复张后 $1 \sim 2$ h，表现为进行性的呼吸困难、发绀、烦躁、咳大量泡沫痰，听诊可闻两肺满布湿性啰音。X 射线表现为肺水肿现象。

1）复张性肺水肿发生的原因如下。

● 由于患肺长时间萎陷、受压使肺组织缺血缺氧以及手术操作过程中负压吸引等可能造成复张性肺水肿。

● 在单肺通气过程中,不张的肺组织处于缺血、缺氧状态,复张后血流恢复,可出现缺血再灌注损伤,诱发复张性肺水肿。

2)复张性肺水肿的预防和治疗如下。

● 严密监测呼吸和循环参数,对病情复杂者还应加做有创压力监测。

● 对于术前存在严重血气胸肺压缩明显的患者,应在麻醉前做胸腔闭式引流后再诱导,否则可能造成张力性气胸。术前肺萎陷压迫>72 h者,双腔插管后不应快速使萎陷肺复张,应在插入双腔管后先做健侧肺通气,术中患侧应间歇张肺,使萎陷肺缓慢复张,术毕不作过度通气。

● 加强输液管理,按比例补充足够的晶胶溶液。

● 维持适宜的麻醉深度,避免交感神经兴奋和内源性儿茶酚胺释放。

● 一旦发生复张性肺水肿,必须维持气管通畅,吸引分泌物,应用纯氧 PEEP 通气、静脉滴注地塞米松 30~40 mg 预防毛细血管通透性增加、抑制炎症反应、促进水肿消退、强心利尿等措施,症状可在 24 h 内消失。

● 术毕使患肺缓慢复张,可不作过度通气,低压缓慢膨肺,适当延长吸气时间,使萎陷的肺组织缓慢膨胀后,恢复双肺通气。术后不作过度通气,严密观察,预防复张性肺水肿发生。

(6)全肺切除术的麻醉及全肺切除后肺水肿处理:肺叶切除后对呼吸、循环等生理影响较小。一侧肺切除后,换气面积为原来的一半,而肺血流增加 1 倍,$\dot{V}/\dot{Q}$ 明显下降,术侧胸腔内空洞无物,纵隔及健侧肺将向手术侧明显移位,严重影响心肺功能。

1)全肺切除术的麻醉处理基本原则:①术前行分侧肺功能检查,了解健肺功能。②手术时应插入双腔支气管导管,切除全肺前支气管导管退回至气管内,退出肺动脉内测压管如漂浮导管等。③全肺切除后适当减小通气量及通气压力,定时检查血气。④术中输血量应限于等量,输液量应小于 2000 mL。⑤在术侧前胸上部放置胸腔引流管,禁用负压引流装置。⑥术中术后全面监测,可监测 CVP 及肺顺应性,术后适当控制液体量。

2)全肺切除后肺水肿:病因尚不清楚,可能与液体超负荷、肺淋巴引流不佳、肺毛细血管通透性不好、肺过度膨胀及右心功能异常有关。多发生于全肺切除者(2%~4%),偶见于肺叶切除者。多发生于术后 48~72 h,右肺多于左肺。临床主要表现:呼吸窘迫;胸部 X 射线显示肺水肿;心功能无异常;无肺内炎症及误吸。

全肺切除后肺水肿预防:术中第 3 间隙的液体应视为"无"或按 6 mL/(kg·h)补充液体;术中晶体补充量应小于 2000 mL,而总输液量应小于 500 mL/h,使 24 h 体液的正平衡量小于 20 mL/kg;术后维持血流动力学稳定可借助于小剂量增加心肌收缩力的药物;术后早期尿量维持在 0.5 mL/(kg·h)。

## 三、小结

有效的单肺麻醉需要麻醉医生具有深厚的呼吸、心血管病理生理背景知识;心肺功能的正确评估,判定麻醉的耐受和术后转归,熟悉拟实施手术的流程;具有丰富的临床经验、临床医学实践风险管理和麻醉质量控制意识,熟练掌握肺隔离设备精确定位技术要点,实施有效的单肺通气和保护性肺通气策略,麻醉中不良事件的处理;掌握单肺麻醉调控的重点,减少肺内分流,改善通气血流比例。所有围麻醉期处理服务于单肺麻醉终极目的——肺保护。

# 第七节 单肺通气中的肺保护策略

## 一、单肺通气肺损伤的原因

急性肺损伤(ALI)是胸科手术后潜在并发症。ALI 进一步加重可导致急性呼吸窘迫综合征(ARDS)、呼吸衰竭甚至多器官功能衰竭或死亡。2000 年 Kutlu 等统计英国伦敦皇家 Brompton 医院 1991—1997 年胸外科肺癌根治性手术患者,发现术后 ALI/ARDS 总的发生率为 12.9%,全肺切除术后为 6%,而肺叶切除术后 ALI 的发生率为 3.9%,ALI 的发生率在年龄大于 60 岁的患者显著增高。Gothard 认为 ALI/ARDS 造成的肺损害是胸科手术后死亡的主要原因。2008 年英国伦敦皇家 Brompton 医院研究团队采用同样的方法调查该院 2000—2005 年 1376 名肺癌根治性手术患者,发现 ALI/ARDS 发生率和 ALI/ARDS 引起死亡的人数较 2000 年的数据明显下降,下降的原因归结为术前采取更积极地治疗策略尽量避免全肺切除,术中更加注重保护性通气策略,改善提高 ICU 对 ARDS 的治疗管理水平。Sen 等的研究认为肺切除术后 ARDS 的总体发生率为 7.5%,发生 ARDS 后患者的总体病死率为 27.3%,行全肺切除、肺叶切除、亚肺叶切除术的患者术后发生 ARDS 后病死率依次为 33.3%、25%、0。目前,ALI 已成为胸外科术后死亡的主要原因,其病死率仍然稳定在 2% ~5%。

大样本的回顾性调查分析发现,全肺切除术后 ALI/ARDS 的发生率为 12%,且单肺通气过程中大潮气量和高呼吸道压是肺癌患者行全肺切除术后 ALI/ARDS 发生率升高的危险因素。

研究发现胸科麻醉常用的单肺通气由于其通气的特殊性,单肺通气较双肺通气更容易引起或加重肺损伤,且会造成两侧肺不均一性损伤,单肺通气对通气侧肺和萎陷侧肺有不同程度的损伤。非通气侧肺损伤程度明显高于通气侧。在单肺通气后出现急性肺损伤复张性肺水肿 OLV 较双肺通气更易造成急性肺损伤。

Kilpatrick 等认为高气管压、输液过量、全肺切除和长期酗酒是诱发肺癌术后 ALI 的 4 个常见的独立因素。

Park 等经多元分析认为没有任何一个显著的危险因子导致 ALI/ARDS,肺癌患者术前合并间质性肺病,肺功能检查一氧化碳弥散量下降也是肺癌根治性手术 ALI/ARDS 独立高危因素。ALI/ARDS 是肺癌根治性手术后一种仍然令人困惑的严重术后并发症,ALI 是 ARDS 较轻的形式。尽管 ALI/ARDS 的发生率低,但一旦发生期死亡率很高。

综上所述,ALI/ARDS 的诱因是多因素的,全肺切除术后 ALI/ARDS 发生率高,随着对 ALI/ARDS 风险、病因学、发病机制认识的逐渐深入,近 20 年来肺癌根治性手术后 ALI/ARDS 发生率下降趋势。

## 二、单肺通气肺损伤的机制

目前的研究认为单肺通气时,细胞因子和炎症介质导致肺组织损伤:中性粒细胞、肺泡巨噬细胞及肺泡上皮细胞可产生大量炎症介质,并表达多种黏附分子,导致炎症细胞的进一步激活和炎症介质的瀑布释放,引起级联炎性反应。应用支气管镜获取支气管上皮细胞衬液微量样本进行 EUSA 检测,发现单肺通气导致非开胸侧肺和开胸侧肺支气管上皮产生炎性因子,如肿瘤坏死因子-α、IL-1β、IL-6、IL-8、IL-10 和 IL-12p70。另外,肺损伤非开胸侧肺高于开胸侧肺。IL-1β 和 IL-10 是机体炎症反应的早期应答因子,前者是机体重要的炎症介质,机体炎症反应启动因子促进多种炎症刺激因子及氧自由基分泌及释放;后者是体内最重要的抗炎症细胞因子,对炎症反应的调节起着非常重要的作用。

细胞因子和炎症介质级联炎性反应触发的原因如下。

(1)OLV 对通气肺的影响主要是机械牵张性肺损伤:机械牵张包括机械正压通气、OLV 时不断重复肺组织萎陷和复张的过程。机械通气肺组织反复牵拉引起的切应力损伤。肺是接受全身血液氧合的唯一器官,单肺通气时只能用一侧肺完成双肺的通气和换气功能,通气侧肺需要承受相对大的潮气量,研究表明肺泡的过度膨胀、牵拉和(或)反复开放时产生的切应力是造成 VALI 的重要原因。它可以造成肺泡上皮坏死脱落、毛细血管通透性增加、间质水肿及肺泡萎陷不张等病理表现,但最主要的是肺泡壁机械损伤激活体内的炎性反应机制。

(2)非通气侧肺缺血再灌注/缺氧-复氧损伤:单肺通气时非通气侧肺需完全萎陷,肺泡萎陷可导致通气血流比例失调、肺内分流增加。非通气侧肺在萎陷期间,萎陷侧肺血流量降低为心输出量的 20%~25%,萎陷肺的肺泡内无氧气,处于一种缺氧代谢状态并出现缺氧性肺血管(肺动脉和毛细血管)收缩;萎陷肺通气时,肺泡复张并恢复氧合功能,收缩的肺血管开放,组织再灌注,肺泡组织经历缺氧到复氧、缺血再灌注损伤的过程。肺缺血再灌注/缺氧-复氧可导致炎性因子释放量急剧增加,产生强烈的氧化应激反应。研究证实肺萎陷后复张可以激活严重的氧化应激反应,并且氧自由基产生与单 OLV 的时间相关,长时间单肺通气增加术后肺并发症。尤其对于接受术前辅助化疗的肺癌患者,单肺通气时,应注意提高吸入氧浓度可能导致因高浓度氧而增加活性氧介导的肺损伤的风险。

(3)非通气侧肺复张时,肺组织受到明显的机械牵张引起机械牵张性肺损伤。

机械通气导致通气肺组织反复牵拉引起的剪切力除造成上皮细胞、内皮细胞和外周气管损伤外,还导致细胞外基质(ECM)损伤。机械通气引起构成 ECM 的大分子(胶原蛋白、弹性蛋白、层黏连蛋白、纤维结合蛋白、蛋白多糖和葡萄糖胺聚糖)改变并进一步影响肺实质的生物力学行为。此外,机械通气引起的机械应力对细胞的影响随 ECM 的改变而变化,如细胞变形。小潮气量、低跨肺压利于应力分布得更均匀,对 ECM 牵张减轻,减少 ECM 解体、破裂和重塑。因此,ECM 的研究可能有助于提高对机械通气引起的肺损伤的病理生理学理解。

综上所述,单肺通气时肺组织可能受到以下因素的损害:①萎陷期间的缺氧性损害。

②复张时的机械牵张性损害。③肺毛细血管开放后肺组织的再灌注损害。④通气侧肺组织因大潮气量械通气引起肺组织反复强烈的机械牵张或剪切力损伤。

总之,单肺通气发生 VALI 的原因归结起来主要是机械伤和生物伤,即反复强烈的机械牵张或剪切力等刺激激活了肺部固有细胞内的多种与炎症相关的信号通路介质。非通气侧肺缺血再灌注/缺氧-复氧损伤从而促进了各种促炎性细胞因子的转录和表达,进一步引起了炎症瀑布的激活和炎症的扩大,最终导致了肺损伤的发生 VALI,因此在单肺通气期间除采取保护性的通气策略等措施外,尽早进行对生物伤的药物干预也是近年来肺保护研究的重点。

### 三、肺保护的方法

减轻胸外科肺癌根治性手术患者术后 ALI,防止 ALI 进一步加重导致 ARDS 的核心是减少炎性介质和细胞因子生成。从麻醉管理角度的主要措施有通气侧肺采用保护性肺通气策略,如小潮气量加 PEEP 和允许性高碳酸血症的通气模式。无论通气侧肺还是非通气侧肺应保护 HPV,最大限度减少肺内分流。麻醉药物减轻缺血再灌注/缺氧-复氧损伤。

#### (一)保护性肺通气策略

机械通气用于呼吸系统疾病治疗和麻醉的呼吸管理已有近百年的历史,机械通气本身通过各种机制可以加重或引起肺损伤——统称为机械通气导致的机械通气相关性肺损伤(VALI)或呼吸机导致的肺损伤(VILI)。尽管对 ALI/ARDS 有超过 40 年的研究,这些年来虽然我们对 ALI/ARDS 发病机制和影响患者预后的因素的认识有所进展,但针对 ALI/ARDS 并没有特别有效的治疗措施,机械通气支持治疗被认为是治疗的基石。

对 ALI/ARDS 和 VALI/VILI 更加深刻的理解,旨在削弱 VALI/VILI 和改善预后。而设计保护性肺通气策略十分重要。单肺通气是胸科麻醉常用机械通气技术,由于其通气的特殊性,发生 VALI/VILI 的风险更大,成为麻醉医生、ICU 医生和胸科医生研究的热点和难点。单肺通气引起肺癌根治性手术 ALI/ARDS 受到麻醉医生的密切关注和积极探索,针对 OLV 期间大潮气量和高呼吸道压是肺癌患者术后 ALI/ARDS 危险因素,以防止和减轻 VALI/VILI 与改善 ALI/ARDS 患者的预后为目标,设计开发新的通气策略和治疗干预措施。

1. 小潮气量加 PEEP 的可行性研究

OLV 期间小潮气量（5 mL/kg）加 PEEP（5 $cmH_2O$）相对于传统的大潮气量（9 mL/kg），无 PEEP 可获得更好的氧和并且明显降低血清中炎性因子标志物 IL-β、IL-6 和 IL-8 等的含量。Oliveira 等的研究证实机械通气 12 h 后,小潮气量（or 6～8 mL/kg）加 PEEP（5 $cmH_2O$）较大潮气量（10～12 mL/kg）显著减轻支气管肺泡灌洗液 TNF-α 和 IL-8 的含量。OLV 期间小潮气量不增加肺不张面积和肺不张面积的百分比,通过 CT 断层扫描证实小潮气量（6 mL/kg）单肺通气后肺不张面积和肺不张面积的百分比分别为（4.25±2.05）$cm^2$ 和（3.32±1.94）%,较传统大潮气量（10 mL/kg）肺不张面积和肺不张面积的百分比分别为（5.56±3.21）$cm^2$ 和（4.19±2.31）%,差异无统计学意义。

2. PEEP 的选择

动物实验证实高 PEEP($10\ cmH_2O$)比低 PEEP($3\ cmH_2O$)增加猪支气管肺泡灌洗液炎性介质水平。高 PEEP 肺保护在临床试验的结果不一致。高水平的 PEEP 在临床未收到明显的好处的一个可能的解释是没有根据患者的跨肺压制定与其相适应的 PEEP。

跨肺压是肺泡压力和胸腔压力之间的差,肺泡压力可以近似由气管压力在静态条件下(即吸气和呼气末屏气时)。由于测量胸腔压力是有创的,常用食管压力(PES)代替。不成比例的机械应力传导(吸气末跨肺压高)触发对肺损伤和 VILI,跨肺压被认为是 VILI 的主要决定因素。肺剪切力损伤(肺泡周期性的塌陷与复张所造成的损伤)可以通过使用适当水平的 PEEP 减轻呼气末塌陷。根据跨肺压选择个体化的 PEEP 较根据氧合渐进的增加或减少 PEEP 更有利于优化呼吸系统的机械力学和氧合,但对患者的预后并无差异。

3. 允许性高碳酸血症

传统的观点认为呼吸性酸中毒是通气不足的必然结果,但 PHC 本身对 ALI/ARDS 患者具有保护作用。

**(二)保护性肺通气备选策略**

尽管采用现代的保护性肺通气策略,部分 ALI/ARDS 患者的顽固性低氧血症和高碳酸血症仍难以改善。肺保护备选策略可作为这些患者救援疗法的补救方案。因为在手术室可能遇到这样的患者,执业麻醉师需要知道这些可能用到的补救方案。虽然备选策略旨在提高氧供,改善氧合,可能并不能改善预后。毕竟这些肺保护备选策略可减轻低氧血症,防止引起进一步的损伤,特别是肺部损伤。下面分别简单介绍一些肺保护备选策略。

1. 体外的气体交换的应用

体外生命支持技术(ECLS)的本质是一种体外膜氧合装置,通过体外旁路将体内部分血液引出体外膜氧合器(膜肺),进行氧合,清除 $CO_2$。ECLS 技术包括体外膜氧合(ECMO)和体外 $CO_2$ 清除技术($ECCO_2R$),如 Novalung iLA membrane ventilator。

ECMO 还具有左心辅助功能。应用 ECLS 技术可实现超保护肺通气,ECLS 技术允许选择小潮量(<6 mL/kg)和低气道压,这样可以把 VILI 的风险降到最低,有时甚至不需要气管插管和机械通气。无机械通气就没有 VILI。另外应用 ECLS 技术治疗 ALI/ARDS 不需要深度镇静,患者保持清醒、平静和配合,利于患者早活动和康复,ECLS 技术在 $H_1N_1$ 流行期间的一系列患者的应用效果肯定。

ECLS 技术是救治 ARDS 患者最有效的补救措施,如 ECMO 系统:严重的成人呼吸衰竭(CESAR)患者随机对照研究使人们对 ECLS 技术如 ECMO 作为超保护肺通气策略有了全新的认识。它能帮助重症患者心肺功能得到部分或完全的休息,目前已显现了较好的应用前景。但这种体外肺辅助技术对人员和治疗设备要求较高,治疗费用昂贵,且有较多严重并发症,如出血、血液系统的破坏、导管破裂和驱动泵障碍等。尽管 ECLS 技术作为超保护肺通气策略仍有许多限制和方法学方面的问题需要解决,但这种技术激起人们浓厚兴趣和研究热情。

（1）Novalung 干预性肺辅助膜通气

1）Novalung 干预性肺辅助膜通气机的工作原理：急性呼吸窘迫综合征临床研究网（ARDSNet）和动物的数据表明，超小潮气量（≤3 mL/kg）/近静态（near-static）通气方式（$V_T$≤2 mL/kg）与保护性小潮气量（6 mL/kg）显著降低内皮细胞和上皮的损伤。换句话说，保护性小潮气量仍可诱发 VILI，如果选择超小潮气量肺通气，二氧化碳清除和氧合成为一个难以克服的问题。Novalung 干预性肺辅助膜通气系统依据 ALI/RDS 超保护肺通气治疗理念采用连续无泵体外肺辅助系统的设计，利用患者自身的股动静脉压差提供动力将动脉血泵入低阻力的中空纤维气体交换膜内，血液通过一个不形成血栓的生物相容性膜经简单的弥散作用进行氧和二氧化碳的气体交换，进行气体交换后在动静脉压差作用下重新流回体内，流量通常为 1~2 L/min，或心输出量的 15%。Novalung 干预性肺辅助膜通气系统是一种超紧凑型的体外肺辅助系统，主要包括一根动脉内置管、一个静脉内置管、两根较短的导管、一个超声流量传感器和一个气体交换器（Novalung，Talheim，Ger-many），通过改氧流量速率控制 $CO_2$ 的清除。为保证此系统的长期使用，系统内部（包括血管内置管）表面都经过肝素化处理与传统的体外膜氧合器系统 ECMO 相比，此系统装置操作简单、与血液接触面积较少、无泵驱动尤其重要的是其为便携式设备。其并发症发生率（12%~25%）显著低于 ECMO（约 50%）。同时，Novalung 干预性肺辅助膜通气系统对血液抗凝需求和血液制品的需求大为减少。Novalung 干预性肺辅助膜通气系统可以超小潮气量（<3 mL/kg）肺通气并同时校正二氧化碳分压和 pH。全肺切除术后损伤的动物模型使用 Novalung 干预性肺辅助膜通气系统，潮气量仅为 2.23 mL/kg、呼吸频率 6 次/min 比传统的保护性肺通气可获得更好的预后。许多临床病例报告也令人鼓舞，他们认为应用 Novalung 干预性肺辅助膜通气系统情况下，可以选择超小潮气量（<3 mL/kg）、低呼吸频率、低吸气平台压和高 PEEP 避免造成 VILI 以及后续的其他器官的功能衰竭。

2）Novalung 干预性肺辅助膜通气系统使用中的监测：为减少和预防 Novalung 干预性肺辅助膜通气系统并发症，在临床使用中还应积极地对以下主要情况进行严密监测：①Novalung 干预性肺辅助膜通气系统使用过程中持续监测的血流量，了解系统阻力的变化；②脉搏氧的监测，评估下肢血流灌注情况；③凝血功能监测，避免出血和凝血的发生；④血液中肌酐和乳酸水平的监测，评估全身其他脏器的功能；⑤在 Novalung 干预性肺辅助膜通气系统使用后的 24 h 内应每 4 h 监测 1 次血气，24 h 后应每 8 h 监测一次，及时了解通气及氧合情况；⑥另外因 Novalung 干预性肺辅助膜通气系统放置于两腿之间限制了患者的活动，还应注意压疮的预防。

3）Novalung 干预性肺辅助膜通气系统的撤离：当患者的基础原发病得到一定控制，且呼吸机支持水平显著降低（$FiO_2$>0.5，PEEP>10 $cmH_2O$）后，即可考虑撤离 Novalung 干预性肺辅助膜通气系统。在撤离前，可进行"暂停实验"：将此系统的氧流量降低至 1 L/min 后，观察患者的临床反应 2 h；若患者没有出现明显的气体交换和呼吸形式（如呼吸频率和分钟通气量的增加）的恶化，即可撤离此系统。拔除导管后，一定要对穿刺部位进行 30 min 的持续手动摁压，然后进行 24 h 的持续压力绷带摁压。

综上所述，对于重症 ARDS 患者，Novalung 干预性肺辅助膜通气系统是一种安全的、有效的、可操作性较强的体外肺辅助技术。它能有效地降低体内 $CO_2$ 水平,辅助降低呼吸机参数,避免呼吸机相关肺损伤的发生。但目前仍需大规模的临床随机对照研究来进一步证实此治疗系统在肺保护实施和临床转归等方面的优势。

（2）体外膜氧合:ECMO 的原理是将体内的静脉血引出体外,经过特殊材质人工心肺旁路氧合后注入患者动脉或静脉系统,起到部分心肺替代作用,维持人体脏器组织氧合血供。ECMO 的基本结构包括:血管内插管、连接管、动力泵（人工心脏）、氧合器（人工肺）、供氧管、监测系统。它是代表一家医院,甚至一个地区、一个国家的危重症急救水平的一门技术。1953 年,Gibbon 为心脏手术实施的体外循环具有划时代的意义。目前,全世界已有超过 17 000 例患者接受了 ECMO 治疗。这不但使心脏外科迅猛发展,同时也将为急救专科谱写新的篇章。ECMO 已成功地用于治疗严重的呼吸衰竭,呼吸功能衰竭是 ECMO 支持实施成功率很高的病种,呼吸机治疗的参数可在 ECMO 支持下,调至氧浓度 ≤60%、气管压 ≤40 cmH_2O 的安全范围内,低气管压将肺膨胀供氧,二氧化碳排除由人工膜肺完成。但 ECMO 是一种高度专业化的,占用资源密集和昂贵的设备,因此仅限于专业化的医学中心使用。为此,德国学者 Fischer 研制出一种简易的体外膜氧合装置,目前在欧洲已应用于临床。在应用这项技术时,医生只要采用股动脉、静脉插管,体外接 Novalung 膜氧合装置将体内部分血液引出体外氧合,氧合效率高,$CO_2$ 清除完全,一般 6 h 以内即可明显改善高碳酸血症情况,如果再配合采用保护性肺通气策略,就能达到比较满意的效果,并且基本上能避免 ECMO 技术的主要不良反应。

2. 高频振荡通气

高频振荡通气（HFOV）泛指呼吸频率明显大于生理呼吸频率（通常>100 次/min）的机械通气。它主要可分为高频正压通气、高频喷射通气及较新的 HFOV、高频叩击通气等类型,其中后两种类型的高频通气具有以往所不具备的主动呼气功能。HFOV 在理论上基本满足了保护性肺通气的要求,即具有较小的潮气量（1~5 mL/kg）,并维持一个恒定的、较高的平均气道压力,并且保持了小气管的持续开放,这有利于减轻剪切应力损伤和肺不张。因此,近年开始尝试将其在 ARDS 等肺损伤患者中应用。但对于能否改善长期预后,目前仍缺乏有力证据。有人认为在 HFOV 的使用中如能减少肺泡内气体的蓄积,防止肺泡过张所导致的损害,将进一步增加其对预后的有利影响。初步研究表明,HFOV 能明显改善肺损伤患者的氧合功能、缩短呼吸机依赖时间,但还没有被证明可以改善死亡率。在一些研究通过对高频震荡通气与潮气量通气（常规的潮气量 8~10 mL/kg）进行比较发现,HFOV 组支气管肺泡中的炎性细胞因子水平（IL-8）高于常规通气组。临床实际应用 HFOV 好处有限,这限制了 HFOV 作为保护性肺通气策略的应用。

3. 液体通气

氟碳化合物（PFC）具有易于溶解 $O_2$ 及 $CO_2$、低表面张力、高密度、易挥发等特性,是进行液体通气的较理想材料。液体通气能克服气液表面的气体交换障碍,对实变及萎陷部位的肺组织也能进行有效的气体交换;由于具有较低的表面张力,它在一定程度上起到了肺表面活性物质的作用;高密度使它能主要分布于肺部的下垂部位,恰好能在 ARDS 患者的实变或不张的肺组织中发挥作用。液体通气主要分为完全液体通气（TLV）与部分液体通气（PLV）,前者由于技术及费用要求高,难以临床应用;部分液体通气是将相当于功能残气量的 PFC 灌入肺部后,使用常规呼吸机维持通气进行气体交换,较常规通气能更好地改善肺组织实变区域的氧台,减少肺内分流,防止肺泡萎陷,改善肺顺应性与气体交换。它已在肺损伤动物模型及部分临床病例中取得了较好的效果,但仍缺乏能显著改善预后的证据,如果与保护性通气联合运用,可能是一种新型的 ARDS 治疗手段。

### (三)麻醉药的肺保护作用

#### 1. 吸入麻醉药

有免疫调节作用。最近的一项研究证实 OLV 期间吸入麻醉药通过预处理和后处理抑制炎性介质前体的基因表达。如异氟烷预适应可抑制内毒素介导的 ALI 动物模型肺多形核中性粒细胞聚集和微血管蛋白漏出。七氟烷后处理减轻大鼠 ALI 动物模型肺损伤并保护肺功能。一项胸外科手术的前瞻性随即对照研究认为,在实施 OLV 期间,应用丙泊酚或七氟烷麻醉,两者非通气侧炎性介质较少,七氟烷可改善预后并且不良事件较丙泊酚少。另一项 OLV 研究(tidal volume 10 mL/kg),其间地氟烷组 IL-8、IL-10、多形核中性粒白细胞、弹性蛋白酶和 TNF-α 较丙泊酚组明显降低。研究表明,吸入麻醉药对 HPV 的抑制呈剂量依赖性,在吸入七氟醚达到最小 1MAC 值的情况下,对 HPV 基本无影响。

#### 2. 笑气

相对于氧和氮有较高的溶解度,笑气的这种特性在 OLV 时对肺萎陷可能有帮助,但可能导致吸收性肺不张,目前并没有强有力的证据支持笑气具有肺保护作用。

#### 3. 一氧化氮

有些研究认为一氧化氮(NO)可通过抑制转录因子蛋白家族 NF-κB,减轻 ALI,可暂时性改善氧合但无益于降低 ALI 所致的死亡率。另外,NO 使用的最佳时机和剂量难以确定,但 NO 作为一种选择性肺血管扩张剂,它可有效地降低肺动脉压。

#### 4. 静脉麻醉药

氯胺酮、丙泊酚、硫喷妥钠和右旋美托咪啶等静脉麻醉药具有潜在的抗炎作用,但这方面的研究还刚刚起步。ELISA 检测血清中 IL-6、IL-8 和 IL-10,发现丙泊酚较七氟醚更少引起炎性介质释放并调节细胞因子的平衡。从这个角度看丙泊酚较七氟醚更利于肺癌手术的麻醉。静脉注射丙泊酚可以稀释由单肺通气恢复为双肺通气后患者血清中活性氧族的浓度,对于抗氧化能力不足的患者,使用丙泊酚可能是有益的。

另外,手术创伤是导致围手术期机体应激反应的主要原因,癌症根治术创伤大、持续时间长,过度的应激反应将引起代谢改变、能量消耗和器官功能的衰竭。肺叶切除手术中丙泊酚麻醉可阻止和分泌增加减轻手术应激反应,从减轻应激反应角度丙泊酚具有一定的肺保护作用。

近年来的基础和临床研究表明右美托咪啶抑制 TNF-α 和 IL-1、IL-6 和 IL-8 炎性反应,具有肺保护作用。肺保护的作用机制可能与通过降低 NF-κB 活化,减少炎症因子合成、炎症细胞聚集和氧化应激损伤有关。其肺保护详细机制和临床意义和应用还需进一步阐明。

缺氧性肺血管收缩(HPV)是肺循环对缺氧的代偿反应,是减轻肺内分流,改善通气血流比例的失衡的重要机制:研究证实,吸入麻醉剂可抑制 HPV,并呈剂量依赖。右美托咪啶在成人胸腔镜手术单肺通气时能改善患者的氧合,可能与其减少吸入麻醉药的用量从而减少缺氧性肺血管收缩的抑制有关。

### 5. 其他

研究证实吸入硫化氢($H_2S$)可抑制小鼠 ALI 模型炎性反应和细胞凋亡。早期的研究结果证实 $H_2S$ 具有低温肺保护作用,而此项研究说明硫化氢具有非体温依赖性通气肺保护作用,意义重大。无论体温如何肺损伤相关指标均有所改善。使用的 β-肾上腺素受体激动药增加肺泡流体清除率并具抗炎作用。一项纳入 40 例 ALI 患者的随机对照研究发现,静脉应用沙丁胺醇可降低血管外肺水及气管平台压,但患者的预后无差异。

全麻复合硬膜外阻滞较单纯全麻醉将行胸及上腹部手术时的应激反应控制在一个较低的水平,这可能与硬膜外的阻滞阻断了手术区域大多数的交感神经冲动传导,同时,硬膜外阻滞使疼痛主要传入途径阻断,大大减弱了疼痛刺激的传入量,而经次要传入的有害刺激在中枢被全麻所抑制,从而使内环境较为稳定。虽然硬膜外阻滞了部分心交感神经,但并未增加全麻药物的心肌抑制,心输出量及每搏量并未进一步减少,使血流动力学维持在较稳定状态。有学者认为降低局部麻醉药的浓度,维持心排血量的稳定及避免血液的过度稀释对减少单肺通气中低氧血症是有益的。这种联合麻醉方法具有机体应激反应小、肌松效果满意,全麻及硬膜外用药剂量少、苏醒迅速、疼痛及药物残留引发的术后躁动明显减少,生命体征恢复快的特点。硬膜外镇痛尚可减轻术后创口疼痛,提高通气效率,有利于改善肺功能,减少术后呼吸系统的并发症,提高康复质量。

### (四)肺保护的未来和方向

气体交换首要目标仍是提供终末器官充分氧合,机械通气/单肺隔离技术依然是胸科麻醉的主流,最终目标为将 ALI 的风险降到最低。每种呼吸策略均存在有益效果和潜在的不良反应。对开胸手术患者机械通气往往是具有挑战性的,麻醉医生应充分了解各种通气策略对患者的影响,为患者提供最佳治疗方案。尽管目前还没有一种预防或治疗 ALI 的切实有效的方法,还缺乏关于手术期间判定最优潮气量、PEEP 和肺泡复张手法的随机对照研究。但这些令人兴奋的发现和当前我们对机械通气和 ALI 的认知,必将推动我们对 ALI 的理解和治疗,围手术期实施保护性通气策略是合理的并有益于患者。

对开胸手术患者机械通气往往是具有挑战性的。这些患者有既往疾病并存,包括心肺疾病,而且往往必须行单肺通气。围手术期呼吸道并发症是常见的,其病因是多因素的,尽管 ALI 这种严重的并发症较少,但其预后有时极不理想。目前单肺通气仍不可避免,围手术期实施保护性肺内通气技术策略是发展趋势。随着科技的发展,肺外通气技术可部分或可能全部替代肺内通气。随着对单肺通气和 ALI 病理生理机制的进一步认识,防止 HPV,减少肺内分流,减轻缺氧-复氧损伤,减少炎性介质和细胞因子的新型的麻醉药和靶向治疗药物是肺保护的未来和研究方向。

# 第六章

## 肺癌外科相关问题处理

## 第一节 围手术期合并症的评价与处理

### 一、高血压

高血压是常见的心血管疾病,目前我国高血压患病率约为24%,合并高血压的手术患者数量也在不断增加。围手术期高血压可增加手术出血,诱发或加重心肌缺血、脑卒中以及肾功能衰竭等并发症。

#### (一)高血压的定义、分类及危险性评估

1. 定义和分类

高血压的标准是根据临床和流行病学资料界定的,其定义为在未使用降压药物的情况下,非同日3次测量血压,收缩压≥140 mmHg和(或)舒张压≥90 mmHg。其中90%~95%为原发性高血压,余为继发性高血压。根据血压升高水平,又进一步将高血压分为1~3级(表6-1)。

表6-1 血压的定义和分级

| 类别 | 收缩压/mmHg | | 舒张压/mmHg |
|------|------------|------|------------|
| 正常血压 | <120 | 和 | <80 |
| 正常高值 | 120~139 | 和(或) | 80~89 |
| 高血压 | | | |
| 1级(轻度) | 140~159 | 和(或) | 90~99 |
| 2级(中度) | 160~179 | 和(或) | 100~109 |
| 3级(重度) | ≥180 | 和(或) | ≥110 |
| 单纯收缩期高血压 | ≥140 | 和 | <90 |

注:当收缩压和舒张压分属于不同分级时,以较高的级别作为标准。

2. 心血管总体危险性评估

高血压患者的诊断和治疗不能只根据血压水平,必须对患者进行心血管风险的评估并分层。高血压患者按心血管风险水平分为低危、中危、高危和极高危4个层次(表6-2)。

表 6-2　高血压患者心血管风险水平分层

| 其他危险因素和病史 | 血压/mmHg | | |
| --- | --- | --- | --- |
| | 1 级高血压 | 2 级高血压 | 3 级高血压 |
| 无 | 低危 | 中危 | 高危 |
| 1~2 个其他危险因素 | 中危 | 中危 | 极高危 |
| ≥3 个其他危险因素,或靶器官损害 | 高危 | 高危 | 极高危 |
| 临床并发症或合并糖尿病 | 极高危 | 极高危 | 极高危 |

3. 影响高血压患者心血管预后的重要因素

(1) 心血管危险因素:高血压(1~3 级);年龄,男性>55 岁,女性>50 岁;吸烟;糖耐量受损(餐后 2 h 血糖 7.8~11.0 mmol/L)和(或)空腹血糖异常(6.1~6.9 mmol/L);血脂异常,TC≥5.7 mmol/L(220 mg/dL)或 LDL-C>3.3 mmol/L(130 mg/dL)或 HDL-C<1.0 mmol/L(40 mg/dL);早发心血管病家族史(一级亲属发病年龄<50 岁);腹型肥胖(腰围男性≥90 cm,女性≥85 cm);肥胖(BMI≥28 kg/m$^2$)。

(2) 靶器官损害:左心室肥厚;颈动脉超声 IMT>0.9 mm 或动脉粥样斑块;颈、股动脉脉搏波速度 12 m/s[踝/臂血压指数<0.9(选择使用)],估算的肾小球滤过率降低,GFR<60 mL/(min·1.73 m$^2$)或血清肌酐轻度升高,男性 115~133 mol/L(1.3~1.5 mg/dL),女性 107~124 mol/L(1.2~1.4 mg/dL);微量白蛋白尿,30~300 mg/24 h;白蛋白/肌酐≥3.5 mg/mmol(30 mg/g)。

(3) 伴临床疾患:①脑血管病:脑出血、缺血性脑卒中、短暂性脑缺血发作。②心脏疾病:心肌梗死史、心绞痛、冠状动脉血运重建史、充血性心力衰竭。③肾脏疾病:糖尿病肾病,肾功能受损,血肌酐:男性>133 μmol/L(1.5 mg/dL),女性>124 μmol/L(1.4 mg/dL),蛋白尿>300 mg/24 h。④外周血管疾病:视网膜病变包括出血或渗出、视盘水肿。⑤糖尿病:空腹血糖≥7.0 mmol/L(126 mg/dL)、餐后血糖≥11.1 mmol/L(200 mg/dL)、糖化血红蛋白(HbA1c)≥6.5%。

**(二)围手术期高血压的病图**

1. 原发性高血压

占 90%~95%,是遗传易感性和环境因素相互作用的结果。

2. 继发性高血压

占 5%~10%,血压升高是某些疾病的一种表现,主要见于肾脏疾病、内分泌疾病、血管疾病、颅脑疾病以及妊娠期高血压病等。

**(三)高血压患者术前评估及术前准备**

1. 实施手术与麻醉耐受性的评价

(1) 高血压病程与进展情况:高血压病程越长,重要脏器越易受累,手术危险性越大,高血压病程虽短,但进展迅速者,即恶性高血压,早期就可出现心、脑、肾并发症,手术危险性很大。

(2)高血压的程度:1级、2级高血压,手术并不增加围手术期心血管并发症发生的风险;而3级高血压时,围手术期发生心肌缺血、心力衰竭及脑血管意外的危险性明显增加。

(3)靶器官受累情况:高血压伴重要脏器功能损害者,麻醉手术的危险性显著增加。对于高血压患者,应注意了解有无心绞痛、心力衰竭、高血压脑病、糖尿病,以及脂类代谢紊乱等合并症。

(4)拟行手术的危险程度

1)高危手术(心脏危险性>5%):急诊大手术,尤其是老年人手术、主动脉或其他大血管手术、外周血管手术、长时间手术(>4 h)、大量体液移位和(或)失血较多等。

2)中危手术(心脏危险性<5%):颈动脉内膜剥离术、头颈部手术、腹腔内或胸腔内手术、矫形外科手术、前列腺手术等。

3)低危手术(心脏危险性<1%):内镜检查、浅表手术、白内障手术、乳腺手术等。

对于高血压患者,术前首先应通过全面检查明确是原发性高血压还是继发性高血压,特别要警惕是否为未诊断出的嗜铬细胞瘤。伴有严重器官损害的患者,在实施外科手术前,应予以详细的术前检查,衡量手术与麻醉的耐受性,并给予积极的术前准备与处理。

2. 权衡是否需要延迟手术

美国心脏病学学会/美国心脏协会(ACC/AHA)2007年指南指出,轻度至中度高血压(<180/110 mmHg)可以进行手术,因为它不增加围手术期心血管并发症发生的危险,但建议重度高血压(≥180/110 mmHg)应延迟择期手术,争取时间控制血压。如原发疾病为危及生命的紧急状态,则血压高低不应成为立即麻醉手术的障碍。目前尚无明确推迟手术的高血压病阈值,当前推迟手术只有两点理由:①推迟手术可以改善高血压患者的靶器官损害。②高血压患者疑有靶器官损害需进一步评估治疗。

3. 麻醉前准备

除紧急手术外,择期手术一般应在血压得到控制之后进行,并调整受损器官功能的稳定性。

择期手术降压的目标:中青年患者血压控制至130/85 mmHg以下,老年患者血压控制至140/90 mmHg以下为宜;对于合并糖尿病的高血压病患者,血压应降至130/80 mmHg以下。高血压合并慢性肾脏病者,血压应控制在<130/80 mmHg甚至125/75 mmHg以下。但降压宜个体化,不可过度,以免因严重的低血压而导致脑缺血或心肌缺血。

对于急诊手术患者,可在做术前准备的同时适当地控制血压:血压>180/110 mmHg的患者,可在严密的监测下,行控制性降压,调整血压至140/90 mmHg左右;情况较为复杂的患者,建议请心血管内科医师共同商议解决办法。

### （四）常用抗高血压病药物及其对手术的影响

1. 利尿药

利尿药是抗高血压病治疗的传统药物，由于其降低血管平滑肌对缩血管物质的反应性，增加术中血压控制的难度，同时利尿药可能会加重手术相关的体液缺失。目前主张术前 2~3 d 停用利尿药，围手术期要严密监测血钾。

2. β 受体阻滞剂

可降低术后房颤发生率、非心脏手术心血管并发症的发生率及病死率，术前要避免突然停用，防止术中心率的反跳。围手术期要维持此类药物使用的种类以及剂量，无法口服药物的高血压病患者可经肠道外给药。

3. 钙通道阻滞剂

钙通道阻滞剂可改善心肌氧供需平衡，治疗剂量对血流动力学无明显影响，不主张术前停药，可持续用到术晨。

4. 血管紧张素转化酶抑制剂（ACEI）和血管紧张素 Ⅱ 受体阻滞剂（ARB）

这两类药物可能会加重手术相关的体液缺失，增加术中发生低血压的风险。术前不必停用 ACEI 类药，可适当调整。目前推荐手术当天停用 ARB 类药物。

5. 交感神经抑制剂

可乐定是中枢性抗高血压病药，若术前突然停用，可引起术中血压严重反跳，因此，术前不必停用。

6. 其他

利血平主要通过消耗外周交感神经末梢的儿茶酚胺而发挥作用。对于长期服用利血平的患者，最好术前 7 d 停服并改用其他抗高血压药物，以保证手术和麻醉的安全。

## 二、糖尿病

围手术期手术应激可引起糖尿病和非糖尿病患者血糖水平增高，同时，禁食水、肠道准备以及不恰当的降糖治疗也可能导致患者血糖降低。大量证据表明，围手术期血糖异常（包括高血糖、低血糖和血糖波动）增加手术患者的死亡率和并发症发生率、延长住院时间和影响远期预后。合理的围手术期血糖管理可使手术患者获益，具有重要意义。

### （一）术前评估与术前准备

1. 术前评估

（1）既往有糖尿病病史的患者，术前应当明确糖尿病类型、病程、目前的治疗方案、血糖水平是否达标、低血糖发作情况、有无糖尿病并发症以及并发症的严重程度。糖化血红蛋白（HbA1c）反映前 3 个月的平均血糖水平，是判断血糖长期控制情况的可靠指标。糖尿病患者除监测空腹、三餐后、睡前血糖之外，推荐术前检测 HbA1c，HbA1c≤7% 者提示血糖控制满意。应当注意贫血、近期输血等因素可能干扰 HbA1c 测量的准确性。

（2）糖尿病患者中约 1/3 未得到诊断，与已经确诊并接受治疗的糖尿病患者相比，这类患者围手术期风险更高。对既往无糖尿病病史者，如果年龄≥45 岁或体重指数 BMI≥

$25\ kg/m^2$,同时合并高血压、高血脂、心血管疾病、糖尿病家族史等高危因素,拟行心脏外科、神经外科、骨科、器官移植、创伤等高危手术者,推荐筛查 HbA1c。HbA1c≥6.5% 诊断糖尿病;HbA1c<6.5%,合并血糖升高者,提示应激性高血糖。

（3）筛查引起围手术期血糖波动的因素:地塞米松常用于预防术后恶心、呕吐,可升高血糖水平。使用其他糖皮质激素、生长抑素、缩血管药物和免疫抑制剂也可以引起血糖水平增高。恶性肿瘤、心力衰竭、肝肾功能不全、严重感染的患者低血糖风险增加。术前血糖波动大、强化胰岛素治疗的患者容易出现低血糖。

2. 术前准备

（1）手术当日停用口服降糖药和非胰岛素注射剂。磺脲类和格列奈类药物可能引起低血糖,术前最好停用 24 h;肾功能不全或使用静脉造影剂的患者术前停用二甲双胍 24～48 h;停药期间使用常规胰岛素控制血糖。无需禁食、禁水的短小局麻手术可保留口服降糖药。

（2）入院前已使用胰岛素者,多为控制基础血糖的中长效胰岛素加控制餐后血糖的短效胰岛素的联合方案。手术安排在当日第一台,停用早餐前短效胰岛素,继续使用中效或长效基础胰岛素,具体剂量调整见表6-3。使用皮下埋置胰岛素泵的患者由专业人员进行调节,保留胰岛素基础用量。避免不必要的过长时间禁食,减少对常规血糖控制方案的干扰。

表6-3　术前皮下注射胰岛素剂量调整

| 胰岛素剂型 | 常规给药频率 | 术前 1 日 | 手术日 |
| --- | --- | --- | --- |
| 长效胰岛素 | 1 次/d | 不变 | 早晨用常规剂量的 50%～100% |
| 中效胰岛素 | 2 次/d | 不变,如晚间用药,给予常规剂量的 75% | 早晨用常规剂量的 50%～75% |
| 中效/短效混合胰岛素 | 2 次/d | 不变 | 更换为中效胰岛素,予早晨中效成分剂量的 50%～75% |
| 短效或速效胰岛素 | 3 次/d(三餐前) | 不变 | 停用 |
| 胰岛素泵 | | 不变 | 泵速调整为睡眠基础速率 |

（3）以下情况考虑手术当日彻底停用胰岛素原用方案,监测血糖水平,需要时使用持续静脉输注胰岛素控制术前血糖:①手术时间长、术后当日仍无法进食的大手术。②术前完全依赖皮下短效胰岛素治疗。③医院缺少管理皮下胰岛素泵的专业人员。术前已长时间禁食或行肠道准备的患者按手术日方案管理。

3. 手术时机

（1）合并糖尿病高血糖危象(糖尿病酮症酸中毒、高血糖高渗性综合征)的患者推迟择期手术。

（2）长期血糖控制良好,应激性血糖升高的患者可以行择期手术。血糖长期控制欠佳的患者,应当根据伤口愈合不良和伤口感染等潜在风险的大小、有无心血管疾病等糖尿病并发症,综合评估,选择最佳手术时机。糖化血红蛋白水平>8.5%者建议考虑推迟择期手术,术前空腹血糖≤10 mmol/L(180 mg/dL),随机或餐后2 h血糖≤12 mmol/L(216 mg/dL)为宜。

**(二)围手术期血糖监测和控制目标**

围手术期血糖管理的重点在于控制高血糖的同时避免出现低血糖。严密的血糖监测,避免过于严格的血糖控制,有助于实现这一目标。

1. 血糖监测

(1)监测频率:正常饮食的患者监测空腹、三餐后和睡前血糖。禁食患者每4~6 h监测一次血糖,术中1~2 h监测一次。危重患者、大手术或静脉输注胰岛素的患者,每30~60 min测一次血糖。

(2)体外循环手术中,心脏停搏、降温复温期间血糖波动大,每15 min监测一次。血糖≤3.9 mmol/L(70 mg/dL)时,每5~15 min监测一次直至低血糖得到纠正。

(3)术后静脉注射胰岛素的患者至少1 h监测一次。病情稳定的门诊手术患者,如手术时间≤2 h,在入院后和离院前分别监测一次血糖。

2. 围手术期血糖控制目标

(1)推荐正常饮食的患者控制餐前血糖≤7.8 mmol/L(140 mg/dL),餐后血糖和随机血糖≤10.0 mmol/L(180 mg/dL)。禁食期间血糖≤10.0 mmol/L(180 mg/dL)。不建议过于严格的血糖控制,术中和术后血糖控制在7.8~10.0 mmol/L(140~180 mg/dL)较为合适。在PACU过渡期间血糖达到4.0~12.0 mmol/L(72~216 mg/dL)可转回病房。

(2)术后ICU住院时间≥3 d的危重患者,推荐血糖目标值控制在≤8.4 mmol/L(150 mg/dL)。

(3)血糖长期升高者围手术期血糖不宜下降过快。与高血糖相比,血糖波动时围手术期死亡的风险更高。围绕术前基础水平,建立个体化目标。整形手术对伤口愈合要求高,器官移植手术术后可能出现糖耐量递减,除这两类之外的其他手术血糖目标可放宽至≤12.0 mmol/L(214 mg/dL);脑血管疾病患者对低血糖耐受差,目标值可放宽至≤12.0 mmol/L(214 mg/dL),血糖最高不超过13.9 mmol/L(250 mg/dL)。

**(三)血糖控制方案**

1. 高血糖

(1)围手术期多数患者胰岛素敏感性降低,血糖增高,术中除了低血糖发作之外无须输注含糖液体。糖尿病患者围手术期行肠外营养需要输注含糖液体者,建议液体中按糖(g):胰岛素(U)4:1的比例加用胰岛素。

(2)胰岛素是控制围手术期高血糖的唯一药物,血糖>10.0 mmol/L(180 mg/dL)开始胰岛素治疗。

(3)胰岛素静脉使用起效快,方便滴定剂量。术中和术后ICU首选静脉用药。糖尿病患者和术前已经给予静脉胰岛素的患者术中持续静脉输注胰岛素。应激性高血糖的患者可选择单次或间断给药,如血糖仍持续升高,给予持续输注。胰岛素持续输注有利于降低血糖的波动性(表6-4)。

表6-4　围手术期静脉胰岛素剂量参考方案

| 初始血糖/（mg/dL）（mmol/L） | 负荷静推量/U | 持续静脉输注速度/（U/h） | 血糖不降或升高 | 2 h 血糖降低>50% |
|---|---|---|---|---|
| 181～220（10.14～12.32） | 2～4 | 1.5～3 | 泵速增加25%～50% | 泵速减少50% |
| 221～300（12.38～16.8） | 4～6 | 2～4 | 泵速增加25%～50% | 泵速减少50% |
| >300（16.8） | 6～8 | 3～5 | 泵速增加50%～100% | 泵速减少50% |

（4）皮下注射胰岛素用于病情稳定的非重症患者,注意避免短时间内反复给药造成降糖药效叠加。门诊短小手术的患者首选速效胰岛素。

（5）根据患者的血糖水平、基础岛素用量、手术应激大小等因素确定胰岛素用量。个体化用药,小量微调,密切监测,避免发生低血糖。

（6）优化循环容量,监测并维持电解质在正常范围内。持续静脉输注胰岛素的患者可考虑同时给予0.45% NaCl+5% 葡萄糖+0.15%（或0.3%）KCl 的液体,有利于提供胰岛素作用的底物,维持水、电解质平衡。

2. 低血糖

（1）低血糖可能引起生命危险,危害很大,控制高血糖的同时必须积极防治低血糖。血糖≤2.8 mmol/L（50 mg/dL）时出现认知功能障碍,长时间≤2.2 mmol/L（40 mg/dL）的严重低血糖可造成脑死亡。脑损伤患者难以耐受5.6 mmol/L（100 mg/dL）以下的血糖水平。发生一次低血糖即可增加围手术期死亡率。长期未得到有效控制的糖尿病患者可能在正常的血糖水平即发生低血糖反应。全麻镇静患者低血糖症状被掩盖,风险尤其高。

（2）静脉输注胰岛素的患者血糖≤5.6 mmol/L（100 mg/dL）时应重新评估,调整药物方案。血糖≤3.9 mmol/L（70 mg/dL）立即停用胰岛素,开始升血糖处理可进食的清醒患者立即口服10～25 g 可快速吸收的碳水化合物（如含糖饮料）,不能口服的静脉推注50% 葡萄糖20～50 mL,没有静脉通路者肌注1 mg 胰高血糖素。之后持续静脉滴注5%或10% 葡萄糖维持血糖,每5～15 min 监测一次直至血糖≥5.6 mmol/L（100 mg/dL）。详细记录低血糖事件,筛查低血糖的可能原因。

（四）术后管理

1. 术后早期管理

（1）术中持续静脉输注胰岛素者建议继续使用到术后24 h 以上。机械辅助通气和应用血管活性药物的ICU 患者容易出现血糖波动,应继续静脉输注胰岛素。

（2）病情稳定后过渡到胰岛素皮下注射。停用静脉胰岛素前1～2 h 加用短效皮下胰岛素,或停用前2～3 h 加用中/长效皮下胰岛素。尚未进食者单纯给予基础胰岛素的中/长效胰岛素,正常进食者给予基础联合餐前短/速效胰岛素方案。积极预防术后恶心、呕吐,尽早恢复进食,有利于尽快恢复术期常规治疗方案。

**2. 出院前准备**

（1）入院前使用胰岛素的患者在出院前 1~2 d 恢复原有方案。

（2）饮食正常规律、器官功能稳定后恢复口服降糖药。肾功能稳定后加用二甲双胍，并且不早于术后 48 h。

（3）对于新发现糖尿病和调整了治疗方案的患者，应进行出院前宣教，安排内分泌科随诊。

## 三、冠心病

近些年来，越来越多的非心脏手术患者（尤其是老年人）同时伴有心血管疾病，其术后心脏并发症已成为患者术后死亡的主要原因。术前患者心血管疾病情况是决定后果的关键。因此，术前需要评估这类患者围手术期的心血管风险，给予患者最佳的评估及相应合理治疗，可提高围手术期的治疗效果，有效降低围手术期心血管事件的并发症和死亡率，提高手术安全性。

### （一）术前评估

**1. 患者情况的评估**

（1）患者的基本情况　①患者年龄及手术种类是什么？是大手术、中手术还是小手术？②患者手术是属于急诊手术还是择期手术？③患者既往有无心血管疾病危险因素？④患者既往有无心血管疾病及其他伴随疾病？⑤如果有心血管疾病，目前情况是否稳定？⑥患者生命体征如何？

（2）需进一步了解的情况　①患者最近 5 年内是否行心脏搭桥手术或冠状动脉成形术。②2 年内是否进行过系统的心脏功能评估。③近年来有无心血管状况恶化征象。④患者心电图、胸片及超声心动图检查结果。

**2. 患者本身因素的危险分层**

根据病史和物理检查，应对患者临床疾病及其临床特征的危险程度进行危险分层，将患者分为低危、中危和高危三类（表 6-5），低危患者围手术期心血管事件发生率低，高危患者心血管事件发生率相对要高得多。研究表明低危患者围手术期致命性并发症（如急性心肌梗死、急性心力衰竭、室性心动过速等）的发生率为 0.7%，心脏病死亡率 0.2%；高危患者致命性并发症发生率为 22%，心脏病死亡率为 56%。

表 6-5　增加围手术期心脏并发症的临床危险因素分级

| 高危患者 | 中危患者 | 低危患者 |
| --- | --- | --- |
| 不稳定型冠脉综合征 | 稳定型心绞痛 | 高龄、高血压病和卒中史 |
| 急性（<1 周）或近期（<1 个月）的心肌梗死 | 心肌梗死发生时间>1 个月 | 左束支传导阻滞 |
| 失代偿性心力衰竭 | 有充血性心力衰竭病史 | 非特异性 ST-T 改变 |
| 有临床意义的心律失常 | 糖尿病（无须胰岛素治疗者） | 有冠心病倾向者 |
| 严重瓣膜疾病 | 慢性肾功能不全（Cr>200 μmol/L） | |

3. 手术种类导致心脏事件的评估

手术类型与围手术期心脏事件的发生率密切相关,心脏事件是指心力衰竭或心脏性死亡或急性心肌梗死等。按手术种类分为高度危险(心脏事件发生率≥5%)、中度危险(心脏事件发生率≥1%且<5%),低度危险(心脏事件发生率<1%)。根据患者临床情况及手术类型对手术的危险程度进行分级,并对其心脏功能进行评估,最后综合患者的各项检查资料,对患者做出总体评估。

是否符合紧急手术或紧急手术指征。急诊手术患者的心血管并发症发生率比择期手术的患者高2~5倍。因此,适应证的选择是十分重要的。应根据患者心功能、手术种类、危险程度等方面进行评估(表6-6)。

表6-6 不同类型心脏病患者非心脏手术前心脏危险性评估

| 评估 | 临床特征分级 | | | | |
| --- | --- | --- | --- | --- | --- |
| | 高危 | 中危 | | 低危 | |
| | | 心功能差 | 心功能好 | 心功能差 | 心功能好 |
| 高危手术(心脏事件发生率≥5%) | 取消或延缓手术 | 进一步检查 | 进一步检查 | 进一步检查 | 不需检查可手术 |
| 急诊大手术,尤其老年人 | | | | | |
| 主动脉、大血管及外周血管手术 | | | | | |
| 伴大量失血或液体丢失的手术 | | | | | |
| 中危手术(心脏事件发生率≥1%,且<5%) | 取消或延缓手术 | 进一步检查 | 不需检查可手术 | 不需检查可手术 | 不需检查可手术 |
| 胸腹腔内手术 | | | | | |
| 颈动脉内膜剥脱术 | | | | | |
| 头颈手术 | | | | | |
| 骨科手术 | | | | | |
| 前列腺手术 | | | | | |
| 低危手术(心脏事件发生率<1%) | 取消或延缓手术 | 可能需要检查 | 不需检查可手术 | 不需检查可手术 | 不需检查可手术 |
| 内镜手术 | | | | | |
| 活检手术 | | | | | |
| 白内障手术 | | | | | |
| 乳腺手术 | | | | | |

4. 患者心脏储备功能的评估

活动能力可评估心脏储备功能的具体表现,与手术耐受能力和围手术期心血管危险密切相关,是一种简单实用的判断标准。活动能力通常以代谢当量,即 MET 衡量,一个代谢当量为静息状态下的代谢率或休息状态下的耗氧量 $[3.5 \text{ mL}/(\text{kg} \cdot \text{min})]$。 $1 \sim 4$ METS 指的是生活自理能力,可以完成吃饭、穿衣、室内行走和刷碗等日常活动,以 4 METS 为界,其以上为中等度的活动能力。如果患者不能进行大于 4 METS 的活动,则表明心脏功能较差,患者手术近期及远期风险较大,需进行非创伤性检查和评估。超过 4 METS 的活动有:步行 7 km/h(5.3 METS)、上楼(4.7 METS)、铲雪(5.1 METS)、擦玻璃(4.9 METS)等。如果患者能参加剧烈运动如网球、足球、篮球和滑雪运动,大约等于 10 METS 的工作量。因此,可根据患者在出现症状前完成的活动量来区分手术的危险性。若能步行 4 个街区以上或跑上 9 楼而不休息,证明运动耐力好,手术危险性低。4 METS 以上者除了高危险度的手术外,没有必要做详细检查,可以进行手术。

对于一些具有亚临床症状的冠心病患者,在手术前应做运动心电图。运动心电图比静息心电图能更敏感地反映心肌缺血,它不仅作为冠心病的筛选手段之一,也是对于接受非心脏手术的冠心病患者预测围手术期心脏事件的评估手段之一。对于中危风险患者,运动心电图对判断围手术期心肌缺血事件具有良好的预测价值。

**(二)冠心病患者术前特殊情况**

冠心病患者如果存在以下情况,应在手术前进行冠状动脉造影和(或)心脏介入性治疗,以降低围手术期心脏并发症的发生率。①在充分抗心绞痛药物治疗情况下,仍存在心绞痛。②患者无心绞痛症状,但是心电图存在较广泛 ST-T 心肌缺血的表现。③围手术期心肌梗死。④急性心肌梗死恢复期。

对于冠心病患者如果存在以下情况者,应在非心脏手术前进行冠状动脉血管成形术,以降低围手术期心脏并发症的发生率:①存在左主干冠状动脉狭窄的稳定型心绞痛患者。②存在 3 支冠状动脉病变的稳定型心绞痛患者(当左室射血分数<50%时意义更大)。③存在近端左前降支狭窄的 2 支冠状动脉病变的患者,同时左室射血分数<50% 或无创检查显示有心肌缺血的患者。④高危不稳定型心绞痛或非 ST 段抬高型心肌梗死的患者。⑤急性 ST 段抬高型心肌梗死患者。

一般认为非心脏手术必须在实施冠状动脉血管成形术 14 d 至术后 6 周内进行为宜,因为冠状动脉血管成形术后血管再狭窄一般多发生于血管成形术后 6~8 周,如果在此时行非心脏手术易发生心肌缺血、心肌梗死等心血管事件。

**(三)患者围手术期治疗的原则**

1. 药物预防

(1)β 受体阻滞剂:β 受体阻滞剂对心血管具有保护作用,可以改善心肌供血,改善应激状态下交感神经兴奋带来的不良反应,可以稳定冠脉斑块以减少围手术期的心血管并发症的发生率和死亡率。但在围手术期应用 β 受体阻滞剂是否带来益处还存在争议。因此,美国心脏病学会和美国心脏协会建议如下。

1)已采用 β 受体阻滞剂治疗心绞痛、心律失常、高血压病的手术患者和行血管手术且术前检查有心肌缺血而面临心脏事件高风险的患者,应在围手术期使用 β 受体阻滞剂(Ⅰ类建议,证据分级为 C)。

2)对于血管手术前检查发现冠状动脉缺血的患者在围手术期应用 β 受体阻滞剂是Ⅰ类建议(证据分级 B)。

3)进行血管手术或中危手术(如胸腹部非内镜手术、头颈部手术、整形手术、前列腺手术、颈动脉内膜切除术)且术前评估确诊为冠心病或存在 1 个以上的心血管危险因素(缺血性心脏病病史、无症状或有症状的心力衰竭病史、脑血管病史、糖尿病或肾功能不全)的患者在围手术期应用 β 受体阻滞剂是Ⅱa 类证据(证据级别为 B)。

4)进行血管手术且心脏危险因素≤1 的患者或中危手术且仅有 1 个心血管危险因素的患者围手术期应用 β 受体阻滞剂是Ⅰb 类建议(证据级别为 C)。

5)在合并有明确 β 受体阻滞剂的禁忌证的患者则不推荐使用(Ⅲ类建议,证据级别 C)。

(2)他汀类药物:对于冠心病、高血压病等心脑血管疾病患者,以及术前一直服用他汀类药物并计划行非心脏手术的患者,应继续使用他汀类药物。研究表明,对于非心脏手术患者,使用他汀类药物较未使用该药物的患者术后病死率明显降低。

(3)阿司匹林:对于冠心病行经皮冠脉血管成形术患者,行非心脏手术常会遇到抗血小板治疗的问题。与单独应用阿司匹林相比,双重抗血小板(阿司匹林加氯吡格雷)治疗可增加术中大出血的风险,因此氯吡格雷应在择期手术前至少 5 d 停药。除非颅内手术和前列腺手术,一般情况下继续应用阿司匹林,并在外科手术后尽早恢复双重抗血小板治疗,以防止支架晚期血栓形成。

2. 特殊疾病围手术期治疗

(1)冠心病:术前常规做心电图,术中密切注意心电图的变化,术毕直至术后 48 h 均要常规连续监测心电图变化。对高危患者,还应该密切监测某些生化指标,如肌酸激酶-MB 和肌钙蛋白的变化。对于术前服用硝酸酯类药物者,术中可静脉滴注硝酸甘油,既能改善冠脉血供,又能减轻心脏负荷,有益于减少心血管事件的发生。

(2)心脏瓣膜病:对于有心脏狭窄性瓣膜病变(如单纯主动脉瓣狭窄或二尖瓣狭窄)伴有症状者围手术期存在发生心力衰竭、心肌梗死、猝死等心血管事件,因此可在非心脏外科手术前行经皮瓣膜成形术或瓣膜置换术以降低围手术期心血管事件发生的危险性。对于人工瓣膜置换术患者,围手术期需要抗凝治疗以及接受抗生素预防性治疗,以防止术后发生血栓栓塞或感染性心内膜炎。

(3)心力衰竭:术前对心力衰竭患者心功能状况进行充分评估并做出对手术耐受性判断是十分重要的,围手术期心血管事件发生率与患者心功能程度密切相关,心功能越差围手术期心血管事件发生率越高。一般来讲Ⅰ~Ⅱ级心功能可耐受一般非心脏手术;Ⅱ级以上者术前必须给予充分治疗,待血流动力学和心力衰竭症状改善 1 周左右才可考虑择期手术;Ⅳ级心功能应暂缓手术,改善心功能,并针对其心脏病病因进行合理的干预。因此术前应通过超声心动图、核素心肌显像等检查手段对患者心功能进行评估。对心功能差又必须做手术者,术前应给予充分准备,积极控制心功能,手术中严密监测。其中血容量监测尤为重要,由于心力衰竭时患者对血容量变化代偿能力差,故应认真观察出入量,既要注意总出入量,又要注意输入量的速度。

### 3. 围手术期疼痛处理

术后疼痛不仅可造成患者痛苦和心理损害,限制了患者术后早期活动,而且增加术后并发症的发生率,同时延长恢复时间。有效的术后镇痛治疗可以消除疼痛和精神紧张;可以减少术后应激反应,促进组织创伤后修复;降低围手术期心血管并发症的发生率,防止患者焦虑烦躁;积极有效的镇痛,使患者较舒适地度过术后恢复期,有利于患者早期下床活动,促进呼吸和胃肠功能的恢复,减少肺炎、深静脉血栓等的发生;有效的镇痛治疗还可以增加患者免疫力、改善睡眠、促进机体的恢复。术后镇痛多采用多模式镇痛,可减少阿片类药物的用量,减轻患者的应激水平和儿茶酚胺的释放,同时减少阿片类药物的副作用。

## 四、肝功能异常

伴有肝功能不全的患者,如果围手术期处理不当,术后可加重肝功能的损害,可发生严重的急性肝功能不全、肝功能衰竭,甚至死亡。

### (一)术前肝功能的评估指标及相应处理

#### 1. 肝脏炎症和坏死指标

主要指谷丙转氨酶(丙氨酸转氨酶,ALT)和谷草转氨酶(天冬氨酸转氨酶,AST)。ALT 是反映急性肝功能损害的最敏感的指标。ALT 明显升高,多见于急性肝炎和胆道阻塞的早期,而在慢性肝炎合并肝硬化时 ALT 仅轻、中度升高,一般<100 U/L。对于 ALT 和(或)AST 升高者,术前应选用促进肝细胞再生修复,有明显降酶作用的药物。

#### 2. 淤胆指标

主要是指血清胆红素、碱性磷酸酶(ALP)及 $\gamma$-谷氨酰胺转肽酶($\gamma$-GT)等。血清胆红素水平升高是肝细胞泌胆功能的敏感指标。肝功能不全时,会出现间接胆红素和总胆红素升高,严重时会出现黄疸或使黄疸加重。胆道梗阻时 ALP 明显升高。确认为肝内胆汁淤积者,可口服腺苷蛋氨酸、尤思弗和地塞米松联合治疗。

#### 3. 肝脏合成分泌功能指标

主要是指白蛋白(ALB)、前白蛋白(PA)、维生素 A 结合蛋白(RBP)、凝血酶原(PT)和血清胆碱酯酶(CHE)、血清总胆汁酸(TBA)。ALB 是反映肝脏合成代谢功能和储备功能的重要指标之一,也是诊断肝硬化及预后判断的指标。ALB<30 g/L 部分患者出现或将要发生腹水,血清白蛋白<25 g/L 时预后不良,<20 g/L 时预后极差。由于白蛋白的半衰期为 2~3 周,故而其反映肝脏合成功能相对比较缓慢。PA 和 CHE 半衰期分别为 1.9 d 和 10.0 d,能敏感地反映肝脏合成功能,RBP 亦是反映肝脏合成功能较为敏感的指标,血清 PA<100 mg/L、RBP<1.4 mg/L 患者不能耐受手术。凝血酶原半衰期为 2 d。在反映肝细胞功能急性损伤方面,PT 更早,优于 ALB,在评估凝血功能方面要优于出、凝血时间和血小板计数,是预测肝功能不全者手术危险程度的良好指标。在急性肝功能衰竭时,PT 的延长与肝病的严重程度相一致。对于 ALB 低的患者,应多次输入血浆或白蛋白,有贫血者,可少量多次输血。阻塞性黄疸引起脂溶性维生素 K 吸收不良而导致的凝血酶原时间延长,可通过静脉注射维生素 K 而得以纠正,若注射后无改善,说明肝脏功能

损害严重。当 PT 超过正常对照 4~6 s 时已表明肝脏损害严重,预后极差。TBA 增高是肝细胞受损、胆汁酸排泌受影响的结果,具有高度敏感性。

4. 肝功能分级

Child 分级是以血清胆红素、血浆白蛋白、腹水、肝性脑病和营养状态为指标,评估肝功能状况,具有简单、实用的优点,是目前国内、外肝功能分级最常用的方法(表6-7)。

表6-7　Child 肝功能分级

| 血清胆红素 /(μmol/L) | 血清白蛋白 /(g/L) | 腹水 | 脑性脑病 | 营养不良状况 |
| --- | --- | --- | --- | --- |
| A 级<34.2 | >35 | 无 | 无 | 轻度 |
| B 级 34.2~51.3 | 30~35 | 轻度,易控制 | 轻度 | 中度 |
| C 级>51.3 | <30 | 中度,不易控制 | 严重 | 严重 |

注:肝功能测定以手术前 1~2 周内最后一次检验为准,且以最重要的一项指标为定级标准。

A 级患者经一般准备后即可手术;B 级患者应于术前作好充分准备,改善患者情况后再手术;C 级患者术后发生肝功能衰竭的可能性很大,通常应禁忌手术。

**(二)肝功能异常患者的术前准备**

肝功能异常的患者,应积极进行术前准备,主要有以下几个方面。①停用一切对肝脏有损害的药物。②给予保肝药物。③给予高蛋白、高碳水化合物、低脂肪饮食,加强营养。④口服维生素 $K_3$ 或静脉注射维生素 $K_1$,促进凝血因子合成,改善凝血功能。⑤必要时输注适量白蛋白,以纠正低蛋白血症。⑥必要时少量多次输血,以纠正贫血。⑦肝功能不全的患者术后易发生感染,术前应适当给予对肝脏无损害的广谱抗生素。

**(三)围手术期处理**

1. 常用药物选择

围手术期用药的总原则如下。

(1)不宜使用主要经肝脏代谢、排泄的药物,特别是可引起肝损伤的药物。

(2)经肝、肾双途径消除的药物,在肝功能减退但肾功能正常时使用,不用减量,但肝、肾功能均明显减退时,应当减量。

(3)主要经肾脏消除的药物,在肝功能减退或受损不严重时,无须做剂量调整。当患者肝功能明显减退时,则不宜应用。因为肝功能严重损害者极易发生功能性肾功能不全,如不慎使用该类药物,功能性肾功能不全可发展为肝肾综合征。

2. 围手术期处理

除外充分的术前准备以外,术中在不影响疗效的情况下,尽可能缩小手术范围、简化手术操作、缩短手术时间,以降低手术并发症发生及术后感染率。减少出血,避免长时间的低血压、缺氧,降低对功能的进一步损害。尽可能避免使用对肝功能有损害的麻醉药物。如需要则输新鲜血和血浆,避免过多输入库存血。术后除严密观察患者的生命体征以外,还应监测血生化和尿的变化,注意纠正低血压和缺氧,加强营养支持,纠正水、电解质紊乱,严密观察及时发现和处理术后并发症及感染。同时继续应用促进肝细胞再生修复、有明显降酶作用的药物,激素的应用有利于肝脏的修复和再生。禁用对肝脏有损害的药物。必要时输入新鲜血浆以改善凝血功能。

3. 术后急性肝功能不全的防治

对于术前有肝功能障碍的患者,即使进行了严密的围手术期处理,术后仍存在着发生急性肝功能不全的危险,应高度警惕,及时发现并给予及时处理。肝细胞急剧大量坏死导致急性肝功能不全的表现如下。

(1)全身表现:乏力、嗜睡、食欲不振、恶心、腹胀。

(2)黄疸:出现明显肝细胞性黄疸,血清胆红素常达 100 μmol/L 以上,且黄疸迅速加重。

(3)肝功不良血清白蛋白明显降低(<30 g/L),白球比(A/G)倒置,凝血酶原活动度明显降低(<40%)。

(4)腹水和水肿。

(5)出血:皮肤瘀斑,出现消化道出血如呕血、便血等,甚至发生弥漫性血管内凝血。

(6)肝性脑病:是肝功能衰竭的典型表现。

一旦出现上述症状,应联合相关科室积极给予及时有效的治疗。

(1)加强综合治疗,保证足够热量,补充维生素 B、维生素 C、维生素 K,纠正水、电解质紊乱,输入新鲜血浆及白蛋白,防止感染。

(2)抑制肝坏死促进肝细胞修复再生。

(3)防治出血:出血以消化道出血为最常见。应输入新鲜全血和血浆、凝血酶原复合物、纤维蛋白原等补充凝血因子。还应使用制酸剂雷尼替丁或质子原抑制剂(PPI)等。

(4)预防感染:由于免疫功能低下,患者常发生腹腔、肺部、泌尿系统和消化道的感染。要注意护理过程中的清洁与消毒,及时发现感染,做细菌培养和药敏试验,应用有效地对肝脏无损害的抗生素。

(5)预防肾功能衰竭:严重肝损害可继发肾功能衰竭,应注意水、电解质的平衡,维持足够的血容量,避免肾血流量的减少。

(6)肝性脑病的治疗:应减少肠道氨和内毒素的吸收。可用双歧杆菌三联活菌散或整肠生等含双歧杆菌、乳酸杆菌和肠链球菌的制剂或乳果糖,抑制肠道中产氨和产内毒素细菌的生长,减少氨及内毒素被肠道吸收。还可输入支链氨基酸以防治肝性脑病。

## 五、肾功能异常

慢性肾功能不全患者体质差,内环境不稳定,常合并贫血、高血压病、低蛋白血症、水电解质与酸碱平衡紊乱及多器官不同程度的损害,其中不同程度的水钠潴留、肾性高血压病等病变明显,此外还存在凝血功能障碍、感染、中枢和周围神经系统异常、胃肠道和内分泌功能异常等问题,围手术期治疗较复杂,手术风险大。

临床上常用肌酐清除率来代替肾小球滤过率(GFR)评价肾功能,根据 GFR 一般可将肾功能分为 5 期:第 1 期肾损伤,GFR<90 mL/min;第 2 期肾损伤,GFR 轻度下降 60 ~

89 mL/min;第 3 期肾损伤,GFR 中度下降,30 ~ 59 mL/min;第 4 期肾损伤,GFR 重度下降,15 ~ 29 mL/min;第 5 期肾损伤(肾衰竭期),GFR<15 mL/min。

**(一)合并慢性肾功能不全的围手术期护理**

1. 慢性肾功能不全对手术的影响

(1)出血倾向:慢性肾功能不全患者的出血倾向较正常人增加。其出血原因除贫血、低蛋白血症、营养不良等导致的组织修复功能差、凝血因子功能降低外,更重要的是血小板数量减少及功能异常。该类患者血中的尿酸、肌酐等毒性产物潴留,酸碱平衡紊乱,使骨髓造血微环境改变,直接影响巨核细胞的增殖,并造成低倍体和畸形巨核细胞,引起血小板代谢紊乱及膜的损伤,使血小板破坏加速而新生障碍,从而导致患者血小板数量减少,质量及功能异常,所以晚期患者有较重的出血倾向。术前应当正确评估慢性肾功能不全患者的凝血机制,包括出血、凝血时间的检测,必要时要对出血时间进行纠正。纠正出血时间的方法包括输注去氨加压素或冷沉淀物。

(2)酸中毒:正常的肾功能对维持人体酸碱平衡非常必要。肾功能不全患者可以出现正常阴离子间隙或者阴离子间隙升高的代谢性酸中毒。严重的肾功能不全会发生阴离子间隙升高的酸中毒。血液透析可以纠正代谢性酸中毒。如果患者有严重的酸中毒又计划进行急诊手术,则需要碳酸氢钠来纠正血 pH 到 7.25。

(3)营养不良和切口愈合不良:大约 20% 的肾功能不全患者会有蛋白质热量营养不良的表现。由于蛋白质摄入缺乏和丢失增加,可以发生营养紊乱,造成切口愈合不良。

2. 慢性肾功能不全患者的术前准备

术前根据尿常规检查及血肌酐、尿素氮测定结果可对肾功能损害程度做出判断,轻度或中度肾功能损害的患者对手术的耐受影响不大。术前补充血容量、纠正水电解质和酸碱失衡,避免使用肾毒性药物,以使肾功能得以改善后多能耐受一般手术。对重度肾功能损害的患者术前应进行包括透析在内的综合治疗,待血细胞比容达 0.30 以上、血浆蛋白 60 g/L 以上、BUN<17.85 mmol/L、肌酐<442.01 μmmol/L 及血钾<4.5 mmol/L 时方可手术。

(1)一般准备:包括术前的常规准备,评估心、肺、肝脏、凝血功能。纠正贫血、控制血压。

(2)根据慢性肾功能不全患者的特点准备。

1)凝血方面:术前 3 ~ 5 d 应用维生素 K$_1$,减少手术时出血。末次透析后可应用鱼精蛋白对抗肝素,或采用无肝素透析。

2)水、电解质方面:术前强化透析使体重尽可能降低(保证心血管系统稳定情况下),为术中及术后输液留出空间。该类患者心功能较差,可以加强透析脱水以减轻心脏负荷和控制血压,利于手术。电解质要考虑到术后高分解可能带来的高钾、酸中毒以及术中输血对钙的消耗。慢性肾功能衰竭的患者术前应进行透析使体液和电解质处于最佳状态。尿素氮、肌酐水平在手术前低些较好,要考虑到术后高分解带来的高尿素氮可能;Hb 最好提到 90 g/L 以上。若需要输注红细胞悬液,最好在血液透析时输注。

(3)慢性肾功能不全患者的术中注意事项:一般维持血液透析患者,只要心、肺、肝等主要器官功能稳定,没有严重贫血,一般的手术均可耐受。术中要加强监测,尤其是手术中要保持有效循环血量稳定,以防引起肾缺血,加重残余肾功能的损害。进行透析治疗且计划进行手术者,可以在手术中及手术后应用 Swan-Ganz 导管等以指导补充体液,避免血容量过多。

(4)慢性肾功能不全患者的术后处理。

1)透析:术后透析有助于避免持续体液过多和高钾相关问题。围手术期肾功能不全患者的死亡大多与高钾有关,多数可以通过透析很好控制。但是透析期间会发生血小板生存时间缩短和数量明显减少,肝素用于血液透析设备中防止血液凝固。考虑到以上因素以及存在术后出血的可能,通常应在术后 72 h 内避免透析,依赖透析的患者至少在术后 24 h 以后透析。如危重患者必须进行血液净化治疗,可考虑应用持续肾替代治疗(CRRT)。

2)药物的应用:由于患者的肾排泄药物的能力有所改变,应用通过肾脏代谢的药物要谨慎,包括麻醉药、催眠镇静药、肌松药、抗生素等。肾毒性药物(如氨基糖成类以及顺铂类)应尽可能停用,不能停用时要严密注意每种药物的药代动力学和定期测量血清肌酐水平。抗生素的应用宜选用主要经肝脏代谢的药物或虽经肾排泄却无明显毒性的药物,如大环内酯类、利福平、β-内酰胺类、四环素类、磷霉素等。主要经肾排泄而有明显肾毒性的药物必须依肾功能调整剂量,包括氨基糖苷类、万古霉素类、多黏菌素类等。经肾排泄药物在应用时应减量,可参照说明书用药。

3)术后营养、术前营养评估和围手术期保持充足的热量和蛋白质的摄入:对切口愈合有帮助。术后蛋白质和热量的摄入要明显增加以适应手术患者分解代谢的需要,最多可能需要 1.5 g/kg 的蛋白和>146 kJ/(kg·d)的热量。可根据肾功能情况摄入蛋白。血液透析者应摄入蛋白 1.2~1.3 g/(kg·d),第 1 期及第 2 期肾损伤者应摄入蛋白 0.8 g/(kg·d),第 3 期肾损伤者应摄入蛋白 0.6 g/(kg·d),可同时补充复方 α-酮酸制剂 0.12 g/(kg·d)。蛋白摄入应 50% 为动物蛋白,同时补充各种维生素、叶酸和铁。

## (二)合并急性肾功能不全

急性肾功能衰竭的患者一般不行择期手术。应尽快找出原发病,明确病因,尽早治疗,肾功能好转后再考虑手术。若为急症手术,如有可能,应术前行无肝素透析纠正严重的水、电解质紊乱和酸碱失衡,术中严密监测心功能及电解质情况,选择合理抗生素,术后加强无肝素透析及营养支持以利恢复,有条件者可采用连续性肾脏替代治疗(CRRT)。导致死亡的主要原因是心律失常,必须密切监护患者的体液和电解质平衡。病情危重的患者需要在中心静脉压或肺动脉压监测下进行输液。

# 第二节　呼吸功能异常的检测与围手术期呼吸功能康复

## 一、呼吸功能异常的检测

### （一）呼吸系统生理

呼吸,是指机体与外界环境进行气体交换的过程。人的呼吸包括3个互相联系的环节:①外呼吸,包括肺通气和肺换气。②气体在血液中的运输。③内呼吸,指组织细胞与血液间的气体交换。呼吸功能检测,通常指的是外呼吸功能的测定,亦即肺功能,包括肺通气功能、肺换气功能、肺容量、动脉血气分析。外呼吸是由骨性胸廓、胸膜、呼吸动力器官(膈肌、肋间肌、腹部肌群和辅助呼吸肌群),呼吸器官(呼吸道和肺),呼吸控制(中枢神经系统、膈神经、交感和副交感神经)等共同完成。上述任一部分发生结构和(或)功能的改变均可导致呼吸功能障碍。肺功能检测对呼吸系统疾病的诊断、指导治疗、评估治疗效果、判断预后、评估患者麻醉风险以及对胸腹大手术的耐受性等,均具有重要作用。值得注意的是,肺功能的正常值范围与人种、性别、年龄、身高、体重、体力活动或工作性质、生活环境、吸烟状况和体位等因素相关,不同单位应根据每个受试者的具体情况设定个体化参考值范围。

以下对呼吸功能评估的常用指标及其意义分别进行叙述。

1. 肺容量

肺容量指的是肺内气体的含量,包括呼吸道和肺泡内的气量。在呼吸运动过程中,肺内气量发生相应的变化,产生4种基础肺容积和四种基础肺容量。肺容积,是指安静状态下,一次呼吸所产生的呼吸气量的变化,包括以下4种互不重叠的容积:潮气量($V_T$)、补呼气量(ERV)、补吸气量(IRV)及残气量(RV)。肺容量,是由2种或2种以上的基础肺容积所组成,包括深吸气量(IC)、功能性残气量(FRC)、肺活量(VC)、残气量(RV)及肺总量(TLC)。

2. 潮气量

潮气量($V_T$),即平静呼吸时每次吸入或呼出的气量,正常成人为400～600 mL。$V_T$主要反映呼吸肌的功能,尤其是膈肌的功能。$V_T$减少提示呼吸肌功能不全,多见于恶病质、营养状况较差的患者。

3. 补呼气量和补吸气量

补呼气量(ERV),为平静呼气末继续用力呼出的气体量,正常成人为900～1200 mL;补吸气量(IRV)是指平静吸气末,再尽力吸气所能吸入的气体量,正常成人为1500～2000 mL。当呼气肌和吸气肌的功能减退时,ERV和IRV则会相应减少。

4. 深吸气量

深吸气量(IC),即为平静呼气末尽力吸气所能吸入的最大气量。深吸气量＝潮气量+补吸气量,是肺活量的主要组成部分,正常IC应占肺活量2/3～4/5,是衡量最大通气潜力的重要指标。IC 主要受吸气肌功能的影响;其次,胸廓、胸膜、肺组织的病变均可影响 IC,从而降低最大通气潜力。

5. 肺活量

肺活量(VC),即最大吸气后所能呼出的最大气量。VC = IC+ERV = $V_T$+IRV+ERV。VC 受性别、年龄、身高、锻炼情况等因素影响,身高为主要影响因素。正常成年女性 VC 平均为 2500 mL,成年男性平均为 3500 mL。实测值/预计值<80% 即可诊断为肺活量异常,60% ~ 79% 为轻度降低,40% ~ 59% 为中度降低,<40% 为重度降低。VC 代表肺脏最大舒张与最大收缩的幅度,故任何使胸廓和肺呼吸动度受限或活动减弱的疾病均可使 VC 下降。临床上 VC 减低主要见于引起限制性通气功能障碍的疾病,如肺水肿、弥漫性肺间质纤维化、肺不张、广泛的胸膜增厚粘连、胸腔积液、气胸、胸廓和脊柱畸形、大量腹水等。其次,还可见于呼吸肌功能障碍疾病,如重症肌无力、膈肌麻痹、神经功能障碍等。此外,气道阻塞对 VC 亦有轻度影响,如重度慢性阻塞性肺疾病(COPD)、哮喘长期控制不佳的患者,可有 VC 的下降。

6. 功能残气量和残气量

功能残气量(FRC)和残气量(RV)分别指平静呼气后和最大呼气后仍残留于肺内的气体量:FRC = ERV+RV。FRC 与 RV 的生理意义在于呼气末肺内仍有足够的气体量进行气体交换。FRC 与 RV 的大小主要取决于肺的顺应性和弹性回缩力,气道阻塞性疾病时肺弹性回缩降低,残气量及功能性残气量增加,见于支气管哮喘及 COPD;相反,限制性肺疾病时肺顺应性下降、弹性回缩增加,残气量及功能性残气量减少,见于石棉沉着病、弥漫性肺间质纤维化、肺水肿、肺不张等。

7. 肺总量

肺总量(TLC)为深吸气后肺内所含的最大气体量,TLC = VC+RV。正常成年男性平均约为 5000 mL,成年女性平均 4000 mL 左右。临床上常见的肺总量异常如下。

(1)肺总量减少,见于各种原因引起的限制性通气功能障碍,如肺间质纤维化、肺水肿、肺不张、胸腔积液、气胸、脊柱胸廓畸形与肺切除术后等。

(2)肺总量增加,提示肺气肿,临床上常结合残气量及肺总量判断患者是否存在肺气肿。正常人残气量为 1000 ~ 1500 mL(男性 1615±397 mL,女性 1245±336 mL),残总比(残气量/肺总量)<35%。除外支气管哮喘急性发作,残气量增加,且残总比增加,即可诊断为肺气肿。可根据残总比数值的大小判断肺气肿的严重程度:36% ~ 45%,轻度肺气肿;46% ~ 55%,中度肺气肿;>55%,重度肺气肿。

8. 肺通气功能

肺通气功能是指单位时间内随呼吸运动进入肺的气量和流速,又称为动态肺容积。任何影响呼吸频率、呼吸幅度和呼吸流速的生理因素与病理因素,均可引起肺通气功能异常。评估肺通气功能常用的指标包括:用力肺活量(FVC)、用力呼气量(FEV)、最大呼气中期流量(MMEF)、最大通气量(MVV)。

(1)用力肺活量和用力呼气量:用力肺活量为深吸气至 TLC 位后,以最大力气、最快速度所能呼出的全部气体量。分别测量出第 1 秒、第 2 秒、第 3 秒内所呼出的气体量,得

到用力呼气量 $FEV_1$（第 1 秒用力呼气量）、$FEV_2$、$FEV_3$；分别计算用力呼气量占预计值的比例，得到 $FEV_1$ 占预计值的百分比；分别计算用力呼气量占用力肺活量的比例，得到 $FEV_1/FVC$（$FEV_1\%$，简称 1 秒率）、$FEV_2/FVC$ 和 $FEV_3/FVC$，正常值分别为 83%、96%、99%，正常人在 3 s 内可将肺活量全部呼完。临床上常用 $FEV_1$、$FEV_1$ 占预计值的百分比及 $FEV_1/FVC$（$FEV_1\%$ pred）评价患者是否存在阻塞性通气功能障碍。2017 年 GOLD 规定：吸入支气管舒张剂后 $FEV_1/FVC<70\%$ 提示患者存在持续性气道受限，并作为诊断慢性阻塞性肺疾病的必备条件。根据 $FEV_1$ 占预计值的百分比判断气流受限的严重程度，$FEV_1 \geq 80\%$ 预计值，提示气流轻度受限；$FEV_1$ 在 50%～79%，中度受限；$FEV_1$ 在 30%～49%，重度受限；$FEV_1 \leq 29\%$ 极重度受限。此外，近期发表的英国的一个大样本前瞻性队列研究结果提示，结合 $FEV_1$ 可以显著提高标准的肺癌筛查模型的预测能力。

（2）最大呼气中段流量最大呼气中期流量（MMEF）为用力呼出肺活量中间一半（25%～75%）的平均流量，男性正常值为 3～4 L/s，女性正常值为 2～3 L/s。MMEF 下降提示小气道阻塞，其敏感性比 $FEV_1/FVC$ 更高。

（3）最大通气量是以最快的速度和最大的幅度自主呼吸 1 min 吸入或呼出肺的气体量：MVV 反映受试者的呼吸储备功能，是临床上评估患者能否进行开胸手术的重要指标。MVV<80% 预计值即为异常，任何导致肺活动受限、呼吸肌运动减弱或气道阻力增加的疾病均可引起 MVV 下降。MVV<50% 预计值时禁忌全肺切除，<40% 预计值则不宜肺叶切除，<35% 预计值不宜开胸手术。

9. 肺换气功能

呼吸系统的功能是摄入氧气、排出二氧化碳，完成气体交换不仅需要足够的通气量和血流量，还需要匹配的通气血流比例（$\dot{V}/\dot{Q}$），以及正常的弥散功能。

（1）通气血流比例：气体交换不仅需要足够的肺泡通气量和气体在全肺均匀分布，还需要匹配的 $\dot{V}/\dot{Q}$。正常肺泡通气量约为 4 L/min，肺血流量约 5 L/min，$\dot{V}/\dot{Q}$ 为 0.8。病理情况下，当血流障碍时，$\dot{V}/\dot{Q}>0.8$，进入肺泡的气体没有足够的血液与之进行交换，导致无效腔样通气；当局部通气障碍，$\dot{V}/\dot{Q}<0.8$，血流无效灌注，导致动静脉分流样效应。二者均妨碍有效的气体交换，引起低氧血症。$\dot{V}/\dot{Q}$ 失调是多种疾病引起低氧血症的原因。但由于临床上直接测定 $\dot{V}/\dot{Q}$ 较为困难，多通过肺泡-动脉氧气和二氧化碳分压差进行间接判断，详见动脉血气分析部分。

（2）肺弥散功能：肺弥散功能是指气体分子通过肺泡-毛细血管膜进行交换的过程。影响弥散功能的因素包括：肺泡-毛细血管膜（弥散膜）的面积和厚度、膜两侧的气体分压差、气体分子量大小、气体的溶解度、肺泡毛细血管血流以及气体与血红蛋白的结合能力等。二氧化碳的弥散能力是氧气的 20 倍，因此临床上不存在二氧化碳弥散障碍，弥散功能障碍一般是就氧气而言。临床上采用一氧化碳测定肺弥散量（$D_LCO$），$D_LCO<80\%$ 预计值即为弥散功能障碍，$D_LCO$ 在 60%～79% 为轻度，$D_LCO$ 在 40%～59% 为中度，<40% 为重度。弥散功能障碍常见于弥散膜的面积减少，如慢性阻塞性肺疾病，以及各种原因引起的弥散膜增厚，如弥漫性肺间质纤维化、肺水肿、细支气管肺泡癌等。

10. 动脉血气分析

呼吸生理功能是使得静脉血充分地动脉化，因此动脉血气分析（AGS）综合反映了肺通气和肺换气功能。血气分析中主要受肺功能影响的指标为气体代谢指标,包括动脉血氧分压、肺泡-动脉血氧分压差、动脉血二氧化碳分压、动脉血氧饱和度等;酸碱平衡方面指标还受肾脏功能以及机体缓冲系统的影响,此处主要讨论气体代谢指标的意义。

(1)动脉血氧分压:动脉血氧分压($PaO_2$)即动脉血中物理溶解的氧分子产生的压力。$PaO_2$ 是临床上判断患者是否存在缺氧及其严重程度的重要指标:正常值为 95 ~ 100 mmHg,$PaO_2$ 随年龄增长有所下降,但>70 岁者不应该低于 70 mmHg。排除心脏相关因素后,在海平面、平静状态、呼吸空气条件下,$PaO_2$<60 mmHg 即可诊断为呼吸衰竭,提示患者氧合功能已濒临崩溃。术前 $PaO_2$<55 mmHg 的患者术后出现呼吸衰竭风险明显增大;$PaO_2$<40 mmHg 为重度缺氧;<20 mmHg 时,各组织器官之间的氧分压差消失,脑细胞不能再从血液中获取氧气,生命不能维持。

(2)肺泡-动脉血氧分压差:肺泡-动脉血氧分压差[$P(A-a)O_2$]是肺泡氧分压($PAO_2$)与动脉血氧分压($PaO_2$)的差值,是反映肺换气功能的重要指标:正常值为 15 ~ 20 mmHg,随年龄增大而增大,但一般不超过 30 mmHg。任何引起动静脉分流、通气血流比例失调、弥散功能障碍的疾病均可导致 $P(A-a)O_2$ 增大。

(3)动脉血二氧化碳分压:动脉血二氧化碳分压($PaCO_2$)是动脉血中物理溶解的二氧化碳分子产生的压力:正常范围 35 ~ 45 mmHg。二氧化碳的弥散能力很强,肺泡与动脉血二氧化碳分压相近,因此 $PaCO_2$ 是反应肺泡通气状况的重要指标。$PaCO_2$ 的测定有以下几方面临床应用。

1)结合 $PaO_2$ 判断呼吸衰竭的类型及严重程度:$PaO_2$<60 mmHg,$PaCO_2$ 正常或降低,可诊断为 Ⅰ 型呼吸衰竭,亦即换气功能障碍或肺氧合障碍;$PaO_2$<60 mmHg,$PaCO_2$>50 mmHg,为 Ⅱ 型呼吸衰竭,肺通气功能障碍。

2)判断有无呼吸性酸碱平衡失调:$PaCO_2$>50 mmHg 提示呼吸性酸中毒,$PaCO_2$<35 mmHg 提示呼吸性碱中毒。

3)判断有无代谢性酸碱平衡失调的代偿反应:代谢性碱中毒时经肺部代偿后,$PaCO_2$ 可上升,最高可上升 10 mmHg;代谢性酸中毒经肺代偿后 $PaCO_2$ 最低可下降至 25 mmHg。

(4)动脉血氧饱和度:动脉血氧饱和度($SaO_2$)是指动脉氧气与血红蛋白结合的程度,是反映机体氧合功能的指标,临床上常使用无创性脉氧仪监测脉搏血氧饱和度($SpO_2$)代替 $SaO_2$。正常值>95%,$SpO_2$<90% 提示机体缺氧。肺通气或换气功能异常的患者必须使用合适的辅助通气手段,保证 $PaO_2$>60 mmHg、$SaO_2$>90%、$PaCO_2$<50 mmHg,以维持最基本的生命所需。

**(二)综合评估肺功能**

临床对于疑似肺部疾病的患者可选择上述一种或一种以上检测方法评估有无肺功能异常、肺功能异常的类型及严重程度、对手术和放化疗等治疗的耐受性。临床上常结合多个指标进行诊断,如阻塞性通气功能障碍时,出现 $FEV_1/FVC$、$FEV_1$ 占预计值的百分比及 MVV 下降,残气量、残总比增加;限制性通气功能障碍时,肺活量下降较为突出,$FEV_1/FVC$、MVV、RV 等指标轻度变化(表 6-8)。另外,诊断肺功能异常不应单凭肺功能报告单,必须结合患者病史、危险因素、临床表现等给出综合判断。对于拟行手术治疗的患者,应在术前充分评估患者的肺功能,选择患者可耐受的最优手术方式(表 6-9)。

表6-8　综合分析通气功能障碍的类型

| 分型 | $FEV_1/FVC$ | MVV | VC | RV | TLC |
|---|---|---|---|---|---|
| 阻塞性 | ↓↓ | ↓↓ | N或↓ | ↑ | N或↑ |
| 限制性 | N或↑ | ↓或N | ↓↓ | N或↓ | ↓ |
| 混合性 | ↓ | ↓ | ↓ | 不定 | 不定 |

表6-9　不同类型外科手术对肺功能的要求

| 禁忌手术类型 | $FEV_1$ | $FEV_1/\%$ | $MVV/\%$ | RV/TLC | $PaCO_2/mmHg$ | $D_LCO/\%$ |
|---|---|---|---|---|---|---|
| 禁忌全肺切除 | <2 | 40 | 50 | >50% | >45 | <50 |
| 禁忌肺叶切除 | <1 | 35 | 40 | | | |
| 禁忌开胸手术 | <0.6 | 35 | 30 | | | |

## 二、围手术期呼吸功能康复

### (一)流行病学

外科手术,尤其是胸腹部手术可降低肺脏生理功能,术后肺部并发症的发生率、死亡率和住院时间长短应引起人们的重视。一项研究表明,术后肺部并发症的发生可使住院时间延长2周。术后肺部并发症可分为2种类型:普通型和特异型。

普通型指在任何情况下,手术或者麻醉关的并发症,比如肺不张、肺部感染、支气管痉挛、肺栓塞、潜在慢性肺疾病、呼吸衰竭和急性呼吸窘迫综合征(ARDS)。

特异型术后肺部并发症是指由胸部损伤所引起的,比如膈神经麻痹(允其是儿童)、胸腔积液、支气管胸膜瘘、胸骨伤口感染和脓胸等。根据监测,实践和对术后肺部并发症不同定义的差异,以及真实发生率的差异,术后肺部并发症的发生率波动在2%~19%。Kroenke等人发现术后肺部并发症的发生率随着美国麻醉学会(ASA)分类的增加而增加:ASAⅡ级、Ⅲ级和Ⅳ级分别为10%、28%和46%,心胸外科手术后肺部并发症的发生率高达40%。COPD患者开胸术和肺切除术后,其肺部并发症发生率可高达30%,根据欧洲胸科医师协会数据库,目前肺癌患者肺叶切除术后住院死亡率低至1.9%,但术后心肺并发症的发生率高达23%,联合肺叶切除患者的术后心肺并发症高达32%。在上述的心肺并发症中,医院获得性肺炎(HAP)和肺不张发生率最高,但两者均是可以通过围手术期肺康复等方法加以预防。

### (二)危险因素

术后发生并发症的危险因素包括自身因素和手术或麻醉因素2个方面。患者自身因素包括高龄、吸烟、合并COPD、肺动脉高压及营养状况不良等。手术或麻醉因素包括手术部位、全身与局部麻醉、紧急手术和手术持续时间较长。自从 1944 年第一次报道以来，即使是在没有慢性肺部疾病的人群中，吸烟一直是术后肺部并发症的危险因素。手术部位是术后肺部并发症最重要的手术相关性危险因素。上腹部和胸部手术风险最大（10%～40%）。手术持续时间超过 3 h 也与肺部并发症的高发生率相关。麻醉的性质在术后并发症的发生危险方面也是很重要的。大多数研究表明，与全身麻醉相比，硬膜外麻醉或脊髓麻醉后的肺部并发症发生率较低。局部麻醉，如腋神经阻滞，其肺部并发症风险比脊髓或全身麻醉更低，但是一些区域性技术如间质神经阻滞与特定的罕见风险相关（例如气胸和膈神经麻痹症），这对术后肺康复有一定影响。

### （三）并发症的发病机制

并发症的发生不仅与肺叶切除相关，还与胸廓切开本身所致的胸壁机械力学改变有关。研究显示，肺叶切除术后 VC 下降 15%，大部分能逐渐恢复，呈持续下降者不足 10%，运动耐力不受影响。全肺切除术后 VC 下降 35%～40%，运动耐力下降 20% 左右，并且肺功能呈持久减退。开胸手术后因肋间肌、膈肌等呼吸肌受损、部分肺组织丧失、术中对肺叶的挤捏刺激、术后肺通气血流比例变化常使术后呼吸能力减退、呼吸道分泌物增加，加之气管插管对纤毛上皮的损伤致术后纤毛摆动频率减慢、气道清除率下降等因素的影响，术后早期常会发生低氧血症、肺功能下降和痰液堵塞等一系列病理生理改变。随即出现肺不张，而这可能有利于细菌生长。由于肺泡巨噬细胞功能减退和表面活性物质减少使得肺炎的风险增加。慢性阻塞性肺疾病患者的胸廓切开术和肺切除术并发症高达 30%。大多数并发症是由于呼吸肌功能障碍和胸壁变化引起的肺容积变化，是对手术的一系列反应。

### （四）围手术期呼吸功能康复的方法

肺癌相关手术可导致呼吸功能下降，且术后发生肺部并发症的可能会增加 2.7～4.7 倍，因此，围手术期的呼吸功能康复尤显重要：围手术期是指从决定手术治疗时起，到本次手术有关的治疗基本结束为止的一段时间，包括手术前、手术中和手术后 3 个阶段。围手术期的处理目的是患者手术顺利做准备并促进术后尽快康复。围手术期呼吸功能康复的策略包括：①手术前，戒烟，吸气肌功能训练，药物改善肺功能，优化营养状态。②术中策略，如呼吸肌保留手术，微创和局部镇痛。③手术后，呼吸肌锻炼，药物化痰、抗感染，术后肺功能测定和持续气道正压通气（CPAP）。

1. 术前准备

（1）戒烟：Moller AM 等在关于术前戒烟的前瞻性随机对照临床研究中发现，吸烟干预组（术前 6～8 周尼古丁替代且持续到术后 10 d）的总体并发症发生率为 18%，远低于吸烟组的 52%（$P = 0.0003$），同时结果显示干预组有缩短平均住院时间，减少心脏并发症的趋势，虽然结果尚不具有统计学意义。以往的研究结果表明，在非心胸外科手术中，术前 2 个月停止或减少吸烟反而有更高的肺部并发症发生率。因为戒烟可改善纤毛活动而暂时增加黏液生成，同时由于较少的支气管刺激而减少咳嗽；在这种情况下，可能会增加短期风险。因此术前戒烟时机的选择非常重要，而且今后也将着重针对术前戒烟时间长短的研究。

（2）物理治疗：现有研究表明，运动锻炼已经确定是成功的干预措施，可以很好地改善一些癌症患者的身心健康 COPD 患者接受肺切除手术的最佳康复方式是运动干预。在 COPD 患者中，运动训练已经显示出提高运动能力，并减少呼吸困难、疲劳和抑郁症等症状。肺癌手术切除患者当中，术后肺部并发症风险较高。在腹部、心脏或胸部手术后，肺部并发症很常见，并且与高死亡率、高住院费用、长时间住院相关。目前已有几种降低术后肺部并发症发生的干预措施：筛查和改变风险因素，优化术前状态，患者教育，术中管理和术后肺部护理。物理治疗已经常用于术前和术后护理，目的是预防或减少并发症。最近欧洲呼吸学会、欧洲胸科医师协会和美国胸科医师学会（ACCP）推荐运动锻炼是预防或减少肺部并发症且恢复肺呼吸功能的干预措施。一项纳入 599 名患者的研究表明在肺癌肺切除术患者中进行中等强度有氧运动的术前干预可以提高肺功能，降低术后发病率，而仅在术后采取干预措施似乎不能减少术后肺部并发症或缩短住院时间。

康复治疗的早期介入在预防并发症、提高肺的代偿功能上也能起到非常好的积极作用。有研究证明，呼吸训练可使膈肌活动范围增加 $2.0 \sim 3.0$ cm，提高肺活量 $500 \sim 800$ mL，对促进肺膨胀和改善肺通气极为有利。节段性呼吸训练是肺段、肺叶切除术后使留存的余肺膨胀，充分填充残留空腔，减少继发感染的重要措施。咳嗽训练有助于清除呼吸道积痰，既可以预防肺部感染，又可以促进肺组织扩张。然而，尽管呼吸功能康复缓解了呼吸困难并改善了 COPD 患者的疾病控制，但没有足够的证据表明这种术前训练是进行肺切除术患者不可缺少的。有荟萃分析指出，术前运动耐量的受损是肺切除术后心肺并发症的最佳预测因素。因此，可以假设通过提高运动耐量，术后心肺不良事件的发生率会降低：术前物理治疗可以改善患者肺切除术后的运动耐量和保留肺功能，但尚不清楚其术后不良事件的发生率是否会下降事实上，术前的运动训练并不能改善患者肺切除术后的生活质量，而术后的生活质量的显著下降主要是与基础的心肺疾病有关。一项对肺功能严重受损的住院患者进行为期 8 周的肺康复计划的研究发现，患者的运动耐量和运动耐量峰值得到显著改善。同样地，在对肺切除的肺癌患者进行的一项观察研究中，Cesario 等人发现，与对照组相比，进行肺康复的住院患者在短期内（4 周）呼吸功能（$FEV_1$，$FVC$，呼气流量峰值）和运动耐量（6 min 步行距离）明显得到改善。根据目前已有的临床研究结果，应在临床上积极开展肺康复的呼吸训练来预防术后肺部并发症的发生。

肺康复的呼吸训练主要有以下两种。

1）呼吸训练措施。①腹式呼吸法训练：以腹部或下胸部两侧加压暗示法使呼气时收缩腹部，吸气时腹部徐徐隆起和下胸部向外膨隆。为防止过度通气综合征，每练 $3 \sim 5$ 次暂停休息几分钟，然后再练习，反复进行直到熟练掌握。以后每天坚持进行腹式呼吸练习。腹式呼吸练习的同时加插进行缩嘴呼气，即呼气时将嘴唇缩紧，增加呼气时的阻力，如同吹笛样。②深呼吸运动：缩唇呼吸。患者取坐位或半坐卧位，全身放松，用鼻深吸气，然后用口呼气，呼气时口唇收拢，作吹口哨状，缓慢将气呼出。呼吸按规律进行，吸气与呼气时间之比为 $1:2$，每天练习 $3 \sim 4$ 次，每次 10 min。③术前激励性肺活量训练：深吸气后屏气 $2 \sim 3$ s，再通过深慢呼气的方法吹肺活量计，要求逐日呼出的气量值应有所增加。

2)有效咳嗽训练主要为5步法:深吸气→短暂闭气→关闭声门→增加胸膜腔内压→开放声门,快速的气流冲出使分泌物移动,排出体外。具体步骤如下:嘱患者深吸气后屏气,然后用力咳嗽,借助胸肌与腹肌的同时收缩,使胸腔压力增高,产生瞬间爆破力将声门打开,将肺脏深部气道的痰液咳出。每天2次,每次10 min。

(3)药物改善肺功能:围手术期通过雾化吸入抗胆碱药物可有效降低迷走神经张力,缓解气道的反应性高张高阻状态,预防支气管痉挛及其他围手术期肺部并发症,是保障手术患者"快速康复"的重要措施之一。近年来不少患者术前使用噻托溴铵,该药物可通过选择性阻断气道平滑肌上M3受体而发挥长达24 h的支气管扩张效应,与异丙托溴铵相比有更强且持久的支气管扩张作用,特别是在$FEV_1$谷值反应方面明显优于异丙托溴铵,消除了夜间支气管因药效下降而出现回缩甚至痉挛现象,减少了肺功能的反复波动。此外,噻托溴铵对胆碱能受体的阻滞不仅可使支气管平滑肌舒张,亦可减少杯状细胞分泌黏液,减少痰量,咳痰症状随之改善。有研究报道,用噻托溴后$FEV_1$均值曲线在第8天与第92天、第344天大致相同,这说明噻托溴铵的支气管扩张效能在7 d后基本稳定,且有持久的改善肺功能作用。此外,Silvanus等发现,先前未曾使用过支气管扩张剂的气道高反应性患者在使用沙丁胺醇和甲基泼尼松龙预处理5 d后,其气管插管期间出现支气管痉挛的情况很少见。目前仍然未能明确了解这种获益是否同样见于长期使用支气管扩张剂的患者。围手术期糖皮质激素的短程使用不会增加哮喘患者感染或其他术后并发症的发生率。有关COPD治疗的国际指南建议,将吸入性支气管扩张剂,包括$\beta_2$受体激动剂和抗胆碱能药作为对症治疗的基础用药,然而,仅有少数的COPD患者是遵循指南的建议进行治疗的。在术前优化COPD的治疗似乎是合理的。

(4)营养支持:营养不良和低蛋白血症会增加术后并发症发生的风险。许多研究致力于证实改善患者的营养状况能够降低术后并发症的发生率,但是目前仍无循证医学的证据支持完全胃肠外营养要比不补充营养或胃肠内营养更有利于减少术后肺部并发症的发生。在一项多中心研究中,将395例接受开腹手术或非心脏开胸手术的患者,随机分为围手术期全胃肠外营养组(TPN)或非全胃肠外营养组。其主要并发症的总体发生率和90 d死亡率无显著性差异。全胃肠外营养与肺炎和脓胸发生率的升高无显著的相关关系,但与非感染性并发症的发生率降低有显著的相关关系。在另一项研究中,317例营养不良的患者随机分为肠外营养组或肠内营养组(TEN),肠内营养与总体并发症和感染性并发症的发生率降低之间有显著的相关关系,而其与肺炎发生或肺炎与呼吸衰竭合并结果之间无显著的相关关系。免疫营养是指在肠内营养中添加一些成分,旨在增强免疫系统功能和防止感染发生。在一项研究中,305例接受胃肠恶性肿瘤择期手术的患者,被随机分为:①术前给予富含精氨酸、ω-3脂肪酸和核糖核酸的肠内营养液(术前5 d)。这种结合的围手术期营养支持(术前5 d免疫营养+术后12 h内空肠营养管肠内营养)。②空白对照组。结果发现,免疫营养与总感染率降低之间有显著的相关关系,但与肺炎的发生无显著的相关关系。因此当前有更多的研究集中于免疫营养学上,希望能通过增加营养物质的供给以增强患者的免疫功能。

2. 术中麻醉和镇痛治疗

局部肺不张在麻醉诱导后发生,术后持续存在,是因为呼吸肌受损以及由于疼痛和腹腔脏器操作后神经支配的膈肌功能中断而导致的呼吸运动受限。有一项研究发现,在择期腹部外科、妇科或整形外科手术中,中效(阿曲库铵和维库溴铵)和长效(泮库溴铵)神经肌肉阻断剂对术后肺部并发症的发生率的影响没有差异。然而,接受泮库溴铵的患者中,后遗性神经肌肉阻滞的发生率较高。使用泮库溴铵出现后遗性阻滞的患者术后肺部并发症的发生率比那些没有后遗性阻滞的患者高3倍,而且在使用中效神经肌肉阻滞剂后出现后遗性阻滞的患者中也没有见到上述情况。因此,相对中短效药物而言,长效神经肌肉阻滞剂(特别是泮库溴铵)可能会增高神经肌肉阻滞延长的发生率,并间接增加肺部并发症的发生风险。椎管内阻滞可降低手术应激反应,提高治愈率,预防并发症。术后硬膜外镇痛可以减少呼吸肌功能障碍和疼痛相关性肺换气不足。有荟萃分析总结了141个试验(共9559例受试者)来比较用于各种外科手术中的全身麻醉与神经阻滞。研究者比较了接受神经阻滞的患者(有或无全身麻醉)与那些只接受全身麻醉患者,椎管内阻滞降低了总体死亡率及肺炎和呼吸衰竭的发生率。然而,这结论在其他的研究还没有得到证实,因此该结论尚存在争议。就预防术后肺部并发症而言,术后硬膜外镇痛和静脉镇痛泵似乎比按需给予阿片类镇痛药的效果更好。

3. 术后康复

(1)术后训练措施

1)坚持腹式呼吸。

2)体位:患者术后生命体征平稳后改半坐卧位,头部及上身抬高30°~45°,使膈肌下降至正常位置,有利于通气及胸腔引流,并注意防止胸带包扎过紧而影响呼吸活动。

3)有效咳嗽和促进排痰:鼓励患者自主作深呼吸及有效咳嗽,咳嗽时帮助固定和压迫伤口,双手伸过正中线从前后壁夹住患者胸部,轻压伤口,嘱患者用力咳嗽,既不限制胸廓膨胀,又避免咳痰震动切口引起疼痛,以减轻伤口疼痛和增强信心。病情允许时,护士每2 h协助患者坐起,站在患者非术侧,拍打健侧背胸,方法为五指并拢,稍向内合掌,掌指关节屈曲呈120°,有节奏地由外向内、由下向上叩击震动患者背部及胸部,边拍打边鼓励患者咳嗽,每次拍打3~5 min,借助重力和震动,使痰液从细支气管引流至大气管,以利于排出。此外,用两指放在喉结下,外加压力,刺激咳嗽,或用双手压迫患者下胸部和上腹部,嘱患者用力咳嗽,以加强膈肌反弹力量,有利于排痰。必要时给予吸痰机吸痰。

4)鼓励患者早期活动:术后第1天即开始在床上做四肢及躯干的被动运动加主动运动,特别是患侧肢体,行外展、外旋、握拳运动。下肢可做抬起、伸屈等床上活动。协助患者变动体位,拔除胸腔引流管后鼓励患者下床活动,视恢复情况逐渐增加活动量,以保持关节活动度,增加血液循环,增强肌力。

(2)日常生活训练:肺癌术后胸廓损伤、肺叶或一侧肺切除、切口瘢痕或粘连,或可能有脊柱改变,均可影响胸廓和肩关节运动功能。鼓励并督促患者用术侧手臂端茶杯、吃饭、梳头。术侧手越过头顶触摸对侧的耳朵反复训练,可在床尾栏杆上系一根绳子,让患者用术侧手臂拉着绳子,自己练习坐起、躺下和下床运动,增强术侧肩、臂、背肌的肌力,预防肩关节功能障碍。

(3)药物治疗:预防及治疗肺部感染。肺癌切除术后因切口疼痛和胸壁损伤,患者因怕痛而不敢咳嗽,以及卧床均影响痰液排出,易造成肺部感染,加重呼吸困难。主要症状有发热、咳嗽、排痰不畅,重者有呼吸困难,须及时控制肺部感染。可全身应用抗生素(根据药敏试验结果选择敏感的抗生素类型)治疗,一般需静脉给药;促进患者排痰,鼓励患者咳嗽和体位引流,改善排痰,保持呼吸道通畅。Xin Wang 等人研究将 56 名进行肺叶切除术的肺癌患者随机分成两组,在围手术期分别给予正常剂量和大剂量盐酸氨溴索,结果发现与对照组相比,实验组(大剂量盐酸氨溴索)在咳痰和咳痰性质方面表现出改善的迹象。在术后肺并发症发生和抗生素依赖持续时间方面,实验组表现较好。结果表明,使用大剂量的盐酸氨溴索患者比使用正常剂量患者在预防术后并发症方面有更好的临床效果。因此,肺切除术后可给予患者盐酸氨溴索化痰,促进痰液的排出。

(4)肺扩张的预防性治疗:因麻醉和手术造成的肺容量减少和肺不张是术后肺部并发症呈瀑布式发生的首要开端。目前仍无法确定进行肺扩张的预防性治疗是否有益。预防性治疗的方法包括诱发性肺量测定法、深呼吸训练、胸腔物理疗法、间歇性正压通气和持续性正压通气。一项关于上腹部手术的系统性回顾性研究观测了 14 个随机试验发现,与对照组相比,所有用于预防性治疗的肺扩张方法在术后都能使肺部并发症的发生率呈下降趋势。最近的一项研究中,204 名接受了腹内血管手术的患者,在术后分别被随机分配到血氧饱和度>95% 的辅助供氧组及鼻部持续正压通气 12 h 的辅助供氧组中。在持续正压通气组中,更少发生严重低氧血症($PaO_2<70$ mmHg 且 $FiO_2>0.7$),也更少发生肺炎和气管再插管的情况。有证据表明,对于接受腹部手术的患者而言,使用任何形式的肺扩张介入治疗都优于不进行预防性治疗,特别是诱发性肺量测定法,不仅操作简单、费用便宜,还能为患者的情况提供客观目标及监测。

(5)疼痛控制:由于肺叶切除手术创伤大、术中使用开胸器、术后置胸腔闭式引流管刺激肋间神经等致术后疼痛剧烈,患者不敢深呼吸及用力咳嗽,极易引起分泌物在呼吸道堆积,增加了病原体入侵和滋生的机会,导致肺部感染、肺不张。镇痛不充分的患者在术后早期由于疼痛往往表现为呼吸浅快、肺活量减少,呼吸诱发或加重手术部位的疼痛导致患者惧咳、惧动、长时间保持仰卧位,有效咳嗽进一步减弱或无力。此时,疼痛所致的无效咳嗽不仅无益于痰液排出,反可增加机体的氧耗、并可因诱发剧痛而惧深呼吸、惧咳造成恶性循环,进而引发支气管哮喘、肺炎、肺不张、心律失常乃至呼吸衰竭、心功能衰竭等并发症,一般认为疼痛是影响患者术后早期肺功能的重要因素。硬膜外麻醉对控制术后即刻疼痛非常有效,可降低术后发生呼吸系统并发症的风险。硬膜外镇痛不仅通过止痛作用,而且还通过抑制炎症介质的释放、增加膈肌的收缩幅度等来减轻全身炎症反应,改善肺功能。阿片制剂偶可导致呼吸抑制,因此,使用阿片制剂时,尤其老年患者,常需严密监测有无呼吸抑制的发生。

综上所述,术前优化肺功能似乎是一个合理的策略,包括戒烟、基础疾病的最佳治疗和患者教育。在高风险患者中应该积极降低手术后危险因素,以降低围手术期肺部并发症的发生风险。术后患者应接受良好的疼痛控制,适时开展肺扩张术,CPAP 可用于高风险患者。目前已经明确术后肺部并发症对手术患者的死亡率有很大的影响,但仍需要更多的临床研究来确定哪些患者容易出现术后肺并发症,以及如何更好地避免这些并发症的发生。

# 第三节　肺癌外科治疗的快速康复现状与实践

## 一、快速康复外科肺外科临床应用的现状

快速康复外科(FTS)或加速康复外科(ERAS)是医学理论和技术发展的必然结果,"pain and risk free"(无痛无风险)也是外科手术的目标。快速康复外科内涵是减少创伤对机体造成的应激反应,促进机能快速康复,外延体现在临床上降低并发症和缩短住院时间。大量临床研究已证明围绕微创技术对围手术期流程优化和多学科协作改变了治疗效果,降低医疗干预(过度治疗)且促进患者功能早日恢复。但是大量的研究成果仍局限在临床试验中,难以临床推广应用,原因何在? 本节总结现有文献中关于 ERAS 应用的现状,分析其发展变化轨迹、面临困难及临床应对措施。

### (一)快速康复外科理念的变化

快速康复外科理念的变化与医学科学(认识和技术)的发展是同步的。应用 PubMed 进行检索关键词,快速康复的内涵和外延变化从发表文章中名字应用概率可以大致体现。

(1)1997 年以前以 FTS 应用最多:FTS 体现的是术前和术后的管理流程(trade)优化,临床关注的是优化患者诊治流程如缩短检查时间(急诊科)、麻醉和气管插管时间(以冠状动脉搭桥手术为例),腹部手术时改善围手术期饮食管理等,这期间微创外科已有发展,但其作用未能充分显现(微创技术自身不完善和外科医生认识不足有关),从 fast-track 的词义(快速路径)也可见一斑。

(2)1997—2006 年,快速康复外科和加速康复外科(ERAS)同时应用:微创技术(腹腔镜外科)在快速康复外科中的作用突显,不但降低外科手术导致的应激反应和并发症,也缩短住院时间。因此,加速康复外科(ERAS)名称曾经用 enhanced recovery program after surgery,program 强调了微创技术(程序)在 ERAS 中的关键作用。

(3)2006 年至今以 ERAS 为主:这期间围绕微创技术为中心的麻醉和术后管理的优化,大量临床试验研究均取得了预想的结果。但临床试验或应用过程中发现,任何一项技术或方法的变化都不可能完全达到患者快速康复的目的。多模式治疗方法被提出并在临床上得到实施,问题是仍没有一个模式可供临床应用;多学科协作已得到认可,临床上却难以推广。

(4)2015 年以后出现的快速康复外科应该以患者症状恢复(PROs)作为目的:有研究者认为,FTS 和 ERAS 的效果评定多是从"医生角度"进行评价,不能准确反映患者机体状况和感受,而提出 PROs 作为评定是否快速康复的指标。从根源上看,ERAS 起源于欧洲和北美洲,主要强调住院日缩短和费用降低,并以此作为判断 ERAS 方案是否成功。但

医疗上不管采用何种模式均需"以患者为中心",出现了 PROs(亚洲国家比较明显,主要关注住院舒适度和医患安全性)也具有合理性,但目前此类研究尚少。总之,快速康复外科模式名称背后反映了"以患者为中心"(术后早日正常且患者最大程度满意)的观念,值得我们深思。

### (二)快速康复外科应用效果的评价标准

快速康复外科的实质是降低医疗应激反应(手术及治疗创伤),机体生理功能快速恢复。而其临床实现或体现需要判定标准,统一评价标准是 ERAS 临床获得循证医学证据方案所必需。当前各个学科应用最多的是降低术后并发症和缩短住院时间,作为评价 ERAS 方案可行与否的标准。如 Tiefenthal 等对 292 例结直肠癌患者统一术前与术后 ERAS 方案,评定微创外科在 ERAS 中的作用,结果表明腹腔镜组(142 例)患者住院日显著短于开放组(250 例)(4 d $vs.$ 6 d,$P=0.002$),而术后并发症发生率无统计学差异[18.7% $vs.$ 21.3%,$OR=1.0$(95% CI:0.5~2.0)],研究者认为腔镜手术有助于术后快速康复。Groot 等将直肠癌快速康复方案应用于妇科肿瘤(子宫肿瘤和宫颈肿瘤)手术患者,显著缩短了住院时间(5 d $vs.$ 7 d,$P<0.001$),研究者认为结构化的快速方案和临床医生的积极应用有助于临床推广和各专业方案的优化。Pedziwiatr 等对 92 例结直肠癌患者应用统一快速康复外科方案,分析 ERAS 方案依从性高低对住院时间、术后并发症的影响,三个组依从性分别为 65%、83.9% 和 89.6%,而住院时间和并发症与依从性呈反比,提示医患双方对 ERAS 方案的依从性也影响快速康复方案的临床应用效果。以上 3 个不同侧面的研究,均是用住院时间(LOS)和并发症发生率作为评价微创技术、ERAS 方案临床扩展和方案依从性是否成功的标准。

住院时间和术后并发症为何成为目前应用最多的 ERAS 方案是否成功的评价标准呢? 主要原因可能如下。

(1)从起源上看,快速康复起源于欧洲和北美洲,住院费用高和过多并发症存在保险支付费用升高的问题,这两个指标易于评价和推动医疗机构重视。

(2)欧美国家区域内各家医院管理模式一致,易于评估,如均在门诊检查、手术时入院及出院标准统一等。

(3)二者医疗机构和医生易于理解和运用。但是亚洲国家及其他国家对住院时间理解不一致,且统计资料也不统一,可能就不太适用,如第 1 种情况住院时间=术前住院日+术后住院日,且术前住院日(如中国大部分省市医保只对住院检查支付费用,导致患者住院后才能进行术前检查)各个医院也不统一,术后住院日作为住院时间可能比较恰当;第 2 种情况是各家医院和医生掌握的出院标准不同,应用术后住院日也存在问题,如医生和患者从"安全性"考虑,均会多住 1~2 d。

现在术后并发症也是直接评价快速康复方案是否有效的理想指标,而当前应用数个并发症分级系统(如 Clavien-Dindo 分级系统)和肺部并发症的评价标准均需要根据不同的研究目的进行调整,调整的主要原因是这些分级系统或分类标准均忽略术后并发症到底是内科原因还是外科原因所致,而这对于评估并发症发生之间的因果关系很重要。这就可能在研究过程中出现偏差,原因一是每个研究者均根据自己的需要进行改动,无统一标准。二是执行同一标准时所采用数值不同,如诊断肺部感染时,对白细胞数的上限就不同，如 $1.0×10^4$ 个/mL，$1.2×10^4$ 个/mL，$1.5×10^4$ 个/mL 等，这会得出相反的结果；如研究胸腔镜肺叶切除术是否较开放肺叶切除术降低了术后并发症，若以白细胞数>$1.0×10^4$ 个/mL 作为评价术后肺部感染的一个指标，则胸腔镜肺叶切除术显著降低了术后肺部感染率（33.73% vs. 65.21%，$P<0.001$），若用>$1.5×10^4$ 个/mL 作为标准，则 2 种肺叶切除术后肺部感染发生率没有不同（27.71% vs. 34.78%，$P=0.402$）。

应用住院时间作为 ERAS 标准的局限性，Jones 等系统分析了行股关节镜和膝关节镜手术患者的满意度和 ERAS 方案应用的相关性，8 篇论著纳入文献 2208 例，6 篇文献显示患者满意度高，但和住院时间没有负相关关系，提示住院时间缩短并没有得到患者较高满意度。Fagundes 等对比了 60 例 I 期或 II 期肺癌应用标准后外侧切口和胸腔镜肺叶切除术的术后主要症状及其恢复时间，2 种手术方式的患者术后主要症状前 3 位是：疲劳、疼痛和气短。术后恢复到轻度症状（与术前相比）的时间在胸腔组均显著短于开放组，而疼痛在腔镜组恢复最快；研究者认为应用患者症状恢复时间结合住院时间更有助于评价患者康复情况。以上 2 篇研究结果提示从患者角度（症状恢复和满意度）结合住院时间可能是较好评价 ERAS 的指标。但是日本学者 Taniguehi 等应用修正的 ERAS 方案（主要变化是术前口服补液代替静脉输液），研究表明患者安全性增高（围手术期与输液相关的不良事件显著降低）和满意度增加、快速康复团队（医、护）治疗水平提高，尤其是护士工作量显著减轻，即医护工作负荷的变化也是衡量快速康复的指标，本研究中没有太多关注住院时间和费用。有研究者认为住院费用也应作为评价快速康复方案指标。

Joliat 等对比行胰十二指肠切除患者应用 ERAS 方案前后住院总费用变化，ERAS 组费用（€56083）低于非 ERAS 组（€63821），但无统计学差异（$P=0.273$）。Nelson 等回顾性分析妇科肿瘤手术患者应用 ERAS 患者，平均费用至少降低 \$7600。总之，快速康复外科评价指标从成本效益、长期结果、生活质量等都需要进行大量临床研究。

### （三）快速康复外科临床应用依从性分析

快速康复外科应用的临床效果是肯定的，临床应用现状如何呢？捷克共和国对 148 名外科医生术前营养支持进行问卷调查，55% 的医生仍坚持术前 6 h 禁饮，7% 医生同意术前饮用碳水化合物，常规术前肠道准备仍有 86% 的支持率，术后尿管留置 3~5 d 比例仍高达 52%，只有 2% 的医生同意早期饮食，西班牙的调查结果同捷克共和国相似。2005—2009 年荷兰卫生保健机构对选定 33 家医疗机构的结直肠癌患者推广 ERAS 方案，尽管平均住院时间缩短 3 d，但仍有 1/3 的医院不采术后早期肠内营养、术后第一天下床活动和应用泻药治疗。

ERAS 方案推广以来，为何作为主体实施者医护的依从性差呢？主要有以下几个方面。

（1）ERAS 方案临床应用效果不明显，Ahmed 等把 95 例连续结直肠癌患者分为 2 组，分别用与不用 ERAS 方案，发现 2 组住院日、细菌性感染和 30 d 死亡率均无差异，患者术后结果无差异，使 ERAS 方案的应用集中在临床试验中。

（2）住院时间没有缩短和缩短后再入院率高也是依从性差的主要原因，住院时间短则有高依从性，但是也发现住院时间短则有高的再入院率。

（3）术后并发症（术后恶心、呕吐、疼痛和肺部感染）也是依从性逐渐降低的因素之一,即使在大的医学中心也是如此。

（4）术前具有高危因素的患者进行 ERAS 程序导致失败而产生放大的"安全性"顾虑。

（5）缺乏有效的、大规模临床试验所获得的好的 ERAS 方案以进行推广。

### (四)快速康复外科临床应用的模式

多模式医疗和多学科协作对推动快速康复外科的实现均有作用,究竟哪种模式更好呢? ERAS 方案及效果的实施主要是基于外科的发展,当然以外科医生或技术为主的多模式是早期外科快速康复实践中的主要手段,外科医生为主导,麻醉师或护士提供方案,最后在外科医生的指导下实施,如基于微创技术的流程优化。此种模式的最大优点是易于操作,方案固定,所有执行人员都有章可循。但也存在以下不足:一是每种方案的执行效果无法正确评价,如不同患者可能应用同样方法,因为方案的执行者与制订者不同,结果可能有效,也可能无效。二是执行效果评价差,不能适时对方案更新或改变,如护士可能只能执行方案而不能对方案的效果进行评价。ERAS 多模式医疗可能主要适用于选择的病种或病例,ERAS 方案相对简单、易行,如疼痛管理,外科医生负责区域阻滞,麻醉医生关注全身用药和副作用,护理则适时进行评估并反馈结果。

快速康复外科领域的扩展和深入,外科为主导的多模式医疗方法实现难度不断增加,以麻醉医生为主"围手术期外科之家"的多模式是一种探索,在康复团队中扩大麻醉医生的作用和工作范围(主导作用),包括麻醉医生参与术前评估,术中合适麻醉方法的选择及 ICU 管理,全程管理、记录和评价方案效果,有助于积累经验和方案的持续改进。多模式医护方案应用于临床研究或规模比较小的医院可能有其现实性,但是对于多中心临床研究或推广则需要多学科的协作。多学科协作模式有助于安全性,易形成共识并推广,这需要团队先制定某个病种的快速康复目标,达成共识,然后大家优化方案并执行,记录结果与优化。如腹部外科,对参与腹部外科手术各个专业医生发问卷,征求为达到快速康复应在围手术期关注的问题。如无恶心、呕吐,独立活动和尽早饮食是共识且和专业无关;基于这个目标制订麻醉、手术及护理中的各个程序,且不断优化 ERAS 方案。但是多学科协作的主要不足是每个专科会过多地将过于专业的方案纳入 ERAS 总体方案,使方案烦琐而难以实施。如何使学科之间围绕 ERAS 进行深度融合是研究的方向。

### (五)快速康复外科临床应用中的困难与对策

如何增加 ERAS 方案的依从性呢?

（1）方案的早期实施阶段应加强对团队成员的专业训练,持续性地评估结果。作者医院医生的依从性达到80%,需要医生在 6 个月内管理至少 30 名患者。

（2）医生要坚持应用并总结经验。

（3）降低术后并发症也是重要手段之一,多中心研究发现并发症的降低与 ERAS 依从性呈正相关($OR=0.69,P<0.001$)。

（4）团队合作与质量持续改善计划,团队制订 ERAS 方案和目标管理,如住院时间达到多少等,并持续总结、反思策略。如加拿大多家医院应用"knowledge-to-action(KTA) cycle"不断改进与完善临床实践指南(CPG),使 ERAS 方案不断瘦身,进而使临床应用依从性不断增加。

（5）多模式或多学科协作，术前重视患者教育、沟通与合作是成功的基础。

（6）术前对有高危因素的患者进行评估、准备及治疗，降低 ERAS 方案失败率也是增加依从性的主要措施。

（7）国际协会和专业协会推荐与推广，这需要严格具有循证医学证据的临床研究。

ERAS 理念被医生接受而又不愿意推广或选择性推广的原因何在呢？分析主要障碍如下。

1）医务工作者和患者对"传统习惯"和"安全性考虑"的依赖是主观因素。

2）患者全身情况不同、病种、手术方式及医院的不同决定了 ERAS 方案必需"多样化与个体化"相结合，具有循证医学证据的 ERAS Protoco 少是客观原因。

3）传统心理模式、习惯和组织因素常常影响快速康复方案实施，是将传统方式抛弃或并存也是临床应用中的困惑。

4）如若以一个学科为主的多模式达到康复速度，存在相应学科的习惯难以改变；若以多学科联合，存在 ERAS 流程过于烦琐，反而影响了康复速度。

5）医保支付和社会文化背景对 ERAS 方案推广也有影响，在欧美过多看重住院时间和并发症降低，亚洲过分强调住院满意度和安全等。这些问题都需要我们在工作中围绕"以患者为中心"和快速康复外科实质进行多中心、有价值的研究，获得循证医学证据并上升为共识或指南，才能更好地推广并造福于患者。

### 二、肺康复外科临床应用的趋势与探索

快速康复外科（FTS）或加速康复外科（ERAS）的理念丰富了外科学的内涵，微创外科技术使快速康复从困惑转化为了现实。研究发现微创外科（腹腔镜外科、胸腔镜外科等）手术减少创伤应激反应和降低围手术期并发症、显著缩短住院时间，提高出院后患者的生活质量。ERAS 在临床应用中需要多模式或多学科协作完成，真正实现从"疾病治疗到健康管理"的转变，这就需要对流程和管理进行优化，目前各个学科只进行局部改进使基于微创技术进步带来的快速康复外科优势打了折扣。因此，基于微创技术对围手术期流程进行优化，理论上应该可以使快速康复外科的优势充分实现。笔者结合 VATS 围手术期流程优化的实际，及国际、国内的新进展，综述了围手术期流程优化和多学科协作在快速康复外科中的作用。

#### （一）术前准备需要完善或优化

术前准备主要是宣教和高危因素评估，其必要性如何呢？首先分析近年来肺癌外科治疗人群的变化：①早期肺癌（如小结节等）、新辅助化疗和二次手术（转移瘤、肺重复癌）患者比例均增加。②高龄（>65 岁）和具有伴随疾病（如糖尿病、高血压和慢性阻塞性肺疾病）的患者显著增加。③术前服用药物（如抗凝药、免疫抑制剂或靶向肿瘤药物）且需要肺手术的患者在增加。其次是外科治疗方式的变化：①胸腔镜手术已成为主流术式（80% 以上），开放手术已成为腔镜手术的补充。②肺段切除比例增加，肺叶切除有所降低，全肺切除显著减少。理论上应该和手术方式同样变化的术前宣传教育、评估体系和

高危因素预防治疗却没有发生变化。

患者的理解与真正地配合治疗,才能使 ERAS 得以实现。结合快速康复实践发现目前术前宣教中存在以下问题:①护理为主,主要宣传科室情况及注意事项,偏重事务性。②粗略地讲述各专科手术的注意事项,针对性差,可操作性差。③过多术前宣教与准备,增加工作量,因此医患双方都有走形式的感觉。从深层次看,医患都对术前宣教存在认识的误区,均认为对手术帮助不大(如戒烟),对所有宣教问题的结果如何不清楚。如何才能做到正确的术前宣教并产生好的结果呢?首先,护理工作要围绕手术的快速康复进行,并真正理解每一项工作与快速康复的关系,产生"不如此,就如此"的理念,如不戒烟,就增加术后肺部并发症风险等。其次,宣教也要在"群体到个人""个人到群体"进行恰当转换,即群体宣教与个人宣教相结合。最后,医护一体化,通过项目方式使护士对所从事工作有深入理解,并进行改进,事实证明这是最好的方式。随着肺癌外科治疗人群和手术方式的变化,寻找合理的术前心肺功能评估体系和针对高危因素预防治疗方法变得越来越迫切。心肺运动试验(CPET)可以弥补静态肺功能检测(PFT)的不足,已在临床上广泛应用。

应用 CPET 和 PFT 对 342 例肺癌患者术前检测,提示术前高危因素有:①支气管高反应性,发生率为 19.88%(68/342)。②峰值呼气流量降低(PEF),PEF<250 L/min,发生率 13.74%(47/342)。③肺功能处于临界状态(1.0 L<$FEV_1$<1.2 L,且 40%<$FEV_1$% pred<60%)。④术前每年吸烟>800 支且戒烟时间<2 周(病史)。⑤术前气管内定植菌存在,且高龄(>70 岁)和每年吸烟>800 支的患者。对以上高危因素患者进行术前预防治疗:术前的肺康复训练(物理训练)+药物治疗(抗生素、支气管扩张剂和吸入性糖皮质激素)。结果表明,康复组患者术后并发症和肺部感染发生率均较未康复组下降 5 倍,而康复组患者术后住院日显著缩短。进一步研究肺功能差不能手术的肺癌患者进行肺康复训练 1 周,肺功能可达到肺叶切除术标准,且未增加术后并发症。通过对手术前后肺癌合并 COPD 患者心率和血氧饱和度及运动耐力的研究发现,术前肺康复训练可以有效改善患者的生活质量。这些研究均提示,现有通过肺功能评估体系进行术前评估肺叶切除的风险已存在局限性,多学科合作(呼吸科或康复科)术前评估发现高危因素和预防治疗方法已成为术后肺快速康复的必然。当然这仍然需要更多的研究。

基于微创肺手术的肺癌患者的适应证可以扩大吗?也就是肺功能标准能够降低吗?答案是肯定的,理由如下:①理论上胸腔镜手术的最大优势是降低手术创伤对机体的应激,保护了胸廓完整性(保护呼吸肌)和降低疼痛,对肺通气功能影响小且有助于术后排痰,保护了肺功能。②肺手术方式也主要从肺叶切除术向亚肺叶切除变更,真正最大限度保护肺功能。③合并慢性阻塞性肺疾病(COPD)患者,肺手术后相当于行肺减容手术,有助于改善肺功能。有研究表明,肺癌肺叶切除患者 $FEV_1$ 变化幅度(术后第 3 天同术前 $FEV_1$ 差值)在 VATS 组(下降 0.05 L)显著低于开胸组(下降 0.19 L),相当于节约 0.24 L 肺功能,是否可以推测 VATS 手术可使肺功能 $FEV_1$ 值降低 0.24 L 呢?这需要进一步研究,但至少可以提示 VATS 肺叶切除术肺功能的适应证可扩大。

**(二)手术程序和流程需要优化**

"个体化"麻醉应用的必要性:全麻状态下预置各种管道(如气管插管、尿管等)的目的是便于手术操作和观察术中脏器情况等,但过多或不必要的管道应用不但增加了术中及术后管理的难度,也给患者带来相应并发症及经济负担。微创手术技术和麻醉技术使手术时间缩短和出血量减少,为术中管道应用优化带来契机,尤其是近年来,不插管(no tube)麻醉下行胸腔镜肺叶切除术或气管隆嵴成形术,对肺手术需要全身麻醉的传统观念具有挑战性影响。尽管目前此种麻醉方式只能在少数医院开展,但其观念在快速康复中的应用需要引起重视。全麻气管插管也有可能将口腔或鼻咽部的致病菌带到肺部。研究发现,气管插管前漱口或清洁口腔,可以显著降低因气管插管导致的口腔或鼻咽部的致病微生物进入下呼吸道,防止肺部感染等。

　　"个体化"麻醉如何在临床上应用呢? ①根据手术病种进行"个体化"的麻醉,如非插管全麻下胸腔镜下交感神经烧灼术治疗多汗症或气胸等。②根据手术方式选择麻醉方法,VATS手术时间短,有时可选择非插管、单腔管等。③气管插管拔管时机也应"个体化",手术顺利且时间短的患者最好术后立即拔除气管插管,部分患者可在复苏室拔除,个别需要呼吸机支持的患者才需要到重症监护室拔除。这种统一的麻醉方式和拔管时间,不考虑病种和手术情况的方案,值得进一步研究和思考。

　　手术情况是快速康复的主要影响因素,而手术器械的优化既可以缩短手术时间(麻醉时间、清点器械时间等)也可以降低费用。事实上,外科手术器械的发展已贯穿整个手术过程,概括起来有切割(电刀)、分离(超声刀)、缝合与止血(切割缝合器、血管夹等)、固定(各种固定器械、机械缝合钉等)。在传统手术中应用的止血钳和用于丝线结扎止血的大量器械大都发挥不了作用,而这些器械仍然出现在的器械包里。以胸腔镜肺叶切除器械包为例:开胸器械包含72件和腔镜特殊器械包含26件。临床常用器械进行"模块化"打包后只有11件:能量系统(电刀、超声刀各1把,电钩1个),成像系统(镜头1个连接线1条、穿刺鞘1个),切割与止血系统(双关节钳2把、吸引器1把、止血钳3把、钛夹钳1把);实行"模块化"打包后,清点器械时间、清洗器械时间、安装与拆卸时间和手术总时间均显著缩短,而器械使用率从14%提高到94%。可见,根据病种和手术方式选择合适器械包,不但可以提高效率,也能够降低成本。关键是可以降低术中不良事件的发生,缩短手术时间。

　　管道(尿管与引流管)管理也应进行优化。全麻手术常规导尿,目的是监测液体输入和脏器功能。腔镜肺叶切除术时间缩短,需要思考术中常规导尿是否必需? 一项研究报道,133例肺叶切除术患者平均术中输液量为1450.10±343.67 mL,平均手术时间为2.19±0.44 h,平均术中尿量为337.86±140.32 mL,这样的尿量完全没必要导尿。而麻醉苏醒后诉尿道刺激、苏醒期躁动发生率在导尿组(13.24%,26.47%)均显著高于未导尿组(3.08%,10.77%)($P=0.041,P=0.022$);而术后尿潴留导尿组(10.77%)与未导尿组(4.41%)无统计学差异($P=0.403$);而术后尿道感染在未导尿组(9.23%)显著低于导尿组(26.47%)($P=0.047$)。该研究回答了并非所有的患者都必须留置尿管,无尿管留置患者术前和术后进行宣教并辅以诱导性排尿,并没有增加术后尿潴留风险。问题是哪些患者需要留置尿管呢? 我们基于临床手术中未留置尿管而术后需要再次置尿管的患者分析发现:高龄和前列腺重度增生患者,尿道手术史的患者,手术时间>4 h的患者是高危因素。

胸腔引流管近年来的优化应用也有利于术后快速康复。具体表现如下。

（1）单管引流取代双管引流（只有脓胸或术中肺漏气严重才考虑用双引流管），单管置于胸顶并应用侧孔，有利于患者术后运动、降低疼痛并提高住院舒适度。

（2）引流管倾向于应用小管径，尽管尚存争议，有研究表明 16 Fr 引流管的引流效果等同于 28～32 Fr，不影响切口愈合。

（3）术后引流管的拔除也不拘泥于一定要少于 100 mL/d，若无漏气，引流液为 300 mL/d 时也可拔除。

（4）也有术后不应用引流管的报道，但是需要术后排气，多数只是术后确认无气体漏出后，马上拔掉，但是需要选择病例且严密监测，目前不能推广，尚需研究。

### （三）术后管理需要优化

外科术后的充分镇痛是快速康复"no pain 或 pain free"的一部分，这点是共识。外科医生在临床应用中存在的问题有：①镇痛不充分或过度，认为止痛药有副反应，而让患者能忍就忍，反之亦然。②用药单一，吗啡类药物应用过多，直接后果是胃肠道反应多。③疼痛评估体系与方法主观性强，导致用药合理性差，缺乏围手术期统筹安排。鉴于以上问题，研究表明，麻醉师或疼痛专业医生对患者进行评估，立足于围手术期疼痛管理，不但有效镇痛，且降低因疼痛导致的并发症。如围手术期合理应用甾体类止痛药同样可以达到吗啡类药的效果，且显著降低恶心、呕吐反应。因此，止痛药应用的合理优化，需要进行研究。

当然术后疼痛的原因除了手术本身创伤外，也和术后过多的监测相关。减少不必要监测并优化也有助于缓解疼痛，结合目前胸外科肺叶切除术的特点，具体优化措施可以从以下几点考虑：①患者从麻醉复苏室回病房后，是否仍有必要应用心电监护？心电监护极大地限制了患者活动。②尿管应尽早拔掉，强调术前宣教，并应用诱导等方法尽量避免重新导尿，若有前列腺增生可考虑应用相关药物。③胸腔引流管尽快拔除。研究发现，患者手术 24 h 后，疼痛主要集中在引流管口；若无临床必须应用的原因，最好不要以观察或稳妥为借口推迟拔管时间。④鼓励患者尽早下床活动，并围绕患者活动优化相应临床干预和药物使用。

围手术期并发症的预防与治疗更是快速康复的重要部分，如肺栓塞，术前评估、术后早期预防可以使其发生率显著降低；围手术期肺康复训练可以显著降低术后肺部感染。

### （四）快速肺康复方案持续优化需要加强术后症状随访管理

围手术期快速康复的评价标准目前大多采用平均住院日或术后住院日，尽管有争议但目前也没有更合理的评价方法。最近有研究认为应该用术后患者症状恢复到术前状态的时间作为评价是否达到快速康复的标准，这从另一个侧面提示术后症状管理可以有效促进围手术期流程的持续优化并达到患者快速康复的目的。研究发现，胸腔镜与开放肺叶切除术相比较，术后主要症状依次是疲劳、疼痛、气短、失眠、嗜睡；疲劳恢复的时间最长，而腔镜手术的疼痛恢复时间显著优于开放手术（8 d $vs.$ 18 d，$P=0.022$），同时发现术前身体状况差且伴随疾病多是术后疼痛时间延长的主要因素。术后症状管理且发现高危因素并进行预防治疗，不但优化流程也促进患者快速康复。

## （五）多学科协作、医护一体建立"舒适化"病房

快速康复外科的宗旨是"pain and risk free"，外科手术无风险与无痛苦。无风险与无痛苦主要体现在围手术期，让患者不再害怕手术，需要多学科协作与医护一体化管理。建立"舒适化"病房，真正体现"以患者为中心"的医疗理念。多学科协作在肺外科主要是康复科（心肺康复专业）、呼吸科（物理治疗师）、麻醉科、疼痛科和中医科的协作。康复科主要是心肺康复专业方向，围绕术前患者心、肺功能评估，及制订合理心肺康复训练方案，以达到降低手术风险与术后并发症的结果。目前心肺康复主要是训练上、下肢和呼吸肌，以改善患者通气和排痰为目的，而对肺功能的换气功能影响甚小，因此我们建议对术前肺癌合并中至重度 COPD 的患者和因肺功能差不能手术的肺癌患者，可通过术前物理康复加用药物康复，以清理气道、消除气道炎症，改善通气和弥散功能，从而降低术后痰潴留和肺部感染等并发症。目前药物康复主要应用在特定的高危因素患者中：高龄和长期吸烟患者易导致致病性气管定植菌（如革兰氏阳性菌或革兰氏阴性菌）存在，这类患者术前需要用敏感抗生素；气道高反应患者应术前应用支气管扩张剂或雾化吸入类糖皮质激素；另外清洁气道如应用氨溴索等有助于降低并发症。麻醉科除了术前评估选择合适的麻醉方法外，还应关注术中气道管理和及时拔掉气管插管。呼吸治疗师主要针对术前气道相关问题进行方案制订和术后预防痰潴留。疼痛科根据患者手术方式与疼痛特点，结合患者全身情况，选择适合患者的止痛药或处理方法。中医科目前最佳的可以应用的药物是促进胃肠功能的药物，预防胃胀气或恶心、呕吐。总之，协作的各个学科之间均围绕患者手术后快速康复为中心，合理选择处理方法，从而达到最佳效果，临床多学科协作易出现的问题是处理条块化和烦琐，难以完全执行，因此需要研究并观察最佳方案。

"舒适化"病房的创建护理工作是关键，围手术期护士可参与患者病情的评估，并准确地记录观察结果，及时发现病情和对处理方法是否有效进行适时的判定。重要的是可以将某些工作直接交由护士处理，如尿管的拔除、术前雾化吸入药物的应用、肺栓塞危险因素的评估、围手术期训练和康复方案的执行与监测。最重要的是通过参与临床工作，可以使护士真正地理解病情，并主动参与到临床管理工作中来，在进行临床宣教工作中更加有针对性，与患者沟通的效果会更好。这样会否增加护士的工作负荷呢？研究发现，当一个系统的 ERAS 方案得到执行后，工作量不但没增加且显著降低，且随着 ERAS 方案依从性增强，其工作负荷越来越低。

## （六）快速肺康复临床实践中的困难及策略

外科学是现代医学的一个重要组成部分，信息时代的来临和生物技术的快速发展，传统的外科学正面临着巨大的挑战，一些新的外科理论和技术随之出现，从而把外科学推向新的高度。外科学每一阶段的前进都有无数医生为之探索和奋斗，快速康复外科无疑是本世纪外科学发展的亮点。尽管如此，基于微创外科技术理念的 ERAS 在临床应用中仍存在以下值得思考的问题。

（1）快速康复临床推进最难点在于和快速康复流程相关的工作与现今"指南或共识"有冲突，使医务人员的"安全性"难以满足。

（2）微创技术自身发展过快，而围术管理措施相对滞后；体现在术前或术后管理仍停留在开放手术层面和微创手术的评价标准（手术适应证）仍沿用开放手术的标准。

（3）多学科协作模式临床可操作性差，仍有专科局限；过多的专科细节加入使流程变得烦琐而难以执行。

（4）围手术期医护一体化管理仍有局限，缺少实际内容。

（5）基于患者术后结果（PROs）对快速康复方案的改进需要加强。但瑕不掩瑜，快速康复外科的理念已经贯穿于外科实践之中，大量的研究成果不断涌现，相信在不久的将来，定会实现"pain and risk free"的目标。

### 三、围手术期肺外科手术患者快速康复方案及临床效果

肺癌根治的主要手段仍是外科治疗，但只有不到40%的患者能够接受手术。尽管手术技术在进步、围手术期管理有改善，但术后肺部并发症（PPG）发生率仍有12%~40%。肺切除术后发生PPC不但导致84%的患者死亡，且也是住院时间延长和再次进入重症监护病房（ICU）的主要原因。预防并控制术后肺部并发症的发生不但决定手术成功与否，也影响患者术后的快速康复。有研究表明，术前肺康复训练可以降低术后并发症的发生，或只改善肺功能而没有降低并发症。研究结果产生争议的原因，可能与以下因素有关：①训练方案不统一；②训练对象单一且各不同；③训练时间不同；④术后并发症评价标准也不同。这些已有的研究结果某种程度上限制肺康复训练的临床应用，尤其是术前肺康复训练，因此如何使肺康复训练的效能显现是目前研究的重点。笔者分析了四川大学华西医院胸外科近10年的研究结果，从以下方面进行总结和解读：①合理的术前评估体系，包括评估方法、训练对象；②训练方案简单、实用，可操作性强；③训练结果可评估、可重复；④训练时间要短。

**（一）肺康复评估与训练方案**

1. 术前评估方法

（1）病史。

（2）肺功能试验（PFT）。

（3）心肺运动试验（CPET）。

（4）峰值流速仪检测呼气峰值流量（PEF）（表6-10）。

2. 肺康复训练方案

（1）药物治疗

1）抗感染（选用）：根据标准应用。

2）祛痰（必需）：术前3~7 d及术后3~7 d。

3）平喘或消炎（必需）：术前3~7 d及术后3~7 d（表6-10）。

表 6-10　肺癌合并高危因素的患者术前评估与训练方案

| 高危类型 | 高危因素诊断标准(以下符合任一项即可,打√) | 训练方案 |
|---|---|---|
| 高龄 | 年龄≥65 岁(或若合并吸烟则男性年龄>60 岁,女性年龄>70 岁)□ | □抗感染(备选)(有明确的应用证据) |
| 吸烟史 | ①吸烟史:每年≥400 支且戒烟≥15 天□<br>②肺部听诊有干啰音或湿啰音□ | □祛痰(必需)<br>□雾化吸入<br>□口服 |
| 气管定植菌 | ①年龄≥70 岁□<br>②吸烟史:每年≥800 支□<br>③重度慢性阻塞性肺疾病(COPD*)□ | □平喘(必需)<br>□糖皮质激素和 1 或支气管扩张剂(术前 3 d 和术后 3 d) |
| 气道高反应性(BHR) | ①支气管舒张试验□<br>②CEPT 过程中出现干啰音或哮喘 SpO$_2$ 下降>15%□<br>③服用抗过敏药物或激素等□<br>④爬楼梯训练前后 PEF* 值下降>15%□ | □激励式肺量计吸气训练(必需):每组 10 次/2 h(白天),疗程 3~7 d<br>□功率自行车运动训练(每次约 30 min,每天 2 次,疗程 7~14 d)或□爬楼梯训练(每次约 30 min,每天 2 次,疗程 7~14 d)(二选一) |
| 呼吸末峰值流速(PEF) | PEF<250 L/min□ | |
| 肺功能临界状态(MPF) | ①FEV$_1$<1.0 L 和 FEV$_1$% pred<50%~60%□<br>②年龄>75 岁和一氧化碳弥散量(D$_L$CO)50%~60%□ | |

(2)物理康复:1)为必选项,2)3)选其中一项。

1)激励式肺量计吸气训练:患者取易于深吸气的体位,一手握住激励式肺量计,用嘴含住咬嘴并确保密闭不漏气,然后进行深慢的吸气,将黄色的浮标吸升至预设的标记点,然后屏气 2~3 s,随后移开咬嘴呼气。重复以上步骤,每组进行 6~10 次训练后休息。在非睡眠时间,每 2 h 重复一组训练,以不引起患者疲劳为宜。疗程 3~7 d(必需)。

2)功率自行车运动训练:患者自行调控速度,在承受范围内逐步加快骑行速度及自行车功率。运动量控制在呼吸困难指数(Borg)评分 5~7 分,若在运动过程中有明显气促、腿疲倦、血氧饱和度下降(<88%)或其他合并疾病引起身体不适,嘱患者休息,待恢复原状后再继续进行训练。每次 15~20 min,每天 2 次,疗程为 7~14 d(可选)。

3)爬楼梯训练:在专业治疗师陪同下进行,在运动过程中调整呼吸节奏,采用缩唇呼吸,用力时呼气,避免闭气,稍感气促时可坚持进行,若有明显呼吸困难,可做短暂休息,尽快继续运动。每次 15~30 min,每天 2 次,疗程 3~7 d(可选)。

**3. 需要进行肺康复训练的对象**

肺癌患者术前常见合并以下高危因素。

(1)高龄:年龄≥65 岁(若合并吸烟,则男性年龄>60 岁,女性年龄>70 岁)。

(2)长期大量吸烟(吸烟史:每年≥400 支)。

（3）气管定植菌。

（4）气道高反应性。

（5）呼气峰流量（PEF）<250 L/min。

（6）边缘肺功能。

### （二）肺康复训练的临床效果

**1. 肺康复训练可提高患者运动耐力**

对肺癌患者术前合并不同一下高危因素患者，术前行 3～7 d 的肺康复训练后，3 个研究均发现肺康复训练 PEF 值增加幅度分别为 28.0%，7.43%，7.02%（$P<0.001$，$P<0.001$，$P=0.003$），6 MWT 每天增加大小分别为 4.35%，6.62%，4.89%（$P=0.004$，$P=0.029$，$P<0.001$）；而呼吸困难指数和疲劳指数变化均有下降趋势，但无统计学意义（表 6-11～表 6-13）。

表 6-11　肺康复组训练前后运动耐力相关指标变化（24 例肺癌患者）

| 项目 | 训练前 | 训练后 | $P$ |
| --- | --- | --- | --- |
| PEF 值/（L/min） | 268.40±123.94 | 343.71±123.92 | <0.01 |
| 6 MWT/m | 595.42±106.74 | 620.90±99.27 | 0.004 |
| 能量消耗/kcal | 59.93±10.61 | 61.03±10.47 | 0.004 |
| 疲劳指数 | 1.52±1.02 | 1.40±0.68 | 0.329 |
| 呼吸困难指数 | 1.04±0.61 | 1.15±0.63 | 0.204 |

表 6-12　肺康复组训练前后运动耐力相关指标变化（30 例肺癌患者）

| 项目 | 训练前 | 训练后 | $P$ |
| --- | --- | --- | --- |
| PEF 值/（L/min） | 351.70±132.3 | 377.8±123.92 | <0.01 |
| 6-MMD/m | 431.7±102.8 | 460.3±93.6 | 0.029 |
| $FEV_1$/（L/s） | 2.1±0.5 | 2.2±0.5 | 0.146 |
| 呼吸困难评分 | 172.2±17.9 | 7.3±14.0 | 0.808 |

表 6-13　肺康复组训练前后运动耐力相关指标变化（51 例肺癌患者）

| 项目 | 训练前 | 训练后 | $P$ |
| --- | --- | --- | --- |
| PEF 值/（L/min） | 359.0±127.2 | 384.2±122.8 | 0.003 |
| 6 MWT/m | 476.4±102.7 | 499.6±105.0 | 0.000 |
| 能量消耗/kcal | 59.1±11.0 | 60.7±10.9 | 0.898 |
| 疲劳指数 | 1.7±1.5 | 1.6±1.3 | 0.561 |
| 呼吸困难指数 | 1.2±1.7 | 1.0±1.5 | 0.065 |

**2. 肺康复训练可降低术后肺部并发症及肺部感染**

一项研究显示,肺康复组患者术后并发症和肺部感染(16.90%,2.81%)均显著低于未康复组(83.31%,13.55%)($P<0.01$,$P=0.009$)(表6-14)。另一项研究显示,肺部感染发生率在术前未肺康复组患者(28.0%)显著高于康复组(9.8%)($P=0.019$)(表6-15)。术后肺炎及并发症标准如下。

(1)术后肺炎:应用2012年发布的强制性标准——《肺炎诊断》(WS 382—2012,2012年9月3日发布,2013年2月1日实施)制定POP的判断标准:外科手术患者术后30 d内发生的肺炎,肺炎诊断标准需同时满足以下3条。

1)至少行2次胸部X射线检查(对无心、肺基础疾病,如呼吸窘迫综合征、支气管肺发育不良、肺水肿或慢性阻塞性肺疾病的患者,可行一次胸部X射线检查),并至少符合以下一项:新出现或进行性发展且持续存在的肺部浸润阴影、实变、空洞形成。

2)至少符合以下一项:发热(体温>38 ℃),且无其他明确原因;外周血白细胞>$12\times10^9$/L 或 <$4\times10^9$/L;年龄≥70岁的老年人,没有其他明确原因而出现神志改变。

3)至少符合以下两项:新出现脓痰,或者痰的性状发生变化,或者呼吸道分泌物增多,或者需要吸痰次数增多;新出现的咳嗽、呼吸困难或呼吸频率加快,或原有的咳嗽、呼吸困难或呼吸急促加重;肺部啰音或支气管呼吸音;气体交换情况恶化,氧需求量增加或需要机械通气支持。

(2)肺部并发症:肺部感染、肺栓塞、乳糜胸、皮下气肿、咯血、声音嘶哑、支气管胸膜瘘、手术后持续肺漏气、手术后胸腔积液(中量到大量)和积气(肺压缩≥30%)、肺不张、ARDS或呼吸衰竭和死亡。

**3. 术前肺康复训练可缩短住院时间**

术前住院日和平均住院日在未康复组(7.67±3.37 d,15.75±3.22 d)接近于肺康复组(8.25±1.39 d,14.04±3.20 d)($P=0.072$),术后住院时间在未康复组(8.08±2.21 d)显著高于肺康复组(6.17±2.91 d)($P=0.013$)。

表6-14　康复组与未康复组肺癌患者术后并发症的发生情况及其比较

| 项目 | 康复组($n=71$ 例) | 未康复组($n=71$ 例) | $P$ |
|---|---|---|---|
| 腹泻 | 1.40%(1/71) | 8.45%(6/71) | 0.02 |
| 过敏反应 | 1.40%(1/71) | 0%(0/71) | 0.10 |
| 心律失常 | 2.81%(2/71) | 18.30%(13/71) | 0.02 |
| 尿潴留 | 2.81%(2/71) | 8.45%(6/71) | 0.02 |
| 皮下气肿 | 1.40%(1/71) | 12.67%(9/71) | 0.00 |
| 胸腔积气 | 1.40%(1/71) | 14.08%(10/71) | 0.00 |
| 胸腔积液 | 2.81%(2/71) | 9.85%(7/71) | 0.02 |
| 肺部感染 | 2.81%(2/71) | 13.55%(8/71) | 0.009 |
| 合计 | 16.90%(12/71) | 83.31%(59/71) | <0.01 |

表6-15　康复组与未康复组肺癌患者术后并发症的发生情况及其比较

| 项目 | 康复组($n=71$例) | 未康复组($n=71$例) | $P$ |
|------|------|------|------|
| 肺部感染 | 9.8%(5/51) | 28.0%(14/50) | 0.019 |
| 肺不张 | 5.9%(3/51) | 6.0%(3/50) | 0.12 |
| 肺栓塞 | 0%(0/51) | 2%(1/50) | 0.10 |
| 呼吸衰竭 | 0%(0/51) | 2%(1/50) | 0.22 |
| 机械通气>48 h | 3.9%(2/51) | 6.0%(3/50) | 0.32 |
| 脓胸 | 2%(1/51) | 2%(1/50) | 0.14 |

### 四、肺康复训练的必要性

快速康复外科理念正在从各个方面影响着医学的发展,尤其是从各个学科单独发展及治疗疾病,走向"以患者为中心"多科协作或重新组建新的学科或专业,如快速康复学科等。快速康复外科的核心是降低应激或减少创伤,而关键是降低围手术期外科相关并发症。微创外科的兴起已大大降低治疗自身带来的创伤,而患者因年龄或伴随疾病的增加使患者因自身原因(如冠心病、COPD和糖尿病等)导致的并发症在增加。大量临床研究已证明以微创技术为核心对围手术期流程优化和多学科协作的治疗效果,可降低医疗过度干预且促进患者机能快速恢复。肺癌合并COPD或需要二次手术的患者,术后心肺相关并发症发生率均显著增加。而现有肺癌手术术前评估方法及危险因素预测,均不能适应改变了的治疗人群及外科技术,需要重新研究合理并适用的术前评估方法和高危因素,关键是对高危因素的预防措施,即术前肺康复训练方案。问题是目前尚没有统一的术前高危因素的评估体系及肺康复训练方案及标准,使临床应用及效果均无法合理评估,这限制了其临床推广。肺康复训练对于有症状、日常生活能力下降的慢性呼吸系统疾病患者,通过稳定或逆转疾病的全身表现而减轻症状,优化功能状态。已有研究表明,术前肺康复训练有助于肺癌合并高危因素患者手术后的快速康复。借助呼吸内科对COPD患者的评估和训练方案,结合外科手术的特殊性进行临床研究,形成了目前临床应用的术前肺癌患者高危因素评估体系和肺康复训练方案,并经回顾性和前瞻性研究,得出了以下结论:病史、静态肺功能检测(PFT)和心肺运动试验可以较单独应用PFT评估更容易发现气道高反应性和PEF值低两类高危因素;术前短期肺康复训练可以提高肺癌患者的运动耐力相关指标,并降低术后并发症且有助于术后快速康复。主要体现在经过1周高强度肺康复训练后,实验组患者6分钟运动距离及能量消耗得到了提高,PEF可以反应术后咳痰能力,研究发现PEF经肺康复训练后可以增加约10%。

### 五、肺康复训练方案临床应用的局限性及研究方向

(1)临床研究样本量小且是单中心研究,导致实验结果在相关实验干扰因素(如患者

的个体差异)的影响下偏倚较大,同时使得一些实验结果(如术后肺部相关并发症,$P=0.416$)并不能在统计学上出现意义;需要进行多中心研究和增加样本含量,提高肺康复训练方案的可重复性。

(2)很多医院不能开展术前心肺运动试验,使其应用得到限制;需要有备选方案,提高其可评估性及可操作性。

(3)术前训练多为 7 d,这种方案增加临床在胸外科病房实施的难度,而应用于社区医院或家庭进行肺康复训练,存在医患依从性差及训练有效性不能合理评估的问题;需要不断将方案简化且有正确的评价体系,使训练效果得到保障,进一步增加肺康复方案的可操作性和可重复性。

(4)研究发现,采纳术前药物康复,可以有效、快速缓解支气管痉挛和气道高反应性,但临床应用仍有许多研究工作要做。

总之,尽管现今应用的四川大学华西医院胸外科肺癌患者术前评估与肺康复训练方案有许多瑕疵,但初步临床应用也取得了较好的效果,相信随着临床研究结果的不断出现,不断优化的方案必将从"高大上"到"接地气",服务于更多的患者。

# 第四节　胸外科微创手术与麻醉的相关问题

微创手术日益普及,一方面,它可以减少术后疼痛和手术瘢痕、缩短卧床时间及住院时间,另一方面,手术部位受限可能导致严重的并发症。

必须强调的是,微创手术并不意味着简单。从麻醉的角度来看,手术体位的摆放、操作空间的受限,给麻醉医生带来了独特挑战。此外,随着外科手术数量的增长和经验的完善,曾经被认为不适合腔镜技术的高风险患者(肥胖、老年人、严重循环和呼吸系统疾病)也能进行微创手术。麻醉管理的目的是让患者安全地度过手术,尽量减少手术和伴发疾病带来的风险,减少术后疼痛,确保快速康复,尽早恢复正常功能。

## 一、胸外科微创手术麻醉

### (一)术前评估

在加速康复外科理念下,面对微创胸科手术患者,麻醉科医生需做好术前评估,控制围手术期的应激反应,优化液体管理,控制术后疼痛,鼓励患者术后早期活动。希望这些干预措施能减少围手术期并发症的发生、改善患者转归、促进使用最佳训练方案。

对肺叶切除术患者的呼吸功能应从 3 个方面进行术前评估:肺机械功能、肺实质功能以及心肺储备功能,这是呼吸功能评估中的三要素。麻醉医师的责任在于,利用术前评估的机会识别出风险增加的患者,然后应用风险评估实施分级的围手术期处理,并将资源集中在高风险患者身上,以改善其预后。

(1)肺机械功能:用呼吸力学和容量的指标来反映,这些指标与 VATS 肺叶切除术的预后相关,包括 1 s 用力呼气量($FEV_1$)、用力潮气量(FVC)、最大通气量(MVV)和残气量/肺总量比值(RV/TLV)等这些指标以按年龄、体重和性别校正后的预计容量的百分比(如 $FEV_1\%$ pred)来表示,上述指标中预测肺叶切除术后呼吸并发症最有效的单个检测指标是术后 $FEV_1$ 预测值($ppoFEV_1\%$),其计算方法如下。

$$ppoFEV_1\% = 术前\ FEV_1\%\ pred×(1-功能性肺组织去除量/100)$$

估计功能性肺组织百分比的一种方法是计算切除的有功能肺叶亚段的数量,$ppoFEV_1\% > 40\%$ 的患者术后呼吸并发症的发生率低,$ppoFEV_1\% < 40\%$ 的患者发生呼吸并发症风险增加,$ppoFEV_1\% < 30\%$ 的患者术后存在高风险。

图6-1示各肺叶的亚段数目。总亚段数量为42。

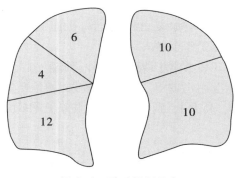

图6-1 肺叶解剖示意

(2)肺实质功能:反映肺气体交换能力最有用的检测是一氧化碳的弥散能力($D_LCO$),$D_LCO$ 校正值可通过与计算 $FEV_1$ 相同的方法来计算肺切除术后的值,$ppoD_LCO$ <预计值的40%与呼吸和心脏并发症的增加相关,而且很大程度不依赖 $FEV_1$。

(3)心肺储备功能:实验室正规的运动试验是当前评估心肺功能的"金标准",而最大氧耗量($VO_2max$)则是判断胸科手术预后最好的预测指标。$VO_2max > 20$ mL/(kg·min)的患者很少发生并发症。$VO_2max < 15$ mL/(kg·min),患者术后并发症明显增高。目前开胸手术术前评估已有一些替代方法,传统爬楼梯试验仍然非常有用,如果能爬5段楼梯,则意味着 $VO_2max > 20$ mL/(kg·min),如果只能爬2段楼梯,则 $VO_2max$ 为 12 mL/(kg·min)。6分钟步行试验(6MWT)也与 $VO_2max$ 具有很好的相关性,6MWT 的距离<610 m,表明 $VO_2max < 15$ mL/(kg·min)。

**(二)术前准备**

1. 酒精滥用者

酒精滥用者(WHO 定义为摄入乙醇超过 36 g/d)具有增加围手术期出血和伤口感染的风险。此外,酒精会损害代谢应激反应、心脏功能和免疫功能。每天乙醇摄入量超过 60 g 的患者,围手术期风险增加200% ~400%,通常需要至少4周的时间才能减少这些风险,8~12周患者的生理功能才可能恢复正常。同时肝硬化患者终末期肝功能衰竭风险极高,需要特殊护理。

2. 吸烟者

吸烟者常患有其他疾病,如慢性阻塞性气道疾病、肺气肿、外周血管病、缺血性心脏病和脑血管疾病。吸烟是增加围手术期并发症的独立危险因素,没有这些合并症的吸烟者仍然具有增加的围手术期风险,主要是由于伤口和组织愈合不良,可导致伤口感染以及心肺并发症。短期戒烟可以改善预后,手术前4周戒烟已被证实可以改善伤口愈合。也可使用尼古丁替代序法进行术前戒烟。

### 3. 贫血

血红蛋白是氧气输送的主要决定因素之一。术前贫血是围手术期死亡和术后并发症的独立预测因素。应在术前纠正血红蛋白水平,因为预期血液丢失以及静脉补液稀释效应常造成血红蛋白浓度下降。术前贫血的纠正应考虑其病因,可适当使用铁、叶酸、维生素 $B_{12}$ 补充剂和(或)促红细胞生成素。术前贫血的医疗干预需要时间,应在手术计划前至少 3~4 周开始。虽然术前输血可以快速纠正贫血,并可用于严重贫血患者和(或)预期出现严重失血的手术患者,但应谨慎使用,因为它与死亡率和发病率增加有关。还要考虑输血相关并发症的风险和输血对免疫系统的影响。

### (三)麻醉方式和麻醉管理

胸腔镜手术的麻醉处理与管理要求较高,气管插管全身麻醉除应遵循一般手术全身麻醉的原则外,为保护健肺和(或)方便手术操作,需采用肺隔离技术。目前临床使用的主要肺隔离技术包括双腔气管插管、支气管堵塞管和单腔支气管导管。双腔气管导管仍是目前最主要的肺隔离方法,气道损伤的发生率为 0.2‰~2‰;支气管阻塞导管可用于困难插管;单腔支气管导管用于隆突切除或既往已行全肺切除的患者。

#### 1. 麻醉期间的呼吸管理

(1)使用双腔支气管导管行肺隔离术:在导管位置正确后开始实施单侧肺通气胸膜腔穿刺套戳入胸膜腔前必须停止患侧肺通气,可以行健侧肺单侧肺通气或暂停全肺通气使肺萎陷。手术结束关闭胸膜腔前应直视下对萎陷肺进行充分膨肺,检查手术吻合口或肺组织漏气情况。完全关闭胸膜腔并放置闭式引流管后再次膨肺,术中能维持合适氧合的情况下避免纯氧通气,防止术后肺不张。

(2)单肺通气策略:目前单肺通气趋向于应用小潮气量复合 PEEP,原因如下。

1)持续大潮气量(10 mL/kg)使通气量肺发生急性肺损伤。

2)通气补偿后允许反复肺不张的通气模式是有害的。现在单肺通气参数的建议:潮气量 6~8 mL/kg,PEEP 5 cmH₂O,FiO₂ 可以根据 $SpO_2$ 或 $PaO_2$ 适当调低,调整呼吸频率,维持其动脉血二氧化碳分压在 35~40 mmHg。

单肺通气期间,麻醉医师可使非通气侧肺萎陷最大化以方便手术,同时尽量避免肺不张而使通气侧肺气体交换最佳。有报道单肺期间低氧血症发生率约1%,氧饱和度最低限没有一个被普遍接受的数值,但公认单肺通气氧饱和度应不 < 90%( $PaO_2$ > 60 mmHg):动脉氧合在单肺通气 20~30 min 常降至最低,2 h 后血氧饱和度趋向稳定或逐渐上升。

(3)低氧血症管理

1)主要原因:手术期间实施肺隔离和单侧肺通气时发生低氧血症的最常见原因是双腔支气管导管管端位置不当,特别是右肺单肺通气时因右上肺开口位置的变异常会发生右上肺通气不畅。患者患有慢性肺部疾病如肺气肿时,单侧肺通气时气道内气体分布不均衡增加,小气道过早闭合易导致通气不良,失去功能的肺单位又有可能过度通气,导致双肺无效腔气量与潮气量比值($Vd/Vt$)失衡加重。麻醉后侧卧位时,肺血的分布模式是下肺占优,但上肺通气比下肺通气好,所以肺 $Vd/Vt$ 的改变必然影响氧合情况。开胸后开胸侧肺萎陷,肺泡通气明显减少,但肺血流未明显减少,造成开胸侧肺 $Vd/Vt$ 降低。麻醉后侧卧位时非开胸侧肺受腹腔内容物、纵隔和重力的影响,通气不良,而血流灌注相对增多,同样造成 $Vd/Vt$ 下降,以上情况造成肺内分流增加。肺内分流使动脉血氧分压下降出现低氧血症。缺氧性肺血管收缩是肺泡氧分压下降后肺血管阻力增加的一种保护性反应。表现为缺氧区域血流减少与肺动脉阻力升高,血流向通气良好的区域分布。缺氧性肺血管收缩使 $Vd/Vt$ 失调缓解,肺内分流减少,从而改善低氧血症。单侧肺通气时缺氧性肺血管收缩在减少萎陷肺的血流中起重要作用。缺氧肺血管收缩受生理因素、疾病状态与麻醉药物种类的影响。其他如充血性心力衰竭、二尖瓣疾病、急慢性肺损伤等均可影响缺氧性肺血管收缩。钙离子通道阻断剂、硝酸盐类、硝普钠、β 受体激动剂、支气管扩张剂、一氧化氮与吸入麻醉药均可抑制缺氧性肺血管收缩。缺氧性肺血管收缩受抑制后低氧血症表现更明显。

2)低氧血症的预防和处理:①单侧肺通气应维持足够的分钟通气量,单侧肺通气的潮气量应仅略小于双肺通气的潮气量,呼吸频率可高于或等于双肺通气时的频率。但是也要避免气道压力过大,造成非开胸侧肺血向开胸侧转移。②增加吸入氧浓度可提高通气侧肺动脉血氧分压使肺血管扩张,通气侧肺血流增加改善通气血流比例,有利于非通气侧肺因缺氧性肺血管收缩使肺血流更多地进入通气侧肺。必要时采用呼气末正压通气(PEEP)(1~5 cmH$_2$O)以打开闭合的小气道,增加通气面积。在行肺叶切除时结扎相应的肺动脉可减少分流改善氧合。③对萎陷肺采用间歇膨胀或以持续气道正压通气(CPAP)(<5 cmH$_2$O)通气可有效改善氧合。④良好的肌松使通气侧肺与胸廓顺应性增大,防止通气侧肺内压、气道压过高而使血流减少。⑤保持通气侧管腔和气道通畅。⑥避免使用影响缺氧性肺血管收缩的血管活性药物。⑦压力控制通气模式可以在气道压力太高时使用。以上方法不能缓解低氧血症时,只能采用纯氧短暂双肺通气以保障氧合。

(4)双腔管位置理想而单肺通气时肺萎陷不佳的可能原因和对策:双腔管可以为微创手术提供良好的视野以及安全的气道管理,但是有时候会碰到双腔管位置理想但是手术侧肺萎陷不佳,这主要跟以下因素有关:①胸膜粘连,患者既往可能有胸膜炎或结核病史。②术前接受放化疗治疗。③患者有 COPD 病史,小气道过早闭合,导致肺泡残气难以快速排出,导致肺萎陷不佳,这个时候肺泡内气体需要一段时间吸收后肺才出现萎陷完全。

纤支镜确定双腔管位置理想而仍出现肺萎陷不完全时,应在该侧位置放置一个吸引管,负压吸引将加速肺的萎陷,但是要记住,吸气导管必须及时拔出以免被缝合在切缘内。

2. 麻醉期间的循环管理

低血压和心律失常是胸外科微创手术麻醉期间循环管理的重点。开胸后的纵隔摆动易造成回心血量减少,心排出量降低,血压下降,使心肌灌注减少。开胸后对呼吸的不

良影响导致缺氧或 $CO_2$ 蓄积,容易诱发心律失常。手术对纵隔、胸膜的刺激,肺组织和纵隔的过分牵拉引起迷走神经反射兴奋,导致心动过缓、传导阻滞或心搏骤停等。术前有缺氧或 $CO_2$ 蓄积可加剧迷走神经反射。因此术中应维持适当的麻醉深度,这里强调适当的麻醉深度,术中有充分的镇痛,抑制应激,但又不过分抑制循环,防止血压过低,麻醉期间的血压下降幅度不应超过平时平均血压的 30%。长时间的低血压还会增加术后认知功能障碍的发生率。对循环功能不稳的患者,按照可能的原因采取相应的措施,对术中出血不多的患者,尽可能限制液体的过多输入。麻醉过程应实施严密的、持续的血氧饱和度($SpO_2$)、心电图、$ETCO_2$ 和无创血压监测,对于可能对循环干扰较大的手术可考虑采用直接动脉压监测和中心静脉压监测。保证合适的有效循环血量、较高的血红蛋白水平,维持循环功能稳定,良好的肌松可避免纵隔摆动。若同时出现心律失常及急剧血压下降,表明心律失常已对循环功能产生明显影响,应及时诊断与处理,可以暂停手术操作和应用合理的药物治疗。

3. 常见胸外科微创手术注意事项

(1)气胸患者行胸腔镜下肺大疱切除术时应避免诱导时面罩通气加重气胸程度,形成张力性气胸,进而压迫纵隔影响循环。可采取诱导前充分面罩吸纯氧,充分氧合,可以不用面罩正压通气进行双腔气管插管术,插管成功确定导管位置后,早期行健侧肺单肺通气。术前有胸腔闭式引流且引流通畅的可避免此问题:有些患者有双侧肺大疱、双侧气胸,在双腔气管导管插管成功后注意听诊双肺呼吸音,疑有张力性气胸者早期发现、早期处理,措施包括胸腔闭式引流,排出胸腔内高压气体。

(2)有些患者合并有 COPD,单肺通气时气道压力过高,肺源性呼吸困难,$ETCO_2$ 监测波形平台期斜率较大,听诊双肺有哮鸣音。这类患者在麻醉前需控制呼吸道症状,包括抗感染、扩张支气管、排痰和支持治疗等。

(3)利多卡因可有效地治疗术中支气管痉挛。静脉注射利多卡因可以迅速达到有效的气道麻醉,但是同时也可能使支气管的张力增高。气道插管前静脉注射利多卡因或喉头、声门下表面麻醉可防止支气管痉挛反射,但是利多卡因气雾剂可能因直接刺激而诱发易感患者支气管痉挛。酯类局部麻醉药可能引起过敏反应,应慎用。

4. 液体管理

良好的术中麻醉管理是快速康复的一部分,在肺叶切除术手术中,限制性液体输注是有益的。传统液体管理不能提供精确液体输注量,每搏量变异度(SVV)比传统的中心静脉压(CVP)和肺毛细血管楔压(PCWP)对输液的敏感性高,但是目前关于如何进行最佳的液体治疗,尚缺乏标准化指南。下面是我们建议微创肺叶切除手术的容量管理。

(1)围手术期第一个 24 h 液体保持正平衡,补液量不要超过 20 mL/kg。

(2)肺切除术术中不需要因第三间隙丢失而补充液体。

(3)尿量>0.5 mL/(kg·h)时不需要加大补液。

(4)如果术后需要增加组织灌注,更可取的是应用有创监测及血管活性药物,而不是给予过多的液体。

## 二、术后疼痛管理

### (一) 手术后疼痛及对机体的影响

手术后疼痛(简称术后痛)是手术后即刻发生的急性疼痛,通常持续不超过 7 d。在创伤大的胸科手术和需较长时间功能锻炼的关节置换等手术,有时镇痛需持续数周。手术后疼痛是机体受到手术刺激(组织损伤)后的一种反应,包括生理、心理和行为上的一系列反应。术后疼痛可以增加耗氧量,增加心肌缺血、心肌梗死以及脑卒中的风险,降低术后肺功能导致术后肺部并发症,促发深静脉血栓等并发症。术后痛如果不能在早期被充分控制,则可能发展为慢性术后疼痛(CPSP)或持续术后疼痛。因此,及时、有效地处理术后疼痛,对于术后恢复是非常重要的。

### (二) 疼痛评估

1. 视觉模拟评分(VAS)

一条长 10 cm 的标尺,一端标示"无痛",另一端标示"最剧烈的疼痛",患者根据疼痛的强度标定相应的位置。

2. 数字等级评分(NRS)

用 0~10 数字的刻度标示出不同程度的疼痛强度等级,0 为无痛,10 为最剧烈的疼痛,4 以下为轻度痛(疼痛不影响睡眠),4~6 为中度痛,7 以上为重度痛(疼痛导致不能入眠或从睡眠中痛醒)。

3. 语言等级评分(VRS)

将描绘疼痛强度的词汇通过口述表达为无痛、轻度痛、中度痛和重度痛。

4. Wong-Baker 面部表情评分

由 6 张从微笑或幸福直至流泪的不同表情的面部象形图组成。这种方法适用于交流困难者,如儿童、老年人、意识不清或不能用言语准确表达的患者,但结果易受情绪、环境等因素的影响(图 6-2)。

0 无痛　　2 有点痛　　4 轻微痛　　6 明显痛　　8 严重痛　　10 剧烈痛

图 6-2　Wong-Baker 面部表情评分

### (三) 常用镇痛药物

1. 对乙酰氨基酚

可抑制中枢神经系统合成前列腺素,产生解热镇痛作用。对乙酰氨基酚与非甾体类抗炎药(NSAIDs)相比副作用更少,它不刺激胃黏膜、不影响血小板功能。对乙酰氨基酚具有中枢性抗伤害作用,单独应用对轻至中度疼痛有效,与阿片类药物联合应用,可发挥镇痛相加或协同效应。常用剂量为每 4～6 h 口服 10～15 mg/kg,日剂量不超过 4000 mg 时不良反应小,过量可引起严重肝脏损伤和急性肾小管坏死。联合给药或复方制剂不超过 2000 mg/d。

2. 非选择性 NSAIDs

其在有效消除 COX 酶生物活性的同时抑制前列腺素的合成、聚积,通过阻断机体对内源性炎性因子的反应,达到镇痛效果。所有非选择性 NSAIDs 药物均可用于患者术后轻、中度疼痛的镇痛,或中、重度疼痛的多模式镇痛治疗。目前,临床上常用的给药方式包括口服、注射等(表 6-16,表 6-17)。此类药物的血浆蛋白结合率高,故不应同时使用两种同类药物。选用非选择性 NSAIDs 时需注意评估危险因素。非选择性 NSAIDs 药物无呼吸抑制作用,但胃肠副作用较大。对于老年(年龄>65 岁)、存在心脑血管病病史或高危因素及肝肾功能损害患者,非选择性 NSAIDs 应谨慎使用,充血性心力衰竭、近期接受冠状动脉旁路移植术的患者禁用。

3. 选择性 COX-2 抑制剂

其对 COX-2 具有高度抑制作用,通过降低前列腺素样递质的合成而达到抗炎镇痛的目的。选择性 COX-2 抑制剂可用于患者的术后轻、中度疼痛的镇痛,或中、重度疼痛的多模式镇痛治疗。此外,选择性 COX-2 抑制剂半衰期较长,可透过血脑屏障,同时有效抑制外周和中枢痛觉敏化,提高痛阈,适宜于预防性镇痛。一般认为非选择性 NSAIDs 的抗炎效应是通过抑制 COX-2 介导,其副作用是对 COX-1 的抑制效应而引起电。因此在提供有效镇痛的同时,选择性 COX-2 抑制剂比非选择性 NSAID 具有更少的副作用。常用口服选择性 COX-2 抑制剂为塞来昔布,常用注射用选择性 COX-2 抑制剂为帕瑞昔布。选择性 COX-2 抑制剂不影响血小板功能,不增加出血时间。选择性 COX-2 抑制剂应用于已有肾功能损害、血容量减低、同时使用血管紧张素转化酶抑制剂或利尿剂的患者增加肾功能衰竭发生的风险。中度肝功能损害患者(Child-Pugh B 级)应减量使用,肝功能严重受损患者(Child-Pugh C 级)禁忌使用。长期使用选择性 COX-2 抑制剂具有心血管负效应,禁用于充血性心力衰竭以及近期接受冠状动脉旁路移植术的患者,有脑卒中和脑缺血发作史患者慎用。

表 6-16 常用非选择性 NSAIDs 口服药物

| 药物 | 每次剂量/mg | 每天次数/次 | 每天最大剂量/mg |
| --- | --- | --- | --- |
| 布洛芬 | 400～600 | 2～3 | 2400～3600 |
| 双氯芬酸 | 20～50 | 2～3 | 75～150 |
| 美洛昔康 | 7.5～15 | 1 | 7.5～15 |
| 塞来昔布 | 100～200 | 1～2 | 200～400 |

表 6-17　常用非选择性 NSAIDs 注射药物

| 药物 | 每次剂量/mg | 静脉注射起效时间/min | 维持时间/h | 用法 |
|---|---|---|---|---|
| 氟比洛芬酯 | 50 | 15 | 8 | 3~4 次/d,不超过 200 mg/d |
| 帕瑞昔布 | 40 | 7~13 | 12 | 每 12 h 1 次,连续用药不超过 3 d |
| 酮咯酸 | po | 50 | 4~6 | 每 6 h 1 次,最大剂量 120 mg/d,连续用药不超过 2 d |
| 氯诺昔康 | g | 20 | 3~6 | 2~3 次/d,日剂量不超过 24 mg |

**4. 曲马多**

曲马多是一种非阿片类中枢性镇痛药,抑制 5-羟色胺和去甲肾上腺素的再摄取,虽也可与阿片受体结合,但其亲和力很弱。曲马多可用于治疗中等至严重的疼痛,抑制呼吸的风险相对较小,对胃肠运动功能的抑制作用小于吗啡,因此便秘较少。曲马多可与对乙酰氨基酚、非选择性 NSAIDs、选择性 COX-2 抑制剂等合用起协同作用。术后镇痛时曲马多的推荐剂量是在手术结束前 30 min 静脉注射 2~3 mg/kg。

**5. 阿片类镇痛药**

阿片类镇痛药是治疗中、重度疼痛的最常用药物。此类药物通过与外周及中枢神经系统(脊髓及脑)的阿片类受体结合发挥镇痛作用。阿片类镇痛药按药理作用可分为激动药(吗啡、芬太尼、哌替啶等)、激动-拮抗药(喷他佐辛、纳布啡等)、部分激动药(丁丙诺啡)和拮抗药(纳洛酮等)。临床上常用的是阿片类激动药,按照其镇痛强度可分为弱阿片药和强阿片药。弱阿片药可用于轻、中度急性疼痛口服镇痛,包括可待因、双氢可待因等。吗啡、芬太尼、哌替啶、羟考酮等强阿片药,主要用于术后中、重度疼痛治疗。阿片类镇痛药最常见的不良反应包括恶心、呕吐、便秘、嗜睡及过度镇静、呼吸抑制等。镇静、意识模糊(包括幻觉)、嗜睡、恶心、呕吐、瘙痒及尿潴留都是短暂的,停药数天或 1~2 周后这些症状可消失。阿片类药的大多数不良反应为剂量依赖性,就围手术期镇痛而言,必须注意其呼吸抑制、恶心、呕吐等短期不良反应。

**6. 局部麻醉药**

用于术后镇痛治疗,主要通过表面麻醉、浸润麻醉、单次神经阻滞、经导管连续神经阻滞等方法。局部麻醉药与片类药物联合应用,可增强镇痛作用并延长镇痛时间。

**7. 其他**

氯胺酮是 NMDA 受体拮抗药,加巴喷丁和普瑞巴林是 γ-氨基丁酸受体阻滞剂。静脉注射小剂量氯胺酮(0.2~0.5 mg/kg)或术前口服普瑞巴林 150 mg 或加巴喷丁 900~1200 mg 对术后镇痛和预防神经病理性疼痛有重要作用,同时可减少阿片类药物用量,氯胺酮还能减少阿片类药物的痛觉敏化。

**(四)给药途径和给药方案**

**1. 全身给药**

(1)口服:适用于意识清醒、非胃肠手术和术后胃肠功能良好患者的术后轻、中度疼痛的控制;大手术后可在使用其他方法(如静脉)镇痛后,以口服镇痛作为延续;用作其他给药途径的补充(如预先镇痛)或多模式镇痛的组分。口服给药有无创、使用方便、患者可自行服用的优点,但因首过效应以及有些药物可与胃肠道受体结合,生物利用度不一。药物起效较慢,调整剂量时既应考虑药物的血液达峰时间,又要参照血浆蛋白结合率和组织分布容积。禁用于有吞咽功能障碍(如颈部手术后)和肠梗阻患者。术后重度恶心、呕吐和便秘者慎用。

(2)皮下注射给药和肌内注射给药:适用于门诊手术和短小手术术后单次给药,连续使用不超过 3 ~ 5 d。肌内注射给药起效快于口服给药。但注射痛、单次注射用药量大、副作用明显,重复给药易出现镇痛盲区。

2. 局部给药

局部给予局部麻醉药包括 3 种方法:切口局部浸润、外周神经阻滞和椎管内给药。采用单独局部给药或局部给药联合 NSAIDs(或阿片类药物)的多模式镇痛可降低或避免阿片类药物的不良反应,是四肢或躯体部位手术后主要的镇痛方法。

(1)外周神经阻滞:适用于相应神经丛、神经干支配区域的术后镇痛。例如肋间神经阻滞、上肢神经阻滞(臂丛)、椎旁神经阻滞、下肢神经阻滞(腰丛、股神经、坐骨神经和腘窝)等,由于患者可保持清醒,对呼吸、循环功能影响小,特别适于老年、接收抗凝治疗患者和心血管功能代偿不良者。使用导管留置持续给药,可以获得长时间的镇痛效果。单次或通过导管持续给药阻滞感觉神经可达到清醒和运动镇痛的目的。神电刺激器和超声引导下的神经阻滞术可提高导管留置的精确性。

(2)硬膜外腔给药:镇痛完善,可做到不影响运动和其他感觉功能,尤适于胸部及上腹部手术后镇痛。手术后 $T_3$ ~ $T_5$ 脊髓节段阻滞,不仅镇痛效果确实,还可改善冠状动脉血流量,减慢心率,有利于纠正心肌缺血。腹部手术后硬膜外腔镇痛与静脉镇痛相比并无明显优势,可能导致胸部和下肢血管代偿性收缩,但也有改善肠道血流、利于肠蠕动和肠功能恢复的优点。术后下肢硬膜外腔镇痛,深静脉血栓发生率较低,但不应用于使用小分子肝素等抗凝剂的患者。

局部麻醉药中加入高脂溶性阿片类药物(如舒芬太尼)不仅可达到镇痛的协同作用,还可减低这两类药物的副作用,是目前最常用的配伍,多以患者自控方式给药。

3. 患者自控镇痛

患者自控镇痛(PCA)起效较快、无镇痛盲区、血药浓度稳定、可通过冲击(弹丸)剂量及时控制爆发痛,并有用药个体化、与副作用相比疗效显著、患者满意度高等优点,是目前术后镇痛最常用和最理想的方法,适用于手术后中度、重度疼痛。

4. 多模式镇痛

迄今为止,尚无任何药物能有效地制止重度疼痛又不产生副作用。多模式镇痛是指联合使用作用机制不同的镇痛药物或镇痛方法,由于作用机制不同而互补,镇痛作用相加或协同,同时每种药物的剂量减少,不良反应相应降低,从而达到最大的效应/副作用比,是最常见的术后镇痛方式。在胸、腹等的手术,多模式镇痛是术后镇痛的首选治疗方法,基础用药为阿片类药物和 NSAIDs(或对乙酰氨基酚)。

(1)镇痛药物的联合应用主要包括:①阿片类药物或曲马多与对乙酰氨基酚联合。

对乙酰氨基酚、每日量 1.5～2.0 g，在大手术可节省阿片类药物 20%～40%。②对乙酰氨基酚和 NSAIDs 联合，两者各使用常规剂量的 1/2，可发挥镇痛协同作用。③阿片类药物(或曲马多)与 NSAIDs 联合，在大手术后使用常规剂量的 NSAIDs 可节俭阿片类药物 20%～50%，尤其是可能达到患者清醒状态下的良好镇痛。术前使用在脑脊液中浓度较高的 COX-2 抑制剂(如帕瑞昔布)可发挥抗炎、抑制中枢和外周敏化作用，并可能降低术后疼痛转化成慢性疼痛的发生率。④阿片类药物与局部麻醉药联合用于 PCEA。⑤氯胺酮(尤其右旋氯胺酮)、曲马多、加巴喷丁、普瑞巴林等也可与阿片类药物联合应用。偶尔可使用 3 种作用机制不同的药物实施多靶点镇痛。

(2)镇痛方法的联合应用：主要指局部麻醉药切口浸润、区域阻滞或神经干阻滞与全身性镇痛药(NSAID 或曲马多或阿片类药物)的联合应用。患者镇痛药的需要量明显降低，疼痛评分减低，药物的不良反应发生率低。

### (五)VATS 肺叶切除术后疼痛管理

#### 1. 术后镇痛

早期下床活动被认为是早期快速康复最关键的因素之一，良好的疼痛管理是实现早期下床活动的关键胸科手术术后有多个感觉传入神经传递伤害性刺激，包括切口(肋间神经 $T_4$～$T_8$)、胸腔引流($T_7$～$T_8$)、纵隔胸膜(迷走神经)、膈胸膜(膈神经)。没有一种镇痛技术可以阻断所有的疼痛传入，因此镇痛应该是多模式的。胸科术后理想的镇痛技术包括使用三类经典药物：阿片类药物、抗炎药物和局部麻醉药物。镇痛模式包括硬膜外镇痛、胸椎旁神经阻滞镇痛、肋间神经阻滞镇痛、连续切口神经阻滞镇痛、肋间神经冷冻术等。目前随着可视化超声的出现，越来越多麻醉医生采取 B 超引导下神经阻滞作为术后镇痛方式。

(1)硬膜外镇痛(TEA)：硬膜外镇痛曾经是开胸大切口手术术后镇痛的金标准，可以降低术后肺部并发症，减少慢性胸部手术后疼痛综合征的发生率。但是，硬膜外镇痛存在呼吸抑制、低血压、头晕、恶心、呕吐、尿潴留、硬膜外血肿、脓肿等风险。胸段硬膜外操作存在一定的失败率，现在超声可视化技术可以提高穿刺成功率。TEA 在 VATS 肺叶切除术后镇痛的优势仍需临床研究进一步证实。

(2)胸段椎旁神经阻滞：越来越多研究表明胸段椎旁神经阻滞(PVB)镇痛作为一种替代方式，其安全性较高，效果几乎与 TEA 相同，并发症更低。椎旁神经阻滞镇痛可借助超声可视化技术放置，也可在手术结束时由手术医生在直视下放置椎旁神经阻滞导管作为术后连续 PVB。

(3)其他：随着超声可视化技术的推广，切口周围阻滞、肋间神经阻滞(ICB)，以及最新出现的前锯肌平面阻滞(SAB)技术都可以适用于胸科手术，尤其是胸腔镜手术术后镇痛。目前长效局部麻醉药物引起了大家极大兴趣，据报道 Paacira 制药的 Exparel(丁哌卡因脂质体注射用混悬液)可取得长达 96 h 的镇痛作用，但 2013 年的一项用于评估后外侧开胸手术肋间神经阻滞的安全性和疗效的 3 期临床试验未达到其降低 72 h 累积疼痛评分的主要目标，未得到 FDA 批准，不过其在胸腔镜、机器人手术当中的结果显示了优势，因此仍然引起关注。前锯肌平面阻滞(SAB)是今年出现的一项新技术，是在超声引

导下在腋中线 $T_4 \sim T_5$ 肋间水平将局部麻醉药注射到前锯肌表面阻滞胸壁神经,该技术的优点是单次注射即可扩散至阻滞区域内胸壁神经,最早应用于乳腺手术,后来发现也可用于胸内手术,阻滞范围覆盖了胸腔镜手术操作区,最大优点是不阻滞交感神经,对血压影响小,在完善镇痛的同时不会造成低血压和心动过缓,对凝血顾虑低;缺点是锁骨上神经、肋间神经前皮支和后支的阻滞不够,目前已经有若干研究关注这一方法在胸腔镜手术中的应用。

2. VATS 肺叶切除术后慢性疼痛

为什么术后急性疼痛镇痛是如此重要呢?胸部手术后前 3 d 经历的急性疼痛越严重则术后 6 个月发生慢性疼痛的可能性越大。研究表明,胸科手术后患者术后 3 个月的慢性疼痛发生率为 34%,术后 6 个月的慢性疼痛发生率为 27%,其中 8.2% 的患者因为疼痛其日常活动受到限制。接受开胸手术和胸腔镜手术的患者,在术后 6 个月时慢性疼痛发生率和严重程度方面没有差别。

### 三、微创胸科手术麻醉争论和展望——非气管插管胸腔镜手术

第一例非气管插管胸腔镜肺叶切除术由 A1-Abdullatief M 等在 2007 年报道,目前这项技术已从早期的胸腔积液引流、治疗自发性气胸、纵隔肿物和肺楔形切除等手术方式逐渐扩大应用到一些肺部的大手术如肺减容术、胸腺切除术、肺段切除、肺叶切除、全肺切除甚至隆突重建和气管切除手术。推出非气管插管胸腔镜肺叶切除术主要的理由是降低气管插管、机械通气以及全身麻醉相关的不利因素,以及应用于合并肺部疾病、高龄等较高风险的患者。其方法主要是非气管插管,根据手术创伤的不同,使用的技术也各异,包括前锯肌平面阻滞、肋间神经阻滞、硬膜外阻滞,从不镇静到使用低度镇静到使用喉罩全麻,试图达到避免双腔管的气管、喉部损伤,减少呼吸机相关的肺损伤、肌松残余、术后肺部并发症以及术后恶心、呕吐等问题,从而达到加速术后康复的目的。实施非气管插管胸腔镜肺叶切除术时为自主呼吸,肺萎陷是通过外科人工气胸的方式来实现的,肺容量降低到功能残气量,术中采用允许性高碳酸血症策略,其最大缺点是在清扫肺门和气管旁淋巴结时会发生呛咳,另外有 2.3% ~ 10% 的中转全麻率。禁忌证包括肥胖、血流动力学不稳定、胸腔粘连、大的中央型肺癌、不配合的患者。围绕非气管插管胸腔镜肺叶切除术有不少争议,支持者认为它是一项值得大力推广的新技术,与加速外科康复(ERAS)理念不谋而合,可以避免全麻带来的诸多并发症。反对者则对其安全性存在怀疑,认为术中出血、脓液可能会引流到对侧,循环波动时较难处理,呛咳时影响操作,过度镇静又可能抑制呼吸导致缺氧。围绕非气管插管胸腔镜肺叶切除术的争议短时间内可能还不会结束,但是我们认为在为患者选择一种新的治疗方式时,不是以"新即是好"或者"炫技"为目标,而是需要考虑这项技术的核心是否对患者来说有其他方法不可替代的优势?是不是采用经典的双腔管插管全麻无法避免损伤,无法让患者达到快速康复?中途转为全麻与全麻本身的风险如何均衡?

# 第五节　肺癌围手术期肺梗死及急性呼吸窘迫综合征的防治

## 一、肺梗死的防治

### (一)肺梗死的定义

肺栓塞(PE)是以各种栓子堵塞肺动脉系统为其发病原因的一组疾病或临床综合征的总称,包括肺血栓栓塞、脂肪栓塞、羊水栓塞、空气栓塞等。其中肺血栓栓塞症(PTE)是最常见的PE类型,指来自静脉系统或右心的血栓阻塞肺动脉或其分支所致疾病,以肺循环和呼吸功能障碍为主要临床表现和病理生理特征,占PE的绝大多数,通常所称的PE即指PTE。深静脉血栓形成(DVT)是引起PTE的主要血栓来源,DVT多发于下肢或者骨盆深静脉,脱落后随血流循环进入肺动脉及其分支,PTE常为DVT的合并症。由于PTE与DVT在发病机制上存在相互关联,是同一种疾病病程中两个不同阶段的临床表现,因此统称为静脉血栓栓塞症(VTE)。VTE为本章主要讨论的内容,针对其他原因引起的PE本章不做进一步论述。

### (二)流行病学

静脉血栓栓塞症(VTE)包括深静脉血栓形成(DVT)和肺血栓栓塞症(PE),是继冠心病与脑血管意外后第三大致死性心血管疾病。在北美,普通人群中首次VTE事件发生的概率为每年0.1%~0.2%,而且风险还会随着年龄的增大而递增,以80岁的人群为例,该概率增加到每年0.5%。针对PE真实流行病学资料的获取是十分困难的,因为部分PE患者并没有症状,或者只是偶然发现PE的;而另外一部分患者的首次症状就是突然死亡。总体来说,PE是一个不能忽略的可致残致死的并发症,2004年总人口为4.544亿的欧盟6国,与PE有关的死亡超过317 000例,其中,突发致命性PE占34%,仅有7%的早期死亡病例在死亡前得以确诊。我国的一个肺栓塞防治项目对1997—2008年全国60多家三甲医院的PE患者进行了登记注册研究,在16 792 182例住院患者中共有18 206例确诊为PE,发生率为0.1%。

据统计分析,在有症状的VTE患者中,临床表现为PE的患者大约占1/3;而在余下2/3只表现为DVT的患者中,还有10%~15%为无症状或"沉默"PE患者。接近50%首次罹患VTE的患者并没有临床危险因素,这部分病例称为特异性VTE;而其余的VTE患者都具有一个或一个以上的危险因素,例如手术治疗、放射治疗或化学治疗等。在美国,不少于15%的住院患者死亡是由PE直接或间接引起的,每年大约有10万位患者死于PE,因此针对PE的预防和治疗在临床中显得十分重要。

### (三)病理生理改变

PE和DVT实为VTE发生、发展中的两个不同阶段,因此它们有着相同的内源性和外源性的致病危险因素。内源性或基因性危险因素主要是与血液高凝状态相关的基因表型,包括抗凝血酶缺陷、C 蛋白缺陷、S 蛋白缺陷、莱登第五因子遗传、凝血酶原 *G20210A* 基因突变等。而外源性或获得性危险因素主要包括高龄、肥胖、长期卧床、VTE 既往史、恶性肿瘤病史等。在上述危险因素的基础上,加上一些诱发因素,例如手术、怀孕、激素治疗等引起血管内皮细胞损伤、血流停滞和血液高凝状态(Virchow 三联征),便可促使 VTE 的发生和发展。90% 以上 PE 患者的栓子是从下肢 DVT 脱落而来的,而在临床确诊为 PE 的患者中,同时仍患有 DVT 的可达 70%。血栓一般首先在小腿的深静脉形成,大约有 20% 的小腿深静脉血栓会往上延伸至膝关节以上的深静脉,而膝上深静脉的血栓(又称近端 DVT)更为容易脱落引起肺动脉栓塞。上肢 DVT 主要累及腋静脉和锁骨下静脉,同样可以导致肺梗死,但发生率没有下肢 DVT 高(仅有 10% ~ 15%),而且上肢 DVT 好发于肿瘤患者,尤其是有中心静脉置管的患者。急性 PE 同时干扰了血流循环和气体交换两个生理过程,而由压力过高引起的右心室衰竭是 PE 死亡的主要原因。当肺动脉血管床血栓栓塞超过 30% ~ 50% 时,肺动脉压力就会随之增高,加上由 PE 介导引起的血栓素 $A_2$ 等物质释放,可进一步诱发血管收缩。解剖上的物理梗死加上动脉的收缩明显增加了肺动脉的阻力和降低了其顺应性。突如其来的肺动脉压力增高引起了右心室的扩张,进而影响右心室心肌的收缩功能,右心室收缩时间延长;神经体液激活导致变力和变时刺激,该代偿机制与体循环血管收缩共同增加了肺动脉压力,以增加阻塞肺血管床的血流,由此暂时稳定体循环血压。但这种临时的代偿程度十分有限,未预适应的右心室无法产生 40 mmHg 以上的压力以抵抗平均肺动脉压,最终发生右心功能不全。右室壁张力增加使右冠状动脉相对供血不足,同时右室心肌氧耗增多,可导致心肌缺血,进一步加重右心功能不全。这就可以解释为何肺梗死急性期同样可以伴有心肌损伤的血清指标(肌钙蛋白)升高,而且心损指标的升高是肺梗死预后不佳的因素。

PE 相关的呼吸衰竭主要继发于血流动力学的紊乱,由于回流左心室血量减少,心排出量的降低导致混合静脉血氧饱和度降低。此外,阻塞血管血流减少和非阻塞血管毛细血管床的过度充盈导致了通气血流比例失调,加重了低氧血症。由于右心房与左心房之间压差倒转,1/3 的患者超声心动图可以检测到血流经卵圆孔从右向左分流,引起严重的低氧血症,并增加反常栓塞和脑血管意外的风险。当然,远端的小肺动脉栓塞还可以导致区域"肺梗死"从而引起咯血、胸膜炎或胸腔积液等症状,但往往这些病理改变对于氧合作用的影响是轻微的。

### (四)临床症状与体征

PE 患者无论是急性起病还是缓慢进展,最常见的症状为气促和呼吸困难,还可伴有胸膜性胸痛、咳嗽和心悸,有肺组织梗死者还可以出现咯血。PE 的上述症状并不具有特异性,这些症状在肺癌术后患者中十分常见。但当患者出现类似症状时,胸外科医生必须提高警惕把 PE 作为重要鉴别诊断加以排查。

PE 患者常见体征包括:呼吸加快(>20 次/min)、心率加快(>90 次/min)、血压下降及发绀。低血压和休克相对罕见,但却非常重要,往往提示大面积 PE 和(或)血流动力学储备严重降低。颈静脉充盈或异常搏动提示右心负荷增加;下肢静脉检查发现一侧大腿或小腿周径较对侧增加超过 1 cm,或下肢静脉曲张,应高度怀疑 VTE;其他呼吸系统体征有肺部听诊闻湿啰音及哮鸣音、胸腔积液等。肺动脉瓣区可出现第二心音亢进或分裂,三尖瓣区可闻及收缩期杂音。急性 PE 致急性右心负荷加重,可出现肝脏增大、肝颈静脉反流征和下肢水肿等右心衰竭的体征。

Pollack CV 等综合分析了 1880 例 PE 患者的临床表现,症状体征出现的频度从高到低分别为:呼吸困难(50%)、胸膜性胸痛(39%)、单侧肢体肿胀(24%)、咳嗽(23%)、胸骨后胸痛(15%)、发热(10%)、咯血(8%)、晕厥(6%)、单侧肢体疼痛(6%)。

**(五)诊断的手段与策略**

由于 PE 的症状与体征均没有临床特异性,PE 的诊断依赖客观的实验室与影像学检查。但在临床实践中,如果对每一位出现以上非特异性症状的患者都进行有创的和昂贵的检查并不实际,因此我们需要在检查前对可疑 PE 的患者进行临床评估和可能性分级,不同分级的患者接受相对应的特殊检查。临床上有多个可供参考的 PE 临床评估量表,其中应用最为广泛是由 Well SP 等在 1998 年提出的一套临床预测 PE 评分系统(表 6-18),该表评估的指标包括:既往 VTE 病史、心率、近期手术史、咯血、活动性肿瘤病史、DVT 的症状体征和其他鉴别诊断的可能性等。按照评分标准将 PE 的可能性分为3 级:高度、中度和低度可疑(简化版只分高度和低度可疑两级)。那么对于肺癌术后的患者,不难发现由于背景已经符合"近期手术史"和"活动性肿瘤病史"两项,加上出现一个或以上相应的症状时如心率快、咯血等,按照 Wells 评估量表的算法所有患者都属于PE 中度至高度可疑,均需要进一步检查排除确认。目前临床上可用于辅助诊断和排除PE 的检查包括无创的实验室检查、心电图、超声检查等,以及微创的 CT 肺动脉显像、肺核磁共振扫描和肺通气/灌注扫描,但诊断的金标准仍然是有创的介入性肺动脉造影。近年来随着影像学技术的发展,微创肺动脉显像大有取代介入性肺动脉造影的趋势。以下将对各种有价值的辅助检查进一步详细论述。

表 6-18　Wells 临床评估

| 评估指标 | 原始版得分 | 简化版得分 |
| --- | --- | --- |
| 既往 PE 或 DVT 病史 | 1.5 | 1 |
| 心率≥100 次/min | 1.5 | 1 |
| 过去 4 周内有手术史或制动史 | 1.5 | 1 |
| 咯血 | 1 | 1 |
| 肿瘤活动期 | 1 | 1 |
| DVT 临床表现 | 3 | 1 |
| PE 的可能性大于其他疾病 | 3 | 1 |

临床概率(基于累计得分):

三分类法(简化版不推荐三分类法):累计得分 0~1,PE 可能性小;累计得分 2~6,PE 可能性中等;累计得分≥7,PE 可能性高。

两分类法:累计得分 0~4(原始版),或 0~1(简化版),PE 可能性小;累计得分≥5(原始版),或>2(简化版),PE可能性小。

1. D-二聚体检测

D-二聚体(D-Dimer)是一种血纤维蛋白溶酶源性交联纤维蛋白的降解产物,急性血栓形成时,凝血和纤溶同时激活,可引起血浆 D-二聚体的水平升高,而 D-二聚体的升高亦间接反应凝血系统的持续激活;血浆 D-二聚体用于诊断 PE 的敏感性高达 85% ~ 98%,可惜其特异性却不甚理想;其他情况例如肿瘤、炎症、出血、创伤、外科手术等都可以使血浆 D-二聚体的水平升高,这就导致 D-二聚体诊断 PE 的假阳性率过高。那么 D-二聚体的主要应用价值在于其良好的阴性预测能力,即当 D-二聚体检测为阴性时,基本上可以排除低度到中度可疑性 PE 的可能。值得注意的是,高度可疑急性 PE 的患者不主张进行 D-二聚体检测,因为此类患者,无论采取何种检测方法,无论血浆 D-二聚体检测结果如何,都不能排除 PE,均需要进一步影像学检查来确诊和排除。

2. CT 肺动脉显像

CT 肺动脉显像(CTPA),是目前诊断 PE 最重要的一项影像学检查。由于 CT 应用的广泛性和影像报告的快速性,CTPA 已基本上取代了传统的肺通气/灌注扫描成为诊断 PE 的首选影像学手段。相比肺通气/灌注扫描,CTPA 的另一个优势是除了可以直接观察肺动脉内是否存在血栓栓塞,还可以寻找引起患者症状体征的其他原因,例如:心包积液、肺不张、肺部感染等。随着 CT 扫描技术的日益进步,精细 CT 肺动脉显像已经逐渐成为可独立诊断和排除 PE 的影像学手段。PE 的直接征象为肺动脉内低密度充盈缺损,部分或完全包围在不透光的血流之内的"轨道征",或者呈完全充盈缺损,远端血管不显影;CTPA 可以清晰显示肺段甚至亚肺段水平的动脉。间接征象包括肺野楔形条带状的高密度区或盘状肺不张,中心肺动脉扩张及远端血管分布减少或消失等。

一项临床研究 PIOPED Ⅱ 报道了 CTPA 诊断 PE 的敏感性为 83%,特异性为 83% ~ 100%。该项研究还强调了检查前临床评估的重要性,对于 Well 评分为低度或中度可疑 PE 的患者,一个 CTPA 阴性结果的预测准确率分别高达 96% 和 89%;但是对于 Well 评分为高度可疑 PE 的患者,CTPA 阴性预测率下降至只有 60%。相反,对于 Well 评分为中度或高度可疑 PE 的患者,CTPA 阳性预测率高达 92% ~ 96%;但对于低度可疑患者,该阳性预测率降低至 58%。所以,临床工作者必须把临床评估与 CTPA 结果结合分析,才能准确把握 PE 的诊断与排除。

3. 肺通气/灌注扫描

顾名思义,肺通气/灌注扫描包括两个部分,即通气相和灌注相扫描。典型的征象是局部肺组织区域出现通气相正常但灌注相缺如,即是通气/灌注不匹配,则临床考虑该区域存在肺动脉栓塞。一个匹配的肺通气/灌注扫描可以非常有效地排除 PE,然而在临床可疑 PE 患者中肺通气/灌注扫描正常的只占 25%。一个以上肺段动脉灌注缺如基本上可以确诊 PE,但这也只占临床可疑 PE 患者的 10%。剩下 65% 患者的肺通气/灌注扫描仅存在小区域的不匹配或匹配缺陷,既不能确诊也不能排除 PE,需要加做另外的检查进一步验证,这是肺通气/灌注扫描最大的缺陷。

虽然目前 CTPA 已经基本上取代肺通气/灌注扫描成为诊断 PE 的首选影像学手段,但是肺通气/灌注扫描并未完全被摒弃,它在某些特殊患者群体中仍具有独特的诊断价值。对于伴有严重肾功能损害、对 CT 造影剂过敏、40 岁以下的妇女以及怀孕的女性患者均应该首选肺通气/灌注扫描而非 CTPA。

**4. 磁共振肺动脉造影**

对 CT 造影剂过敏的患者,磁共振肺动脉造影(MRPA)可以作为诊断 PE 的替代检查。在单次屏气 20 s 内完成 MRPA 扫描,可确保肺动脉内较高信号强度,直接显示肺动脉内血栓栓塞所致的低灌注区。MRPA 曾被寄予厚望成为诊断和排除 PE 的新"金标准",可惜最近两项大型的对照研究表明,MRPA 诊断敏感性低,相当一部分扫描结果模棱两可,加上 MRI 本身未广泛推广应用,该项新技术目前并不推荐单独用于诊断和排除 PE,其临床价值有待进一步研究验证。

**5. 超声检查**

超声检查包括超声心动图检查和加压静脉超声检查,两者均有无创、方便的特点,而且对于急诊或生命体征不稳定的患者,超声检查可以给胸外科、麻醉科及 ICU 医生提供重要和及时的临床信息。

PE 的病理过程涉及右心功能不全和衰竭,因此超声心动图可以发现右心室功能障碍的特征,包括:①右心室扩张和(或)运动功能减退。②相对左心室,右心室的直径增宽。③三尖瓣反流的速率。④严重时可以发现血流经卵圆孔自右向左分流。⑤有时还可以直接发现右心室里存在血凝块。④和⑤两点甚至被认为是 PE 预后不良的指标,应重点排查。由于临床证据不足,目前并不推荐所有可疑 PE 患者常规接受超声心动图检查,但明确推荐用于伴有低氧血症或生命体征不稳定的患者。

PE 的血栓绝大部分来自下肢深静脉,所以加压静脉超声(CUS)亦主要用于下肢深静脉检查。CUS 诊断下肢 DVT 的敏感性超过 90%,而特异性高达 95%,已基本上取代了传统的静脉造影。研究表明,30%~50% 的 PE 患者可以通过 CUS 发现 DVT,如果可疑 PE 的患者通过 CUS 发现了近心端 DVT,则无须再进一步检查直接可按 PE 接受相应治疗。

**6. 诊断策略**

如上所述,诊断 PE 的多种手段各有优劣,临床上该如何利用好它们达到准确诊断而又避免过度检查就涉及诊断策略问题。参照欧洲心脏病学会(ESC)2014 年急性 PE 诊疗指南,应该先对可疑 PE 的患者进行初始危险的分层,然后针对高危和低危的患者选择不同的辅助检查。初始危险分层主要根据患者当前的临床状态,只要存在休克或者持续低血压即为高危患者,休克或者持续低血压是指收缩压<90 mmHg,或收缩压下降≥40 mmHg 并持续 15 min 以上,排除新发心律失常、血容量下降、脓毒血症。如无上述症状、体征则为低危患者。

伴有休克或低血压的可疑 PE 患者为高危患者,这部分患者死亡率极高,需要在短时间内作出准确诊断和给予合适治疗。诊断策略流程如图 6-3,首先应考虑给患者进行 CTPA 检查以明确诊断,如果患者过于不稳定而无法转运,则应该接受床旁超声心动图检查,发现有任何右心室超负荷的超声特征,临床诊断 PE 即可成立,患者应马上接受特异性再灌注治疗;如果无右心室超负荷的特征,这时应该积极寻找其他引起血流动力学不稳定的病因,如心室梗死、心脏压塞、主动脉夹层等。

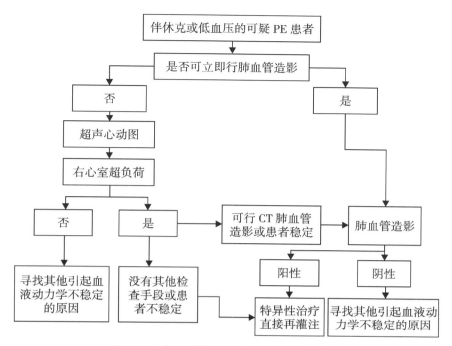

**图 6-3 高危可疑 PE 患者的诊断策略流程**

不伴休克或低血压的可疑 PE 患者为低危患者,临床上这类患者更为多见,首先应进行临床可能性评估(Well 评估量表),在此基础上决定下一步诊断策略(图 6-4)。对于低度到中度可疑 PE 的患者,可以先检测 D-二聚体,如是阴性结果则基本可以排除 PE 可能;但若是阳性结果就需要进一步行 CTPA 检查。对于高度可疑 PE 的患者,则应该直接进行 CTPA 检查,结果阳性可诊断 PE,阴性则可排除。肺癌手术后的患者若出现 PE 类似的症状,根据 Well 量表评分基本上都会分到高度可疑一类,加上肿瘤、炎症和手术本身均可以使 D-二聚体水平升高,笔者认为如果有条件,所有肺癌术后可疑 PE 的患者均应该行 CTPA 检查,既可以诊断与排除 PE,又可以通过 CT 影像排查其他可能的病因。

**(六)治疗**

肺梗死的诊断一旦明确,其治疗是十分简单而有效的,即根据患者的危险度选择再灌注治疗或抗凝治疗,但仍然推荐有条件的单位请血液科会诊协助治疗。

1. 再灌注治疗

再灌注治疗包括外科/介入手术取栓和药物溶栓两类,适用于血流动力学不稳定(伴有休克或低血压)的 PE 患者。药物溶栓治疗较为常用,在症状出现后 48 h 内使用效果较佳,但必须评估其出血的风险。溶栓的绝对禁忌证包括:近期有脑出血病史以及枢神经系统肿瘤、近 3 周内有外伤或手术史、近 1 个月内有消化道出血史和患者目前仍有活动性出血,可见对于肺癌术后的患者,溶栓治疗未必是最合适的选择,需谨慎评估溶栓后患者大出血的风险。笔者认为有条件的单位应该尽量选择物理再灌注的方法,尤其是介入治疗的方法;对于双侧肺动脉主干的血栓栓塞,体外循环下肺动脉切开取栓可能是唯一的治疗选择。

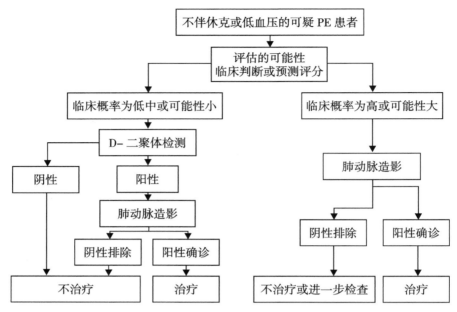

图 6-4　低危可疑 PE 患者的诊断策略流程

### 2. 抗凝治疗

抗凝治疗适用于所有低危的 PE 患者和再灌注治疗后的序贯治疗。根据 2014 年 ESC 急性 PE 诊疗指南,对于可疑 PE 的患者,在确诊检查结果出来前都可以先给予抗凝治疗。抗凝治疗常用的药物有肝素和低分子量肝素,注射用后均能较快达到抗凝的效果。肝素代谢半衰期较短,而且可以用于肾功能不全的患者,因此更为胸外科医生所接受,但是肝素治疗期间必须监测 APTT 并根据其水平来调节剂量。低分子量肝素代谢半衰期相对较长,而且没有拮抗剂,但其优点在于用药较为简单,无需监测 APTT。

PE 患者均需要长期(至少半年)接受抗凝治疗,肝素与低分子量肝素适用于住院患者,但对于出院患者,则需要转换为口服药物治疗,常用药物有维生素 K 拮抗剂如华法林,和近年用得较多的 X a 因子拮抗剂如利伐沙班等。从注射肝素转换到口服药物更需要"桥接治疗",以华法林为例,其达到抗凝治疗效果(INR 2~3)一般需要 5 d,那么这段时间需要继续注射肝素维持抗凝效果,待华法林达到治疗效果后方可停用肝素。关于抗凝治疗的时间,一般对于有明确诱因的 PE,例如手术或创伤后,诱因解除后复发率是比较低的,这部分患者只需口服抗凝治疗 3 个月就足够了。对于肺癌术后患者,若手术为根治性,即活动性恶性肿瘤已经完全缓解,抗凝治疗至术后或辅助治疗后 3 个月已经足够;若手术为姑息性,那么抗凝治疗就必须相应延长,有条件的单位应请血液科协助治疗。

### (七)预防

根据 Caprini 非骨外科手术患者患 VTE 的风险评分标准,肺癌手术后的患者均是 PE 的高危人群,若不接受预防性治疗则患 VTE 的风险将>6%。常用的预防方法有两种,一种为药物性预防,另一种为物理性预防。

**1. 药物性预防**

药物的选择要考虑药物的疗效与安全性、患者本身的情况(有无肾功能不全等)、外科患者还需考虑术后出血的问题。常用的药物如下。

(1)低分子量肝素,如 Clexane(克塞)。

(2)普通肝素,预防效果没低分子量肝素好,但其半衰期短而且其抗凝效果可以逆转,还可以用于肾功能不全的患者,因此受胸外科医生所推崇。

(3)华法林,多用于骨外科患者术后的长期预防,胸外科患者少用。

(4)新型 Ⅹa 因子拮抗剂如利伐沙班,目前尚未见有临床研究验证这类药物用于预防 VTE 的报道,因此暂不推荐使用该类药物。

(5)阿司匹林,可以用于动脉硬化性栓塞,但对于静脉栓塞的预防,目前的临床证据并不十分支持。2012 年 ACCP 指南将阿司匹林列入髋关节或膝关节置换术术后 VTE 的预防用药之一,但对于其他外科的患者,并没有常规推荐。因此,阿司匹林应为 VTE 预防的二线用药。

**2. 物理性预防**

物理性预防的方法有多种,但主要是以下 3 种。

(1)间歇气压疗法(IPC):这种方法的主要原理是促进双下肢的静脉回流,达到减少因静脉血流减慢而引起 DVT 的风险。IPC 还可以减少血流中 Ⅰ 型纤溶酶原激活物抑制因子,从而增加内源性纤溶的活性。IPC 推荐用于因有药物抗凝禁忌的患者,特别是外科患者,围手术期均可以使用。

(2)梯度压力弹性袜(GCS):GCS 是把具有弹力压缩的长袜穿套于脚踝至大腿,脚踝处压力最高,产生逐级递减的压力,从而达到促进下肢回流的效果。GCS 使用方便简单,应该推荐所有围手术期肺癌患者使用,但使用方法必须正确,弹力袜必须穿套到膝盖以上,否则不但没有预防 DVT 的效果,还会产生反作用。

(3)足底静脉泵(VFP):VFP 与 IPC 原理相似,由中心控制器、通气软管和充气脚套组成,在足部无法活动时如接受手术,中心控制器通过在极短的时间内对足底上的脚套充放气,以压缩足部肌肉,模仿人体正常行走时脚部的肌肉收缩状态,促进血液的回流,防止血液瘀滞和 DVT 形成;如果有条件,所有胸外科的患者术中都应推荐使用 VFP。

物理性预防的方法比较简单方便,但是效果却没有药物性预防好,最佳的预防方法应该是物理药物联合使用,毕竟两者并没有冲突,临床研究亦证实两者联合应用的确可以进一步降低 DVT 的风险。

## 二、急性呼吸窘迫综合征的防治

### (一)急性呼吸窘迫综合征的定义

急性呼吸窘迫综合征(ARDS)是在严重感染、休克、创伤及烧伤等非心源性疾病过程中,肺毛细血管内皮细胞和肺泡上皮细胞损伤造成弥漫性肺间质及肺泡水肿,导致的急性、进行性低氧性呼吸功能不全或衰竭。ARDS 的关键特征是难治性低氧血症和呼吸窘迫,这是由于肺泡与毛细血管间膜受损后形成富含蛋白的肺泡水肿导致的。

关于 ARDS 的定义,最先的定义是由 1994 年召开的 American-European Consensus Conference(AECC)所制定的,只包括 4 个方面:①急性起病。②$PaO_2/FiO_2$ 比率(氧合指数)<200,不管是否使用正压通气。③肺部影像发现双肺渗出性改变。④缺乏充血性心力衰竭的证据,即肺动脉楔压不大于 18 mmHg,或临床影像没有左心房压力升高的证据。

该定义一直沿用至 2011 年,由于 AECC 定义过于简单而引起误诊漏诊,2011 年 AECC 对其进行重新修订,因会议在柏林召开,该新版定义又被称为"柏林定义",主要包括以下修订内容。①时间:必须是明确诱因或呼吸症状出现 1 周内。②胸部影像学检查发现双肺阴影,但不能为胸腔积液、肺不张或肺肿物所解释。③不能完全由心力衰竭或容量过负荷解释的呼吸衰竭,如果没有 ARDS 的危险因素时可行超声心动图等检查排除静水压性肺水肿。④氧合状态按严重程度分为轻度(在 PEEP 或 CPAP≥5 $cmH_2O$ 条件下,200 mmHg<氧合指数≤300 mmHg)、中度(在 PEEP 或 CPAP≥5 $cmH_2O$ 条件下,100 mmHg<氧合指数≤200 mmHg)和重度(在 PEEP 或 CPAP≥5 $cmH_2O$ 条件下,氧合指数≤100 mmHg)。

### (二)流行病学

美国一项多中心前瞻性研究在 1999—2000 年间对 1113 名 ARDS 患者进行长达 15 个月的跟踪研究,发现 ARDS 发病率为每年 86/100 000 人(以氧合指数≤300 mmHg 为标准),或每年 64/100 000 人(以氧合指数≤200 mmHg 为标准)。ARDS 的发病率随着年龄的增加而增加,在 15～19 岁人群中 ARDS 的发病率仅为每年 16/100 000 人,而在 75～84 岁的人群中其发病率增加至每年 306/100 000 人。根据该数据推测美国每年诊断 ARDS 患者高达 190 000 人。

10%～15% 在重症监护室(ICU)接受治疗的患者以及高达 23% 接受呼吸机辅助通气的患者符合 ARDS 的诊断标准。另一项入组 30 000 例 ICU 患者的国际多中心研究发现,10% 患者转入 ICU 的原因为 ARDS。大约 50% 的 ARDS 患者均在诱发病因后 24 h 内起病,死亡率高达 40%～50%。

### (三)病理生理改变

肺泡上皮细胞及毛细血管内皮细胞的损伤,使肺泡-毛细血管膜的通透性增加,体液和血浆蛋白渗出血管外至肺间质和肺泡腔内,形成非心源性肺水肿。引起肺泡—毛细血管膜通透性增加的原因较为复杂。中性粒细胞在急性肺损伤中可能起到重要作用。从 ARDS 患者的肺泡灌洗液中发现,中性粒细胞数量增加,中性粒细胞酶的浓度也增高。一些病原体及其毒素作为炎症刺激物激活体内的补体系统,促使炎性细胞及血小板等在毛细血管内形成微血栓:一些炎性细胞和内皮细胞可释放细胞因子和炎性介质,包括肿瘤坏死因子($TNF-\alpha$)、白介素类(IL-1、IL-6、IL-8 等)、氧自由基、血栓素等,都可损伤毛细血管内皮细胞,破坏血管壁的通透性。一些游离脂肪酸及各种细胞碎片在肺血管内形成的微血栓,可直接损害血管壁,引起漏出性肺水肿。

肺表面活性物质的数量减少和活性降低是引起 ARDS 患者发生难治性低氧血症和肺顺应性降低的重要原因。炎性反应、肺泡血液灌流不足、肺泡水肿及机械通气等,都可使肺表面活性物质减少和活性降低,结果使肺泡发生早期关闭,肺功能残气量降低及广泛性肺不张,导致肺顺应性下降,通气血流比例失调和肺内分流量增加,引起顽固性低氧血症。

ARDS 的肺机械性能改变表现为肺顺应性降低。肺顺应性是反映肺组织的弹性特点,表示在一定压力下肺容量扩张的难易程度。ARDS 患者由于肺间质和肺泡水肿充血、肺表面活性物质减少引起肺表面张力增大,肺容量及肺功能残气量都降低,结果导致肺顺应性明显降低。在 ARDS 早期,肺容量降低和肺不张的发生是不平衡的,往往与患者的体位有关,低垂部位肺比较容易发生。

肺内分流量增加和通气血流比例失调都可引起低氧血症,但肺内分流量的增加是引起顽固性低氧血症的主要原因。肺功能残气量降低和广泛肺不张使肺容量明显降低,可减少至正常肺容量的一半以下,无效腔通气明显增加,加上通气血流比例失调,使静脉血得不到充分氧合,肺内真正分流量增加,导致低氧血症。在 ARDS 后期,由于无效腔通气增加,可导致二氧化碳的排出障碍而引起二氧化碳潴留。

ARDS 主要的病理生理表现如下。

(1)早期(渗出期):弥漫性肺损伤,肺毛细血管内皮细胞与肺泡上皮细胞屏障的通透性增高,肺泡与肺间质内积聚大量的水肿液,其中富含蛋白及以中性粒细胞为主的多种炎症细胞,透明膜形成及 I 型肺泡上皮细胞或内皮细胞坏死、水肿。

(2)亚急性期(增生期):少数 ARDS 患者在发病第 1 周内可缓解,但多数患者在发病的 5~7 d 后病情仍然进展,进入亚急性期。病理上可见肺间质和肺泡纤维化,II 型肺泡上皮细胞增生,部分微血管破坏并出现大量新生血管。

(3)晚期(纤维化期):部分患者呼吸衰竭持续超过 14 d,病理上常表现为严重的肺纤维化、肺泡结构破坏和重建。

### (四)危险因素与临床表现

1. ARDS 的危险因素

ARDS 的危险因素包括直接因素和间接因素(表6-19),其中最常见的病因如下。

表6-19　ARDS 的危险因素

| 直接肺损伤 | 间接肺损伤 |
| --- | --- |
| 肺炎 | 败血症 |
| 胃内容物误吸 | 多发性创伤 |
| 肺挫伤 | 体外循环 |
| 脂肪、羊水或空气栓塞 | 药物过量 |
| 溺水 | 急性胰腺炎 |
| 吸入性损伤 | 输注血制品 |
| 再灌注肺水肿 | |

（1）肺炎或败血症（40% 的 ARDS 病例发生）。

（2）误吸胃内容物（占 30%）。

（3）严重外伤（占 20%）。肺癌术后的患者在肺部受外科创伤的基础上易发肺部感染，因此是 ARDS 的高危人群。

2. 高危因素

目前已经有多项回顾性研究试图探究肺切除术后 ARDS 起病的高危因素，这些因素大致可归为如下 3 点。

（1）术前因素：年龄、吸烟史、心血管并发症、肺部并发症（肺纤维化、COPD 等）、新辅助放化疗、肺通气功能不足。

（2）术中因素：手术切除方式（全肺或肺叶或亚肺叶）、淋巴结清扫范围、手术时间、失血、扩大切除范围（胸壁）、由于特殊原因再开胸、术中输液量。

（3）术后因素：体液管理（过度补液）、机械通气（不合理的机械通气模式）。

3. ARDS 的临床症状与体征

（1）急性起病，在直接或间接肺损伤后 12～48 h 内发病，常规吸氧低氧血症难以纠正。

（2）肺部体征无特异性，急性期双肺可闻及湿啰音或呼吸音减低。

（3）早期病变以间质性为主，胸部 X 射线片常无明显改变。病情进展后，可出现肺内实变，表现为双肺野普遍密度增高，透亮度减低，散在斑片状密度增高阴影（弥漫性肺浸润影）。

（4）无心功能不全的临床表现。

4. 典型的 ARDS 临床分期

按 Moore 标准可分为 4 期。

（1）急性损伤期：损伤后数小时，原发病为主要临床表现。呼吸频率开始增快，导致过度通气，无典型的呼吸窘迫。可不出现 ARDS 症状，血气分析示低碳酸血症，$PaO_2$ 尚属正常或正常低值。X 射线胸片无阳性发现。

（2）稳定期：多在原发病发生 6～48 h 后，表现为呼吸增快、浅速，逐渐出现呼吸困难，肺部听诊可闻及湿啰音或少量干啰音。血气分析示低碳酸血症，$PaO_2$ 下降，肺内分流增加。X 射线胸片显示细网状浸润阴影，反映肺血管周围液体积聚增多，肺间质液体含量增加。

（3）急性呼吸衰竭期：此期病情发展迅速，出现发绀，并进行性加重。呼吸困难加剧，表现为呼吸窘迫。肺部听诊湿啰音增多，心率增快。$PaO_2$ 进一步下降，常规氧疗难以纠正。X 射线胸片因间质与肺泡水肿而出现典型的弥漫性雾状浸润阴影。

（4）终末期：呼吸窘迫和发绀持续加重，患者严重缺氧，出现神经精神症状如嗜睡、谵妄、昏迷等。血气分析示严重低氧血症、高碳酸血症，常有混合性酸碱失衡，最终导致心力衰竭或休克。X 射线胸片显示融合成大片状阴影，呈"白肺"（磨玻璃状）。

**（五）诊断与鉴别诊断**

1. ARDS 的诊断

首先患者要有临床诊断依据：具有全身性感染、休克、重症肺部感染、大量输血、大手术或创伤等引起 ARDS 的原发病;疾病过程中出现呼吸频数、呼吸窘迫、低氧血症和发绀,常规氧疗难以纠正缺氧;血气分析示肺换气功能进行性下降;X 射线胸片示肺纹理增多,边缘模糊的斑片状或片状阴影,排除其他肺部疾病和左心功能衰竭。其次需要符合 ARDS 诊断的"柏林定义",即:①必须是原发病起病或呼吸症状出现在 1 周内;②胸部影像学检查发现双肺阴影,但不能为胸腔积液、肺不张或肺肿物所解释;③不能完全由心力衰竭或容量过负荷解释的呼吸衰竭;④氧合状态至少≤300 mmHg。

2. ARDS 的鉴别诊断

ARDS 突出的临床征象为肺水肿和呼吸困难,在诊断标准上无特异性,因此鉴别诊断特别困难,特别需要鉴别以下几种疾病。

(1)心源性肺水肿:见于冠心病、高血压性心脏病、风湿性心脏病和尿毒症等引起的急性左心功能不全。其主要原因是左心功能衰竭,致肺毛细血管静水压升高,液体从肺毛细血管漏出,致肺水肿和肺弥散功能障碍,水肿液中蛋白浓度不高。必要时可以行超声心动图进行鉴别。

(2)其他非心源性肺水肿:ARDS 属于非心源性肺水肿的一种,但其他多种疾病也可导致非心源性肺水肿,如肝硬化和肾病综合征等。另外还可见于复张性肺水肿,其他少见的情况有纵隔肿瘤、肺静脉纤维化等引起的肺静脉受压或闭塞,致肺循环压力升高所致的压力性肺水肿。此类患者的共同特点为有明确的病史,肺水肿的症状、体征及 X 射线征象出现较快,治疗后消失也快。低氧血症一般不重,通过吸氧易于纠正。

(3)急性肺栓塞。各种原因导致的急性肺栓塞,患者突然起病,表现为剧烈胸痛、呼吸急促、呼吸困难、烦躁不安、咯血、发绀和休克等症状。$PaO_2$ 和 $PaCO_2$ 同时下降,与 ARDS 颇为相似,而且肺癌术后患者同为急性肺栓塞与 ARDS 的高危人群。必要时可行 CTPA 及超声心动图/静脉加压超声检查进行鉴别。

(4)慢性阻塞性肺疾病急性加重。此类患者既往有慢性胸、肺疾患病史,常于感染后发病。临床表现为发热、咳嗽、气促、呼吸困难和发绀。血气分析示 $PaO_2$ 降低,多合并有 $PaCO_2$ 升高。根据病史、体征、X 射线胸片、肺功能和血气分析等检查不难与 ARDS 鉴别。

**(六)治疗**

肺癌术后患者一旦确诊 ARDS,由于死亡率极高,需要多学科(胸外科、呼吸内科及 ICU)综合治疗以期达到最佳的治疗效果。ARDS 的治疗可以分为病因治疗与支持治疗,目前对于 ARDS 患者肺毛细血管通透性增加和肺泡上皮受损的病理生理改变缺乏特异而有效的治疗手段,主要限于器官功能及全身支持治疗,特别是呼吸支持治疗,为肺损伤的缓解和恢复创造时间。

1. 原发病治疗

肺癌术后的患者可引起 ARDS 的两个最大的危险因素为手术创伤和肺部感染或败血症,25% ~50%的严重感染患者有发生 ARDS,而且在感染、创伤等导致的多器官功能衰竭中,肺是最早发生衰竭的器官,因此控制手术创伤如尽量采用微创胸腔镜手术的方法,以及预防术后肺部感染如物理治疗、积极雾化祛痰、早期下床活动、合理运用抗生素等是预防和治疗 ARDS 的必要措施。

2. 调控机体炎症反应

ARDS 作为机体过度炎症反应的后果,因此调控炎症反应不但是 ARDS 病因治疗的重要手段,而且也可能是控制 ARDS、降低病死率的关键。主要应用的药物如下。

(1)糖皮质激素:糖皮质激素是 ARDS 治疗中最富有争议的药物。一项前瞻性多中心安慰剂对照试验显示,ARDS 早期应用大剂量激素,不能降低病死率,同时可能增加感染的发生率。1998 年 Meduri 进行的临床研究显示,糖皮质激素可明显改善 ARDS 患者的肺损伤,降低住院病死率,但该研究样本量较小,需进一步扩大样本量,进行多中心的对照研究。近几年有研究显示,ARDS 晚期应用糖皮质激素有助于阻止肺纤维化的进展,可改善患者生存率,应用的同时必须监测患者病情,防止并发或加重感染。但美国心肺血液研究所 ARDS 临床试验协作网进行的前瞻性多中心安慰剂对照试验显示,对于中晚期 ARDS 患者使用甲基泼尼松龙,虽然 28 d 内患者氧合功能、肺顺应性改善,机械通气时间缩短,循环趋于平稳,休克易于逆转,甚至亦未增加院内感染的发生率,但与对照组相比 60 d 和 180 d 病死率无明显差异;晚期 ARDS 患者(发病 14 d 以上)使用甲基泼尼松龙治疗后 60 d 病死率增加 27%(治疗组 35%,对照组 8%,$P=0.02$)、180 天病死率 32%(治疗组 44%,对照组 12%,$P=0.01$)。因此中华医学会关于 ALI/ARDS 治疗的指南并不推荐常规应用糖皮质激素预防和治疗 ARDS。

(2)环氧化酶抑制药及前列腺素 $E_1$:布洛芬、吲哚美辛等环氧化酶抑制药对炎症反应有强烈抑制作用,可改善 ARDS 炎症反应,降低体温和心率。前列腺素 $E_1$ 具有扩张血管、抑制血小板聚集、调节炎症反应、降低肺动脉和体循环压力、提高心排出量、氧合指数和组织供氧量的作用。但有关前列腺素 $E_1$ 对 ARDS 的治疗作用尚不肯定,需进一步研究明确其作用。

(3)一氧化氮(NO):NO 是一种源于内皮细胞的自由基性质的物质,能维持肺内血管平滑肌和气道平滑肌的张力以及参与肺内炎症反应过程和局部免疫。经气道连续吸入 NO 可选择性作用于肺内阻力性小血管,使血管平滑肌松弛,降低肺血管阻力,重新分配肺血流量,改善肺通气血流比例、肺血管阻力和肺动脉压力,提高肺血流量,减少分流,改善氧合,提高 $PaO_2$。许多研究证实,NO 对 ARDS、新生儿肺动脉高压、呼吸衰竭等均显示疗效,但没有确凿证据表明 NO 可降低 ARDS 的病死率。在欧洲开展的一项多中心随机对照的 Ⅲ 期临床试验发现,286 例患者中 180 例吸入最低有效量 NO,尽管治疗组中严重呼吸衰竭的发生率有所降低,但病死率与对照组并无差异。Taylor 等在迄今为止一项最大规模的 Ⅲ 期临床试验中(385 例),观察吸入 NO 的疗效,结果与前面的试验相似,尽管患者的氧合状况有短期改善,但未能降低病死率、缩短机械通气时间。中华医学会 ALI/ARDS 治疗指南不推荐吸入 NO 作为 ARDS 的常规治疗。

3. 应用肺表面活性物质

近 10 年来,肺表面活性物质的疗效已被大量临床实践所证实,成为 ARDS 的主要治疗药物。多中心 RCT 结果表明,其能够明显改善 ARDS 患者的氧合,但机械通气时间和病死率与对照组没有区别。同时,研究者还发现,直接由肺部病变如肺炎或误吸引起的 ARDS 的患者应用肺表面活性物质后病死率较低。尽管肺表面活性物质并不是治疗严重 ARDS 的特效药物,但可以证明应用肺表面活性物质是可行、安全的,至今还没有发现不良反应。根据患者的病情选择给药方式,气管内滴入法是严重 ARDS 患者最好的选择,因为应用这种方法可以在很短的时间内将足量的肺表面活性物质注入气管内;而对于那些肺损伤较轻的患者雾化吸入可能是最好的选择。

肺表面活性物质不仅在维持正常肺功能方面起着重要的作用,而且大量的动物实验及临床研究业已证明 ARDS 时肺功能障碍与肺表面活性物质异常关系密切,这为外源性肺表面活性物质治疗 ARDS 提供了理论依据,但至今的临床研究结果相差很大,可能与个体原发疾病、肺表面活性物质制剂、用药时机、给药方式、剂量及通气模式等不同有关。随着人们对 ARDS 发病机制认识的不断深入,新的肺表面活性物质制剂的研制及用药方案的改进,外源性肺表面活性物质治疗 ARDS 将日趋广泛。

4. 液体管理

液体管理是 ARDS 治疗的重要环节。ARDS 的肺水肿主要与肺泡毛细血管通透性增加导致血管内液体漏出有关,其次毛细血管静水压升高可加重肺水肿的形成。故对 ARDS 应严格限制液体输入。通过限制输液和利尿而保持较低肺动脉楔压(PAWP)的 ARDS 患者,有较好的肺功能和转归,而且,早期限制输液和利尿并不增加肾衰竭和休克的危险性。因此,在维持足够心排出量的前提下,通过利尿和适当限制输液量,保持较低前负荷,使 PAWP 不超过 12 mmHg 是必要的。中华医学会 ALI/ARDS 治疗指南推荐在保证组织器官灌注前提下,应实施限制性的液体管理,有助于改善 ARDS 患者的氧合和肺损伤。

5. 呼吸支持治疗

呼吸支持治疗主要包括纠正低氧血症,提高全身氧输送,防止组织缺氧,并尽早进行营养支持。早期积极的呼吸支持治疗,是纠正或改善顽固性低氧血症的关键手段,使患者不至死于早期严重的低氧血症,为治疗转机赢得时间。呼吸支持治疗主要包括以下内容。

(1)肺保护性通气:即是对 ARDS 患者实施机械通气时应控制气道平台压不超过 $30\sim35$ cmH$_2$O。由于 ARDS 患者大量肺泡塌陷,肺容积明显减少,常规或大潮气量通气($10\sim15$ mL/kg)易导致肺泡过度膨胀和气道平台压过高,加重肺及肺外器官的损伤。

(2)允许性高碳酸血症:采用小潮气量和限制气道平台压力,允许 PaCO$_2$ 高于正常值,即所谓的允许性高碳酸血症是小潮气量和限制吸气压力通气的结果。目前尚无明确的 PaCO$_2$ 上限值,一般主张保持 pH>7.20,否则可考虑静脉输注碳酸氢钠。

(3)肺复张手法:可采用该手法促进 ARDS 患者塌陷肺泡复张,改善氧合。常用方法有控制性肺膨胀法、PEEP 递增法和压力控制法。

(4)PEEP 的合理选择:充分复张塌陷肺泡后应用适当水平 PEEP 防止呼气末肺泡塌陷,改善低氧血症,并避免剪切力,防治呼吸机相关肺损伤。ARDS 最佳 PEEP 的选择目前仍存在争议,可参照肺静态压力–容积(P–V)曲线低位转折点压力+2 cmH$_2$O 来确定 PEEP。

(5)保留自主呼吸:部分通气支持模式可部分减少对机械通气的依赖,降低气道峰值压,减少对静脉回流和肺循环的影响,从而可能通过提高心排出量而增加全身氧输送,有助于使萎陷肺泡复张,从而改善通气血流比例。

（6）俯卧位通气：通过降低胸腔内压力梯度、促进分泌物引流和促进肺内液体移动，明显改善氧合。对于常规机械通气治疗无效的重度 ARDS 患者，可考虑采用俯卧位通气。

（7）镇静镇痛与肌松：机械通气患者应考虑使用镇静镇痛剂，以缓解焦虑、躁动、疼痛，减少过度的氧耗；但尽量避免使用肌松药物。如确有必要使用肌松药物，应监测肌松水平以指导用药剂量，以预防膈肌功能不全和呼吸机相关肺炎的发生。

（8）体外膜氧合技术（ECMO）：理论上防治呼吸机相关性肺损伤的最好办法是以肺外气体交换供氧气和排出二氧化碳，让已受损的肺充分休息和修复愈合。2009 年报道的一项多中心 RCT 研究显示，ECMO 组中 6 个月内存活且能生活自理者占 63%，而传统治疗组仅为 47%（$P = 0.03$）；对于重症 ARDS 患者，ECMO 能带来更好的成本效益。因此，从该研究可以得出 ECMO 能挽救大部分早期的重症 ARDS 患者的生命，改善其生活质量，改善整体的医疗成本效益。

## 三、小结

综上所述，急性肺梗死以及急性呼吸窘迫综合征在肺癌术后的患者人群中发病率并不低而且死亡率极高，往往因为漏诊误诊而耽误了最佳的治疗时机。肺癌手术，尤其是根治性的手术，患者往往因为丧失部分肺功能加上术后疼痛、胸腔积液等因素均表现为不同程度的呼吸困难，而 PE 与 ARDS 的核心症状也是呼吸困难，临床症状的非特异性往往导致诊断性辅助检查的延误。胸外科医生应该时刻警惕，每当肺癌术后的患者出现急性加重的呼吸困难时，都应该把 PE 和 ARDS 列为鉴别诊断之一，并根据上述相关的指南进一步确诊。治疗依赖多学科的合作，尤其是呼吸内科、血液内科及 ICU 的协助才能总体提高 PE 与 ARDS 的治疗效果，降低这两种并发症的致死致残率。

# 第七章

# 肺癌外科治疗

外科手术即肺切除术是治疗肺癌的有效方式。第一例肺癌手术是 1933 年由 E Graham 实施的,他成功完成了一侧全肺切除术,奠定了肺切除术治疗肺癌的基础。在我国,1941 年张纪正完成了首例肺癌的全肺切除术。

肺切除术作为治疗肺癌的重要手段,要遵循肺部解剖特点。肺血管的解剖和游离是肺切除术的基础和关键,肺门及血管周围淋巴结的处理又是肺切除术中的重点和难点。肺切除术的范围要根据癌肿的位置、大小、形态,病期早晚和患者状态来确定,一般分为肺叶切除术、肺段切除术、袖式切除术、全肺切除术和楔形切除术。对于一些局部晚期的肺癌患者可以采用扩大切除,如胸膜、胸壁、心包、膈肌、心房及上腔静脉的部分或全部切除达到根治的目的。在整个肺切除术中要遵循 2 个最大原则,即最大限度切除病变组织和最大限度保留正常组织。

# 第一节　肺切除术

## 一、肺切除术基本操作

### (一)体位和切口

侧卧位和仰卧位是肺切除术最常用的体位。肺切除术常用的切口如下。

1. 后外侧切口

对手术野显露最好,合适肺叶切除、袖式切除和全肺切除。缺点是切断肌肉较多、创伤大、出血多、术后疼痛重。

2. 前外侧切口

虽然没有后外侧切口暴露好,但能较好地完成上叶切除和中叶切除,并且有损伤肌肉少、出血少、疼痛轻等优点。

3. 腋下切口

这个切口优点是美观、创伤小,基本不断任何肌肉,但视野暴露差。

4. 胸骨正中切口

需要电锯纵劈胸骨,切口长,出血较多。在 VATS 应用之前,仅适合双侧肺转移瘤同期切除手术。

对于后外侧切口,不同切口位置适合不同的手术要求:第 3 肋间切口适合显露肺尖部分、交感链和动脉导管;第 4 肋间可用于肺楔形切除、上肺叶切除、纵隔病变切除;第 5 肋间可充分显露下叶肺,用于肺下叶切除和全肺切除术;第 6 肋间适合于食管裂孔区的手术。

### (二)分离胸膜粘连

胸膜粘连通常分为 3 种类型:膜片状粘连、索条状粘连和胼胝状粘连。

1. 膜片状粘连

一般较疏松,不含血管,用纱布团或吸引器钝性分离即可。

2. 索条状粘连

对于细小不含血管的索条可直接剪断或电切;较粗大索条多含血管,应用钳夹电凝或超声刀切断,个别的需要缝扎。

3. 胼胝状粘连

粘连非常致密,如强行分离可进入肺内或病灶,引起不良后果。通常采取胸膜外入路,将壁层胸膜连同肺组织一并分离,超过粘连处再回到胸膜腔内。胸部渗血处应用电凝止血,或用热盐水棉垫压迫止血。

分离粘连应做到肺门结构完全暴露,术者手指能绕过肺门血管。这一点非常重要,在肺血管发生意外时术者能有效控制出血,冷静地采取止血措施。

### (三)肺裂的处理

肺裂常存在发育不全,甚至未发育的情况。对于发育不全的肺裂,可以从其薄弱处下手,找到肺动脉,打开动脉鞘,沿鞘内分离形成隧道,上切割缝合器切断分离肺叶,此方法即是"隧道法"。对于没有发育的肺裂,不要急于处理,可以采取"单向式"切除法,先处理血管、支气管,最后用切割缝合器切断肺裂。

### (四)肺血管的处理

在处理肺动、静脉顺序上,一般是先处理动脉,再处理静脉,可以防止肺部淤血及肺膨胀,防止血液丢失过多。上叶切除要剪开纵隔胸膜暴露血管,中叶或下叶切除一般先打开叶间裂,显露动脉。

(1)游离肺血管:组织镊提起动脉外膜,用手术剪剪开肺血管周围的纤维组织及血管鞘,沿需要方向继续分离并纵行剪开血管鞘,显露动脉足够的长度,用直角钳分离血管时,应注意血管钳的尖部与血管平行分离。

(2)血管游离满意后,分别用 7 号丝线结扎血管的近、远端,于近端侧用 4 号丝线贯穿缝扎、切断。现在常用切割缝合器处理切断,省时安全。

### (五)支气管的处理

处理支气管之前要切断支气管动脉,往往有 2 支,且被淋巴结包绕,故需切除该区域淋巴结,支气管便游离出来。支气管游离不宜过长,一般不超过 1 cm,以免影响支气管残端血运。支气管切断平面应距分叉 0.5 cm 处,避免过长形成盲袋而感染。

1. 丝线缝合法

较早使用的方法,又分间断缝合法和连续缝合法,一般用 3-0 可吸收线缝合残端,进针处距切缘 4 mm,针距 2 ~ 3 mm。缝合过程中吸走支气管内分泌物及血液,避免污染胸腔。

2. 丝线结扎法

用双股 7 号丝线或单股 10 号丝线于支气管根部结扎,打结力度要大,以丝线不断为要求,打完第一个结要用镊子夹住固定,防止松解。

3. 切割缝合器

目前常用方法,省时省力安全,不会污染术野。

支气管处理后,胸腔注水,请麻醉师加压膨肺,压力增加到 25 cmH$_2$O,以检查残端封闭是否严密。如有漏气,则需缝合 1 ~ 2 针。如果是全肺切除或做过化放疗,一般主张用附近组织如胸膜、肌肉、心包等包埋残端。

### (六)置管和关胸

关胸前在腋后线第 7 或第 8 肋间放置 24 ~ 28 Fr 硅胶引流管一根。仔细检查术野有无活动性出血,生理盐水冲洗,清点纱布器械无误后,再合拢肋骨,逐层缝合胸壁。肺叶切除后形成的空腔可由膈肌上升、纵隔移位、胸壁下陷以及余肺代偿性膨胀来填补,故术后一般不会存在残腔。

## 二、肺叶切除术

### (一)一般指征

1. 一般情况

患者的各项理化指标基本正常,工作或日常活动正常,可胜任一般家务劳动,思维活跃,答问正确,查体合作。患者年龄一般控制在 80 岁以下,对于超过 80 岁的患者,如果其生理年龄低于实际年龄,对手术耐受力相对较高,这种情况下手术指征可以放宽。

2. 肺功能

应该从通气功能、弥散功能、血气指标和临床肺功能几个方面综合判断,其中主要看肺通气功能指标。

肺通气功能中主要有肺活量(FV)、第 1 秒用力肺活量(FEV$_1$)和最大通气量(MVV)3 项指标。如果患者这 3 项指标均达预计值 80% 以上,可以耐受任何形式的肺切除术;3 项指标在预计值的 60% ~ 80%,可视为相对安全的;预计值在 40% ~ 60%,如果配合积极术前准备和术后处理,多数患者能够耐受肺叶切除术,但不宜行全肺切除术。在这 3 项指标中,FEV$_1$ 又是最重要最基础的指标。

(1)FEV$_1$>0.8 L:可以耐受肺楔形切除,如肺大疱切除术、肺减容术。

(2)FEV$_1$>1.2 L:可以耐受中叶切除术。

(3)FEV$_1$>1.5 L:可以耐受任何肺叶切除术。

(4)FEV$_1$>1.8 L:可以耐受右侧双肺叶切除术。

(5)FEV$_1$>2.0 L:可以耐受左全肺切除术。

肺通气功能结果处于临界值时要结合弥散功能和血气分析综合判断。通气功能不理想而弥散功能基本正常的患者术后恢复相对较好,但是弥散功能降低者术后较易发生呼吸衰竭。吸氧前后动脉血氧分压变化可以间接反映肺泡弥散状态。正常人不吸氧动脉氧分压大于 85 mmHg,低于 80 mmHg 者提示肺功能中度损害,低于 70 mmHg 者往往肺功能严重受损,难以承受肺叶切除术。如果吸氧后氧分压明显提升,同时二氧化碳没有潴留,提示弥散功能尚好,术后耐受力相对较高。而吸氧后氧分压上升不明显的患者术后极易发生呼吸衰竭。

无法测定肺功能指标时,临床肺功能是重要参考。临床肺功能通常通过登楼实验获得。如果患者能连续步行登上 5 层以上即 100 个台阶,不出现严重的气喘、胸闷、心悸症状,手指脉搏氧饱和度不低于 85%,提示肺功能储备较好,手术耐受度较高,可以承受肺叶切除术。

**(二)禁忌证**

(1)心、肺、肝、肾、脑等重要脏器功能障碍者。

(2)晚期患者,部分Ⅲa 期和Ⅲb 以上患者。

(3)不能耐受单肺通气,肺功能重度损害或动脉血氧分压<60 mmHg,二氧化碳分压>60 mmHg 者。

(4)肺部感染,经 2~3 周抗生素治疗后,24 h 痰量>100 mL,双肺仍有广泛性啰音者。

(5)一般情况差,出现恶病质者。

**(三)麻醉、体位、切口**

肺叶切除术常规在气管插管全麻下进行,现在一些临床中心推出免气管插管静脉麻醉下肺叶切除术。单侧肺通气与手术侧肺的隔离是最优的,可以通过双腔气管插管或支气管阻断实现。少数情况下肺隔离无法实现时,通过间歇性呼吸暂停或低流量通气策略可完成肺门的解剖。

患者在手术台上的体位取决于切口的类型。后外侧入路者,体位应该摆为侧卧位,经前或前外侧入路的开胸患者采取仰卧位或侧卧位同侧略抬高。

侧卧位需要通过弯曲胸腔下面的手术台面或腋下垫高打开肋间隙,手臂于身体前呈 90°弯曲固定可打开腋窝,可放气的袋子或卷巾(纱布或凝胶材料制成)可用于辅助摆放体位。

最常用的切口是后外侧开胸入路。切口起于腋前线或稍后方,向后延续至肩胛下角下后方一个介于肩胛骨和脊柱中间的点。用电刀分离背阔肌,得以保留前锯肌的肌肉。另外,也可避免离断背阔肌,这需要将其从胸腰椎肌肉的筋膜分离,使其前移。如果为了让肩胛骨获得更大的活动度,可在肩胛骨和脊柱间分离斜方肌和菱形肌。然后就可以获得足够的间隙进入胸腔。

**(四)右肺上叶切除术**

1. 应用解剖

右肺上叶动脉变异较少,刚进入肺门即发出第一支称为尖前支动脉,约 60% 呈单支另有 30% 呈双支,供应各肺段。右肺动脉干发出尖前支后进入肺实质走行于斜裂之中,称为叶间动脉或肺动脉中间干。叶间动脉在叶裂汇总区发出后升支动脉供应上叶后段,少数还有在后升支之前发出一小支供应前段。肺静脉常分为前段静脉和中央静脉两支。右主支气管位于肺门后上方,长度 2.3 cm,其第一分支即是上叶支气管,平均长度 0.8~1.2 cm。

2. 手术操作

左侧卧位,取右胸后外侧切口,经第 5 肋间入胸,必要时切断第 5 肋后端。剪开前纵隔胸膜,向后向下侧牵拉肺可保持肺门上血管的张力,解剖显露肺上静脉。肺上静脉上方是静脉与动脉干靠近的地方,而下方的部分是中叶静脉的起始部,注意识别下方的中叶静脉并保护好它。解剖肺上静脉上方,游离出尖前支动脉。切除肺动脉和支气管之间淋巴结,有助于显露动脉。一旦游离完成,可以使用带线结扎、剪刀剪断或使用切割缝合器切断尖前支动脉和上叶静脉。接下来,于斜裂和水平裂交汇处打开叶间胸膜,切除叶间淋巴结,显露叶间动脉干,解剖出后升支动脉,用丝线结扎、切断继续向后打开斜裂,解剖出上叶支气管,切除支气管周围的淋巴结。支气管通常用切割缝合器或锐性剪开然后使用 3-0 和 4-0 的可吸收缝线缝合。最后,使用切割闭合器分离发育一般的肺裂。

### （五）右肺中叶切除术

1. 应用解剖

中叶动脉常与下叶背段动脉一前一后从叶间动脉对应发出。中叶静脉与上叶静脉分界有时不甚明显,特别在水平裂发育不良的患者更常见,这种情况下要仔细辨认,防止误伤。

2. 手术操作

向前牵拉中叶,向下牵拉下叶,剪开斜裂和水平裂的叶间胸膜,解剖汇总区,显露叶间动脉,解剖中叶动脉。中叶动脉一般分为两支,也有共同主干再分出内外两支,分别予以结扎、切断。向后牵拉中叶、上叶,于肺门前方剪开纵隔胸膜,显露并游离中叶静脉,仔细分辨上叶静脉以防误伤。结扎、切断中叶静脉。提起中叶游离中叶支气管,于其根部离断支气管,并缝合。如有条件可用直线切割缝合器处理,如果叶间裂发育较差,使用闭合器向前方分离叶间裂,离断中叶静脉。切除肺门和支气管旁淋巴结以暴露中叶支气管,并将之离断。剩下的中叶动脉则很容易识别并分离切断,切断水平裂,移除右肺中叶。

### （六）右肺下叶切除术

1. 应用解剖

下叶肺动脉和下叶静脉较为恒定,因为下叶背段动脉与中叶动脉相距较近,有时高于中叶动脉位置,故注意保护中叶动脉避免误伤。基底段动脉是肺动脉的终末支垂直走行进入下叶基底段。右主支气管分出上叶支气管后延续部分称为中间支气管,长约 2 cm,继续向前分出中叶支气管,随即向后分出背段支气管,解剖学上下叶支气管即指中叶支气管到背段支气管之间的一小段,长度约 0.5 cm。故切除下叶时特别是用切割缝合器时一定保护好中叶支气管开口。

**2. 手术操作**

将下叶向前上牵拉,用电刀分离下肺韧带至下肺静脉处。切除下肺韧带淋巴结,向后方分离胸膜至右上叶支气管起始段,向前分离至中叶静脉水平。切除位于中间支气管和下叶静脉之间的肺门淋巴结,游离下肺静脉。

如果叶间裂发育良好,电刀分离剩余的斜裂前方覆盖的胸膜,将右肺下叶和中叶分别向足侧和前方牵拉,解剖汇总区。与中叶切除一样,识别和切除叶间淋巴结可以暴露背段、基底段肺动脉和中叶支气管的起始段。游离下叶肺动脉,用丝线结扎切断或直线切割缝合器切断。同法切断下肺静脉。游离下叶支气管,用直线切割缝合器切断,切断之前要双肺通气验证中叶支气管通畅。

如果叶间裂发育不完全,可以先切断肺下静脉,依次向上分离解剖下叶支气管,切除叶间淋巴结,游离出下叶支气管用直线切割缝合器闭合切断。一旦静脉和支气管离断,仅存的结构即为肺动脉和斜裂的后部。分离、切割基底段动脉和背段动脉,用直线切割缝合器切开剩余的斜裂。此方法即是"单向式"切除。

### (七)左肺上叶切除术

**1. 应用解剖**

左侧肺门边界,前方是膈神经,后方是降主动脉,主动脉弓经左肺门上方跨越左主支气管和左肺动脉干,下方是肺韧带。

肺上静脉位于左肺门前方,其后上缘紧邻左肺动脉前下壁,总干长 0.6~1.2 cm。肺下静脉位于肺门后下方、下肺韧带的止端内,沿肺韧带容易找到,总干较上肺静脉略长。左肺动脉干居左肺门最上偏前部,其总干较短,一进入肺实质即发出前段动脉或尖前支,然后绕过左主支气管上方与下叶支气管前方进入斜裂并向下延伸。依次发出后段动脉1~2支,背段动脉和舌段动脉1~2支,背段动脉常与舌段动脉相对的叶间动脉后壁发出,之后左肺动脉进入下叶肺实质延续为基底干动脉。左上叶肺动脉分支变异较多,少则2支,多则6支,以4支多见,手术时逐一寻找。

左主支气管较右主支气管细长,平均长度4.9 cm,位于左肺动脉的后下方,其上方有主动脉弓,后方与食管、降主动脉相邻。左上叶支气管经左肺动脉下缘向前外进1 cm后分为上下两支,下支为舌段支气管,上支称为固有支,上升0.8 cm后分为前段支气管和尖后段支气管。

**2. 手术操作**

于左肺门前方膈神经后方剪开纵隔胸膜,绕过肺门上方沿降主动脉前方继续剪开纵隔胸膜,注意保护迷走神经和喉返神经。

左上肺静脉处理较右侧简单,不用考虑中叶静脉问题。将上叶向外后侧牵拉肺保持上肺门血管张力,辨认出上肺静脉,静脉鞘膜不如肺动脉鞘清晰,但静脉壁韧性强于肺动脉,可以大胆解剖,上肺静脉上方就是左肺动脉干,将两者间隙充分打开。上肺静脉下窗空间大,往往有叶间淋巴结,可以分离切除,上肺静脉后方是上叶支气管,将两者间隙打开。用直角钳通过上肺静脉后方,7 号线结扎或直线切割缝合器切断。

左肺上叶肺动脉变异较多,分支数目变化较大,要逐一切断。左肺动脉第一支为前段或尖前支动脉,它粗而短并与左肺动脉干呈锐角,暴露牵拉不当会引起血管根部撕裂出血,务必小心。肺动脉切除顺序可以从近端开始也可以从叶间舌段动脉开始向近端处理。

如果叶裂发育较好,可以先于叶裂中断剪开动脉鞘,沿鞘下间隙纵行剪开鞘膜,在斜裂前中1/3交界处叶间动脉前缘找到舌段动脉,一般1~2支。使用4号线结扎、切断。继续沿动脉干长轴向近端剪开动脉鞘,切除发育不全的肺裂,依次显露并切断后段动脉1~2支,尖段动脉1~2支。最后显露尖前支,用剪刀尽量游离出足够的长度,用小直角钳绕过动脉扩大间隙,用7号线结扎、切断或直线切割缝合器切断。

左上叶支气管位于斜裂中部,离断血管后即可暴露,因其比较短,总长不足1cm,为求结扎牢靠,支气管切缘可以分别切在舌段和固有段支气管上。中央型肺癌宜采取切断缝合法。

### (八)左肺下叶切除术

1. 应用解剖

左肺动脉刚进入斜裂即发出背段动脉,之后依次发出外、后基底段动脉和前内基底段动脉,期间有上叶舌段动脉其至后段动脉分支发出。故处理下叶动脉时经常需要对背段动脉和基底段动脉分别处理。左下肺静脉位于下后肺门,单独发出,方便处理,偶有与上肺静脉共干的情况,故常需暴露上肺静脉以避免误伤。左下叶支气管位于叶间动脉的后内侧,位置较深,需牵开动脉才能显露其根部。

2. 手术操作

自然分开左上和左下叶,探查斜裂,锐性分离或者使用电刀分离叶间裂前方覆盖的纵隔胸膜,识别和切除叶间淋巴结,游离暴露背段和基底段动脉,用7号线结扎、切断或用直线切割缝合器切断。用电刀游离下肺韧带至下肺静脉处,切除下肺韧带淋巴结,游离下肺静脉,用7号线结扎、切断或用直线切割缝合器切断。切除后方肺门淋巴结,然后将胸膜分离至后方至左肺动脉干水平,前方在下肺静脉以上。于叶间动脉后面游离下叶支气管,切断其表面的支气管动脉,于其根部双7号慕丝线结扎、切断或直线切割缝合器切断。

如果叶间裂发育不完全,可以采取"单向式"切除,即先暴露处理下肺静脉,切除叶间淋巴结和后方肺门淋巴结,游离处理下叶支气管,再游离处理下叶动脉,最后用直线切割缝合器切断斜裂。

### (九)右肺中下叶切除

临床上经常需要做右肺中下叶双肺叶切除,这是因为下叶的周围型病灶常常越过下斜裂侵犯中叶支气管或肺实质,而下叶的恶性肿瘤往往伴有中间支气管周围淋巴结转移并侵犯中间支气管或中叶动脉,只有实施双肺叶切除才能彻底切除病变。

处理中叶静脉和下叶静脉见右肺中叶切除和右肺下叶切除。叶间肺动脉进入叶裂先后分出中叶内侧支、上叶后升支、中叶外侧支、背段动脉和基底段动脉。大多数情况下可以在背段动脉和中叶动脉上方7号线一次性结扎、切断或直线切割缝合器切断,偶有需要单独处理中叶动脉或背段动脉后再处理叶间动脉、基底段动脉。

游离中间支气管,切除其周围淋巴结与纤维结缔组织,暴露中间支气管与上叶支气管分叉处(俗称小隆突),于中间支气管根部双 7 号线结扎、切断或直线切割缝合器切断。

# 第二节　袖式切除术

支气管袖式切除术,即将部分受病变累及的支气管成段切除,后将病变远近端支气管重新吻合。支气管袖式肺叶切除术在进行支气管袖状切除的同时,将该段支气管所对应的肺叶一并切除,达到切除病变的目的,同时减少正常肺组织损伤。

## 一、背景

支气管袖式切除术最早由英国的 Price Thomas 医生在 1947 年完成,他为一例右肺上叶支气管腺瘤的患者,做了右主支气管环切手术,并将右主支气管同中间支气管进行了吻合。手术获得了成功,这例患者是一名英国皇家空军飞行员,术后他很快返回了繁忙的工作岗位。随后,他又为一例因左侧肺结核导致左主支气管狭窄、左上叶毁损的患者进行了手术,保留了左肺下叶。由于他的前瞻性手术研究,使得胸外科医生们发现,支气管的断端也可以像肠管一样重新吻合起来。

随后的研究逐渐增加,1955 年,Paulson 和 Shaw 做了第一篇关于支气管成形术的总结,共 18 例患者,良恶性病变都有,他们提出,对于合并 COPD 的患者,术中尽量保留功能性肺组织的重要性。1959 年,Johnston 和 Jones 对 98 例袖状切除病例进行了回顾。通过这篇重要的文献,研究者得出结论,支气管袖状切除术是安全的,且同其他更大范围切除手术(如全肺切除术)相比,早期生存率是一致的。1959 年报道 Allison 完成了第一例肺癌的肺叶支气管–动脉双袖状切除术。1986 年另一篇重要的文献发表,德国的 Vogl–Moykopff 等对支气管袖切的指征、技术及预后等进行了回顾总结,在这篇颇有历史意义的文章中,他们建议,支气管肺的袖切手术应该更积极开展,尤其对于肺癌患者。

原则上说,任何一叶肺组织均可行支气管袖式肺叶切除术。目前文章报道的大多数病例为右肺上叶中心型病变,这也是袖式切除最常见的手术指征。这同右肺上叶支气管的解剖特点有关,因为右主支气管及中间支气管相对较长,吻合操作方便,而且,右上叶肿瘤较少向远端、中下叶转移。其次是左肺上叶的袖式切除术。在为肺癌患者行支气管袖式肺叶切除术的时候,如肿瘤侵及肺动脉,则可能要同时行血管成形术。

## 二、手术指征

支气管袖式肺叶切除术的指征:外科手术的目的首先是能够保证最大限度地切除病变组织,同时也尽可能保留正常肺组织。对于中心型病变,累及段以上支气管,都可以考虑袖式切除,从而能够更多保留患者正常肺功能。

### (一)对于肺功能正常的患者

近年来,越来越多的胸外科医生已经认识到,如果没有手术技术上的障碍,肿瘤也能够达到完整切除,那么,即使对于那些肺功能基本正常,或没有表现出肺功能不足,甚至能够耐受全肺切除的患者,袖式切除也是最好的选择。有观察也发现,对于掌握了袖式切除技术的胸外科医师而言,他们也更倾向于避免全肺切除术现在。已经有越来越多的患者通过袖式切除术避免了全肺切除,同时不影响生存。

### (二)对于肺功能差的患者

肺功能差是很多中心型病变患者无法耐受手术的主要原因。对于那些同时合并严重 COPD 而无法耐受全肺切除的中心型肺癌患者,虽然这种手术方式的吻合口瘘及围手术期病死率比肺功能正常者要高,但也有报道指出,这类患者的 5 年生存率依然能够达到 18%,比不完整切除的同组患者(5 年生存率为 0)还是要好得多。可见,袖式切除为很多中心型肺癌,但肺功能不足的患者争取到了手术机会。

### (三)对于 $N_1$ 淋巴结阳性患者

$N_1$ 淋巴结阳性患者是否适宜采用袖式切除术还是有一定争议的。倾向于全肺切除者的观点是,这类患者的肿瘤可能已经累及支气管周围淋巴及神经等结构,这时,全肺切除才能够提供更完整、更彻底的切除机会。当然,也有文献报道,实际情况并不完全如此,袖式切除能够获得与全肺切除相近的治愈率。一项随机对照研究中,60 例袖式切除的患者,同 60 例全肺切除患者进行比较,他们得出结论,只要能够完整切除,$N_1$ 淋巴结阳性与否都应尽可能选择袖式切除。同时,在治愈率相近的情况下,袖式切除术较全肺切除更加安全也是选择这一术式的主要原因。

## 三、术前检查

对于拟行袖式切除的患者,我们应该尽可能地完善术前检查,详细评估病情。除一般的心肺功能检查、血液化验等,纤维支气管镜检查是必需的。因为,气管镜检查可以通过腔内观察,来确定袖式切除是否可行。术前,我们应仔细观察气管镜并详细描述肿瘤所处的位置,多数肿瘤是位于叶支气管开口处的。同时,在做气管镜检查的过程中,应该仔细观察患者在深呼吸及咳嗽等活动时,肿瘤周围支气管壁的活动度,如果活动度很差,那说明肿瘤可能有浸润周围支气管壁的情况。

CT 扫描也是必需的,是对支气管镜检查的有力补充,可以详细评估肿瘤外侵的程度。尤其是,肺血管增强 CT 扫描,能够更加细致地为我们提供肺血管同肿瘤间关系的信息,对于那些中心型病变,可能行全肺切除的患者更加必需。某些情况下,磁共振(MR)也可采用,来协助鉴别那些 CT 表现不明确的病变。

除此之外,纵隔镜检查评估淋巴结也是值得提倡的。因为,如果术前我们发现明确的 $N_2$ 病变,那么,袖式切除就值得商榷了,部分这类患者的根治手术还是应该选择全肺切除。

## 四、术中处理注意事项

支气管袖式肺叶切除术的难点就在于术中对于术式可行性的判断。肿瘤的外侵情况、$N_1$ 淋巴结处置、支气管切缘阳性时的处理等,都是难点。实际临床操作中,多数是在完全游离支气管及动脉分支,且结合术中病理检查下做出袖式切除是否合适的判断的。术中对支气管切缘进行冰冻病理检查,是确定完整切除的关键步骤,也是决定袖式切除的重要参考。支气管周围淋巴结阳性不影响袖式切除,但叶间淋巴结阳性,如右肺上叶肿瘤,叶间淋巴结受累,那么,中叶可能需要同时袖式切除,以保证切除的完整性。左侧叶间淋巴结阳性,则可能不得不迫使我们选择全肺切除而不是袖式切除。

### 五、术后注意事项及并发症的处理

支气管袖式肺叶切除术的术后注意事项同标准的肺叶切除术并没有太大区别。但对于袖式切除术的患者,术后我们尤其要注意液体的管理、镇痛及排痰。有报道发现,袖式切除术术后更易出现痰潴留及肺炎。因此,做好呼吸功能锻炼和肺部排痰的物理治疗是极其重要的。如果患者不能很好地配合排痰,那么,就应该行床旁支气管镜吸痰,对袖式切除的患者可以常规于术后第一天行支气管镜检查,这样不仅吸痰,同时也可以观察吻合口情况。术后用药方面,在早期常规使用激素来减轻吻合口水肿并不是必需的。

袖式切除远期并发症主要是迟发吻合口狭窄,有 2%～5% 的发生率,大多数都同手术阻断远端支气管血运有关。主要的处理方法,首先是考虑能否支气管镜下扩张吻合口。对于部分患者,也可以考虑再次手术,将狭窄段切除,再次吻合,或者考虑全肺切除。还有,就是袖式切除术的局部控制率问题。回顾分析比较困难,因为目前局部/区域复发的定义还不是很统一,即使如此,我们也没有发现袖式切除比全肺切除对局部控制更差。有研究发现 22.5% 的袖式切除术后出现了局部/区域复发,但只有 4.5% 的患者是死于局部/区域复发的。

总之,目前支气管袖式肺叶切除术治疗肺癌已经获得了越来越广泛的认同,即使对于肺功能正常的患者,也是应该采用的。大多数患者术后的肺功能及生存率结果,都明显优于全肺切除。

# 第三节　全肺切除术

### 一、全肺切除的手术适应证

侧全肺切除使肺功能骤然削减 40%～50%,呼吸和循环系统将承受较大的额外负荷,原有慢性阻塞性肺疾病或者心脏储备功能较低的患者术后易并发呼吸功能不全、心律失常、急性心肺衰竭等并发症,全肺切除术后一旦并发支气管胸膜瘘或胸腔感染往往很难控制,所以全肺切除的手术并发症和手术死亡率均高于肺叶切除。同时全肺切除的患者体力和活动能力受到极大的限制,生活质量明显下降。因此,决定行全肺切除术时必须十分慎重,凡是有可能避免行全肺切除术的应尽量争取肺叶切除术或袖式切除术,对 60 岁以上伴有心功能降低及糖尿病、严重高血压等严重其他基础疾病的患者更应谨慎从事。全肺切除术最常见的适应证是中心型肺癌,其次是单侧肺广泛支气管扩张及肺损毁。具体如下。

### (一)无法施行肺叶切除或袖式切除的原发型肺癌

常见情况包括:癌灶直接侵犯肺动脉主干或叶间肺动脉,淋巴结包绕叶间动脉或叶、段动脉根部,病灶跨叶侵入邻叶,中心型肺癌支气管腔内病变超过肺叶切除和袖式切除的根治范围。

### (二)肺损毁

肺结核导致的单侧肺广泛纤维化,长期反复感染,顽固性脓痰。

### (三)支气管内膜结核导致的全肺不张

术前气管镜检查主支气管闭塞,术中探查上下叶支气管全长闭塞,软骨环消失,支气管呈实心条索样。

### (四)单侧广泛性支气管扩张症

经 X 射线胸片、CT,尤其是支气管造影证实单侧上下叶广泛性支气管囊柱状扩张,患者长期脓痰,反复咯血。

### (五)急性单侧肺大咯血

临床一次咯血超过 300 mL 保守治疗无效,气管镜及其他辅助检查明确出血为单侧,但难于确定来自哪一肺叶,应做全肺切除。

### (六)弥漫性胸膜间皮瘤

大面积侵入叶间裂和肺实质的弥漫性间皮瘤有时需考虑胸膜全肺切除。

## 二、全肺切除前的手术探查

全肺切除在手术中首先要做全面的详细探查,对恶性病变尤其重要,一方面是要确定病肺能够安全切除,另一方面是不要错失肺叶切除的可能性。术前评估毕竟是间接的,支气管切除范围可通过术前支气管镜检查确定,术中探查的重点是要确定肺动脉可否安全分离。开胸后先分离胸膜腔粘连,暴露肺门,要打开肺动脉和肺上下静脉表面的纵隔胸膜,初步分离各肺门结构,剥除覆盖于肺门表面的淋巴结,再结合手指扪诊才能确定肺动脉和上下肺静脉是否可以进行安全处理。不对各肺门结构做初步分离,隔开纵隔胸膜对肺门的粗略探查往往不够精确,有时会错失肺叶切除的机会。如初步探查提示手术有困难,应进一步切开肺动脉、肺静脉表面的心包做心包内探查,若无心包腔粘连,心包间隙尚存在,则进一步沿肺动脉和肺静脉根部扩大心包切口,暴露肺动静脉的心包内段,直视下用手指探查,肺动静脉在心包内一般尚有 1.0 ~ 1.5 cm 距离可供安全结扎。当心包内端已被肿瘤侵犯应立即放弃手术。凡初步探查提示存在有免于全肺切除可能性的,应进一步打开叶裂暴露叶间动脉,从叶裂内探查各叶段动脉,凡有可能者均应该行肺叶切除术,避免不必要的全肺切除术。

## 三、右全肺切除术

右全肺切除要妥善处理右肺动脉、上下肺静脉及右主支气管。

### （一）处理右肺动脉

将肺向后下方牵开暴露肺门前上界,向上推开奇静脉弓,沿奇静脉下缘、右肺动脉及右主支气管表面纵隔胸膜,切开肺动脉鞘膜,沿鞘膜下间隙向肺实质方向分离到尖前支动脉根部,向纵隔方向分离到上腔静脉前缘。右肺动脉下方为上肺静脉,向下牵开上肺静脉,紧贴肺动脉解剖使肺动脉与上肺静脉上缘分离。右肺动脉后方为右主支气管,向后牵开右主支气管,紧贴肺动脉解剖使肺动脉后壁与右主支气管分离。以小直角钳钝性游离右肺动脉下壁,绕过右肺动脉导出 7 号丝线,贴紧纵隔结扎,结扎线远侧 0.5 cm 处安置止血钳 2 把,两钳间间断肺动脉,近心端缝扎一道后再于第 1 结扎线近侧加做一道结扎,使肺动脉近端形成三重结扎。远侧残端一道结扎止血。

### （二）处理上下肺静脉

右侧上下肺静脉的处理方式与右肺上中叶切除和右肺下叶切除的处理方式相同,对靠近上下肺静脉根部的某些中心型肺癌,可能需要从心包内处理肺静脉。

### （三）处理右主支气管

将肺牵向前下方,将奇静脉弓推向上方,清扫奇静脉与右主支气管间的奇静脉组淋巴结,用手探查即可扪及右主支气管壁软骨环。将右主支气管表面纵隔胸膜向后下剪开,透过纵隔胸膜可见食管于右主支气管后方垂直经过,轻轻推开食管可暴露右主支气管膜部。膜部与食管之间有迷走神经经过,尽量勿予切断,膜部表面常有 1～2 支支气管动脉,给予结扎切断。将右肺向前方牵开显露左心房后壁,于左右支气管之间、左心房后方与食管前方区域为隆突下淋巴结(7 组),紧贴右主支气管下壁向隆突解剖即可将隆突下淋巴结清除。清扫时剪刀应紧贴淋巴结包膜分离,防止对侧纵隔胸膜和食管损伤。隆突下常有来自主动脉的支气管动脉 1～2 支,压力较高,清扫淋巴结时应尽量结扎后切断。隆突下淋巴结清除后隆突即显露,与右主支气管前壁相邻的右肺动脉已被切断,用示指沿右主支气管上缘自上而下即可勾出右主支气管,根据病变情况采取不同的支气管处理方式。良性病变或周围性恶性肿瘤,尽量采取腔外结扎+残端间断缝合的方法,此法残端发生胸膜瘘的概率低,还可以减少呼吸道分泌物的污染机会,减少对麻醉通气的干扰。主支气管管径大,软骨环坚韧,单凭结扎很难扎牢,万一术后因患者剧烈咳嗽或其他原因导致结扎线脱落,后果极其严重,因此单纯结扎极不可取。结扎后残端间断缝合的第 1 针一定要将膜部缝住,防止膜部回缩造成漏缝,采用合成线或可吸收线时,其中 1～2 针可超过结扎线借缝线使结扎得到固定防止滑脱,进针点宜靠近结扎线,防止缝合与结扎之间存在残腔。中心型肺癌宜采取切断缝合法关闭残端以防切缘癌残留。如膜部组织健康,可采用膜部对环部间断缝合,这种方式残端张力较小,针距 0.3 cm 左右,边距 0.4 cm 左右,进针宜避开软骨环以免软骨碎裂。如膜部菲薄,易发生膜部针眼撕裂,宜采用环-环对缝的方式,此时残端张力较大,边距亦应稍大,打结宜收紧,必要时加 1～2 针褥式减张缝合。对残端愈合有疑虑者可采用环膜对缝 2～3 针后再将环-环对折的 4 层缝合。全肺切除无论采用哪种残端关闭方式,支气管内残端的盲端均不可超过 0.5 cm,过长的盲端可能积聚分泌物,引起局部炎症,甚至发生支气管胸膜瘘。正常情况下全肺切除后的支气管残端一般不需要特殊处理,遇有特殊情况如肺癌放疗后或肺结核等,应对残端做进一步加固,如肋间肌包盖等。

### 四、左全肺切除术

左全肺切除与右全肺切除不同仅在主动脉弓下区域的操作,其上下肺静脉与支气管处理与右肺相似。左肺门后上方为主动脉弓,将肺推向下方显露主动脉弓下区域和肺门上缘,透过纵隔胸膜可见膈神经和迷走神经沿主动脉弓表面分别越过肺门前方和后方向下延伸。避开 2 根神经剪开纵隔胸膜,此区为左肺门淋巴结和主动脉弓下淋巴结所在区域,清楚该两组淋巴结后左肺动脉上缘即可暴露,剪开肺动脉鞘,沿鞘下间隙水平解剖,左肺动脉前下方为左肺上静脉,后方为左主支气管,分别将左肺动脉的前后缘与两者分离,以钝头小直角钳钝性分离左肺动脉下缘,绕过左肺动脉导出 7 号线结扎左肺动脉,常规方法于结扎线远侧钳夹、切断、缝扎。剪开纵隔胸膜和清扫主动脉弓下淋巴结时尽量避开膈神经和迷走神经,不要无故切断。左侧喉返神经自迷走神经分出后自外向内绕主动脉弓下缘行进于气管食管沟,清扫时尤其注意操作精细,切勿损伤。依次处理上下肺静脉,清扫隆突下淋巴结,处理左主支气管。左主支气管较长,隆突深居纵隔内,在离断前应尽量将患肺向外牵拉便于切端处于隆突下 0.5 cm 处。有时可先将患肺于左主支气管较远处切除,残端在 2~3 把组织钳向外牵拉下重新于近隆突处做第 2 次切除并闭合残端。残端处理完毕后自然回缩至主动脉弓下纵隔组织内,残端常得到自然覆盖。

### 五、袖式全肺切除

袖式全肺切除是患侧全肺连同隆突、气管下段和对侧支气管近段的整体切除,对侧支气管与气管对端吻合的手术方式,属于扩大的肺癌根治术,主要应用于侵犯隆突、对侧主支气管内和气管下段的中心型肺癌。最初报道于 1950 年,当时认为困难巨大,其后20 年进展缓慢,全世界仅有数例报道。20 世纪 70 年代起手术例数逐年增加,然而手术死亡率仍然达到了 30% 左右。80 年代中期以来世界各主要胸外科中心逐步普遍开展这一手术,手术在此期间逐渐成熟。随着诊断水平的不断提高、麻醉技术的发展及手术技术的进步,目前手术死亡率已降至 10% 以下,成为扩大肺癌手术指征、提高肺癌根治率的有效的手术方式。

#### (一)手术指征

袖式全肺切除术手术操作复杂,麻醉通气要求高,手术死亡率相对较高,切除后万一不能顺利重建气管,后果极其严重,需要严格把握手术指征。术前必须通过气管镜、胸部CT、气管额面分层摄影、胸部平片全面评估病情。理论上主支气管癌灶距离隆突 1.0 cm以内即有隆突切除指征,但凡经患侧主支气管楔形切除,术中冷冻切片证实切缘癌阴性者仍以采取隆突成形方式为妥,不要贸然施行袖式全肺切除术。癌肿侵犯隆突、对侧主支气管和气管下段是袖式全肺切除的绝对指征,术者对切除长度必须有冷静的控制,切除前对重建时吻合口张力有可靠的估计。左右比较而言,右胸无论视野的暴露还是手术操作的便利都大大优于左侧,右侧袖式全肺切除时支气管切除长度可略微从宽,但左侧应绝对从严掌握。根据报道,以后外切口下右全肺袖式切除为例,气管下段切除极限为

2.0 cm,左主支气管近端切除极限为 1.5 cm,两者累计切除不得超过 4.0 cm,按体内标志法,气管下段切除范围最好控制在 3 个软骨环之内,对侧主支气管切除范围最好控制在 2 个软骨环之内。肺门冷冻不一定成为手术的绝对禁忌,清扫肺门组、奇静脉组、主动脉弓下组、上腔静脉组淋巴结,心包内处理肺动静脉之后,只要癌肿可以根治性切除仍适应本手术,心包切开可部分降低吻合口的张力。综合所有报道,5 年生存率为 20% 左右,得到长期生存的绝大多数为鳞癌,选择患者时肿瘤的病理分型应有所考虑,鳞癌、腔内型、非 $N_2$ 者长期效果优。

### (二)手术操作

1. 手术切口问题

袖式全肺切除的难点之一是手术暴露上的困难,几乎所有的剖胸切口都被报道过用于施行该手术。右肺袖式切除公认的理想切口是右后外侧剖胸切口,切断奇静脉,清扫隆突下淋巴结群后气管下段与左主支气管近段可获良好暴露,松解和吻合也较为便利。胸外科医师都熟悉这一体位下的胸内局部解剖,操作时不易发生始料不及的困惑。左全肺袖式切除究竟哪种切口较为合适尚有争论,归纳起来主要集中在后外侧切口、胸骨正中切口和正中切口+前外切口 3 种类型上。左后外切口下主动脉阻挡于隆突侧方,必须翻开主动脉弓才能暴露隆突与气管下段,翻开主动脉弓后切断和吻合气管支气管仍较便利,并无特别碍事之处。为了避免翻转主动脉弓这一程序,有些术者采用胸骨正中劈开切口,直接从升主动脉后方暴露隆突区域,在纵隔内完成支气管的切断与吻合,再打开纵隔胸膜进行肺血管处理。正中切口的另一附带优点是可以通过切开对侧肺动脉、肺静脉心包折返环达到减张目的。为了弥补正中切口处理肺门血管和清扫淋巴结的不便,另外一些术者于胸骨正中切口中断,沿患者第 4 肋间再加做一个前外侧切口,使胸腔部分的暴露更加理想。适应本手术的患者大多是较为严重的中心型肺癌,往往原发病灶体积较大伴有纵隔淋巴结转移,需要进行仔细的肺门结构解剖和广泛的淋巴结清扫,后外切口下的局部解剖学关系也为最大多数的胸外科医师所熟悉,我们推荐后外侧切口作为左全肺袖式切除的常规切口。

2. 麻醉通气问题

这是袖式全肺切除能否成功的另一关键点,由于对侧支气管被完全横断,为了维持对侧单肺通气曾有各种尝试,包括设计各种各样的气管插管和采用各式各样的机械通气模式。根据我们的实际经验和体会,以普通的单腔气管插管辅助一根从手术野直接插入对侧支气管切端内的加长临时通气管最为实用、简便、安全。手术开始时按常规单腔口插管维持麻醉通气,按全肺切除程序处理胸腔粘连和肺血管,清扫各组淋巴结,暴露隆突区域。当对侧主支气管切断后迅即将事先消毒好的加长单腔气管由术者直接插入对侧支气管,打足气囊并妥善固定好,加长管的另一端递给麻醉师做手工人工呼吸,根据麻醉检测仪调整好插管深度和气囊压后先吻合口后壁,后壁完成 1/3 ~ 2/5 周时即拔出该插管,吸尽气管内分泌物,再将口插管向深部送入使其端部跨过吻合口进入对侧主支气管。继续缝合吻合口其他部分,当吻合口将要完成时将口插管退回吻合口上方的气管下段恢复正常通气以免刺破气囊。变换插管的过程中手术区医师与麻醉师需要密切配合相互联络,最好请麻醉师同时观察手术野中的操作进度,以便及时调整协调。

3. 手术步骤

(1)右全肺袖式切除:单腔口插管双肺通气,左侧卧位,右后外侧切口经第 5 肋间进胸。按全肺切除常规分别处理右肺上下静脉和右肺动脉。结扎、切断奇静脉弓,断端双重缝合结扎。沿气管后缘纵向剪开上纵隔胸膜,清扫奇静脉组和上腔静脉组淋巴结并使气管下 1/3 段获得暴露。向前上方牵开右肺,沿右主支气管内侧壁向纵隔深面清扫隆突下淋巴结,使隆突下壁和左右主支气管内侧壁获得良好显露。提起右主支气管将其连同右肺轻轻向切口方向牵拉,使气管下段、隆突和左主支气管起始部略微右移获得充分暴露,紧贴管壁钝性分离气管下段和左主支气管开口部,使两者全周充分游离。分别于左主支气管预切点和气管预切点置牵引线 1 ~ 2 针以防切断后切端回缩,缝扎左主支气管周围的支气管动脉。请麻醉师充分吸尽气管分泌物,过渡通气几分钟后首先切断左主支气管,遇有支气管动脉出血要迅速电灼止血并吸净左主支气管内积血。将续接加长管的单腔气管插管直接插入左主支气管打足气囊,调节好深浅和气囊压力后妥善固定于切口边缘并指定助手专职监管,每当滑出要及时插回。开始左侧单肺通气后麻醉师应再次核查各项麻醉监护指标,必要时对呼吸机参数进行适当调整。通气调整完毕后提起隆突和气管下段,紧贴气管壁向上分离至气管切缘上约 0.5 cm 处,为尽量保全气管支气管的血供,切断气管时切勿过度游离切端两侧的结缔组织,进一步的松解应待吻合时拉拢切端有困难时再进行。将口插管外退至气管预切方,以刀片横断气管,断面力求锐利整齐,条件允许的情况下膜部可留长一些以抵消膜部回缩造成的后壁过短。移除手术标本,术野彻底止血、消毒。轻轻推开左主支气管插管及其气囊,以 3-0 合成线在吻合口后壁(吻合口左侧壁)预置 3 ~ 4 针缝线,主刀与助手同时打结,打结时请麻醉师将头部前倾以降低吻合口张力,以避免最初几针缝线切割张力最大的缝点。当吻合口后 1/3 ~ 2/5 周完成后,拔出左主支气管中的加长通气插管,将口插管越过吻合口推送至左主支气管内通气。继续缝合吻合口前半弧和后半弧,当缝合至仅剩吻合口前壁(吻合口右侧壁)1/4 周时,再将口插管退回至吻合口上方的气管下段,恢复常规通气,此举目的在于防止插管被缝住或气囊被刺破。如吻合口张力很大或吻合欠满意,再以带蒂肋间肌覆盖吻合口。手术后常规做颏-胸固定 2 ~ 3 针,维持 3 周左右,术后 3 d 内每日常规气管镜吸痰 1 次。

(2)左全肺袖式切除:其原则、通气方法和吻合技巧同右全肺袖式切除相同,在左后外切口下,所异者仅为翻开主动脉弓这一操作步骤,在弓上区域切断气管和进行吻合口缝合。由于主动脉弓上区域操作空间小,位置较深,还要伸入一根右主支气管通气管,手术技巧要求较高,各组袖式全肺切除的报道中左右侧手术例数之比均在 1∶10 左右,除了左主支气管较右主支气管长,左侧肺癌较少侵犯到隆突这一原因外,左侧手术较为困难也是原因之一。当处理完左肺血管后,于弓降部切开纵隔胸膜,结扎 1 ~ 2 对肋间动脉,以阔沙带向下牵开主动脉弓,在主动脉弓下暴露隆突和切断右主支气管,从主动脉弓上方向右主支气管插入通气管,妥善固定牢后再从弓上或称弓后区域解剖分离气管下段和切断气管,移走手术标本。右主支气管与气管对端吻合的具体操作可参见左全肺袖式切除。吻合完成后松开主动脉牵引带,主动脉弓自动复位,吻合口即自然陷于纵隔深处,一般无须再用其他组织包盖,最后于膈上平面结扎胸导管防止乳糜胸。

### 六、胸膜全肺切除术

#### (一)概况

胸膜全肺切除是指在胸内筋膜间隙整体剥离壁层胸膜,于胸膜囊外处理肺门结构,将脏、壁胸膜连同全肺整体切除的手术方式,于20世纪40年代末首次进行结核性脓胸伴毁损肺的外科治疗,由于创伤巨大,失血量惊人,早年手术死亡率很高。70年代中期以后临床报道又逐渐增多,主要用于治疗弥漫性胸膜间皮瘤、慢性脓胸、支气管胸膜瘘等。随着病例选择、手术操作和术后处理的改进,目前手术死亡率已降至10%以下。个别报道选择性用于部分多发性胸膜腔转移的原发性肺癌患者。手术成功与否很大程度上取决于病例的选择,年龄偏大、全身情况较差、重要器官功能不全的患者不适于本手术,胸膜全肺切除术后容易出现胸腔渗出多、血浆蛋白丢失严重的情况,需及时维持液体平衡和大量补充血浆白蛋白。

#### (二)手术操作

以右侧胸膜外全肺切除为例,患者左侧卧位,取右后外侧剖胸切口,切除第6肋全长,于切口上下缘切开第6肋内侧骨膜,用刀柄分离出胸膜外间隙,沿切口上下扩大分离面1~2个肋间后置入撑开器,适当撑大切口。首先向前剥离,前方无重要结构,胸膜外组织相对较疏松。分离时要认准胸膜外间隙,尽量减少肋间组织和肋间血管出血。以钝性分离为主,可交替使用手指、纱布球和钝器交替推进分离面,特别致密或有重要结构的部位采取锐性分离方式小心进行,胸廓内动脉损伤后应予可靠缝扎分离到前肋膈角附近后再转向上胸部,在胸顶部需辨认出锁骨下动脉和无名静脉,防止误伤。锁骨下动脉剥离出来后,再向侧后方和上纵隔面推进,以上腔静脉和气管为标志沿其表面向下分离至奇静脉弓,越过奇静脉弓后循右主支气管壁达到上肺门为止,顺手对右主支气管和右肺动脉做初步解剖。继而分离后胸部脊柱旁区域,当越过脊柱进入后纵隔之后,要防止食管的损伤,可在上纵隔以气管为标志找到食管,再沿食管向下小心分离,直至食管裂孔和后肋膈角。右主支气管以下为左心房,于此区找出下肺静脉对其初步分离。后肋膈角食管裂孔旁为下腔静脉,严防损伤,一旦损伤,修补极其困难,需要慎之又慎。心包的分离从前肋膈角心包外脂肪垫入手,壁层心包与壁层胸膜之间生理状态下很难分离,但在病理状态下增厚的壁层胸膜依然能从心包上完整剥离,若心包受到侵犯则需切开壁层心包连同胸膜一起剥除。膈神经与膈动脉切断后要予以结扎,于膈神经后方找出上肺静脉给予初步解剖。膈面胸膜是分离最为困难的部分,不仅粘连紧密,往往也是病变最严重的部分,暴露和视野均差,必要时可在第8肋间加做一个辅助切口或将7、8肋切断扩大切口。分离仍以钝性分离和锐性分离相结合的方式进行,尚有疏松结缔组织间隙处用卵圆钳夹纱布球耐心推开,解剖面消失处只能用剪刀分离,受侵膈肌纤维可以部分切除,膈肌出血点均应缝扎止血,不应单纯电灼。零星膈肌缺损可以直接缝合,尽量保持膈下腹膜完整,大面积膈肌缺损只要腹膜未破损可以不予修补,如有腹膜缺损或膈肌缺损面积超过50%应做修补。修补材料可采用术侧背阔肌转移肌瓣,切断背阔肌肱骨端和上1/3脊柱附着缘经第8、第9肋间隙转入胸腔,也可采用其他正规品牌的医用高分子材料。整个胸膜囊完整剥离之后,在肺门处解剖游离出肺血管和支气管,按常规方式分别处理,必要时也可切开心包于心包内处理肺动静脉,根据心包缺损大小确定是否行心包修补。

左侧胸膜外全肺切除的方法和右侧基本相同,所异者一是剥离降主动脉表面胸膜时要直视下紧贴增厚坚硬的壁层胸膜锐性分离,防止主动脉损伤,在降主动脉后缘要识别肋间动脉,尽量勿做无谓切断,万一于根部间断,出血较凶猛,万不可慌乱,因断面口径很小,示指轻压 1~2 min 以上即可控制,再用 3-0 无创伤缝线做"8"字缝合即可。二是在剥离主动脉弓表面胸膜时宜紧贴壁层胸膜,勿在弓下区域深入过头,以保护喉返神经和左肺动脉干。胸膜囊与全肺移除后于膈上常规结扎胸导管,以防止术后并发乳糜胸。整个剥离面要彻底止血,膈肌和肋间血管出血点要予以缝扎,毛细血管出血可予电灼止血。

## 七、余肺切除术

### (一)基本概念

余肺切除的全称应为"同侧剩余肺的全切除",指的是患侧曾经接受过一次或一次以上的原始肺切除,再次开胸将该侧剩余肺叶全部切除的手术方式,虽其最终结果也属一种全肺切除,但其手术指征、手术操作和手术并发症均与一期全肺切除有所不同而单独列为一类。原始手术可以是肺叶切除、双肺叶切除、袖式肺叶切除、肺段切除或楔形肺切除,一般以肺叶切除占绝大多数。原始手术的原发病种以原发性肺癌居多,占全部余肺切除的 75%~80%,其余为肺部良性疾病,如肺结核、支气管扩张症、肺良性肿瘤等,再次为肺部其他恶性肿瘤如转移性肺癌、肺肉瘤等。余肺切除的病因大致有两大类,恶性肿瘤占 65%~85%,包括复发性肺癌、转移性肺癌、肺部第二原发灶等,国外报道中还有将同一住院周期内肺癌肺叶切除后病理报告支气管切端癌阳性再次剖胸扩大为全肺切除的也归为余肺切除类。施行余肺切除的另一病因是第 1 次手术所造成的手术并发症,较为常见的有:支气管胸膜瘘、支气管狭窄、袖式切除后支气管吻合口闭塞、术后大咯血等。少见的病因还有:支气管扩张症、肺部真菌病、肺动静脉瘘等有肺切除指征的疾病。余肺切除的手术死亡率和手术并发症各组报道差别很大,造成这种差别的根本原因是手术病因不同。由于患者经历的是第 2 次或第 3 次开胸,也由于胸腔粘连的严重程度不同,余肺切除后发生胸腔渗血、低血容量休克、呼吸功能不全、心律失常等并发症的比率均较一期全肺切除术高,但在无第 1 次手术后遗并发症的情况下,尤其是指征掌握恰当,手术操作严谨的情况下,余肺切除的手术死亡率和并发症率可以控制在接近一期全肺切除的水平上。凡伴有支气管胸膜瘘、脓胸等严重并发症的,余肺切除死亡率可高达 25%~37%,这类患者术中致命性大出血的比率相对较高。由于余肺切除的病因相对复杂,病期差别相对较大,对手术长期效果的评价不易准确,就较好的报道来看,总体 5 年生存率在 45% 左右,其中良性疾病 5 年生存率为 60% 左右,肺癌 5 年生存率在 25% 左右。

### (二)手术操作

1. 切口

如无特殊情况一律采用后外侧标准剖胸切口,经第 5 肋间或肋骨床进胸。该切口是分离胸膜粘连和胸壁止血最为理想的切口。对合并有脓胸的支气管胸膜瘘患者,有些术者采用胸骨正中切口切开心包,在纵隔内处理支气管,在心包内处理肺动静脉,其优点是肺门处理安全、简便,缺点是余肺游离和止血困难,必要时可附加第4肋间前外侧辅助切口。

**2. 分离胸腔粘连**

这是余肺切除中难度较大的部分,多数患者不仅粘连广泛而且致密。余肺切除平均失血量达 2000 mL 以上,最高者近万毫升,术者需以极大耐心和较高的外科基本功,细心从事,不可操之过急,关键是尽量保持心脏、壁层胸膜之间的潜在间隙内解剖。膈面、心包面和原支气管残端附近是粘连最为严重的区域,需倍加小心,该几处最好少用电刀分离以免误伤和加重解剖层次模糊,分离过程中要随时逐片止血,凡喷射性细动脉出血和电灼1、2 次不能止血的应缝扎止血。尽量避免肺实质撕裂,严重的致密粘连可做部分胸膜外剥离。

**3. 肺门处理**

由于曾经做过肺动脉游离和淋巴结清扫,肺门结构的解剖关系和解剖层次均不易辨认,解剖时要慢慢逐层分离。一般支气管较易辨认,也不易损伤,可先在较正常部分先分离出一小段支气管,然后循其管壁解剖出隆突并进而将肺动脉、肺静脉分开,如分离实在困难或发生肺动脉出血,应果断切开心包从心包内处理肺血管,但曾经做过心包切开者不宜再次施行心包内分离。支气管残端按常规方式关闭后局部纤维化严重血供欠佳者宜用肋间肌包盖。

**4. 止血**

余肺切除后胸腔内要严密止血。电灼和氩气喷射快速、高效,但凝固深度较浅,有时会发生术后焦痂脱落再次出血,对较大、较深的电灼几次未能止血的出血点应予缝扎较为安全可靠。膈面、肋面和支气管周围是小动脉比较丰富的区域,宜再三核查。对膈面、肋膈角等暴露欠佳的部位,可于第 8 肋间加一辅助切口或扩大原切口止血,或使用电视胸腔镜辅助止血。

**5. 术后处理**

严密观察胸腔渗出量的多少和渗出液的浓淡,持续监护循环功能,及时补足血容量和使用止血药品。由于手术创面暴露时间较长,术后宜使用高效广谱抗生素,适当延长胸管留置时间。

# 八、术后处理

各种类型的全肺切除术后处理均应遵循以下几个原则。①充分供氧:持续低流量吸氧可以有效保持患者术后呼吸,保证患者供氧。②保持呼吸道通畅:通患者术后呼吸道分泌物较多,及时纤维支气管镜吸痰。③控制静脉输液速度:患者心肺功能严重不足,控制静脉输液速度,有利于减少心血管并发症。④观察心脏体征,预防心律失常。⑤观察胸腔引流情况,注意气管位置,听诊肺呼吸音。

### 九、主要并发症

#### (一)支气管胸膜瘘

结核病患者的发生率显然比非结核病者为高,原因如下:①支气管残端有内膜结核,致愈合不良。②残端有感染或胸膜腔感染侵蚀支气管残端,引起炎性水肿或缝线脱落致残端裂开。③支气管残端处理不当,如残端周围组织剥离过多致供血受损;或残端缝合后未妥善覆盖有活力的带蒂软组织促进愈合;或残端过长,致分泌物潴留感染;或术后残腔未妥善处理;或支气管残端闭合不良,致发生残端瘘。

若胸膜腔内有空气液平,经排液 10～14 d 后仍持续存在,加上患者有发热、刺激性咳嗽,术侧在上卧位时加剧,咳出血性痰液,应疑并发支气管胸膜瘘。向胸膜腔内注入亚甲蓝液 1～2 mL 后,如患者咳出蓝色痰液即可确诊。

瘘的处理取决于术后发生瘘的时间。早期可重新手术修补瘘口,先将残端解剖游离,将支气管口上的上皮去除干净,缝合新鲜的残端,再妥善包埋在附近的组织下。较晚者宜安置闭式引流,排空感染的胸膜腔内液体。若引流 4～6 周瘘口仍不闭合,需按慢性脓胸处理。

#### (二)顽固性含气残腔

大都并不产生症状,此腔可保持无菌,可严密观察和采用药物治疗,经几个月逐渐消失。少数有呼吸困难、发热、咯血或持续肺泡漏气等征象,则需按支气管瘘处理。

#### (三)脓胸

结核病肺切除后遗留的残腔易并发感染引起脓胸,其发病率远较非结核病者为高。诊治原则可参见脓胸。

#### (四)结核播散

若在术前能采用有效的抗结核药物做术前准备,严格掌握手术适应证和手术时机,特别是痰菌阴性者,本并发症并不多见。相反,痰菌阳性痰量多,活动性结核未能有效控制,加上麻醉技术、术后排痰不佳,以及并发支气管瘘等因素,均可导致结核播散。

上述各并发症常互相影响,较少单独发生。故应注意结核病治疗的整体性,方能获得较好疗效。

## 第四节　隆突切除术

隆突切除术是指切除气管同支气管之间的连接部的手术,同时可以保留或切除肺实质。这类手术可以说是气管切除重建手术中最具风险和挑战性的,这主要是因为隆突部病变位置及累及范围具有多样性,且手术涉及大气管的重建,对双侧肺功能都可能产生一定的影响。

## 一、背景

隆突切除重建手术的已经有 60 余年的历史,其手术方式多种多样,而有些手术方式是具有里程碑式开创意义的。这种手术符合最大限度地切除肿瘤和保留正常肺组织的原则,扩大了手术适应证,改善术后生活质量,效果明显优于全肺切除术。1950 年,Abbott 报道了 4 例患者的右全肺切除,手术也同时切除了隆突及部分左主支气管。1959 年,Gibbon 报道了首例全肺的袖式切除术,但这例姑息手术的患者术后 6 个月即死于局部复发。随后的 1966 年,Mathey 首次报道了 20 例欧洲患者气管及支气管的环切手术,并同时进行端端吻合术。1982 年,Grillo 总结了 36 例隆突切除手术的经验并成文发表,开创了气管手术的新纪元。

## 二、解剖

成人气管连接喉及隆突,长约 12 cm,宽 1.5 ~ 2.5 cm,其下 2/3 位于胸内。气管由 C 形的软骨环构成,其间由纵行的平滑肌纤维连接,对气管前方、侧方提供支持,后方是气管膜部。气管环的外面由一层较厚的膜状纤维组织覆盖,内层纤维组织较薄气管内面同时还有假复层纤毛柱状上皮,内含淋巴组织、神经及血管等。

气管的上半部血供来自甲状腺下动脉,支气管动脉供应气管下段及隆突部。气管环之间的交通血管同气管外部的供应血管相连,并最终向深部的气管内膜供血。

## 三、手术指征

隆突手术的指征主要是隆突或气管远端的原发肿瘤,抑或者是支气管原发肿瘤累及隆突部,也包括部分其他类型的气管肿物及良性病变所致的狭窄等。根据 TNM 分期,隆突恶性肿瘤应划入 $T_4$、ⅢB 期。由于恶性隆突部或气管肿瘤可出现淋巴结或远处的转移,或因局部情况不适于手术治疗。但也有局部病变为主、条件适宜的情况,局部手术处理可以达到较好的效果,其远期生存也比较令人满意,5 年生存率甚至可以达到 40% ~ 45%,因此,有人建议将这部分隆突肿瘤患者划分为ⅢA。但这项手术技术要求高,仅能在少数医院由部分经验丰富的胸外科医师完成。一旦发现转移,即使经过手术,其预后也很差。因此,拟行隆突手术的患者,术前必须经过严格评估。首先,对于那些出现淋巴结或远处转移的患者,手术应当慎重,出现 $N_2$ 淋巴结转移或 2.5 cm 以上大小的成团淋巴结,手术都是不推荐的;其次,局部病变要能够完整切除、切缘阴性;最后,切除后气管要有足够长度,保证吻合无张力。

## 四、术前检查

拟行隆突手术的患者,术前详细评估是非常重要的。尤其对于恶性肿瘤患者,术前除了详细评估肺功能、心功能等,还要通过气管镜检查了解肿瘤范围及病理类型。胸部 CT 及增强扫描应当作为常规检查,结合计算机三维重建,对于了解肿瘤长度、形态、同周围脏器关系等都很有帮助。术前的 CT 扫描评估纵隔,其假阴性率可以达到 35%。因此,这些患者可选择 PET 扫描加纵隔镜检查。头部 MRI 及全身骨显像可协助评估有无远处转移。PET 扫描可部分替代骨扫描,同时,对于纵隔淋巴结的评估有一定参考价值。为了更好地了解纵隔淋巴结情况,纵隔镜及 EBUS-TBNA 都是可以选择的术前评估手段,尤其纵隔镜检查是术前纵隔评估的重要方法,但对于 PET 检查没有纵隔淋巴结阳性发现的涎腺源肿瘤(腺样囊性癌或黏液表皮样癌),纵隔镜检查也可以不做。

### 五、术中注意事项

#### (一)麻醉

此类手术需要麻醉医师术中的完整配合。通常术中采用单腔的长气管插管直接插入健侧单肺通气,在断开气管前,从台下引入另外一根无菌单腔插管进入术野,在吻合操作过程中,对远端间断通气,吻合完毕后,将气管内插管推送并越过吻合口。

#### (二)手术方式

需要根据肿物或病变的具体位置及累及范围而确定。右侧开胸手术最常用,可选择第 4 或第 5 肋间后外侧切口,对于游离隆突和右侧支气管比较方便。如果肿瘤位于左侧主支气管并累及隆突,需要重建,那么可以先经左侧切除左肺,随后经右胸手术切除隆突并重建。

对于恶性肿瘤,术中可常规先进行淋巴结清扫,随后充分游离气管远端及双侧主支气管,这样可以保证气管充分松解,并获得足够的吻合长度,从而减轻术后吻合口张力。术中可以先在吻合处支气管的两侧壁远近端分别加缝牵引线,吻合后将两处牵引线再打结,这么做也是为了减轻吻合张力。切缘的术中冰冻病理检查也是非常必需的,如果切缘阳性,应该尝试做进一步扩大切除。从既往的经验来看,手术切除两个气管环,对于吻合口张力的影响不大,而一般认为气管切除长度在 5 cm 以内较安全,继续扩大切除需要根据具体情况而定。吻合过程中可采用间断缝合,也可连续吻合,3.0 的滑线可用于连续吻合,首先吻合后壁,后将气管内插管推入吻合口远端,再吻合前壁。术中应尤其注意保护两侧血供,同时注意避免吻合线缝住气管插管。吻合开始时即应该采取颈部前屈体位,使气管尽量下降,我们可以采用粗线缝合来连接下颏-胸部的方法,迫使患者颈前屈。吻合后应当充气检查吻合口有无渗漏。Okike 对支气管的缝合技术提出以下一些原则。①待吻合的切缘口径相当,并经冰冻切片证实无瘤残留。②吻合无张力。③吻合口应可耐受 30 cmH$_2$O 的压力而不漏气。④应用不吸收的缝合材料。

### 六、术后注意事项

所有气管隆嵴部肿瘤的患者术后都应当带气管插管入重症监护室观察。气管插管一般可保留 1~2 d,主要目的是便于术后对于气管内残血和分泌物的清理。我们可以采用低通气压力、小潮气量、低氧浓度的机械通气方法,同时尽快使患者进行呼吸功能锻炼,尽快使用肺部的物理治疗及支气管镜吸痰等。拔管之前,应尽量控制输液量,减轻肺水肿及分泌物,并观察患者呼吸情况,评估其是否能够在拔管后进行有效的咳嗽。术后还应给予患者皮下注射低分子量肝素,以预防深静脉血栓的形成,可以应用至出院前。

一般术后1周左右可以进行常规的支气管镜检查,观察吻合情况,并考虑将下颏缝线拆掉。

# 第五节 局部晚期病变外科治疗

## 一、概述

肺癌的基本治疗原则仍是分期治疗,总的来说早期患者手术治疗,中期、局部晚期患者争取以手术为主的综合治疗,晚期患者采用放疗、化疗、靶向、免疫等模式。随着手术技能的提高及监护情况的改善,肺癌的切除率不断提高,并发症及死亡率不断下降。肺癌的外科治疗在不断地发展提高。20世纪70年代人们已意识到最大限度切除肺癌和最大限度保留肺组织的重要性,已开展支气管及隆突成形术;20世纪80年代认识到淋巴结清扫在外科手术中的价值并统一了国际标准;20世纪90年代心血管外科技术应用于局部晚期肺癌手术,实行扩大切除及心脏大血管重建;21世纪前10年认识到围手术期的放、化疗可能提高生存率,并进行个体化治疗,最近10余年探索围手术期靶向及免疫治疗并初显优势。

近几年随着胸腔镜外科的发展及早期肺癌的筛查普及,更多小病灶腔镜微创手术得以推广,而手术复杂风险大、并发症相对较多、预后较差、医生学习曲线长、患者满意度较差的手术受到冷落。但对局部晚期的患者而言,手术依然是提高生存率的重要手段!而且就单纯手术技巧而论,肺癌扩大切除术最能体现外科医生的个体化水平,加之患者的个体化差异充满挑战性,使得很多外科医生对此孜孜以求、乐此不疲,而且很多高难度的手术得以在腔镜下完成。应当说,肺癌的扩大切除术一直是肿瘤科医生与外科医生所争议的区域,哪些患者应当手术,哪些患者应放弃手术,作为肿瘤外科医生则应当根据自身水准、患者需求、病情状况等综合决断,既不能因手术的风险而明哲保身,也不能一味追求手术技巧而忽视患者的长期生存及生活质量。患者个体化差异大,外科医生个体化亦较大,同样的患者由不同的医生操作其预后可能截然不同,这就需要医生个体化的治疗策略,因此对这部分患者的治疗,一方面应遵循一定的规范、指引,另一方面还要结合患者及医生的具体情况选择最恰当的治疗策略,以最大限度有利于患者。

局部晚期肺癌是指尚未发生远处血行转移,肿瘤较为局限,但已侵犯邻近的组织或器官,或伴有纵隔淋巴结或颈部淋巴结转移的患者,即主要为 $T_3$、$T_4$ 或 $N_2$、$N_3M_0$ 的患者(Ⅲa或Ⅲb期肺癌)。该部分患者中的一部分适合手术,而手术往往不同于常规手术方式,常需要所谓的扩大切除术。肺癌的扩大切除术是指对于无远处及广泛淋巴结转移而主要是因肿瘤侵及邻近器官的肺癌,手术切除病变及受累组织,并进行必要的器官重建。器官重建的手术方式一般包括:心包内处理肺血管,肺动脉成形,上腔静脉修补或置换,左心房部分切除,支气管成形,隆突切除重建,主动脉部分切除修补、置换,食管、膈肌、胸壁切除重建,体外循环辅助肺癌切除等。

20世纪90年代肺癌的扩大切除争议较大,有人认为局部晚期肺癌,手术难度大、风险大、预后不良不宜手术,有人认为只要能切除就应当通过手术的方式去除或缩小病灶。随着病例的积累及各中心的经验教训总结,证据愈加充分:手术仅限于 $T_3$、$T_4$ 而且是 $N_0$、$N_1$ 的局部晚期患者。2009 年的国际肺癌分期也将 $T_4N_0$、$N_1$ 由原来的 Ⅲb 划归为 Ⅲa,一方面肯定了该类患者手术的疗效,根据外科医生的经验争取切除;另一方面也否定了 $T_3$、$T_4N_2$ 患者的手术治疗。使得多年的争论暂告一段落,而且近几年靶向及免疫治疗的临床获益又进一步活跃了该类患者的综合治疗。

国内外不少学者认为对部分局部晚期肺癌实行肺癌的扩大切除术可提高其生存率及生活质量(表7-1)。法国 Doddoli 的一项研究报道,肺癌患者的受累器官中,上腔静脉 17 例,主动脉 1 例,左心房 5 例,隆突 6 例,均行相应切除,17 例术后放化疗,总 5 年生存率达 28%。法国 Bernard 等的研究纳入 77 例晚期肺癌手术,扩大切除左心房 19 例,主动脉 8 例,上腔静脉 8 例,隆突 7 例,食管 8 例,脊柱 6 例,心包内受侵及的肺动脉 30 例,1 年、2 年、3 年生存率分别为 46%、31%、20%。

表7-1　肺癌扩大切除生存概况分析

| 作者 | $n$ | 生存率/% | 干扰因素 |
|---|---|---|---|
| Takahashi | 51 | 13(5 年) | 是否彻底切除或淋巴结状态 |
| Doddoli | 29 | 28(5 年) | 是否彻底切除或淋巴结状态 |
| Bernard | 77 | 20(3 年) | 肿瘤位置及淋巴结状态 |
| Pitz | 89 | 23.6(5 年) | 是否彻底切除,与纵隔淋巴结无关 |
| Shinada | 43 | 0~80(5 年) | $T_3$ 为 80%,$T_4$ 单器官受累为 32%、双器官受累为 0 |
| 四川大学华西医院 | 349 | 33%(5 年) | |
| 山东省立医院 | 13146 | 31%(5 年) | $N_2$ 者差(左心房切除者) |
| | 31 | 21%(5 年) | $N_2$ 者差(上腔静脉成形者) |

日本 Takahashi 等的研究中报道根据受侵器官行相应扩大切除:左心房 15 例,上腔静脉 13 例,气管 11 例,主动脉 5 例,脊柱 4 例,食管 3 例,其中根治 35 例。总 5 年生存率为 13%。影响因素包括是否彻底切除及淋巴结转移情况。彻底切除者,5 年生存率为 18%;未彻底切除者为 0。$N_0$、$N_1$ 者 5 年生存率为 36%,$N_2$、$N_3$ 为 0。日本 Shimizu 对 106 例肺癌行扩大切除,包括胸膜 62 例,胸壁 25 例,膈肌 11 例,左心房 7 例,上腔静脉 6 例,主动脉 5 例,5 年生存率依次为 20%、14.9%、0、51.4%、0、20%,其中左心房部分切除中有 2 例存活 5 年 11 个月及 10 年 6 个月,主动脉切除 1 例存活 6 年。日本 Yoshimura 的研究纳入 43 例肺癌累及心脏大血管的患者手术,单器官受累 32 例(左心房 20 例,主动脉 7 例,上腔静脉 3 例,主动脉外膜 2 例),双器官受累 11 例(主动脉及其他器官或左心房及食管或气管)。$T_3$(6 例)、$T_4$(24 例单器官受累)、$T_4$(11 例双器官受累)患者的 5 年生存率分别为 80%、32.2%、0。

山东省立医院于 2001 年总结了 131 例扩大切除的患者,行上腔静脉修补或置换术

17 例,左无名静脉与右心耳搭桥术 1 例,肺动脉成形术 86 例,左心房部分切除术 27 例。部分病例经随访结果满意,认为局部扩大切除可提高患者生活质量,延长患者寿命。以后又分别随访统计左心房部分切除及上腔静脉成形的患者,有纵隔淋巴结转移者预后差。据四川大学华西医院报道,349 例肺癌累及上腔静脉、主动脉、主肺动脉或心房等心脏大血管,行切除重建术,患者 1 年、3 年、5 年、10 年生存率分别为 79.36%、59.93%、33.14%、23.56%。

总之,就已有的资料来看,就 T 分期而言,单器官受累优于多器官受累,手术相对积极;就 N 分期而言,$N_0$、$N_1$ 可积极手术,$N_2$ 则应谨慎手术;鉴于该类手术的复杂性及创伤性,无论 T 及 N 分期如何,$M_1$ 的患者均不应考虑扩大切除。扩大切除的前提至少应达到肿瘤完整切除,切缘阴性。此外,应当强调,手术仅是综合治疗的一部分,如何选择术前辅助或辅助治疗以及掌握手术时机是另一关键所在。对于有 *EGFR* 突变的患者,靶向治疗替代化疗可能更能使患者获益;免疫治疗应用于术前辅助治疗也已初显成效。

## 二、心包内扩大切除

Ⅲ 期中心型肺癌在临床占相当比例,对于肺门局部呈冰冻状或心包外无法处理肺血管者,切开心包可能达到切除彻底且安全的作用,且就长期生存来看,心包内肺切除患者的生存率令人满意。孙玉鹗报道 91 例心包内切除者,占同期肺癌手术的 5.6%,1 年、3 年、5 年生存率分别为 79.0%、37.7%、23.8%。赵凤瑞报道 59 例心包内处理血管的全肺切除患者,占同期肺癌的 3.9%,1 年、3 年、5 年生存率分别为 86.0%、31.6%、26.3%。

1. 心包内切除肺癌的适应证

(1)中心型肺癌侵及包绕心包外血管干,心包外无法常规处理血管。

(2)肺门淋巴结广泛转移,肺门冻结。

(3)侵及心包或沿肺血管侵至肺血管根部或心房。

(4)术中意外损伤肺血管,心包外处理困难者。

2. 手术要点

(1)肺门前方膈神经后方打开心包,避免神经损伤,为避免心律失常,可心包内滴入利多卡因。

(2)心包内游离血管较长时,可直接结扎,若血管较短或肿瘤沿血管侵至心包内时,应于近端血管或心房夹无创伤钳,再切断血管或部分心房,然后连续缝合。如果采用切割闭合器,处理肺静脉根部或部分心房时,一般用蓝钉(钉高 3.5 mm)更为合适,白钉(钉高 2.5 mm)闭合太紧易引起切割,导致大出血。

(3)对某些因肿瘤较大,或即使行心包内处理血管仍较困难的患者,可逆行切除,即先处理其他血管及支气管,最后充分暴露该血管后再处理。

(4)游离时一定要轻柔,不可粗暴,尤其是游离肺动脉后壁更应注意。右肺动脉若游离长度不够,可将上腔静脉近心端及右心房进行锐性解剖,同时将上腔静脉及右心房向前推,可使右肺动脉暴露增长 2 cm 左右。

(5)手术后一般应修补心包,以防心脏疝的发生。

### 三、支气管、肺动脉袖状切除及隆突切除

自 20 世纪 70 年代开展支气管袖状切除以来,在坚持最大限度切除肺癌组织及最大限度保留正常肺组织的原则下,在实践中不断发展改进,又开展了段支气管袖状切除、支气管袖状切除联合肺动脉袖状切除(双袖),以及支气管、肺动脉、肺静脉袖状切除即自体肺移植等。隆突切除重建从某种意义上也使部分患者得到最佳治疗。有关该部分的详细情况参见本章第四节。

有病例报道,某男,66 岁,咳嗽血痰 1 周,术前纤维支气管镜:中间支气管内侧可见结节,中叶管口菜花阻塞,鳞癌。术中行中叶肺切除,肺动脉及中间支气管双袖状切除成形,彻底切除肿瘤并保存了下叶。

通过支气管、肺动脉袖状切除成型,可避免全肺切除,最大限度地保全了肺功能,为不能耐受全肺切除的患者提供了手术机会。袖状切除较全肺切除而言,并发症有所降低,患者的生活质量从某种程度上得到提高,就长期生存率的情况,袖状切除并不低于全肺切除。Deslauriere 等的研究纳入 1230 例患者,全肺切除者 1046 例,支气管袖状切除者 184 例,5 年生存率前者为 31% ,后者为 52% 。对于同期支气管、肺动脉成形术后 5 年生存率,Hollaus 等报道为 50%(108 例),Chunwei 等报道为 48.9%(78 例),其中淋巴结转移是影响预后的主要因素。Kawahara 等报道 136 例肺癌支气管成型的患者,37 例同时行肺动脉袖状成形术,其 5 年生存率为 37.1% 。Zhou 报道 31 例支气管、肺动脉双袖切除成形治疗中心型肺癌,其 5 年生存率达 38.7% 。

肺动脉袖状切除长度最长可达 6 cm,即将下叶基底动脉在心包内与左肺动脉干起始部吻合,无须间置血管。张国良等报道 2 例双袖状右肺上中叶联合切除术,因支气管及肺动脉切除过长,吻合张力过大,遂切断肺下静脉,肺短时间离体后做下叶自体移植,将下肺静脉与上肺静脉断端吻合隆突切除亦不断发展。Kawahara 等对 16 例局部晚期肺癌实行隆突加相应器官如部分主动脉、部分心房、上腔静脉等切除,5 年生存率达 23% 。对较复杂的气管、隆突和支气管重建手术,可应用体外循环辅助,由于术中无须换气,气管、支气管可任意开放,获得了较好的近期、远期效果。

### 四、扩大胸壁切除

近 10% 的周围型肺癌侵及胸膜及胸壁,国际分期属 $T_3$(区别于肿瘤胸膜广泛转移播散的 $T_4$),尤其侵及骨性胸壁的患者,采用局部放疗并化疗疗效并不理想,该类患者行肺切除并扩大胸壁切除多可获得满意效果。表 7-2 为部分行胸壁切除患者的生存情况。

表 7-2　肺切除加胸壁部分切除者生存率概况

| 作者 | n | 生存率/% | 影响因素 |
|---|---|---|---|
| Dilege | 43 | 34%（3 年） | 彻底切除及淋巴结状态 |
| Roviaro | 146 | 22.7%（5 年）（70 年代）14.1%（5 年）（80 年代）42.7%（5 年）（90 年代） | 大块彻底切除 |
| Facciolo | 104 | 61.4%（5 年） | 侵犯深度、纵隔转移、彻底切除 |
| Burkhar | 94 | 38.7%（5 年） | 淋巴结状态及性别 |
| 吴一龙 | 25 | 1 年、3 年、5 年生存率分别为 56%、44%、39% | |
| Tsuchiya | | 30%（5 年） | 彻底切除 |

手术范围:对累及壁层胸膜以外,尤其是达肋骨者,应做整块胸壁切除,其范围应超过受累肋骨上、下各一根正常肋骨,前、后缘做肋骨全长或超过病变边缘 5 cm 以上的整块切除(包括肋骨、胸膜、肋间肌,必要时切除浅层胸壁肌)。Akay 等认为对肿瘤仅累及部分胸膜者行胸膜扩大切除是可行的,其生存率与胸壁切除无差异。但我们认为凡是肿瘤累及壁层胸膜者,只要患者情况许可,均应争取做肺切除加整块胸壁切除术,避免胸膜外肺切除,但对年老体弱者应适当缩小切除范围,可明显增加并发症及死亡率。Giaccone 等报道了经胸腔镜切除肺及相应受累的胸壁方法可行。

胸壁部分切除后,重建缺损的胸壁是必要的。一般认为胸壁缺损超过 6 cm×6 cm 时应考虑胸壁重建,但后胸壁由于肩胛骨及厚肌层的保护,10 cm×10 cm 以下无须重建,而肩胛角处的缺损,为防止肩胛骨嵌入胸腔,应重建修补,必要时切除肩胛下角。修补时多采用肌瓣(胸大肌、腹直肌、背阔肌等)覆盖,硬质人造材料植入。较理想的材料有 Marlex 网+骨水泥+Marlex 网的三明治修补法等。

胸壁扩大切除的辅助治疗:对于侵犯胸壁的肺癌,术前放疗适于侵犯范围广的患者,总量 30 Gy,分 10 次进行,放疗结束后 2 周手术。术后放疗能提高生存率,所有该类患者手术后均应放疗。表 7-3 为不同治疗方式对预后的影响。

表 7-3　各种治疗方式的生存比较

| 作者 | n | 治疗 | 5 年生存率 |
|---|---|---|---|
| Carrel | 21 | 加术前放疗 | 56% |
| | 25 | 单纯切肺及胸壁 | 29% |
| Pattersion | 13 | 加术后放疗 | 56% |
| | 35 | 单纯切肺及胸壁 | 38% |
| Pone | | 单纯切肺及胸壁 | 35% |
| | | 单纯肺切除+术后放疗 | 12% |
| | | 单纯放化疗者 | 0 |

### 五、扩大上腔静脉切除

肺癌合并上腔静脉综合征是晚期肺癌的表现,是最严重的并发症之一,一旦出现,患者多在 3 个月内死亡。虽经导管行血管内支架或外科旁路术可减轻症状,但由于未去除肿瘤,患者多在短期内死于转移或再狭窄。国内外不少学者对单纯上腔静脉受累的患者行肺肿瘤及受累上腔静脉切除,并行上腔静脉修补或置换术,不少患者可获长期生存,生活质量明显改善(表 7-4)。

**表 7-4 上腔静脉置换后的生存概况**

| 作者 | n | 生存情况及影响因素 |
| --- | --- | --- |
| Doddoli | 17 | 总 5 年生存率>28%,彻底切除有无纵隔转移 |
| Spaggiari | 28 | 5 年生存率为 15%,淋巴结状况 |
| Lequaglie | 6 | 3 例>40 个月,另 3 例分别死于术后 4 个月、4 个月、12 个月 |
| Shargall Y | 15 | 1 年、3 年生存率为 68%、57% |
| Spaggiari L | 109 | 5 年生存率为 21%,全肺切除者死亡率高 |
| Tagawa | 7 | 5 例<3 年,1 例>7 年及 1 例>2 年随访中 |
| Jeanfaivre | 7 | 1 例 5 年,5 例 2 年,1 例半年 |
| Magnan | 10 | 1 年、3 年、5 年生存率分别为 70%、25%、12.5% |
| 彭忠民 | 31 | 5 年生存率为 20.5%,纵隔淋巴结转移及术前化疗否 |
| 中日友好医院 | 13 | 术后生存最短者 7 个月,最长已达 5 年,超过 1 年、2 年、3 年者分别为 5 例、4 例、2 例 |

#### (一)手术适应证的选择

肺癌侵及上腔静脉且无纵隔淋巴结转移为 Ⅲa,属局部晚期肺癌,单纯保守治疗预后不佳,采用手术参与的综合治疗可直接去除病灶,并于术前或术后辅助放或化疗,使总的生存率明显提高,长期存活者并不少见。但该类患者毕竟属晚期肺癌,且手术及术后管理相对复杂,应掌握好适应证。

我们认为其适应证如下。

(1)患者一般情况较好,各脏器功能基本正常,能耐受手术,年龄不作为筛选的决定因素,但老年患者仍应慎重。

(2)经术前充分检查包括头颅、胸腹部 CT、骨 ECT 等证实无远处血转移,且临床分期为 $N_0$、$N_1$,即肿瘤或局部淋巴结转移较局限,可经手术切除者。

(3)对部分单站 $N_2$ 非小细胞肺癌患者,如果为高分化肿瘤、患者一般情况好、肿瘤累及上腔静脉较为局限,估计手术不太复杂,经术前辅助或直接手术疗效多可满意。此外,我们的经验认为部分小细胞肺癌手术后预后并不差,因此不应构成禁忌,在术前化疗的前提下,如果手术可切除病灶,又无远处转移,仍可将手术作为治疗的一部分,术后再加强辅助治疗。

（4）如果同时合并其他脏器的侵犯需要切除重建者,手术适应证应相对严格些。如需同时切除部分心房或食管时,由于手术创伤较大,对患者的一般情况的要求应相应有所提高。

### （二）术中脑保护注意事项

上腔静脉切除修补或置换一般需阻断血管,上腔静脉阻断后,头颈部及上肢血液回流困难,最易造成脑淤血水肿,因此,该手术的重点及风险性在于阻断时间! 一般上腔静脉阻断在 22 ~ 65 min,最长可达 105 min 而无明显脑部并发症的发生。为减少脑损伤,常见的保护措施如下。

（1）上腔静脉阻断前可先控制性降低血压、冰帽降温等。

（2）应尽量缩短上腔静脉阻断时间,包括提高吻合技术、加快吻合速度等。传统的手术方法为首先阻断上腔静脉,再切除受累的上腔静脉,再将人造血管与上腔静脉远心端及近心端或右心房吻合,我们体会是不首先阻断血管,先完成人造血管与右心房吻合,再阻断并切除受累的上腔静脉,然后完成人造血管与上腔静脉远心端的吻合,这样阻断时间节省将近一半,一般控制在 20 min 内,脑损伤大大减轻,可不行控制性降压等措施。

（3）术前经颈静脉或锁骨下静脉置管,上腔静脉阻断后如果吻合时间较长（如超过 40 min）或上腔静脉压较高时（如压力较阻断前上升 20 $cmH_2O$）,可经静脉置管放血然后回输下肢静脉,或施行无名静脉与右心房插管转流。

（4）上腔静脉回流无阻断,即切除上腔静脉前,先施行右心房与无名血管插管转流,使上腔血液回流不受影响,然后手术切除及吻合,手术从容,无须急迫,但手术创伤大,增加了手术工作量。此外,如果肿瘤侵及上腔静脉分叉处需要切除部分无名血管时,可首先于分叉处结扎并切断左无名静脉,先完成左无名静脉与右心耳的吻合,通血后再切除并完成右无名静脉与右心房或上腔静脉近心端的吻合,即左、右无名血管分别与右心房吻合,整个手术过程亦无上腔静脉血液的阻断,可谓一举两得。亦可人造血管单纯吻合左侧无名静脉与右心耳,不吻合右侧血管。

（5）术后为减轻脑水肿,应即刻给予呋塞米,对有睑结膜水肿较明显或阻断时间较长的患者可重复用,并加用甘露醇。

### （三）手术方式的选择

手术可采用上腔静脉切除置换（包括单纯上腔切除置换及分别左右无名血管置换）、上腔静脉修补及上腔静脉壁部分切除直接缝合 3 种方式。对切除肿瘤侵及的上腔静脉如果直接缝合后管腔直径不小于原直径的 1/2,可直接缝合,否则用自体心包片修补较好,对切除较多的病例则考虑血管置换。由于血管置换术后需要抗凝,故不列为首选。人造血管置换可选用国产涤纶人造血管及其他进口材料如 Gore-Tex 或巴德 IMPRA 人造血管,后两者组织相容性及缝合严密性较好,应列为首选。缝合线为 4-0proline 无创伤滑线较好。

### （四）抗凝

术中及术后抗凝仍有争议,周清华等认为术中应肝素化,术后华法林抗凝终生;有人认为术中应肝素化,术后抗凝 3 ~ 6 个月;赵风瑞等认为术中仅需局部用肝素水冲洗,若应用 Gore-Tex 人造血管,术后则无须抗凝;彭忠民等认为术中无须全身肝素化,术后每天肌内注射低分子肝素 2500 U,1 周左右渐改为华法林口服,使凝血酶原时间控制在正常时的 1.2 ~ 1.5 倍,亦可于 3 ~ 6 个月后改为口服双嘧达莫及阿司匹林,应终生服药较妥,但部分患者自动停药后未见血管栓塞。

术后并发症方面需要注意的是术后吻合口出血及血管栓塞,如果术后胸腔引流量较多,考虑吻合口出血时应及时开胸探查,保守治疗有害无益,一般直接缝合出血部位即可。对术后发生上腔静脉综合征的患者,即考虑为血管栓塞,应及时开胸再次切除人造血管、取出血栓再行吻合。山东省立医院遇到一例胸腺瘤切除加上腔静脉置换的患者,术后第 2 天即出现头面部水肿,经超声诊断为置换之血管栓塞,急症手术证实后切除置换的血管,取出血栓并重新吻合置换的人造血管,术后恢复顺利。亦有报道术后发生上腔静脉血栓未手术,而采取全身肝素化治愈。为避免血栓形成,术中可选用合适的人造血管,且长度适宜,过短易造成牵拉出血,过长则使血管扭曲栓塞;术后近期抗凝是必要的。

### (五)影响生存的因素

由于该期肺癌属局部晚期肺癌,以手术为基础的综合治疗是较理想的治疗措施。术前化疗或直接手术均为多家指南推荐。Spaggiari、Shargall 认为术前化疗能提高患者生存质量或生存率,周清华、彭忠民等认为术前或术中用化疗者比单纯手术或术后化疗者生存率有所提高,术前化疗应当提倡。但对于有明显上腔静脉综合征的患者而言,由于化疗的作用迟缓或无效,为尽快缓解上腔静脉综合征,应及时手术,对于一般情况较好,血常规、肝肾功能无异常者可术中化疗一次,可能对已存在的微小转移灶及减少术中播散有积极意义。

对单纯由肿瘤引起的上腔静脉侵犯,手术效果优于淋巴结的侵犯,应积极手术,而对于可疑纵隔淋巴结转移的患者则应相对慎重,肿瘤及淋巴结彻底切除者预后优于未彻底切除者,因此,术中应争取彻底切除肿瘤及清扫相应的淋巴结,不主张行淋巴结摘除术。术后应给予化疗,部分患者考虑放疗。对血管置换及修补者预后无明显差异,从而提示只要能彻底切除肿瘤,局部切除修补是可行的。

肺癌累及上腔静脉保守治疗效果不理想,以手术为主的综合治疗可能能延长患者的生存并提高其生活质量。手术是可行的,手术中应尽可能减少上腔静脉的阻断时间并注意脑保护。

无纵隔淋巴结转移者预后较好,应尽可能手术治疗。

## 六、扩大主动脉切除

左肺癌易侵及主动脉弓或降主动脉,通常情况下列为手术禁忌,即使手术切除肿瘤,亦常是肿瘤残留于主动脉的姑息性切除,术后生存率低,放疗常导致肿瘤处主动脉的大出血。扩大主动脉部分切除、血管重建现已见于多家报道(表 7-5 为扩大主动脉切除的生存情况),尤其是日本学者在该领域探索较多。Chida 等报道 3 例 $T_4N_0$ 的患者行扩大主动脉切除,其中 2 例分别 37 个月、26 个月无瘤生存,1 例术后 8 个月肾上腺转移。Sasamoto 对 3 例肺癌累及主动脉行肺及降主动脉切除重建术,1 例行左锁骨下动脉与降主动脉旁路,术后 7 个月死于复发;另 2 例行受累降主动脉上、下插管旁路后切除受累主动脉,术后 1 例存活 21 个月,1 例 5 个月仍健在。Tagawa 等对 4 例肺癌侵及主动脉的患者行根治术,随访 3 例,2 例 1 年内死亡,1 例存活 9 个月仍健在。Shinada 等对 3 例该类患者行根治术,均为降主动脉中层受累,弹力层受侵。1 例患者部分阻断主动脉,2 例在体外循环下完全阻断主动脉,施行主动脉切除。1 例存活 56 个月,1 例 20 个月,另 1 例术后 3 个月并发脓胸,死于主动脉补片缝线出血。国内周清华等报道 4 例扩大主动脉切除的患者情况,5 年生存率为 33.3%。由于扩大主动脉切除手术操作复杂,手术需要在体外循环下进行,因此,应严格适应证,手术必须保证彻底切除,且根据已有的经验,应限于 $N_0M_0$ 的患者较为合适。

表 7-5　肺癌扩大主动脉切除的生存情况

| 作者 | 例数 | 生存情况 |
| --- | --- | --- |
| Sendai | 3 例 | 37 个月、26 个月无瘤生存 |
| | 1 例 | 术后 8 个月肾上腺转移 |
| Sasamoto | 3 例 | 分别生存 7 个月、21 个月,1 例 5 个月健在 |
| Tagawa | 4 例 | 2 例不足 1 年,1 例 9 个月健在 |
| Shinada | 3 例 | 分别 56 个月、20 个月、3 个月(死于脓胸) |

## 七、扩大左心房切除

肺癌侵及肺静脉根部或进而侵及左心房均属局部晚期肺癌($T_4$),单纯保守治疗效果很差,若能完全切除肿瘤包括部分左心房并辅以放、化疗,即采用以手术为主的综合治疗很多患者可获长期生存。扩大左心房切除治疗肺癌,已为国内外许多学者所接受。

Shimizu 行肺切除及扩大左心房切除 7 例,术后 5 年生存率达 51.4%,左心房切除后 1 例生存 10 年 6 个月,1 例生存近 6 年。Shirakusa 等报道 4 例扩大左心房切除的患者,2 例获长期无瘤生存。Spaggiari 等报道 15 例肺癌行部分左心房切除的患者,其 3 年生存率为 39%。Doddoli 等报道 29 例侵及主动脉或左心房行手术治疗的局部晚期肺癌,总的 5 年生存率达 28%。Tsunezuka 报道的 11 例患者 3 年、5 年生存率分别为 50.0% 和 36.3%,$N_0$、$N_1$ 患者比 $N_2$ 患者有更好的预后。国内周清华等报道肺癌行左心房扩大切除 75 例,其 5 年生存率为 31.23%。彭忠民等总结了 46 例左心房部分切除的患者,其中 2 例因同时侵及肺动脉分叉处,常规无法处理肺动脉,在体外循环下切除全肺及部分左心房。该组无手术死亡,术后发生并发症 15 例,其中心律失常 13 例、肺炎 8 例、心功能不全 1 例。1 年、3 年、5 年生存率分别为 84%、44%、30%。影响预后的因素为有无纵隔淋巴结转移,术前化疗与否及性别、年龄、病理类型对预后无明显影响,他们认为肺癌累及部分左心房或肺静脉根部进行手术治疗是可行的,无纵隔淋巴结转移者预后较好,应尽可能手术治疗,发现有纵隔淋巴结转移预后差。

1. 适应证

侵及肺静脉根部或左心房的肺癌已属Ⅲ期($T_4$),远处转移的可能性大,且手术创伤及难度均较大,因此,应慎重选择适应证。尤其是肿瘤累及多个器官或广泛纵隔淋巴结转移,或肿瘤不能彻底切除时愈后不良,更应慎重。因此,我们认为其适应证如下。

(1)经 CT、ECT 等检查排除颅脑、腹腔、骨骼等远处转移($M_0$)。

(2)无锁骨上、颈部、对侧纵隔及肺门淋巴结转移(非 $N_3$)。

(3)无明显纵隔淋巴结肿大(非 $N_2$)。

(4)估计手术能彻底切除病灶及受累组织,且受累器官要少,最好仅肺静脉或左心房受累(非多器官受累的 $T_4$)。

(5)患者一般情况较好能耐受手术,且为非小细胞肺癌。

(6)无癌性心包积液,且估计心房切除范围小于 1/3。

2. 注意事项

术前应充分检查,准确分期。常规行胸部螺旋 CT 血管强化扫描,充分了解肿瘤与周围组织尤其与大血管、心房的关系及手术切除的可能性。对肺静脉有癌栓可疑的患者,应行心脏多普勒检查,以排除心房内癌栓,如果心房内有癌栓,为防止术中癌栓脱落,该类患者应在体外循环下进行。对肿瘤同时侵及肺动脉主干,尤其是近左右肺动脉分叉处时,常规无法处理肺动脉,可在体外循环下处理,并同时切除受累的心房。

扩大左心房切除应在保证肿瘤能彻底切除的情况下进行,且需注意不要超过心房的1/3,否则会影响血流动力学。术中应特别注意无瘤原则,通常情况下应先处理肺静脉,以防因手术操作挤压致使癌栓脱落或转移。探查肿瘤较大时,肺静脉暴露较困难,此时可逆行切除,即先处理动脉及支气管,最后提起肺组织,于左心房侧夹无创伤钳,切除肺及肿瘤。彻底清扫各组淋巴结,手术后常规用 43 ℃蒸馏水浸泡胸腔及心包腔,对术中有播散可能的可用抗癌药物浸泡。对肺静脉有癌栓者,缝合心房前应用蒸馏水冲洗残端,以免肿瘤播散。对切除范围较大的患者,术中及术后应控制输液速度及输液量,并加强心电监护,避免心功能不全的发生。

3. 影响预后的因素

(1)纵隔淋巴结因素:多数学者认为影响该类患者预后的主要因素为有无纵隔淋巴结转移。彭忠民等的一组病例研究发现,无纵隔淋巴结转移($N_0/N_1$)的患者及有转移者($N_2$)的患者中位生存期分别为 38 个月、19 个月($P = 0.002$);并认为对淋巴结阴性及肿瘤较局限者应积极手术,对纵隔广泛转移者则应慎重。

(2)细胞学类型方面:各种报道不一,有的认为预后与细胞类型无关,有的认为鳞癌预后相对较好,而部分小细胞未分化癌无淋巴结转移且病变局限者手术切除也可能达到良好的治疗效果。

(3)关于术前化疗与否及化疗周期:一般认为术前新辅助化疗有利于病灶切除,且可能消除微小转移灶值得提倡。但无明显淋巴结转移者,直接手术是可行的。关于术前化疗周期尚有争论,欧美国家一般主张术前化疗 3 周期,国内同行则考虑国人的体质等影响因素,术前化疗 2 周期较妥。彭忠民等认为由于化疗存在耐药性,且可减弱患者免疫力,多周期无效化疗可能会延误手术时机,化疗以 2 周期为妥,但经 1 周期化疗发现不敏感者可放弃化疗而转为手术。

(4)术后治疗:由于该类患者属局部晚期肺癌,术后均应化疗和(或)放疗。术后化疗应参考术前化疗的效果,术前化疗无效者应修改方案。术后化疗 2～4 周期,如果化疗副反应较重且手术切除彻底又无淋巴结转移,可不必过多周期化疗,减少化疗周期可能对该类患者更有利。对切除不彻底的患者术后可先化疗 2 周期,再加行足量放疗,对切除彻底而纵隔淋巴结有转移者可加适当放疗,其组织量应低于治疗量,为 40～45 Gy 较妥,放疗后再行化疗 2～3 周期。

## 八、扩大食管切除

肺癌累及食管是另一局部晚期的表现(图 7-1 为肺肿瘤侵及食管的 CT 及钡餐所见),总的来讲,食管受累的手术治疗效果似不如上腔静脉或左心房受累。但对于单纯食管受累,并无多器官受累及其他转移灶的情况,手术治疗可能优于保守治疗,在综合治疗的前提下,可有选择的实施手术。法国 Bernard 等对 77 例晚期肺癌手术总结报道,其中食管切除重建 8 例,总的 1 年、2 年、3 年生存率分别为 46%、31%、20%。彭忠民等研究了 18 例肺肿瘤侵及食管的患者,14 例为转移淋巴结累及食管,4 例为肿瘤侵及食管。7 例患者切除局部受累的食管肌层;5 例行食管切除、胃食管吻合术;2 例切除大部受累肌层,部分肿瘤残留;4 例患者单纯探查,未切除肿瘤。14 例切除组患者中,其中 1 例行左全肺切除+食管局部肌层切除,术后 4 d 发生食管瘘,自动出院,2 周后死于脏器衰竭,其余随访 3～30 个月。死亡 4 例,均为肿瘤复发或转移,分别发生于术后 9 个月、10 个月、13 个月、26 个月;9 例随访中,最长者为 30 个月,1 年生存率达 78.6%。而 4 例探查组无一例生存超过 12 个月。

### (一)扩大食管切除的手术适应证

晚期肺癌目前临床上多采取保守治疗。但由于肿瘤往往较大,而且存在耐药的可能,化、放疗效果多不满意,尤其是腺癌经检测无阳性突变者或鳞癌不适合免疫或靶向治疗者,若患者体质好,能耐受手术一次切除肺及受累食管,虽手术损伤较大,但能达到 $R_0$ 切除,术后再配以化疗或放疗,无论从理论上还是实践中均有一定价值。一般认为适应证如下。

(1)患者年轻、体质较好。

(2)经充分检查无远处转移(非 M);无远处淋巴结或纵隔淋巴结转移(非 $N_3$、$N_2$)。

(3)可术前化疗或直接手术,无论肿瘤是否缩小,根据影像学检查能够切除,争取手术。尤其对于单纯肿瘤侵及食管的患者。

### (二)术式选择

手术是综合治疗肺癌的重要环节,即使残存少许肿瘤,亦为术后放、化疗奠定了基础,因此应争取彻底切除至少肉眼所见的肿瘤。但是肺癌累及食管时已晚期,对于仅少许食管肌层受累,尤其是隆突下淋巴结压迫累及食管外膜或少许肌层,而患者体质较差时,未必行食管切除,可切除受累部分后配以放化疗,效果仍能满意。术中若见剩余肌层薄弱,则可用相邻胸膜包盖,或取相邻心包翻转缝于对侧胸膜包盖,以加固食管,防止术后进食时出现食管黏膜破裂。对全肺切除者,因无肺压迫相应食管,更应特别注意对于受累食管肌层较广较深,甚至达黏膜层者,若患者体质允许,肺肿瘤及淋巴结均可切除时,则应一期行肺癌扩大切除术,胃代食管。

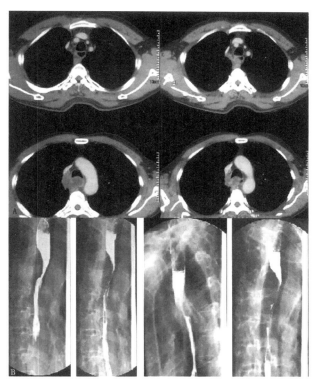

A. 纵隔型肺癌侵及食管;B. 食管钡餐所见二术中扩大部
分食管肌层切除,右肺上叶切除。

**图7-1　肺肿瘤侵及食管的 CT 及钡餐所见**

### (三)术后管理的注意事项

若手术未切除食管仅去除部分肌层,术后 2 d 可进流质饮食,3～4 d 后渐改为普通饭;若切除食管行胃代术,则按食管癌术后处理。对全肺切除者,可适当推迟进食时间或多进几天流质饭,以防食管黏膜破裂或吻合口瘘的发生。

## 九、肺上沟瘤切除术

肺上沟瘤(Pancoast 瘤)由 1932 年美国放射学家 Pancoast 首先描述,凡是肺尖部的任何病变压迫或侵犯了 $C_8/T_1$ 神经根交感神经节或星状神经节,而产生一系列特殊症状体征者,均属本病范畴。

1. 范畴

它包括该区域的以下肿瘤或恶性病变。

（1）原发性肿瘤：如原发性肺癌，脊柱、颈肋肿瘤，喉癌，霍奇金病，胸膜间皮瘤骨髓瘤等。

（2）转移瘤：如胃、胰腺、肾、前列腺、甲状腺、乳腺、骨骼、食管、宫颈等恶性肿瘤转移至肺尖部。

（3）其他非恶性病变：如良性肿瘤、结核、炎症和损伤。肺上沟瘤占原发性肺癌的3%~5%，其中鳞癌占50%，腺癌和大细胞癌占其余的50%，小细胞癌极为罕见。

2. 症状

Pancoast 综合征是由于肺尖部与周围组织紧密相连，此处病变常常压迫或侵犯周围组织，产生三大症状。

（1）肩痛。

（2）$C_8 \sim T_1$ 神经根受累所致的上肢尺神经分布区痛。

（3）交感神经节受累所致的 Horner 综合征。

3. 肺上沟瘤治疗原则

$N_0$、$N_1$ 可切除的患者应术前给予同步放化疗，术后化疗；不可切除者或 $N_2$、$N_3$ 的患者均行同步放化疗加化疗。

4. 手术方式

分为前、后径路。

（1）后径路（Shaw-Paulson 手术）：适合于肿瘤位于后侧，或未侵及锁骨下血管，或未侵及胸廓入口。

切除范围包括：胸壁，肋骨及受侵肋骨，部分椎体、横突，部分胸交感神经链及星状神经结，纵隔淋巴结清扫。

（2）前径路（Dartevelle 手术）：适合于肿瘤位置偏前，或肿瘤大体的 50% 位于第 1 肋圈以内，或肿瘤侵犯锁骨下血管需行血管切除重建，侵及颈部结构。

## 十、体外循环的应用

对某些局部晚期非小细胞肺癌，尤其累及心脏大血管或隆突，常规手术无法切除病灶，对该期肺癌的治疗通常采取放、化疗的模式，但预后很差。对肿瘤侵及周围器官估计手术能切除的患者，尤其是无纵隔淋巴结肿大者，采用手术切除并辅以放、化疗的综合治疗可能获得较满意的效果。但该类手术难度大，很可能需要在体外循环的辅助下行肿瘤切除，对手术者的操作要求较高，尤其是需要体外循环者还需要相应的仪器设备及心外科技术，可能进一步限制了该类手术的开展，使许多本来对手术技巧性要求并不高应该能够切除的局部晚期肺癌患者失去了手术机会。

Marc 等报道了 7 例体外循环下肺切除术，其中肺肿瘤侵及锁骨下动脉及主动脉弓 2 例，侵及降主动脉 1 例，左心房受累 2 例，隆突切除 2 例。长期随访中，2 例 17 个月、25 个月无复发，另 3 例 8 个月、13 个月、51 个月无复发；2 例隆突切除的患者中，1 例患者术后 6 个月死亡,但并非肿瘤所导致的,另 1 例随访 72 个月无复发。

Baron 等在体外循环下对肺癌侵犯左心房的 4 例患者手术治疗,2 例患者生存 3 年,1 例生存 72 个月无复发在随访中。Homma 等报道 1 例肺癌,肿瘤侵及左心房,并于心房内形成瘤栓,体外循环下切开心房取出瘤栓,术后恢复顺利。周清华报道 4 例肺癌侵犯主动脉,在体外循环下切除肿瘤修补主动脉。

山东省立医院对 3 例肺肿瘤侵及肺动脉分叉处,常规无法处理肺动脉的患者,在体外循环下直接切除肿瘤,并缝合肺动脉切缘,无手术死亡,其中 1 例已存活 5 年余。

1. 常见适应证

(1)肺动脉根部受侵:如肿瘤侵犯肺动脉至近左、右肺动脉分叉处时,常规方式无法处理肺动脉,或距分叉处较近,手术风险大,或术中分离时肺动脉破裂,此时可在体外循环下直视剪开肺动脉切除肿瘤,然后连续缝合肺动脉残端,达到根治的目的。

(2)肺静脉左心房受侵,尤其是左房有瘤栓时,不能直接钳夹处理肺静脉,应在体外辅助下,切开心房取出血栓。

(3)主动脉受侵行主动脉切除并修补或置换。

(4)有学者将体外循环技术用于肺癌气管全隆突成形术,获得较好的近期、远期效果。由于体外循环的应用,无须术中肺的交换,术者可从容进行手术。

2. 体外循环辅助肺切除有关手术技术方面的注意事项

(1)该患者应用体外循环主要是因为右肺动脉的处理较困难,体外循环的介入不仅使肺动脉处理较安全,而且可扩大切除范此外,对术中因手术意外导致肺动脉干破裂,无法常规止血时可考虑先压迫止血,同时建立体外循环然后再进一步处理。由于体外循环操作复杂,且就现有的资料来看,远期效果与淋巴结状态密切相关,应限于无纵隔淋巴结转移者。

(2)尽量减少转机时间,重要操作完成后即可停机。无须心脏停搏,避免了相应的操作及并发症。

(3)注意无瘤操作,区别对待心内吸引器及普通吸引器,最大限度减少术中瘤细胞的播散,术后用温热蒸馏水浸泡胸腔。

(4)鉴于体外循环的复杂性及相应并发症,不应轻易使用,如有报道对上腔静脉受累的手术可采用体外循环辅助,笔者认为肺癌累及上腔静脉无须体外循环辅助,即使肿瘤侵及左、右无名血管。可采用相应流程完成手术。

(5)术后应注意体外循环相关并发症,尤其对心脏外科与普胸外科已独立的科室,应有心外科医生协助为妥。

## 十一、小结

由于局部晚期非小细胞肺癌手术复杂、难度较大、对患者创伤大,且术后并发症较高,因此,开展该项手术应慎重,应注意患者病情的准确分期,尤其是淋巴结状态,此外要综合患者的一般情况,且要把握好时机,结合其他治疗,以便尽可能减少手术的不利因素,最大限度发挥手术在综合治疗中的优势。同时应当明确,对患者身体情况较好,尤其

是 $T_3$ 或 $T_4N_0M_0$ 的患者,应当积极采取手术治疗,扩大切除相应器官,不要因惧怕手术风险而错过手术时机。

综上所述:①局部晚期非小细胞肺癌,很多患者可采取手术治疗,手术仍是提高其生存率的有力手段。②由于手术医师的个体差异性及医院条件限制,效果仍不十分满意。③新药物如靶向治疗、免疫治疗等治疗手段的应用,多学科综合治疗以及使外科治疗达到个体化,应成为胸外科医生努力的方向。④应根据患者及医生的具体情况选择开放或腔镜手术,以安全第一为原则,不应以切口大小或是否开放作为主要指标判断创伤大小。当前的腔镜手术在该领域优势并不突出;新一代可触感机器人手术可能在该领域有所建树。

# 第六节　肺段切除术

## 一、背景

早在 1939 年,Churchill 和 Belsey 首次将肺段切除(左上肺舌段)应用于结核性舌段肺不张的治疗。随后,Churchill、Jensik 和 Read 等报道肺段切除术治疗早期肺癌并认为肺段切除与肺叶切除在治疗早期肺癌方面的肿瘤学效果相同。

但是长期以来肺段切除主要作为心肺功能不全患者的一种姑息性治疗手段。1995 年肺癌研究小组(LCSG)的一项临床随机对照研究(RCT)结果对此后 20 年肺段切除治疗早期肺癌产生了深远的影响,该研究表明肺叶切除较亚肺叶切除治疗早期肺癌患者其肿瘤复发率明显下降,从而将肺叶切除术定为治疗早期 NSCLC 的金标准。

然而,该研究同时将接受肺段和楔形切除术的患者与肺叶切除术的患者进行比较,纳入患者的肿瘤直径最大为 3 cm 不能准确评判肺叶和肺段切除术的肿瘤学疗效。

亚肺叶切除手术包括两种截然不同的术式:非解剖性切除(楔形切除)和解剖性切除(肺段切除)。两者不同在于肺段切除术要求遵循肺叶切除术的肿瘤学原则,如解剖性分离肺段静脉、动脉、支气管以及较好的清除肺实质组织。

相比肺楔形切除,肺段切除可以获得足够的肿瘤切缘,保持残余肺的形态,肺段间淋巴结的清扫可降低恶性肿瘤的局部复发和转移,这也使临床胸外科医生和肿瘤患者更容易接受。在某些情况下,具有高风险的人群,如高龄、呼吸功能储备较差、有肺部切除手术史的早期肺癌患者,为了应对潜在手术风险及可能的生活质量和呼吸功能的长期损害,外科医生开始妥协性地应用亚肺叶切除术来治疗肺癌。

近年来,随着 CT 肺癌筛查的普及,越来越多的早期肺癌被发现,临床医生开始思考传统的肺叶切除治疗早期肺癌是否太过激进。多项回顾性研究结果显示肺段切除治疗效果与肺叶切除相当,患者术后的总生存时间和无复发生存率均无明显差异,同时肺段切除可以更好地保留患者的术后肺功能。部分经过选择的早期肺癌患者,通过微创的 VATS 肺段切除来实现保留更多的肺实质,从而更好地保护患者的术后肺功能这一潜在优势显而易见,且引人注目。

随着电视辅助胸腔镜手术(VATS)的开展和应用,全世界胸外科医生的不断推广和普及,胸腔镜手术技术有了巨大的提高,美国国立综合癌症网络(NCCN)指南对VATS治疗早期肺癌从一开始的谨慎到最后予以强烈推荐。"精准医学"时代的到来和"极致微创"领域的开辟,使我们对传统的肺癌标准术式——"肺叶切除术"治疗早期肺癌有了越来越多的思考:部分早期肺癌切除的范围能否更加"微创"?

著名哲学家黑格尔曾说,"存在即合理"。已有大量文献报道应用VATS肺段切除术治疗早期肺癌,这些研究不仅证实了VATS治疗早期肺癌的安全性和可行性,且其应用似乎愈发广泛。因此,近年来胸外科临床医生展开了肺段切除或是肺叶切除治疗早期肺癌的激烈争论。

## 二、早期肺癌行肺段切除术的理论依据

### (一)肺段切除的解剖基础

肺段支气管是肺叶支气管的分支,每一肺段支气管及其分支和它所属的肺组织共同构成支气管肺段(简称肺段)。右肺可分为10段,左肺可分为8段。肺段呈楔形,底在肺表面,尖在肺根。每一肺段都有自己的动脉和支气管相邻两个肺段共用一条静脉。由于每一肺段有相对独立的血液供应循环体系和独立的支气管分支,使它们在解剖学上可以作为相对独立的功能单位。通过解剖分离肺段支气管、肺动脉,并切除相应的肺组织在解剖手术学上可行。

对于Ⅰ期NSCLC患者,特别是肿瘤直径<2 cm的Ⅰ期患者,有学者主张局部切除,包括肺段切除或肺楔形切除。有研究表明对于Ⅰ期患者,肺段切除可以获得与肺叶切除相似的长期生存率,并提出对于Ⅰ期NSCLC,VATS应当作为首选手术方法。2010年NCCN NSCLC临床实践指南指出,VATS及保留肺组织的解剖性肺切除术的临床效果优于全肺切除手术。

### (二)早期肺癌肺段切除术的现状和预后

胸腔镜肺段切除术从操作技术分为经典肺段切除术和非经典肺段切除术两种,经典肺段切除术又称为简单肺段切除术,主要包括左上肺固有段切除、舌段切除、背段切除和基底段切除,该类手术相对难度较小,临床应用较为广泛。非经典肺段切除术又称复杂肺段切除术,包括了各个肺叶内解剖学相对独立的肺段切除术,如右肺上叶尖、前、后段切除,左肺上叶尖后段切除、前段切除,乃至下叶各个基底段的切除术,存在一定的技术难度。

虽然胸腔镜肺叶切除术近年来广泛应用。但是关于胸腔镜肺段切除的病例报道较少。Houck等报道了11例保留舌段的左肺上叶切除术。一个回顾性的研究报道了连续的77例肺段切除,39例患者为NSCLC,30例为中心性肺转移瘤,8例为良性病变。文中比较了48例胸腔镜肺段切除(胸腔镜手术组)和29例开胸肺段切除(开胸手术组)的术前、术中和术后的一系列指标。两组患者手术时间、术中出血量和胸腔闭式引流管留置时间均相似。胸腔镜手术组无中转开胸,且术后住院时间明显短于开胸手术患者[(4.3±3.0)d *vs.* (6.8±6.0)d, $P=0.03$]。开胸手术组术后30 d死亡率为6.9%(2/29),而胸腔

镜手术组无死亡。

临床Ⅰ期肺癌患者由于老龄化趋势,往往并发各类疾病,难以接受通过开胸手术行肺叶切除导致的死亡。由于胸腔镜手术病死率较低,术后住院时间短,目前越来越受欢迎。

Nakamura 等纳入了 411 例患者、随访 5 年的研究结果显示,临床Ⅰ期肺癌患者行标准的肺叶切除术与肺段切除术的 5 年生存率基本相同。这证实了肺段切除术的可行性及对预后的影响与标准的肺叶切除术相当。Nomori 等的研究中共纳入 2000—2010 年 328 例临床Ⅰ期肺癌患者,其中 216 例行开胸肺叶切除术,112 例行 VATS 肺叶或肺段切除术。随访结果显示,与开胸手术比较,尽管 VATS 肺叶、肺段切除术的患者年龄较开胸手术患者的年龄大、合并疾病多,肺功能评估更差,但术后并发症更少、术后住院时间更短。

虽然肺叶切除是临床Ⅰ期肺癌患者的标准手术方式,但对于直径<2 cm 的肺癌患者,行肺叶切除术和肺段切除术后生存率差异无统计学意义。

### (三)早期肺癌肺段切除对肺功能的保护

由于肺段切除适应证中专门提到适用于肺功能储备差或因其他重要合并症而不能接受肺叶切除术患者,那么肺段切除同肺叶切除相比在保留患者残存肺功能方面有哪些优势呢?

Yoshimoto 等报道了使用单光子发射电子计算机断层显像/计算机断层显像(SPECT/CT)灌注和常规肺功能测量来判定肺段切除在保护患者肺功能方面的作用。在 56 例行开胸肺段切除术的患者中,术前、术后均采用常规肺功能测定和 SPECT/CT 灌注方法测定肺功能,对施行肺段切除的该肺叶的术前、术后肺功能采用 SPECT/CT 进行估算。结果显示,肺段切除患者的术后平均 1 秒率($FEV_1\%$)比肺叶切除者明显高[(88%±9%) $vs.$ (77%±7%),$P<0.001$]。拟行肺段切除肺叶的 $FEV_1\%$ 为(51%±21%)。肺段切除能保留该肺叶(41%±24%)的肺功能。

Takizawa 等比较了周围型小肺癌患者分别行肺段切除术和肺叶切除术后肺功能情况。共纳入 1993—1996 年 48 例肺段切除患者(肺段切除组)和 133 例肺叶切除患者(肺叶切除组),为减少选择性偏倚,对其中 30 例肺段切除和 40 例肺叶切除患者进行了配对。结果显示,术后 12 个月肺段切除组和肺叶切除组的 FVC 分别为(2.67±0.73)L 和(2.57±0.59)L,分别为术前的(94.9%±10.6%)和(91.0±13.2%)($P=0.14$)。肺段切除组和肺叶切除组的术后 $FEV_1$ 为(1.99±0.63)L 和(1.95±0.49)L,分别为术前 $FEV_1$ 的(93.3%±10.3%)和(87.3%±14.0%)($P=0.03$)。

多因素线性回归分析结果表明,肺叶或肺段切除对 FVC 没有决定性的影响,而对 $FEV_1$ 有明显影响。术后 12 个月,行肺段切除术患者的 $FEV_1$ 较肺叶切除患者高。说明肺段切除术对肺功能的保护优于肺叶切除术。

上述研究表明,肺段切除术同肺叶切除术相比,能够保护残余肺功能,尤其是对 $FEV_1$ 的保护。

### 三、肺段切除术的适应证与禁忌证

本章节我们主要结合现有的临床数据和临床实践经验对肺段切除的手术适应证和禁忌证做简要的概述和推荐。

#### （一）肺段切除术的适应证

将从 NCCN 指南推荐和既往经验两个方面来阐述。NCCN 指南（非小细胞肺癌）指出，亚肺叶切除术，即意向性肺段切除术或肺楔形切除术，在不增加手术风险且技术允许的前提下可用于应符合以下情况的要求。

（1）CT 提示为病灶是肺内周围型非侵袭性病变磨玻璃结节（GGN），并位于肺实质外侧 1/3。

（2）具有以下特征：①病变直径≤2 cm。②磨玻璃样成分≥50%。③影像学检查证实肿瘤倍增时间≥400 d。④病理涵盖原位腺癌（AIS）、微浸润腺癌（MIA），以及腺泡型或贴壁性腺癌。同时该指南强调术中需要保证切除肺组织切缘距离病变边缘≥2 cm，或切缘距离大于等于肿瘤直径，快速病理检查结果显示为切缘阴性。术中在不增加手术风险和技术条件允许的前提下应对段门、叶间和肺门的 12 组、11 组、10 组淋巴结适当进行采样行快速病理，检查结果显示为阴性。在不违反肿瘤治疗标准和胸部手术原则下，对于无解剖学和手术禁忌证的早期肺癌患者，当优先考虑 VATS 和微创手术。

肺部良性病变范围较大、解剖位置深无法进行楔形切除的患者或者病变局限于某个肺段的良性肿块，如支气管扩张、结核球、炎性假瘤、肺囊肿、硬化性血管瘤、先天性囊性腺瘤样畸形等可考虑肺段切除术。

另外，随着我国的老龄化趋势日渐明显和 CT 肺癌筛查的普及，早期和高龄肺癌患者数量逐渐增多。高龄患者往往合并一种或多种全身疾病，最常见的是肺部恶性病变，如慢性支气管炎、肺气肿甚至肺源性心脏病。这类患者肺功能差或因其他严重合并症，而不能耐受肺叶切除术，因此只能采取妥协性肺段或肺楔形等亚肺叶切除术。

妥协性亚肺叶切除术应符合以下几种情况：①心肺功能差、无法耐受肺叶切除术。②患者年龄≥75 岁，存在多种合并症。③有实性恶性肿瘤病史，且术中冰冻切片不能证实其结节是原发性肺癌还是转移性。④有肺部手术病史。⑤肺内多发病灶需同时切除或将来可能需要再次手术。

此外，还存在特异性切除情况，对可疑转移性或术前难以明确结节性质的肺部结节，位置深、紧邻段血管、段支气管不能行肺楔形切除术，为避免肺叶切除可以考虑行肺段切除。

#### （二）肺段切除术的禁忌证

（1）肿瘤恶性程度高，如肺微乳头型或实体型腺癌。

（2）术前怀疑有淋巴结转移的患者。

（3）术中冰冻病理结果示淋巴结转移。

（4）病灶靠近肺门的肿瘤，无法保证足够的切缘，需优先选择肺叶切除术。

总之，准确把握肺段切除的适应证和禁忌证，可以在最大限度地保留健康肺组织，减少肺功能的损失,同时也保证手术的安全性和有效性。然而,肺段切除手术操作复杂、技术要求高,胸外科医师在开展前需经过严格的专科培训,严格掌握手术适应证和禁忌证,重视规范化手术操作。

## 四、肺段切除术的方法及具体流程

定位结节。根据术前胸部 CT 解剖定位,结合术中手指触摸,但常因找不到结节,使手术时间延长。目前,较为流行的是术前 CT 引导下钩丝(hookwire)定位。这种方法明确可靠,但存在脱钩、气胸、周围血肿、空气栓塞及肿瘤种植等并发症。2009 年 Miyoshi 等报道 125 例肺结节经钩丝定位,完整切除率高达 93.6%。2017 年张旭刚等报道 84 例肺结节经钩丝定位,出现 7 例气胸,5 例周围血肿,4 例合并气胸及周围血肿,3 例脱钩,并发症发生率 22.6%。空气栓塞和肿瘤种植的发生极其罕见,分别为 0.061% 和 0.012% ~ 0.061%。其他可选择的定位方法还包括术前 CT 引导下注射亚甲蓝、磁导航气管镜下在结节周围三点注射亚甲蓝,以及 CT 引导下在结节周围注射医用胶,然后在术中切除因注射医用胶而变硬的靶区。随着 3D 打印技术的兴起,利用胸部 CT 数据进行三维重建,可以明确结节的具体肺段位置,直接切除靶肺段。

切口选择有四孔、三孔、两孔即单操作孔(single-port)以及单孔(uni-port)等方式,最为常用的是经典三孔法:一个观察孔,一般位于腋中线第 7 或第 8 肋间,长 1.5 cm;一个主操作孔,一般位于腋前线第 4 或第 5 肋间,长 3.0 ~ 5.0 cm;一个副操作孔,一般位于肩胛下角线第 8 或第 9 肋间,长 1.5 cm。选择切口要根据病变位置,既可探及结节,又要满足肺段切除的可操作性及窥全性。

手术顺序按照肺段切除原则,首先对肺门及叶间及段门淋巴结进行采样,然后送快速冰冻病理,若为阳性行肺叶切除,若为阴性可行肺段切除。还可将肺叶周边的 GGO 楔形切除的肺送冰冻病理,若为 AAH、AIS、MIA 和贴壁生长为主的腺癌可以考虑行肺段切除。肺段的边缘再送冰冻病理,若为阳性需要行肺叶切除。但常因解剖结构困难,难以先行淋巴结采样而行肺段切除联合段间淋巴结整体切除。切除方法目前临床上常采用单独肺段切除、联合肺段切除以及联合亚肺段切除 3 种方法。虽然同 VATS 肺叶切除术一样,但肺段切除的难点在于辨清靶段动脉、静脉及支气管的解剖关系。有时根据解剖变异,可灵活优先处理动脉及支气管。如遇难以游离的血管,可与肺组织一同处理,避免术中血管损伤引起不必要的出血。

段间平面或肺切除边界的确定是肺段切除的难点。从肿瘤学角度看,切缘必须大于 2 cm 或者肿瘤直径。肺段切缘若距离不足 1 cm,局部复发率高,应考虑行肺段扩大切除或肺叶切除术。

段间平面的判断方法有多种,最常见的是膨胀萎陷法。肺段的动脉、支气管离断后,以纯氧鼓肺,通过 Kohn 孔将要切除的肺段完全膨胀,随后单肺通气。保留肺动脉的肺组织中氧气能被吸收,肺组织萎陷,而肺动脉已经离断的肺组织中氧气无法吸收,肺组织无法萎陷。有人认为是支气管的离断导致气体无法流出,从而靶区肺段不能萎陷,我们认为可能两方面作用均有,而动脉对于氧的吸收可能占主要作用。所以,在肺段切除术中,精准的段支气管离断与肺动脉离断是确认段平面的首要前提。肺动脉如果少离断,段间平面可能不准确。此外还有 Jet 通气法,经支气管镜或蝶形针对靶肺段进行高频通气,快速确定肺段的边界,同样沿萎陷肺组织边缘切除肺段。还有新近发展起来的荧光染色法,陈瑞骧等报道术中采用靶段动脉切断后,经外周静脉注射吲哚菁绿染料(ICG),在红外线胸腔镜下观察肺段边界。

术前的 CT 三维重建是极其重要的,对术中手术指导以及结节的定位有重要意义。精彩流畅的肺段手术往往来源于术前的精心规划。

术中明确的结节标记有助于术中精准确定靶段范围。有人认为已经行肺 CT 维重建,没有必要再对结节进行穿刺定位,但是对于术中难以摸到的小结节,术前穿刺定位可以增强信心,尤其是对于刚开始开展肺段的术者更为必要。

笔者认为缝线比用电凝标记要更好一些。有些术者将定位钩持续留在肺内进行肺段手术,要慎重。除了钩子可能脱落外,还可能引起其他十分严重的并发症。

当然,某些情况下有无必要实施精准肺段切除甚至联合亚段切除还有待商榷,不可勉强。应依据术者的操作水平以及患者情况综合选择手术方式。

NCCN 指南提出术中应常规行系统性纵隔淋巴结清扫,标准为:清扫肺内淋巴结(第 11、第 12 组)、肺门淋巴结(第 10 组)、上纵隔淋巴结(右侧 2R 和 4R 组,左侧第 5 和第 6 组)、隆突下淋巴结(第 7 组)和下纵隔淋巴结(第 8 和第 9 组),清扫至少 3 站纵隔淋巴结,6 个以上纵隔淋巴结为合格。对于淋巴结清扫标准目前并没有统一共识,为 8～16 枚,Riquet 等建议清扫淋巴结 4～10 枚以上。如果发现有淋巴结转移,除非要行姑息性肺段切除术,否则应改为肺叶切除术。吴楠等报道第 13～14 组淋巴结在肺癌转移过程中占相当的比例,90 例肺癌淋巴结转移率达 38.9%。故应做系统淋巴结清扫,而非行孤立的淋巴结采样。

就解剖结构而言,肺叶表面包被有脏层胸膜可以作为自然的分界标志,而肺段之间并没有太明显的解剖分界。因此,肺段切除主要在肺实质内进行。胸腔镜肺段切除术的实践基础来自胸腔镜肺叶切除术。D'Amico 和 Swanson 介绍了保留舌段的左肺上叶切除术、左肺上叶舌段切除术、左肺下叶背段切除术和左肺下叶基底段切除术的具体手术方法。

### (一)保留舌段的左肺上叶切除术

胸腔镜保留舌段的左肺上叶切除由肺门前缘开始解剖分离,并向前方牵拉肺,沿逆时针方向绕肺门上方分离胸膜,显露出肺上静脉和后方的斜裂。游离并离断左肺上静脉的上支后,解剖上肺动脉的前段支和尖段支。这两支动脉与肺上叶支气管之间有一个潜在间隙,里面有肺门淋巴结,根据具体情况考虑是否先切除淋巴结。用 U 型夹夹闭前段支和尖段支动脉后,在上叶支气管分出舌段支气管的地方游离支气管,接着分离切开肺实质,最后修补创面。

### (二)左肺上叶舌段切除术

胸腔镜左肺上叶舌段切除术的操作方式与右肺中叶的操作方式基本相同。将肺叶向后牵引,显露舌段静脉,游离结扎。处理舌段静脉以后,在舌段支气管从肺上叶支气管的分叉处解剖分离,并予闭合离断。然后打开水平裂,显露舌段动脉。处理舌段动脉和肺实质。

### （三）左肺下叶背段切除术

手术可以从解剖分离水平裂中的背段动脉开始,但更倾向于从不损伤肺裂的路径进行。在肺的后面可以直接看见背段静脉,分离下肺韧带和胸膜反折以后将手术台向患者前方倾斜,肺叶向前胸壁牵拉,手术视野显露会更好。在游离背段静脉以后就能显露出背段支气管并进行处理。顺次处理背段动脉、肺裂和肺实质。

### （四）左肺下叶基底段切除术

分离下肺韧带以后,游离下肺静脉的基底段属支,结扎以后,就能显露处理基底段动脉和支气管。由斜裂处处理结扎基底段动脉,同时注意保护背段动脉,最后顺序处理支气管和肺实质。

### （五）肺段切除术的解剖难题

肺段解剖的复杂性和人体解剖结构的个体变异是肺段切除的最大难点。术前 CT 图像的研究对于手术能否快速精确定位至关重要。Nakashima 等报道了 1 例确诊为原发性肺腺癌的 74 岁男性患者,术前增强 CT 扫描三维重建技术对术中鉴别变异血管和左肺下叶基底段、背段动脉进而避免术中损伤变异的血管支具有重要的提示作用。Okada 提供了一个较好的鉴别肺段边界的方法:在纤维支气管镜引导下,采用选择性节段性通气,给待切除的肺段通气,而周围的肺段不通气,从而使病变肺段和周围健康肺段之间有相对的膨胀差异,周围正常肺组织萎缩同膨胀的病变肺段之间出现了相对界限。然后使用电刀在肺表面划出段间平面。Misaki 等报道了 8 例使用靛氰绿(通常作为血容量、心排血量、肝功能测定试剂)作为肺段显色定位的技术。术前使用增强 CT 扫描三维重建技术确定待切除肺段的主供血动脉,术中结扎该动脉,静脉注射靛氰绿后(3.0 mg/kg),用红外线胸腔镜系统观察肺叶,目标肺段同周围肺组织之间可见蓝色和白色的过渡区,用电刀划出该区域,进而指导肺段切除。在红外线照射下,血供正常的肺组织区域在给药 13 s 后被染为蓝色,染色高峰在 28 s 出现,可观察的时间段有 3.5 min。8 例患者术中均观察到了边界清楚的过渡色带,并且术中有足够的时间进行标记。这种方法没有相关染色剂的并发症出现,不需要反复的通气、膨肺,特别适用于肺气肿患者和视野有限的操作。

上述研究表明,目前在肺段解剖和术中精确定位上已经诞生了多种行之有效的方法,使肺段切除在解剖角度不再困难。

## 五、肺段切除术的并发症

VATS 肺段切除术相对安全,术后并发症与肺叶切除类似。朱冰等回顾性分析 63 例肺段切除和 69 例肺叶切除术治疗 I 期肺癌,并发症发生率分别为 9.52%、14.49%,无统计学差异。各类并发症包括咯血、漏气、乳糜胸、出血、肺炎、脓胸、肺不张、胸腔积液、呼吸衰竭、室上性心律失常等。术中仔细操作,辨析肺段静脉血供,充分游离,逐个断扎,警惕不要损伤相邻静脉。术后试水测试漏气,若存在气管损伤,必须缝合。对肺断面覆盖生物蛋白材料,可以促进断面愈合,加快肺复张。大多数并发症可通过观察、等待,延长置管时间,或其他保守治疗的方法得到控制。术后出现大量咯血、持续高热、引流增多、持续大量漏气等情况,需考虑是否存在因损伤肺段静脉引起的"静脉梗死"或因损伤气管引起的"支气管胸膜瘘",尽快评估病情,必要时行二次手术治疗,扩大行肺叶切除,甚至全肺切除。

## 六、肺段切除术的效果

### (一)肺功能

Keenan 等回顾性分析 147 例肺叶切除术和 54 例肺段切除术治疗 I 期 NSCLC,比较 2 组术前和术后 1 年用力肺活量(FVC)、$FEV_1$、最大通气量(MVV)和肺一氧化碳弥散量($D_LCO$),发现肺段切除组比肺叶切除组术前肺功能更差,$FEV_1$ 分别为 55.3% 和 75.1%,术后 1 年肺叶切除组 FVC、$FEV_1$、MVV、$D_LCO$ 均显著下降,肺段切除组仅 $D_LCO$ 下降明显。2012 年,Fan 等的 Meta 分析结果显示,肺段切除术后肺功能维持在术前水平的 90%±12%。Yoshimoto 等报道肺段切除术后肺功能的损失程度取决于损失的肺段数量(<3 个)和部位,对于 75 岁以上和心肺功能较差、术后肺功能代偿有限、拟行肺部二次手术患者,肺段切除在切除病灶的同时最大限度保存正常的肺组织。

### (二)切缘复发

术后复发的危险因素包括切缘病理阳性、胸膜受侵和淋巴管内有残存的肿瘤细胞。2014 年,Ahorki 等指出肺段切除术的预后与肺段部位、切缘距离和病理类型有关。Sienel 等报道了 1987—2002 年 49 例肺段切除与 150 例肺叶切除,肺段切除术后局部复发率 16%,明显高于肺叶切除术 5%,其中 S1~S3 段切除术更容易复发,30 例 S1~S3 段切除术 7 例复发(23%),8 例 S6 段切除术 1 例复发(12%),S7~S10 和 S4~S5 段切除术后无复发,故提出应尽可能避免 S1~S3 段切除术。此外,切缘<10 mm 更容易复发。Mohiuddin 等的研究显示最大径≤20 mm 的 NSCLC,切缘增加到 10 mm 比 5 mm 能降低 45% 的局部复发率,15 mm 的切缘似是最佳距离,但距离继续增加并未使局部复发率继续降低为减少复发。Landreneau 等使用具有近距离放射作用的网状物覆盖切缘,在 369 例肺段切除术中,切缘覆盖网状物 155 例,未覆盖 214 例,5 年局部复发率分别为 6.4% 和 4.6%,无明显差异,可见,局部覆盖物并不能减少肺段切除术后的复发率。Na-kao 等报道一项长达 10 年的研究结果,26 例 $T_1N_0M_0$ 最大径<2 cm 的周围型腺癌行肺段切除,术后 5 年复发率为 0,但 10 年复发 4 例。

### (三)远期生存率

最大径≤2 cm 的肺段切除术与肺叶切除术的 5 年生存率相似。2005 年 Okada 等报道一项 1272 例的回顾性研究,肺段切除术和肺叶切除术治疗最大径≤2 cm 早期周围型肺癌,5 年生存率分别为 96.7% 和 92.4%;最大径 2~3 cm 早期周围型肺癌 5 年生存率分别为 84.6% 和 87.4%,无明显差异;最大径>3 cm 早期周围型肺癌的 5 年生存率分别为 62.9% 和 81.3%,有显著差异。2012 年 Nomori 等回顾性分析纳入 179 例最大径≤2 cm 和 2~3 cm 周围型 $T_1N_0M_0$ 肺癌行肺段切除术的患者,5 年生存率分别为 94% 和 81%,有显著差异。2012 年 Fan 等通过 Meta 分析 11 360 例 I 期肺癌,亚肺叶切除生存率明显低于肺叶切除(HR=1.40,95% CI:1.15~1.69,P=0.0006),肿瘤最大径≤2 cm,肺段切除与肺叶切除生存率无差异（HR=1.09,95% CI:0.85～1.40,P=0.45）。以 5 年生存率作为早期肺癌肺段切除的疗效评估是否合适尚需要更多的研究证实。

## 七、小结

综上所述,目前的研究及临床实践提示如下。

（1）对于早期原发性支气管肺癌患者,肺段切除在保留患者残肺肺功能,尤其是 $FEV_1$ 方面较肺叶切除有一定的优势。

（2）对于肿瘤直径<2 cm 的肺癌（GGO 为主）,行肺段切除术和肺叶切除术患者的生存率差异无统计学意义,肺段切除术在术后并发症、术后住院时间等指标上均优于肺叶切除术。

（3）胸腔镜下施行肺段切除术安全可行。

我们更需要认识到虽然 VATS 肺段切除与肺叶切除相比安全可行,且预后相近,还尽可能多地保留健康肺组织,减少手术创伤,可用于不能耐受肺叶切除的患者,更有可能成为<2 cm NSCLC 患者的首选术式。但是 VATS 肺段切除术亦有诸多不足之处,具体如下。

（1）此术式是局限性切除用于根治性切除,适应证严格。

（2）VATS 肺段切除要求快速术中病理分期,对采样淋巴结和切缘进行冰冻病理检查,需要病理科协同工作。

（3）由于肺段切除术的解剖难度大于肺叶切除术,手术风险增加,对术者要求更高。

（4）手术切除范围小是否会增加术后复发率,5 年生存率仍存在争议。

# 第七节　楔形切除或不规则切除术

## 一、概述

肺楔形切除术是指切除包括位于肺外带病变及病变周围 1～2 cm 的成角形的肺组织,而非解剖性切除,属于亚肺叶切除术,为周围型肺结节诊断和治疗的常用方法。

20 世纪 30 年代始,手术治疗肺癌的首选术式是全肺切除术,既能完整切除肿瘤组织又最大限度保留正常组织。自 20 世纪 60 年代起,肺叶切除加淋巴结清扫术成为肺癌的标准术式。20 世纪 90 年代,肺癌研究组通过前瞻性随机对照临床试验比较了亚肺叶切除术（肺段切除术和肺楔形切除术）和肺叶切除术的临床效果,发现亚肺叶切除术局部复发率高于肺叶切除术,但两者 5 年生存率无统计学差异。

近年来,随着影像学技术的发展及螺旋计算机断层扫描技术的普及,肺小结节检出率明显增加,并筛选大批早期肺癌高危人群;且随着我国社会老龄化,高龄和心肺功能受限患者群体增加,亚肺叶切除术得到重新认识。日本 JCOG0802/WJOG4607 L 和北美 CALGB140503 2 项早期肺癌肺叶切除与亚肺叶切除比较的前瞻性多中心随机对照临床研究已完成入组,并初步报道 2 种切除范围之间手术并发症或死亡率无统计学差异,目前正等待长期随访结果。2015 年，Christopher 等纳入 54 项研究共计 38 959 例患者进行 Meta 分析，结果显示对于意向性选择行亚肺叶切除术的患者，其总生存率与肺叶切除术无统计学差异；而对于因功能状况不能耐受而只能行亚肺叶切除术的患者，其总生存率差于肺叶切除术。有大型回顾性研究报道了楔形切除后较高局部复发的原因主要是技术上的局限，包括切缘阳性、肺实质内和肺门淋巴结不完全切除。日本 *Kyobu Geka* 杂志 2019 年第 1 期发表多篇亚肺叶切除相关论文，认为不管肿瘤大小如何，肺楔形切除术均不能作为 $N_0$ 期肺癌结节的根治性治疗方案，因此肺楔形切除的手术适应证需要严格掌握，特别是对于高血清 CEA 水平患者，其术后有高复发风险。有证据显示切缘距离是影响亚肺叶切除术复发、转移的根本原因，目前采用 >1 cm 切缘的综述发表在权威的 *Seminars in Thoraic and Cardiovascucar Surgery* 和 *European Clinical Respiratory Journal* 上；而现行的 JCOG0802.CALGB140503 研究则采用切缘距离 ≥2 cm 为标准。2019 年 Nitanda 的研究提出了手术切缘与肿瘤直径之比（MT 比）的概念，指出 MT 比 ≥1 与术后长期无复发生存独立相关。除了肿瘤直径与切缘距离之外，2015 年 Kadota 对于肺癌气腔传播的回顾性研究显示，直径 ≤2 cm 的 I 期肺癌中，38% 存在气腔传播，气腔传播是局限性切除术后复发的风险因素。

老年人是肺癌的好发人群，对于早期 NSCLC，手术切除是首选治疗，但是高龄患者采用标准肺叶切除术，其手术并发症发生率及死亡率较年轻患者显著升高。对于手术风险相对较高的老年患者，亚肺叶切除术，特别是楔形切除可有限地降低手术风险。Kilic 的研究提示 75 岁以上的 I 期高龄老年 NSCLC 患者，亚肺叶切除术的生存率与肺叶切除术相近，围手术期并发症发生率显著降低。Wisnivesky 等对 1165 名 I 期肺癌患者进行了回顾性研究，发现对于 65 岁以上老龄、肿瘤直径小于 2 cm 的患者，亚肺叶切除术与肺叶切除术的术后总生存率及肺癌相关死亡率相似。关于 SEER 数据库 14 555 例 I 期和 II 期 NSCLC 患者的回顾性分析发现，肺叶切除比楔形切除的生存优势仅限于 71 岁以下人群，71 岁以上老龄患者两者无统计学差异。复旦大学附属肿瘤医院陈海泉教授等纳入 1980—2014 年 42 个研究共计 21 926 名患者，结果发现肿瘤大小和年龄都不能单独作为选择亚肺叶切除术的标准。

同为亚肺叶切除术，解剖性肺段切除术因严格按照解剖面切除、切除范围较大、可切除肺实质内引流淋巴组织，故较楔形切除有更好的生存优势和局部复发率。美国 SEER 数据库对 3525 例 I a 期 NSCLC 行亚肺叶切除患者的生存资料进行了回顾性分析，发现肺楔形切除术的总生存率和肺癌特异性生存率均显著差于肺段切除术，且这种差异在根据病变性质、肿瘤最大径 ≤2 cm 和年龄 >70 岁等分层因素匹配后依然存在。

综上所述，亚肺叶切除术，特别是肺楔形切除术在肺癌中的应用仍需进一步严格手术指征，以降低术后局部复发率。2018 年中华医学会肺癌临床诊疗指南指出，对于拟行亚肺叶切除术的患者，更推荐解剖性肺段切除术。因此，肺楔形切除术在肺癌手术中的应用比较局限。

## 二、手术适应证

（1）肺外带良性肿瘤、真菌结节、结核瘤等。

（2）性质不明新生物,直径小于 3 cm 或肺穿刺活检有困难。

（3）可疑肺部转移性结节。

（4）肺段支气管扩张。

（5）患者功能状况不能耐受肺叶切除术的肺癌 $T_1M_0N_0$ 老年患者。

（6）直径≤2 cm 的周围型小结节,同时具备以下条件:磨玻璃（GGO）成分>50%,长期随访肿瘤倍增时间≥400 d,病理为原位腺癌（AIS）或微浸润性腺癌（MIA）。

### 三、手术禁忌证

（1）直径≥3 cm 的周围型肺癌或中央型肺癌。

（2）出现可疑远处或淋巴结转移。

（3）心、肺功能或一般情况差,不能耐受全麻或单肺通气者。

### 四、手术注意事项

（1）麻醉一般采用常规插双腔管、单肺通气并置于健侧卧位,切口选择取决于病灶的部位、大小、数目和手术目的。以活检为目的,可能中转为肺叶切除术的病灶、体积较大且位于上叶后段和外基底段的病灶,一般取外侧标准切口;位于上叶前段、舌段、右肺中叶和前内基底段的病灶可采用前外侧切口。直径<2.0 cm、单发的小病灶也可使用局部肋间小切口。

（2）开胸后必须萎陷肺叶或使其轻度充气,尽量不要直接抓提肿瘤,以免肿瘤夹碎。

（3）手术切缘大于肿瘤直径或大于 2 cm。

（4）行胸腔镜手术时,肿瘤良恶性未明确前,切除标本一律放入标本袋内取出,以防种植转移。

（5）因肺癌楔形切除局部复发率较高,术中病理手术切缘阳性或病理类型为进展期肺癌时应继续行肺叶切除术及淋巴结清扫术。

（6）行电视胸腔镜手术时,若出现胸膜粘连使手术不能进行或不能控制术中的意外情况时需及时中转开胸。

（7）对于 NSCLC 患者,除非功能状况不允许,否则同样应行肺门、纵隔淋巴结采样。

### 五、手术并发症及处理

#### （一）出血

术后出血多由于术中分离粘连带时未将其中与胸壁有侧支循环的血管完善处理,术中没有完善止血。因胸壁血管属于体循环血管,压力较高,而胸膜腔为负压,故胸壁出血通常不易保守治疗止血,往往需二次手术。处理:胸腔引流管切口皮肤缝合要完善,起到既能固定胸管也能止血的作用;术中对于粗大的胸膜粘连带一定要用金属夹夹闭血管断端;若术后出血保守治疗无效或胸腔出现血肿,应在补充血容量的基础上积极开胸止血、清除胸腔积血。

### （二）漏气

因肺楔形切除不是解剖性手术，肺创面较大，易发生漏气，保持胸管引流通畅多可自行愈合。若肺漏气>7 d 以上称为持续性肺漏气，主要发生于慢性阻塞性肺气肿的患者，原因是患者周边肺组织质地差、无弹性、易破碎，造成针眼或钉眼漏气；手术时肺大疱遗留或切除不彻底及分离粘连使肺破损也可造成肺漏气。处理：对质地极差的肺组织，用衬以垫片的切割缝合器切除，断面喷生物蛋白胶；术中分离粘连时，应当分清解剖间隙，最好用电凝分离；术中操作轻柔，尽量避免钳夹需保留的肺组织；术后保持胸腔引流管通畅。若术中估计可能术后漏气严重，可放置 2 根胸管，或在锁骨中线第 2 肋间再放置 1 根细的引流管，可经此管注入高渗葡萄糖促使胸膜粘连；术后加强营养支持。

### （三）低肺综合征

低肺综合征是指单肺通气后气管分泌物增加、肺不张和肺炎，可发生在一侧或双侧肺，在有插管出血的患者中较常见。处理：为预防低肺综合征，应有效地清除气管分泌物，包括术中气管吸引，术后及时清除呼吸道分泌物、积血等，对术后不能有效自主排痰的患者可行微创气管切开以助吸痰。

### （四）肺部感染、肺不张

肺部感染包括局部伤口感染、肺部感染及脓胸。长时间单肺通气可造成术中、术后呼吸道分泌物增多，并发肺部感染、肺不张。处理：术前加强抗感染，控制好呼吸道炎症，并严格规范围手术期抗生素预防性使用；术中勤吸痰，手术操作轻柔，尽量避免挤压、揉搓肺组织；术后给予有效抗感染、充分镇痛、加强雾化吸入，定期给患者拍背，鼓励患者主动咳痰；保持胸腔闭式引流通畅，对顽固性肺不张应行纤维支气管镜吸痰。

### （五）肿瘤残留和局部复发

肺楔形切除术为切除病灶及病灶周围 1~2 cm 肺组织，易造成肺内非肉眼及影像学可见的微小转移灶或肿瘤细胞残留，增加了局部复发的概率。处理：术前严格掌握手术指征，对于高 CEA 水平患者谨慎行肺楔形切除术，若术中病理类型非 AIS 或 MIA，或 MT比<1，则建议进一步行肺叶切除术。

### （六）术后疼痛综合征

术后疼痛指胸外科手术后，胸部切口周围出现持续 2 个月以上的疼痛，为胸外科手术后发病率最高的并发症，发生率可达 50% 以上，胸腔镜及开胸手术均可发生，原因为术中肋间神经损伤。近一半患者需要口服镇痛药物，5%~7% 患者甚至无法发正常工作生活。肺楔形切除术虽然创伤较小，但仍无法避免肋间神经损伤，故也可出现术后疼痛综合征。处理：对于术后出现疼痛的患者应给予有效的镇痛，以防影响患者的膨肺。

### （七）神经损伤

神经损伤主要是膈神经、喉返神经、交感神经损伤。膈神经损伤表现为损伤侧膈麻痹，出现矛盾呼吸；喉返神经损伤表现为声音嘶哑、呛咳、吞咽困难；交感神经损伤表现为Horner 综合征，即损伤侧瞳孔缩小、眼球内陷、眼睑下垂、面色潮红无汗。处理：熟悉神经的走行和解剖，对有可能出现神经的部位手术时要轻柔、细致，尽可能不用电刀；分离胸膜顶部特别是近锁骨下动脉时，要警惕喉返神经和膈神经；分离上后胸壁粘连时警惕交感神经。

# 第八章
# 电视辅助胸腔镜手术微创技术

1910 年,Hans Christian Jacobaeus(1879—1937)在一名胸腔粘连患者的松解手术中首次使用了胸腔镜。随着选择性支气管插管的出现,胸腔镜的应用扩展到胸膜活检、胸腔积液引流和胸膜固定术。20 世纪 80 年代中期,视频技术的改进导致电视辅助胸腔镜手术(VATS)用于肺尖大疱切除、楔形切除和纵隔淋巴结评估。1993 年,日本首次报道了猪肺叶切除术的实验结果。同年,美国的 Kirby 和英国的 Walker 发表了关于 VATS 肺叶切除术治疗人类肺癌的初步报告。从那时起,肺叶切除术越来越被接受。美国胸外科医师协会(STS)普通胸外科数据库的数据显示,到 2006 年,32% 的原发性肺癌肺叶切除术是通过胸腔镜进行的。进一步的经验允许更复杂的手术,如节段切除、全肺切除、诱导治疗后肺切除、袖状切除和整块胸壁切除均可使用 VATS 进行。

完全手术切除是实现肺癌根治的首选治疗方式。解剖性切除是目前临床 Ⅰ 期或 Ⅱ 期肺癌的标准治疗方法,优先选择肺叶切除或全肺切除,在少数情况下是肺段切除。楔形切除主要适用于诊断性手术,并在特殊的情况下作为局部控制肺癌的治疗性手段,例如妥协性肺手术。

VATS 最初仅用于诊断为目的的操作。但随着腔镜技术的发展以及相关胸科器械的改进,VATS 目前已经是许多胸科手术的首选术式,然而对于 VATS 解剖性肺切除的术式以及切口选择仍然存在争议。VATS 的优点是切口小,避免了肋骨扩张,比标准开胸肺切除术术后并发症和死亡率低。切口的大小和肋骨的扩张关系到开胸后的疼痛,可以延长住院时间和康复时间。最近的报道表明,当使用 VATS 方法时,恢复情况有所改善。目前,VATS 在肺癌切除术中的广泛应用引起了肿瘤学的关注,包括淋巴结清扫的充分性。

# 第一节　电视辅助胸腔镜手术的基本知识

## 一、切口的设计与制作

电视辅助胸腔镜手术由于是采用很小的切口进行手术,所以这个切口的设计十分重要。切口的位置不合适,会为手术操作带来不便。如今电视辅助胸腔镜手术发展已经十分成熟,所以切口的设计也基本上固定下来。

### (一)术前评估

术者应于术前提前查看患者,了解患者肥胖程度、胸廓长度宽度、肋间隙宽窄、是否存在胸廓畸形等各方面信息,了解患者有无胸部手术史及可能引起胸腔粘连的疾病史(如结核、肺炎等)。依据患者 CT 以及其他病历资料来为患者综合选择手术方案,进而确定手术切口。必须提前于手术前用记号笔标记手术切口,认真确认手术是左侧还是右侧。

### (二)切口的设计

电视胸腔镜手术的切口数量和位置一般需要根据术式以及操作的难易程度而定。常见的电视胸腔镜手术切口分三类,分别是腔镜观察口、主操作口、副操作口。腔镜观察口一般选在腋中线第 7 或第 8 肋间。主操作口按照术式的不同以及术者的习惯可选在腋前线第 4 或者第 5 肋间,而副操作口则常选在腋后线附近第 7 肋间。3 个切口之间的连线应符合"三角原则",也就是三切口中点连线应是以腔镜观察口为顶点的等边三角形。

根据电视胸腔镜手术切口的数目不同,将只有一个主操作口的胸腔镜手术称为单孔胸腔镜手术;将有一个腔镜观察口加一个主操作口的手术称之为中操作孔胸腔镜手术或者称两孔胸腔镜手术;将有一个腔镜观察口、一个主操作口、一个副操作口的手术称之为三孔胸腔镜手术。

### (三)肋间隙的确认及切口画线标记

肋间隙的确认以及切口的具体标记应该于患者侧卧位体位摆放完毕后进行。因为此时患者体位不再发生变化,不会引起切口位置的变化。

数肋间隙的办法有很多种,因个人习惯而各有不同。笔者习惯站于患者背侧,因为在这个方向肋间隙的走行方向刚好与手指平行。扣清肋脊角,其相当于第 12 肋间,将示指整个平行放于肋间隙内,然后让示指横着向上移动,每越过一根肋骨减少一个肋间,最后先确定出腔镜孔位置,通常是第 7 肋间。之后再继续向上确认出第 4 或者第 5 肋间。然后,再自胸骨角第 2 肋间向下,进一步确认。

也可以自胸骨角向下数肋间隙,但是有些人胸骨角突起不明显,且女性患者常因乳房干扰而导致肋间不清。所以笔者更喜欢自肋脊角向上开始数肋间隙。

对于肥胖的患者,肋间隙确实难以扣清者,可根据经验设计操作口。一般来说,第 3 肋间会达到腋窝的位置,而第 4 肋间在腋窝的下方。也可先制作腔镜观察口,进镜后于镜下确认肋间隙。

### (四)切口的制作

其顺序因术者的习惯以及患者的病情会有所不同,可以先制作腔镜孔,也可以先制作操作口。因为主操作口比较大,更有助于直视下发现肺是否萎陷、是否有胸腔粘连,所以一般先制作主操作口。如果肋间隙扣不清楚,无法确认操作口具体开在哪一肋间,可以先制作腔镜孔,进镜后在镜下确定肋间。无论先制作哪个切口,都应注意开口前确认麻醉师是否已经单肺通气,进入胸腔时注意不要损伤肺。

1.主操作口的制作

主操作口的切口大小应该根据术者的手术熟练程度与患者的体型、肋间隙的宽窄以及手术复杂情况来综合决定,不应过分追求小切口而影响手术进度。切口的制作都应该在直视下进行,可以通过甲状腺拉钩进行暴露。

注意要紧贴肋骨上缘切开肋间肌,如此可避免损伤肋间神经及血管。不要直接打开胸膜,应该留有薄薄的胸膜观察肺是否萎陷,是否有胸腔粘连。确认肺已经萎陷后,先把胸膜开个小口,之后将卵圆钳伸进胸腔压住肺,然后扩大切口。操作口应仔细止血,否则会影响手术视野。主操作口制作完毕后,放置切口保护套,将切口撑开。

2. 腔镜观察口的制作

腔镜观察口一般选在腋中线第 7 或第 8 肋间,腔镜观察口的位置不可过低,特别是有膈肌抬高的患者,腔镜观察口位置过低的话,膈肌可能影响腔镜视野,而且有时能损伤膈肌。腔镜观察口的大小不可过大,以刚好能容下穿刺套管为宜。

在制作腔镜观察口前,应确认麻醉医师是否已经单肺通气。以血管钳撑开切口,然后边撑边以电刀切开,不必切开过大,尽量用钝性分离。到达肋骨后,紧贴肋骨上缘于肋间肌切一小口到达胸膜,然后以血管钳轻轻刺破胸膜。确认无粘连后以血管钳将切口撑大一些,后置入穿刺套管。注意一定沿肋骨上缘进入胸腔,如此可减少出血,因为腔镜观察口的出血会影响镜子视野,带来麻烦。不要以猛力用血管钳或者穿刺套管戳入胸腔,以免损伤肺组织。

3. 副操作口的制作

副操作口一般选在腋后线第 7 肋间,具体以术中情况决定,其设计原则要符合"三角原则"。设计时也要考虑到术中有可能中转开胸手术,故 2 个操作口的皮肤切口要尽量使其对应,如果需要,这 2 个切口可以作为开胸切口的一部分。副操作口制作完毕后,通常放置切口保护套。

## 二、手术的体位与医师站位

在实际的电视辅助胸腔镜手术中,显示器一般摆放在患者的头侧,其屏幕稍面对术者同时兼顾助手的视野。若有 2 块显示屏幕,则摆放于患者头端的两侧,分别面对术者及助手的视野。胸腔镜镜子的观察孔通常设计在第 7 或第 8 肋间,而纯单孔胸腔镜手术镜子是通过唯一的操作孔进入。

不同的术式采用不同的手术体位,电视辅助胸腔镜手术也是如此。对于肺手术来说,患者多采用术侧向上、胸部垫高的体位。胸部垫高的目的是使肋间隙增宽,以便于手术操作。也可以通过调整手术床的角度来进一步加强这一效果。

术者的站位依据主操作口的位置决定。大部分肺手术术者站于患者腹侧,所以患者双上肢应向上外展,为术者留出充足的操作空间。也有部分术者在某些手术中喜欢站于患者背侧,比如背段切除术等。第一助手站于术者的正对面,多数情况站于患者的背侧。

假如设腔镜观察孔于第 7 或第 8 肋间,那么扶镜者可以选择站在患者背侧或者腹侧,最好站于背侧以免干扰术者的操作。而对于纯单孔胸腔镜手术来说,扶镜者一般只能站在术者的对面,也就是背侧。

## 三、扶镜的技巧与配合

胸腔镜手术中,胸腔镜是整个手术组的眼睛。扶镜者不参与手术的具体操作,但作用却十分重要。而对于胸外科医生来说,大家都是从扶镜开始学起的。扶镜的过程同时也是学习的过程。

### (一)了解镜子的构造及使用

扶镜者应对镜子的构造及使用熟练掌握。首先通过倍数功能调整显示器上的图像大小,然后将镜头对准术野,调整焦距至图像达到最清晰状态。

目前胸腔镜手术中已经很少使用0°镜,基本上都使用30°镜头,30°镜有一定的可视范围,光源光缆杆与30°镜的镜面方向相对。一手握住底座手柄,另一手转动光源光缆杆,可让镜身及30°镜面旋转,从而达到调整视野的目的。而假如保持光源光缆杆不动而只转动底座手柄,则可以将电视屏幕上的图像进行顺时针或者逆时针的旋转。有些术者会将画面旋转到符合自身习惯的角度。

### (二)扶镜的技巧与配合

扶镜者要想与一名术者达到完全默契的程度,并不是简单的事情。本身扶镜需要一定的技巧与练习,而两者的配合也需要时间的磨合。扶镜的技巧有以下几点需要注意。

1. 保持镜头清晰

镜头不清晰的常见原因有以下几点:镜头起雾、镜头擦拭后留有水滴、穿刺器套管内有血液、胸腔内有烟雾、焦距不准确等。镜头温度过低可起雾,表现为镜子进入胸腔即变模糊,此时应用60～70 ℃热水浸泡镜头1 min左右,迅速擦拭后进入胸腔;穿刺器套管内若有血液,可使用干纱条擦拭;注意保持吸引器对烟雾的吸引作用;排除镜面不洁因素,则可能为焦距不准确,擦净后调试焦距,让图像达到最清晰状态擦镜时应先擦镜身后擦镜面,擦镜面时应擦拭2～3遍,务必使镜面无残留的水滴及水雾。动作应迅速,避免镜头冷却。

擦镜的时机也要掌握,扶镜者应询问术者是否可以擦镜,术者也应告知扶镜者的擦镜时机。扶镜者应尽量选择在手术的间歇期,场景转换时或者更换器械时擦拭。对于发生患者出血、手术处于关键操作步骤时,扶镜者万不可自主擦镜,此时应尽量保持术野,等待术者的命令。

2. 跟随并保持术野清晰

扶镜者应时刻跟随术者的操作,保持术者的主要操作器械位于屏幕的中央位置。常见的主要操作器械有电钩、超声刀、剪刀、分离钳等。

3. 调整合适的距离

利用镜身的前进与后退来调整视野的远近,扶镜手应注意将视野距离调整到一个最适合操作的距离。通常大幅的动作需要远视野,而精细的比较重要的操作需要近视野看清以免误伤。

4. 记住某些关键位置的扶镜方法

胸腔的位置就那么几处,通过多次的扶镜,记住镜身、镜头、光源光缆杆及手柄底座是如何调整的,慢慢地形成一个固定的流程。

5. 熟知手术流程,理解术者思路

扶镜的过程同时也是观摩手术的过程,所以扶镜者应多学习手术的流程与操作,理解术者的手术思路,如此可通过扶镜过程获得学习与成长。

## 四、模拟训练与空间感的建立

任何手术的完成实际上都是由一个个的操作环节组成的,而每一个操作环节实际上又是由一个个的基本操作组成的。因此,电视辅助胸腔镜手术的基本操作技术是基础、是基本功,必须熟练掌握。

与开放手术的直视视野不同,胸腔镜手术是通过观察电视屏幕来进行手术操作。因此需要将电视屏幕的图像显示与手上的基本操作联系起来,建立和适应新的空间感。而且,胸腔镜所使用的器械都比较长,与开放器械有所不同。所以电视胸腔镜技术学习曲线比较长。然而,通过大量的模拟练习,我们可以大大缩短这一过程的学习曲线。

### (一)关于腔镜模拟器

腔镜的基本操作技术可以通过模拟训练大大缩短学习曲线。市场上有售专门的腔镜模拟器,其核心部分为摄像头、显示屏幕以及操作箱,也可以自制腔镜模拟器。显示屏幕可以用电脑屏幕、平板电脑屏幕、手机屏幕等代替;摄像头需要自行购买;操作箱的制作可以使用各种材质,如纸盒、物品整理盒等。操作箱的制作应尽量模拟胸腔的解剖形状,同时要设计类似胸腔镜手术的操作口。最好有一套自己的胸腔镜手术器械,如此可通过极其仿真的练习来增加对器械的熟练度。

### (二)如何进行模拟训练

反复地观摩手术视频是模拟训练必不可少的过程。在模拟练习中,我们应尽量去模仿手术视频中的各种基本操作。包括准确地夹持物品,电钩及超刀的每一个操作动作,双手器械的各种互相配合、推结器打结技术、镜下缝合技术、闭合器角度的调节及使用等。

### (三)空间感的建立

为什么感觉在模拟器里练习得很好了,到了胸腔里面还是会迷失方向呢? 熟练的术者是如何做到很准确地把器械伸到他想要到达的胸腔位置的呢? 有以下几点可供参考。

1. 通过器械的指引

假如你左手里已经有一把器械在术野了,那么另一把器械沿着左手器械的走行方向前进就会到达术野。其中,手对器械方向的感觉很重要,这一技巧可以通过模拟练习来加强学习。

2. 通过胸腔的具体解剖

操作口与胸腔的位置是固定的。例如,我要让吸引器到达胸顶位置,那么吸引器就需要往头侧方向走行;要到达下肺韧带位置,就需要让吸引器往斜下方走行。通过反复练习,记住胸腔各个位置的器械具体走行方向,就可以"指哪打哪"了。

### (四)通过练习补足短板

假如你在实际手术中发现了自己操作上的不足,那么应该通过模拟练习将短板补足。比如在暴露下肺韧带时遇到了困难,那么你可以在模拟器上用物品制作一个假肺,一头连着橡皮筋替代下肺韧带,通过请教老师或者观摩手术视频获得其操作技巧,然后通过练习将该操作做熟练,不断地重复这种过程,会获得很快地成长。

### 五、胸腔内探查

无论靶病变在什么位置,无论是否容易发现病变所在,电视辅助胸腔镜手术强调全方位、全胸膜腔探查。进入胸腔后,应注意探查以下内容。

(1)观察壁层胸膜:包括胸膜的色泽、厚度,有无异常的结节和新生物。

(2)有无胸腔积液:胸腔积液的性状。

(3)有无胸膜粘连:进入胸腔后应将整个肺都翻动一下,看有无粘连,特别是不容易发现的条索状粘连。手术时牵拉肺可能导致粘连带撕裂而引起出血。

(4)查看膈肌:有无异常病变。

(5)查看肺脏:先查看非病变肺叶,注意有无胸膜种植,有无肺大疱、胸膜皱缩、肺内肿物凸起等现象。

(6)探查病变:确认病变位置、大小、性质及侵犯情况。

(7)查看叶间裂:确认发育情况。

探查结束后,根据探查结果综合决定手术方式及路径。

# 第二节　电视辅助胸腔镜手术基本操作技术

## 一、电凝钩的使用

电凝钩和超声刀是电视辅助胸腔镜手术中最常用的两大主要能量器械。电凝钩的钩状设计让其可以伸进组织间隙后挑起组织然后通过电凝切断,这大大增加了手术的安全性。特别在许多精细的胸腔镜操作中,电凝钩有着几乎不可替代的作用。相对于超声刀来说,电凝钩的使用更容易学习掌握。以上特点决定了电凝钩在胸腔镜手术中有着极其广泛的应用,是必须熟练掌握的手术器械。

### (一)电凝钩的工作原理

与高频电刀相同,通过有效电极尖端产生的高频高压电流与肌体接触时对组织进行加热,实现对肌体组织的分离和凝固,从而起到切割和止血的目的。

### (二)电凝钩的使用注意事项

因为电凝钩具有热传导,甚至可能产生电火花,所以电凝钩工作时必须远离血管等重要组织,否则可能造成热损伤。电凝钩在工作时会产生烟雾,因此需要吸引器吸走烟雾才能保持视野的清晰。电凝钩工作时因为会有电流通过组织,因此可以产生电传导而引发神经反应,比如电凝钩在膈神经附近工作时可引起膈肌痉挛。

要注意调节电凝钩的输出功率,在使用时以能达到切断组织并良好止血为目的,功率过大会大大增加热损伤的风险。

### （三）电凝钩的使用技巧

（1）多数电凝钩的触发开关为脚踏式设计,因此初学者要注意协调电凝钩挑起与脚踏触发之间的关系。在用电凝钩挑起组织时,要注意挑起的力度需要与切割相结合,不可因挑起力度过大而让电凝钩突然弹起,这样很容易误伤组织引起危险的后果。

（2）电凝钩的握持方法不必拘泥,一切以操作舒适为准。在同一台手术中,往往需要不断变换电凝钩的握持方法才能够让手术更流畅。术者应变化电凝钩在手中的握持方向来适应手术中的操作要求,而不是通过身体的转动来适应这种变化。

（3）在使用电凝钩时,电凝钩挑起切断的方向应保证在视野直视下,以保证手术安全。

（4）由于容易产生烟雾,所以电凝钩往往与吸引器配合。吸引器可在吸净烟雾血液的同时,给组织提供一定的张力便于切割。

（5）使用电凝钩止血时,将电凝钩翻转,以刀头的拐角处进行电灼止血。

（6）电凝钩的刀头拐角也可以用于一定程度的钝性分离,但是要注意热损伤的问题。

（7）使用电凝钩要认清组织间隙,让电钩游走于组织间隙之间。

（8）电凝钩一次挑起组织不要过多,以能隐约看到刀头为最佳,如此认清挑起的是何种组织,避免误伤。

## 二、超声刀的使用

作为胸腔镜手术的两大主要能量器械之一,超声刀具有切割、止血、分离、牵拉等多种功能,而且其切割止血一步完成,再加上其热损伤少、无烟雾、无焦痂、无电流等优势,这使超声刀在胸腔镜手术中的应用越来越广泛。

### （一）超声刀的工作原理

超声刀与高频电刀的工作原理不同。超声刀是通过超声频率发生器将电流转化为机械振动,使其金属刀头产生机械振动,其振动频率大约是 55.5 kHz。

这种高频的机械摩擦使组织内水分汽化、蛋白质氢键断裂、细胞崩解、蛋白质变性形成黏性凝结物;同时振动产生摩擦热;再加上夹持组织形成的加压作用,因此达到切割、止血一步完成的目的。

可见,超声刀并非靠热量来切割组织,而是靠的机械振动。以上特点决定了超声刀作为能量器械来说具有巨大的优势。

### （二）超声刀的优势

（1）切割分离一步完成。

（2）止血效果好,可处理直径 5 mm 以下的血管。

（3）工作刀头为血管分离钳模样,所以具有血管分离钳的多数功能,比如:分离、夹持等。

（4）由于为机械振动切割,故体内无电流通过组织,不会产生电火花,不会因电流刺激引起神经反应。也可应用于安装心脏起搏器的患者。

（5）刀头温度低,对周围组织热损伤小。由于超声刀刀头的热量是来自于摩擦,所以温度较电刀低得多。刀头工作时温度低于85 ℃。高频电刀工作温度在150 ℃以上。

（6）无烟雾术野好：工作时因为组织汽化会产生少量水雾，但是无烟雾。

（7）无焦痂形成：与电刀不同，超声刀极少形成焦痂。所以也就不存在因为焦痂脱落引起二次出血的问题。

### （三）超声刀的使用注意事项

（1）超声刀不能做空激发动作，因为刀头温度会迅速升高，容易损伤刀头。

（2）超声刀处于激发状态时，尽量不要触碰金属以及骨骼，避免损伤刀头。

（3）使用超声刀切割组织，一次时间不要过长，不要超过 10 s，一般为 7 s。时间过长会导致刀头热度过高，在以后的操作中容易引起热损伤。

（4）一般用超声刀刀头的前 2/3 夹持组织。

### （四）超声刀的使用技巧

1. 分离

超声刀的刀头呈血管钳模样，刀头圆钝，且其非工作状态下温度较低，故超声刀可用于组织的钝性分离，比如撑开、挑、拨、推等。超声刀的使用应多使用钝性分离动作，以为超声刀的切割提供清楚地解剖间隙。

2. 止血

超声刀的止血功能强大，其止血功能优于其他能量器械。理论上，超声刀可以处理5 mm 以下血管，3 mm 以下血管可以安全处理。但是对于重要的血管，单独应用超声刀止血是不可靠的。例如肺动脉干的分支血管，由于肺动脉干压力较大，搏动幅度也较大，容易再出血，所以一般采用双重结扎。而对于小的支气管动脉，单独以电凝钩电凝或者以超声刀切断是安全的。

在应用超声刀切断血管时，一定注意要保持血管处于毫无张力状态。因为切割血管时如果有张力可能导致血管切到一半而引起撕扯，然而此时凝滞血栓并未完全形成，从而引起出血。可以先用超声刀的电凝功能于血管两端先凝一会，然后再于中间切断，如此可增长血管的凝滞血栓，增加止血可靠性。

超声刀也可以用于出血点的止血。

3. 切割

超声刀靠高频的机械振动来进行组织的切割止血。所以，很多术者喜欢切割的同时增加一点张力，这样会加快组织切割的速度。而且，组织切割速度越快，刀头的温度越低（注意，这一技术仅仅适用于没有主要血管的组织，对于血管的切割前文讲到，必须保持毫无张力）。

这种边切割边撕扯的动作，实际上包含了夹持、钝性分离、切割、止血四大作用。其动作的幅度力度因术者习惯而有所不同：初学者注意力度缓和，幅度不要过大。

因为增加了张力动作，所以会让组织间隙更容易显露，注意此时超声刀的着力方向应是远离重要的血管等易损伤组织，而且有助于组织的分离。

4. 夹持

超声刀刀头因为是血管钳模样，所以其具有夹持功能。很多时候，超声刀的夹持作用是与切割、止血、分离同步完成的。

一般来说,超声刀的夹持尽量使用刀头的前2/3。对于不重要的组织,可以大把夹持,快速切割;而对于精细的操作,要小心仔细,如"小鸡啄米",用刀头的最尖部分轻轻咬起少量组织。

### (五)超声刀的缺点

(1)与电凝钩、电刀等其他能量器械相比,超声刀价格较贵。

(2)超声刀刀头较钝,相对于电凝钩来说,略显笨拙。在某些需要精细操作的地方,不如电凝钩精细。

(3)超声刀刀头工作面较电凝钩宽,一旦损伤血管伤口较大。

(4)超声刀的使用需要大量的练习,相对于电凝钩来说不易掌握。

## 三、电凝分离钳的使用

将腔镜分离钳接上电凝线,其就具有了止血功能。由于腔镜分离钳钳头较尖,可用于精确地钳夹出血点并止血。腔镜分离钳也可以用于一定的分离,但是要注意不要让尖细的钳尖损伤组织。

## 四、吸引器的使用

由于胸腔是由肋骨等组成的天然空间,所以电视胸腔镜一般不需要人工气胸。这是胸腔镜相比较于腹腔镜最大的优势。由于可以随意吸引,为了尽量减少进入操作口的器械,胸腔镜吸引器被赋予了更多的功能。

目前胸腔镜吸引器形状不一,术者可根据个人习惯选择使用。一个好的胸腔镜吸引器应该有如下特点:吸引器头端孔较大不易堵塞、吸引器头有一定的摩擦力而且不会损伤组织、吸引器杆身有合适的角度以避免器械打架的问题、吸引器长短合适、握持部位舒服等。

胸腔镜吸引器可以用来吸引、清除胸腔内的积液、血液、烟雾,以时刻保持术野清晰;吸引器还可以用于牵拉、推挡、挑起组织以便于暴露,并为锐性分离提供张力;胸腔镜吸引器也可以用于钝性分离操作;也有术者应用吸引器进行出血点的压迫止血;有术者将吸引器穿过肺裂隧道以导引腔镜闭合器的通过等。由于胸腔镜吸引器的多种功能,这使它成为术者左手最常用的手术器械。

## 五、纱布钳的使用

以卵圆钳夹住小纱布块的后1/2 ~ 2/3部分,就做成了一个纱布钳,又称海绵钳。在胸腔镜手术中经常用到。由于干纱布软而涩,故可以用纱布钳来翻动肺,将肺牵拉推开以用于暴露。其优点是不需要夹持肺组织,避免损伤。纱布钳也经常用于蘸净术野的血液、出血点的压迫止血等。

### 六、切割缝合器的使用

腔镜切割缝合器的发明和使用大大推动了外科技术的发展。腔镜切割缝合器具有操作简单、闭合缝合切割一次完成、缝合效果牢固可靠等优势，其大大降低了术后并发症的发生，而且使操作难度较高的镜下缝合离断技术变得容易，让各种腔镜手术成为可能。但是使用腔镜切割缝合器时，也有一定的技巧需要注意。

#### （一）钉仓的选择

目前电视辅助胸腔镜手术中常用的腔镜切割缝合器主要有 60 mm、45 mm、30 mm 等不同长度，钉仓高度主要有 2.0 mm、2.5 mm、3.0 mm、3.8 mm 和 4.8 mm 等不同规格，另外还有一种同一钉仓具有不同高度钉高的所谓"万能钉仓"，适用于肺、支气管、动静脉、食管、胃等不同组织的切割闭合。术者需要依据术中具体情况选择使用。

组织越厚，需要选择的钉高越高。2.0 mm、2.5 mm 钉仓通常用于切割闭合血管，3.0 mm、3.8 mm、4.8 mm 钉仓通常用于切割不同厚度的肺组织，而支气管的切割通常选用 4.8 mm 的钉仓。

#### （二）使用技巧

（1）使用腔镜闭合器时，需要旋转调整角度，让闭合器的薄砧板作为通过间隙的一面。由于胸腔解剖结构固定，所以不同部位的角度调整基本上是固定的。

（2）对于某些部位的处理，腔镜闭合器的使用会因为角度的问题而变得困难，此时可让闭合器通过腔镜观察孔或者副操作孔来进行操作，往往会变得比较容易，比如双侧上肺静脉通过腔镜观察孔进腔镜闭合器，角度就会很舒服。

（3）在使用腔镜闭合器通过组织间隙时，术者或助手要应用另一把器械辅助暴露，通过时扶镜者应帮助确认钉仓前端是否已经通过，切割时保持整个钉仓都在视野范围内。

（4）有时候闭合器因为间隙暴露问题而通过困难，此时可选择以吸引器或其他器械通过作为引导；也可以丝线牵拉组织增加间隙；也有人于闭合器薄砧板上套软管，牵拉软管导引闭合器通过。

（5）闭合器在激发时，应该保持所切割闭合组织毫无张力，之前进行的牵拉动作都应松弛，尤其是切割闭合血管时，应让闭合器钉仓下沉并保持固定，防止血管撕裂出血。

# 第三节　多孔电视辅助胸腔镜手术

视频辅助非肋骨扩张性肺叶切除术（VANRSL）是目前应用最为广泛的电视辅助胸腔镜（VATS）肺叶切除术式，目前切口的选择主要包括多孔、单操作孔以及纯单孔。其中多孔 VATS 肺叶切除术，尤其是三切口微创胸外科是发展最早，也是目前应用较为广泛的 VATS 切除术式。

手术入路是根据病灶的位置来规划的。为了提高疗效，应避免肋骨扩张。三孔 VANRSL 的技术在其他文献中也有描述。解剖是以类似于开放技术的方式进行的。以右肺上叶切除为例,单肺通气后,肺均匀萎陷,使用环钳通过辅助操作孔固定肺叶,肺静脉通过主操作孔进行解剖。为了方便和安全地分割血管结构,可将缝合器的钉砧连接到8 mm 红色橡胶导管上。这样钉砧就能够安全得通过所需处理结构,然后用血管吻合器闭合、切断血管,同样的,肺动脉和支气管也被相应的游离。支气管和气管周围淋巴结一起游离充分后,用 30 mm 或 45 mm 的线形切割器闭合离断。最后,用内镜下直线切割吻合器完成肺裂的处理。然后将切除的肺叶放置于标本取出袋内,取出时无肋骨扩张。

切除其他肺叶或需要施行联合肺叶切除时,需要根据肿瘤的不同部位选择不同的切口。但是,肺静脉、动脉、支气管的解剖和划分原则以及处理方式是相同的。

VATS 三切口肺叶切除手术是一种技术成熟且安全的术式。在 McKenna 对 1560 例 VATS 肺叶切除术进行的一项回顾性分析中显示,只有一例术中死亡是由于出血导致的。同时,11.6%(119 例/1239 例)的 VATS 肺叶切除手术,术中中转开胸,大多数的中转开胸的病例是肿瘤患者,如 $T_3$ 肿瘤或肿瘤靠近肺动脉;30% 的转化是由于技术原因,如胸膜致密粘连或显露较差等原因。

总结:VATS 多孔肺叶切除等相关手术是一项较为成熟的技术,目前已经成为肺叶切除、全肺切除甚至肺段切除的标准术式。随着腔镜技术的进步以及器械的改进,胸外科的微创术式在不停地发展。例如 VATS 与达·芬奇式的对比,三切口、单操作孔和纯单孔的手术入路对比都存在一些争议。目前已发表的研究表明,VATS 比标准的后外侧开胸手术有几个优点。微创手术可减少炎症反应。总性和慢性疼痛减轻。因此,住院时间更短。早期和晚期肩功能障碍较少,恢复工作时间较短。综上所述,这些因素表明使用VATS 术式,尤其是成熟的多孔式总体效果更好。

从肿瘤学的角度来看,VATS 多孔术式可以帮助更加充分的游离清扫淋巴结,尤其是隆突下淋巴结的系统清扫,因此患者的局部复发控制率较好。VATS 治疗肺癌的有效性将由长期数据决定。正在进行的多中心大规模随机对照研究,将有助于回答这些问题。

# 第四节　单操作孔电视辅助胸腔镜手术

随着电视辅助胸腔镜在 20 世纪 90 年代的逐渐推广,在胸外科应用广泛,技术日渐成熟,越来越多的肺癌患者可以接受胸腔镜手术,尤其对于一些早期肺癌,胸腔镜肺叶切除术的安全性及效果已得到普遍认可。电视辅助胸腔镜手术已经成为胸外科微创手术方法中的主要组成部分,切口的选择方式不一而足。比较常见的是三孔法手术、单操作孔电视辅助胸腔镜手术,后者在三孔手术的基础上发展而来,也已经得到越来越多的认可和接受。

常规的手术方法多采用三孔或四孔,即在患者胸部切三到四个孔进行手术,包括胸腔镜孔(1.5~2 cm)、手术操作孔(3~4 cm)、辅助操作孔(1.5~2 cm),该术式已经比较成熟,虽然对胸外科医师有着比较高的技术要求,但在多数综合医院胸外科均可开展。相比较,单操作孔的肺叶切除手术,也就是我们所认为的两孔法,对手术技术的要求更高,胸腔镜占据其中一孔,提供视野,在没有辅助操作孔的情况下,主刀医师及助手的操作都要通过另一个操作孔(3~4 cm)来完成。

## 一、手术指征

单操作孔胸腔镜手术的指征,同一般胸腔镜手术大致相当。简单而言,其指征涵盖了大多数的胸外科手术,与病变性质、部位、大小等密切相关,也同医生的操作技巧、能力经验等主观因素有关。

(1)胸腔镜手术在肺癌外科中的应用目前已经成熟。对于早期肺癌优先考虑胸腔镜手术,也已经是共识和普遍做法。胸腔镜肺叶切除加系统淋巴结清扫术是早期肺癌的首选手术方式。单操作孔胸腔镜手术相对于多孔法,创伤更小,患者恢复更快,更有优势,尤其是对于年老、一般情况差的患者,切口减少,其获益更大。

(2)肺的极性疾病切除或者探查,应尽量选用胸腔镜手术,单操作孔更有优势。

(3)纵隔良性肿瘤、囊肿等,适合胸腔镜手术。而对于肿瘤体积较小、活动度较好,周围组织界限相对清晰的病变,单操作孔仍然可以选择。当然,体积较大、显露困难,且使用器械角度受限等情况下,要谨慎考虑,必须结合具体情况分析,而不能强求操作孔的单一。

(4)胸膜病变、手汗症等。

(5)食管良性病变、贲门失弛缓症等,均可以考虑,但必须严格掌握条件,如术野的显露情况、操作的便利程度等。

## 二、手术禁忌证

单孔胸腔镜手术的相对禁忌,主要包括:严重的心肺功能不足,术前合并严重的心脑血管疾病等;晚期肿瘤,或手术无法达到根治目的的肿瘤性病变;病变严重累及大血管、重要脏器,术中出血、脏器损伤机会明显升高等,以及不适于胸腔镜手术操作的其他情况。

## 三、单操作孔 VATS 手术的操作要点及注意事项

一般切口可选择如下:操作孔位于腋前线附近第4或第5肋间,应用切口保护器,不使用肋骨牵开器,观察孔位于腋中、后线附近第7或第8肋间。切口完成后,要根据手术范围确定游离、解剖的顺序,并适当根据操作便利程度、所处理结构的具体特点调整更换手术器械。

单操作孔胸腔镜手术较多孔胸腔镜手术在操作上有很大的区别。多孔胸腔镜手术操作时,主操作孔可以进入能量器械,而辅助操作孔可用于吸引、暴露术野等,可利用的切口空间大,术者同助手可分别于术野两侧进行操作,器械之间冲突机会小,更加灵活。而单孔操作对于暴露术野有更严格的要求,同时需要术者对腔镜下的空间关系有更充分的认识,同时,操作的难点在于术者使用的器械之间角度受限,如果角度选择不当,器械及辅助器械均会受到影响。

操作的角度亦会受到操作孔及观察孔之间相对位置的影响,选择不当就会出现暴露

困难、器械间冲突等情况。

一般情况下,可将操作孔及观察孔分居腋中线两侧。术中处理血管时,由于器械角度的问题,必要时需要操作孔、观察孔互换,但这样操作应尽可能避免。术中,助手也应在不影响术者操作的前提下,使用尽可能少的器械,或单一器械(如吸引器、卵圆钳等)协助暴露术野,选择的器械应尽可能沿操作孔一侧进入术野,同时,应有一定的弯度,进胸后才可以避开术者的器械。而且,操作孔外,器械之间需有一定距离,保证不会冲突。另外,助手要更加熟悉腔镜下的空间感,尤其是在术者对侧,并要手臂跨越胸腔进行辅助操作的时候。

手术操作的程序,以肺叶切除术为例,可以按照一般的胸腔镜肺叶切除术程序进行。术中血管、支气管、肺组织等的处理,可按照习惯流程,也可根据不同肺叶、叶裂发育情况等进行适当调整。单向式操作是较为方便的,流程简化,也易于掌握和学习。

总之,单操作孔的全胸腔镜手术,对于大多数患者来说,是安全可行的。经过详细的术前评估及严格筛选,在腔镜手术经验丰富的胸外科,单操作孔的全胸腔镜手术,是值得考虑的。目前,很多的单位及中心的经验也越来越多,这种术式可以继续发展并日臻完善。

# 第五节　单孔电视辅助胸腔镜手术

电视辅助胸腔镜手术通常采用 1 个主操作孔、1 个观察孔或加以 1 个或多个副操作孔,借助于专门的胸腔镜器械,代替传统手术器械来完成开胸手术。目前已经广泛应用于临床,是胸外科手术微创化的标志。那么单孔电视辅助胸腔镜手术,顾名思义,就是只有一个操作孔的胸腔镜手术,将既往的主操作孔、副操作孔及观察孔全部集中在一起,达到更加微创、美观的术式。

近些年,单孔 VATS 被广泛用于恶性肿瘤和良性肿瘤的治疗过程中,并且在这个领域上也取得了较理想的效果。从传统 VATS 到三孔 VATS,再到两孔 VATS 的发展历程来看,按照逻辑可以尝试完全去掉其他的孔而将胸腔镜从主操作孔置入。早在 2004 年单孔 VATS 的理念就由 Gaetano Rocco 医生首先在一些简单的胸腔手术中提出。然而,如同许多其他的外科创新的思想一样,全球接受单孔 VATS 还有一个较长的酝酿期。西班牙拉克鲁尼亚 Diego Gonzalez-Rivas 医生近几年将其主要应用于肺叶切除术。目前他已使用单孔 VATS 开展几百例肺叶切除术,还有一些支气管袖式肺叶切除术、肺动脉袖式切除重建肺叶切除术等复杂的手术。

单孔胸腔镜手术说到底还是需要开刀治疗的一种方式,但是和传统的开胸手术治疗相比,单孔胸腔镜手术只需在 3 ~ 4 cm 的切口中,利用手术器械和胸腔镜摄像头的应用即可达到治疗的效果,只需一个切口就能完成操作。术者常规用腋前线一个 3 ~ 5 cm 切口完成单孔 VATS 肺叶切除手术。这个切口基本和两孔 VATS 操作口位置相同,上、下肺叶切除分别是用第 4 或第 5 肋间切口。术者使用左、右手操作器械,一个 10 mm 30°胸腔镜在器械旁一同进入胸腔,这种"分享切口"的技术营造了一个非常"温馨的"手术环境,无论对术者还是对助手的手术技巧都有较高要求。单孔胸腔镜肺叶切除与两孔胸腔镜相比较,不难发现镜孔消失了,单孔的切口在第 5 肋间,与以往各种胸腔镜肺叶切除术相比,单孔胸腔镜没有大的变化。

从传统 VATS 转变为单孔 VATS,另一个挑战是整个手术轴进一步旋向了后方。多孔或两孔 VATS,视轴的方向与改良后的三孔 VATS 相同,因此很容易适应,而单孔手术中,轴线就由脐-方向转换到了乳头-肩胛下角方向。此外,在多孔、两孔和三孔 VATS 手术中看到的水平视角"棒球场",在单孔 VATS 时视角变得垂直,更像是向一个隧道往下看。这种视角更接近开放手术,容易被接受,但对于习惯于多孔 VATS 的术者需要学习手眼配合。其优点包括手术创伤小、患者恢复快、切口美观,因此早期癌症治疗的患者更愿意选择此法用于治疗。但即便是有较好的疗效,对于不曾接触过的患者来说,在这种方法的适应证以及禁忌证的问题上还是一无所知,那么到底单孔胸腔镜手术的手术适应证与禁忌证都包括些什么呢?

## 一、手术适应证

在临床上,单孔胸腔镜手术的适应证有早期非小细胞肺癌和早期胸外科疾病等,其中早期胸外科疾病还包括脓胸、纵隔肿瘤、气胸、心肺外伤止血、手汗症、乳糜胸以及简单活检等。具体包括以下方面。

(1)对原发或者转移性的胸膜恶性肿瘤,如果病变范围比较局限,可以经过胸腔镜完成切除而达到治疗目的。

(2)肺的良性肿瘤,如腺瘤、错构瘤、炎性假瘤、结核球等良性肿瘤是进行胸腔镜手术的良好适应证,手术方式可以采用肺楔形切除或者肺叶切除,对转移性肺肿瘤进行肺楔形切除或者进行肺叶切除也是良好的选择。

(3)早期原发性肺癌,一般认为周围型肺癌,肺门无明显淋巴结肿大转移,进行单孔胸腔镜手术是安全可行的。对于早期肺癌,国内外有进行单孔胸腔镜手术的报道,认为这种手术是可行的,其远期效果可以保证。

## 二、手术禁忌证

单孔电视辅助胸腔镜手术的禁忌证如下。

(1)既往有患侧胸部手术史,或者胸膜感染史,胸膜肥厚粘连严重,胸腔镜不能进入者。

(2)一般情况差,心肺功能严重损害、恶变质,不能耐受手术者。

(3)肺功能严重下降,不能耐受单肺通气者。

(4)循环系统严重疾患包括:①近 3 个月内发生严重急性心肌梗死者。②近期内有严重的心绞痛发作者。③全心力衰竭伴心脏明显扩大,心功能Ⅲ级以上者。④有严重的室性心律失常者。

(5)凝血机制障碍者。

(6)小儿病例年龄<6 个月,体重<8 kg 不宜行胸腔镜手术。

（7）合并严重传染性疾病如病毒性肝炎、AIDS。

（8）各种原因所致气管、支气管严重畸形，无法行双腔气管插管或单侧支气管插管者。

（9）休克患者，经输血未能缓解者。

（10）其他：①弥漫性胸膜间皮瘤，手术无法彻底切除者。②肿瘤侵及胸壁。③肿瘤巨大者。④广泛性转移。⑤中心型肺癌。⑥直径大于 5 cm 的 $T_3$ 期肺癌。⑦缩窄性心包炎等。

## 三、手术重点注意事项

我们首先要明白单孔 VATS 手术对患者是有益的，外科医生可以通过 VATS 来完成大部分原本需要常规开胸的标准手术，我们需要认识的标准器械和简单技术可以确保患者手术的安全性。

其次，单孔 VATS 手术对患者体位要求较高，在术前必须确定好患者的体位、显示器以及光源位置。对于大多数单孔 VATS 操作，患者采用略带后倾的侧卧位。将患者固定，双上肢与躯干呈 90°，肘关节屈曲呈祈祷状，双臂间垫上 2 个枕头。将双上肢垫臂架，并弯曲肘关节以减少压迫所致的尺神经损伤。同时显示器放置在手术台头侧，保证术者及助手的视野不受遮挡。

最后在选择外科入路时，我们需要注意胸腔的解剖，外科医生必须理解通过图像显示的解剖结构与开胸一样。因此对于动脉、静脉及支气管的应用解剖对术者来说尤为重要，事实上，为了确保手术安全，术者需要明确血管的位置。充分暴露血管，以避免发生意外切断或损失，以及放置缝合器进行安全的解剖性切除。在一定程度上，手术越靠近肺血管和支气管，越能减少发生意外伤害的机会。

## 四、手术后并发症的处理

已知的单孔胸腔镜的并发症包括出血、脓胸、伤口感染、持续漏气、沿导管途径的肿瘤种植和死亡。很难总结单孔胸腔镜手术并发症总的发生率，因为这与适应证的选择、麻醉方式、手术器械、患者类别和手术者的经验有关。

### （一）术后出血

术后出血是单腔镜最为常见的并发症，也是术后二次进胸最常见的原因。胸腔引流管放置的目的之一就是观察胸腔出血情况，及时提供胸腔出血信息，为治疗提供参考。处理方法包括保守治疗和手术治疗 2 种。

保守治疗的方法为严密监测生命体征及详细纪律各项检查指标，及时合理地输血输液，同时保持 2 条静脉通路。对于术后持续出血考虑为胸壁或肺组织创面渗血所致的，可先用有效的止血药止血，目前临床上一般常用的止血药物有：注射用血凝酶（巴曲亭）、维生素 $K_1$、氨基己酸等药物，其中血凝酶的止血效果最好，用法为血凝酶 1000 U 肌内注射及静脉注射各 1 支，必要时 4 h 后再重复 1 次。同时检测血红蛋白等指标，保持引流管的通畅，并定期复查胸部 X 射线，观察胸腔积血及肺复张情况。待无明显出血情况时可以考虑予以小剂量的尿激酶溶解血块，有效地胸腔冲洗，防止胸腔感染。

手术治疗情况较为少见,当下列任何一项出现时需要剖胸探查止血。

(1)患者出现失血性休克,虽经输血输液等抗休克治疗但血压仍不能维持者。

(2)术后胸腔闭式引流量达 200 mL 以上,且持续 3 h 无明减少。

(3)术后短时间内引流出大量的鲜红色液体、出血块或引流液快速凝固、引流液体血红蛋白含量与体内相近者。

(4)术后有休克征象,无其他原因可以解释,气管移位,肺及纵隔出现受压症状,影响呼吸循环功能,床旁胸片显示患侧胸腔有大片状密实阴影者。需要注意的是,术后出血二次开胸止血的前提是准备足够量的全血。经原切口迅速开胸,清除胸腔内的积血及凝血块,充分显示手术视野,有顺序地查找出血部位。

### (二)术后心律失常

较为多见,其发生与手术的大小有关。据统计,肺叶切除后心律失常的发生率为 3.1% ~14.3% ,而全肺切除后者为 19.4% ~40.0% 。诱发因素包括术后疼痛,低氧血症,术中输液过多,电解质、酸碱平衡失调,血容量的急剧变化,麻醉药物的影响等。处理术后心律失常时,首先需要准确判断可能造成心律失常的诱因或并发症,并尽快纠正解除。

### (三)呼吸衰竭

呼吸衰竭是肺切除术后围手术期死亡的主要原因。术后呼吸衰竭的发生率为 0.2% ~2.6% ,多发生在术后第 2 ~4 天。术前肺功能检查对于减少术后肺部并发症以及决定是否手术至关重要。针对呼吸衰竭的处理办法包括氧疗和呼吸支持技术,其治疗原则包括以下几点。

(1)给予高浓度氧,提高 $PO_2$,增加弥散速度,纠正缺氧。

(2)增强通气以解除 $PCO_2$ 蓄积,先可以无创加压面罩通气,必要时经口插管机械通气。

(3)控制呼吸道感染,痰细菌培养后选择合适的抗生素治疗。

(4)纠正酸碱平衡及水电解质紊乱。

(5)维持心、肺、脑、肾的功能,密切观察监护,防止常见的严重并发症。

(6)改善营养状况,保证营养。

### (四)肺不张

肺不张是胸外科手术后较为常见的并发症。开胸后易引起呼吸道感染,细支气管炎症时分泌物增多,导致肺扩张不全或缓慢,加重了阻塞性通气功能障碍,严重者引起肺不张,这也是呼吸衰竭发生机制的重要环节。通过定期给患者拍背促咳痰、雾化吸入、痰培养调整抗生素、鼻导管吸痰、纤维支气管镜吸痰往往可以使肺复张,如果肺仍然扩张欠佳,则可以使用呼吸机加压面罩吸氧,给予正压通气加速肺扩张。

## 五、单孔电视辅助胸腔镜手术应用的优点和不足

单孔 VAST 应用于胸部手术的初衷是因为传统 3 个小切口胸腔镜的腋后线切口具有以下不足:①由于背部肌肉层次多、血供丰富,易出血且不易止血。②术后腋后线切口肌肉及神经受损伤,患者常疼痛感明显且有感觉异常和运动轻度障碍。③肺良性疾病青年

人多,过多的切口对生理和心理的影响大。

因此,单操作孔切口设计主要是取消腋后线切口,而相对延长腋前线切口,所有操作器械包括胸腔镜镜体均由一个操作孔进出。同时腋前线切口相对延长后,此部位多为肋间肌,胸壁肌肉层次少,易止血且弹性高,故不会对机体造成更大损伤,术后疼痛轻,对患者感觉和运动影响也较小。另外,切口选择时尽量选择相对隐匿的部位,如腋窝和乳房下缘,在应用过程中发现,对于心肺功能相对差的患者,单孔VATS和局部麻醉也降低了手术风险。

单孔VAST自身也存在以下缺点:一个操作孔,所有操作器械均由此口进出,存在器械之间的相互干扰,经常存在一个器械进去之后,另外的器械无法进入或无法运动的情况。另外,电刀或电凝产生的烟雾无法顺利排出(因为操作时无法再放入吸引器,而只能暂停手术,排出烟雾)。此外,对于靠近背侧或膈肌附近的病灶,显露差,给操作带来困难,器械需要反复交换进出,从而增加手术时间。另外对粘连严重的患者和术中出血,可能导致手术无法处理。初学者不易掌握,且容易造成周围器官及组织损伤。由于手术切口设计本身有一定的缺陷,病例的选择十分重要,否则无法顺利完成手术。根据目前文献报道结果发现,肺良性疾病是单操作孔的最佳适应证,尤其是气胸或孤立性肺结节或肿块;而胸廓有改变或畸形者,胸膜有钙化或胸膜腔闭锁者不适合。单孔肺叶切除术,病例选择范围比传统胸腔镜小,只有当手术操作熟练后,才能应用;对于双肺下叶周围型肺癌且肺叶裂发育好的患者可以考虑,但单孔VATS对左、右隆突下淋巴结的清扫均较困难且风险大。因此,笔者建议初学者先应用传统胸腔镜进行胸部疾病手术,对器械及相关解剖熟悉后,可逐渐减少切口,根据自己的经验及患者情况,最终达到"个体化"和更"微创化"治疗。

## 六、展望

事实上单孔VATS是电视辅助胸腔镜手术微创化的进一步提升,虽是传统VATS的延伸,但其操作理念又回归到了开放式手术上,其处理靶区的过程与开胸手术是几乎一样的,手术术后疼痛、胸壁感觉异常比传统的双孔法或者三孔法要减轻很多,因为传统多孔VATS术后伤口疼痛的主要原因来源于下方观察孔和后方辅助操作孔。研究表明,单孔VATS能带给患者潜在的获益,根据临床经验显示,单孔VATS安全性很好,中转率小于5%,术后中位住院天数为3 d。虽然一些批评者指出,现在尚没有明确证据证明单孔VATS优于其他胸外科微创手术,但是已经有足够的临床资料显示,这种术式与传统VATS相比具有同样的安全性和充分切除肿瘤的效果。因此,进一步发展和积累单孔VATS技术,最终让多数患者都从中受益不是没有可能的。

到目前为止,许多患者在使用单孔电视辅助胸腔镜手术后已经取得了良好的效果,实践证实,单孔电视辅助胸腔镜手术是胸外科技术领域的最新进展,相信以后也会让更多患者受益于此。科学在进步,单孔电视辅助胸腔镜手术也需要不断地进行完善,所以在更多的疾病治疗及诊断方面,还需要患者选择正确的治疗手段进行治疗。而在恶性肿瘤或者疾病的治疗上,尤其是需要根治性切除的手术实施过程中,仍需要谨慎对待,以免造成不良后果。

# 第九章

## 肺癌的射频消融治疗

## 第一节　肺癌射频消融特点

　　肺癌射频消融既有一般肿瘤射频消融的特点,也存在特殊性问题。由于周围组织器官的差异,肺在能量沉积、导电性、热扩散和对流等与肝、肾等实质脏器明显不同,如:①肺癌及肺组织血运丰富,存在热沉降效应。②含气肺组织包绕肺癌,存在"烤箱效应"。③肺存在呼吸运动。④消融区周围组织疏松,充血渗出范围广,CT 显示的消融区大小形状与实际不一致。这些因素导致了肺癌射频消融的穿刺定位困难、局部进展率高、疗效评价特殊以及操作并发症多等问题。

### 一、穿刺定位困难

　　射频消融是否成功的关键在于穿刺定位:定位满意,则距离成功只有一步之遥。但是肺癌射频消融的穿刺定位较其他器官难度要大。

#### (一)原因

　　1. 解剖学因素

　　(1)含气器官:肺属于含气器官,为肺癌穿刺设置了很多障碍。瘤体犹如漂浮在水面上的球,在横状、矢状、冠状 3 个方向均存在移位,所以难以穿刺定位;如果发生气胸,穿刺定位的难度就更大。

　　(2)骨骼遮挡:由于肩胛骨、肋骨的遮挡,影响最佳穿刺通路的选择,甚至需要穿刺更多的肺组织,而引起穿刺相关并发症。

　　(3)紧邻重要结构:胸腔内存在心脏大血管、气管、食管、神经、膈肌等重要结构,因此穿刺时需要避开上述重要组织器官,此时宜选择单针,并且穿刺方向与重要器官平行。

　　(4)肿瘤形态:大多数肿瘤属于不规则形,建议选择形态合适的射频电极,建议穿刺方向与肿瘤长轴一致,保证射频电极的位置能够满足技术成功,即肿瘤中心与射频电极的消融区中心重合。

　　2. 生理学因素

　　(1)呼吸运动:呼吸运动对射频电极的穿刺定位影响较大,尤其是中下叶小肿瘤。穿刺时注意平静呼吸,而不是屏住呼吸。

　　(2)咳嗽:咳嗽也影响穿刺定位,因此在穿刺前应口服可待因或其他镇咳剂,并对胸膜进行充分麻醉。

总之,瘤体在肺实质内犹如漂浮在水面上的皮球,将射频电极顺利地刺入肿瘤内,而且位置合适,能够满足射频消融的技术成功,需要掌握几个技巧:首先,是在平静呼吸下进行。肿瘤存在着四维运动,即除了三维方向的运动以外,还存在呼吸运动,穿刺定位的难度超过移动靶。其次,减少胸膜穿刺次数。一旦发生气胸,肿瘤的移动更大,更加难以定位。再次,分步骤穿刺。小肿瘤在肺实质内移动度较大,因此不要指望一次就穿刺定位成功,我们建议采用四步穿刺法。

**(二)操作平台**

目前肺部肿瘤射频消融有几种引导途径,包括开胸、胸腔镜和影像引导。

1. 开胸

一般用于以下 2 种情况:①病变邻近重要结构,如心脏大血管、肺门等。②开胸时发现肺部肿瘤不能切除。

2. 电视胸腔镜

一般用于合并胸腔积液或胸膜转移者。电视胸腔镜手术探查发现胸膜结节,活检后证实胸膜转移,在进行胸膜固定的同时进行肺肿瘤射频消融。

3. 影像引导

(1)X 射线透视:实时显像,适合周围型病灶。X 射线透视引导简便经济,能动态观察到进针的路径、针尖是否处于病灶中心,耗时短,但定位不够准确,不能清楚显示病灶周围血管和器官的情况,有辐射损伤,目前已逐渐被 CT 所取代。

(2)B 超:实时、多方位显像,使用方便,没有放射损伤,适合贴近胸壁且能观察到全貌的肺内肿瘤或 Pancoast 肿瘤。属于断层影像,整体感差,有"盲区"。

(3)CT:最常用和最准确的影像引导方式之一,具有及时发现并发症和评估疗效的优点。操作过程是将射频电极在 CT 引导下通过穿刺点穿刺入靶肿瘤中,每次 CT 扫描的范围包括靶肿瘤即可。但是除 CT 透视外,难以实时成像,放射损伤较大。

(4)MRI:断层、多方位成像,无放射损伤。需要专用器材,价格昂贵。

(5)C 臂 CT 技术:C 臂 CT(C-arm computed tomography),亦称 C 臂维束 CT(CBCT)、锥束容积 CT、C 臂平板探测器 CT 等,是数字减影血管造影(DSA)旋转技术与计算机重建技术相结合的产物。利用 C 臂的旋转运动和平板探测器的采集,通过计算机重组处理,获得血管三维影像的同时也获得相应层面的软组织 CT 影像,在此基础上还可以由计算机处理得到多平面重组(MPR)、容积演示(VRT)、最大密度投影(MIP)等图像。具有影像分辨率高、扫描时间短、操作简单、放射剂量小等优势。

(6)正电子发射计算机断层扫描(PET)或 PET-CT:具有 PET 和 CT 的优缺点。

4. 三维影像技术

为了克服二维影像技术在制订治疗计划中存在的不足,近年来,众多学者进行了三维影像技术研究。三维影像技术通过计算机处理进行三维影像的重建,可以直观地获得肿瘤的容积数据,并在此基础上制定治疗计划。该技术的应用弥补了二维影像的不足,例如三维超声、三维 CT、三维 MRI。特别是三维可视化技术的应用可以使消融治疗计划更加直观地呈现在医生面前,提高消融疗效,降低治疗并发症。

5. CT-电子纤维支气管镜

为减少气胸等并发症的发生,日本学者开发了内冷却电极导管,尖端嵌有温度计,可以通过支气管镜活检通道(2 mm),与单极射频发生器连接,阻抗监测。在支气管镜引导下,内冷却电极进入支气管内,然后在 CT 引导下确定电极导管尖端在肿瘤内,完成消融。

### (三)辅助定位设备

影像是肿瘤消融的基础,而穿刺的准确率及并发症一直是临床医生需要关注的两大难题。穿刺准确率由 3 个因素决定:进针点的选择、进针深度和角度。进针点可用自制格栅定位标记;进针深度由 CT 机携带的软件进行准确测量;而进针角度则由穿刺医生的经验决定(矢状面和横断面 2 个角度)。经验丰富的 CT 介入医生都有自己的感觉,比如通过在三维重建 CT 影像上的画线确定穿刺的角度,进行穿刺;或者张开你的手掌,几个指头就是一个天然的量角仪,比照 CT 画线,进行穿刺;或者术者掌管矢状面穿刺角度,助手站在足侧掌管横断面穿刺角度。

尤其对较小或较深的病灶进行穿刺时,进针角度略有偏差,就要将穿刺针适当退回,调整进针角度后重新穿刺。反复穿刺可造成正常组织的创伤,导致各种并发症,如感染、气胸及出血等,严重者可导致死亡。为此,一些辅助定位设备应运而生。早期的辅助定位设备是利用机械框架或机械臂,通过看刻度来确定手术器械的位置,称之为机械式定位器。随着传感器和计算机技术的发展,机械定位器逐渐被电子传感器所代替,通过计算机处理、显示空间定位数据和医学影像,逐渐形成了目前的影像导航系统。

1. 基准定位标志

临床上常将一些基准定位标志固定于靠近靶肿瘤的体表,如自制订位格栅。首先进行定位扫描,确定靶肿瘤后,将 CT 机移到穿刺层面,体表贴自制定位格栅,再次扫描靶肿瘤区域,开启光标,用记号笔标记与自制订位格栅重叠部位,该点即穿刺点。

2. 机械定位支架

1906 年,英国 Horsley 和 Clarke 研制出立体定向仪,但它仅用于动物实验研究。41 年后 Spiegel 和 Wycis 发明人类的立体定位仪,并利用脑室造影定位技术,毁损脑深部结构以治疗精神病。以后,相继出现 Leksell、Reichert、Gillingham 和 Mccaul-Fairman 等定位仪。20 世纪 60—70 年代后,由于 CT 和 MRI 的广泛应用,大大提高了立体定位支架的准确性和安全性。近年来研制出适合肺部穿刺用立体定位支架,具有多方位、多角度定位作用。但是设计简单、精度有限,如 SeeStar(星探)。

3. 跟踪定位系统

跟踪定位系统的设计原理源自全球定位系统(GPS)。它是现代影像技术、立体定向技术与计算机技术(包括无线电和信号学等相关领域)有机结合的成果。

(1)发展历史:1986 年,美国的 Roberts 医生等首次报告使用声波数字化仪跟踪手术器械或显微镜的方法,将计算机导航技术应用于临床,从而开创了无框架立体定向神经外科,但操作烦琐、不便。1987 年,由 Watanabe 发明关节臂系统。1986 年,德国 Aachen 大学医院的研究者设计了一种关节视觉编码器的计算机系统,准确性达 1 ~ 2 mm,然而手臂的移动局限,且笨重。1991 年,来自同一机构的研究者介绍了使用光感应型坐标定位技术的影像导航系统,该系统的探测头可以通过探测安装在手术器械上的红外发光二极管(LED)而探知手术器械尖端的具体位置。1991年,Kato报道了电磁数字化仪的设计原理和临床应用,该系统主要由三维电磁数字化仪、三维磁源、磁场感应器和计算机工作站构成。1992年,红外线数字化仪导航应用于临床,器械上的光学反射球反射红外线并被红外摄像机捕捉,再经计算机处理人体解剖影像上的位置。因光学反射球较易黏上体液和术中可能存在遮挡,亦容易受光线制约;光学反射球需经常较准,从而增加使用成本。1996年,推出影像电磁导航系统,它通过安装在人体上的电磁发射器,发射相当于1/3地球磁场强度的电磁波,而位于手术器械末端的电磁接收器捕捉到电磁波,与手术器械相连的导航工作站根据不同的磁场强度确定不同的空间位置,无光线阻挡和干扰,电磁跟踪无手术盲区,器械可反复消毒使用,无使用维护费用。

(2)组成:跟踪定位系统基本构成有影像处理工作站、坐标系、定位装置和跟踪定位工作站。

(3)原理:跟踪定位系统的作用是确定介入器械相对于人体的空间位置。跟踪定位系统是利用数字化扫描技术所得到的患者术前影像信息(CT、MRI、O形臂X射线机等影像)通过媒介体(MO磁光盘、CD-R光盘、DAT磁带等)输入到工作站中,工作站在经过高速运算处理后重建出患者的三维模型影像。操作医生即可操作相关软件,在此影像基础上设定穿刺路径,制订术前计划并模拟操作,操作过程中系统动态追踪介入器械相对患者解剖结构的当前位置,并明确显示在患者的二维/三维影像资料上。操作医生通过高解像度的显示屏从各个方位(轴位、矢状位、冠状位、术野前方透视层面等)观察到当前的穿刺路径以及(角度、深度等)各种参数,从而最大限度地避开重要结构,在最短的时间内到达靶肿瘤,大大减少患者的创伤,完成真正意义上的微创手术。

(4)操作:跟踪定位系统的最终目标是使介入器械与靶肿瘤的空间位置关系通过二维或三维的方式在同一坐标系中以图像形式表示出来,提高操作精度,最大限度地避开危险区,在最短的时间内到达靶肿瘤。

1)实时跟踪定位:是最佳的跟踪定位系统。要求操作床放在影像设备中,使患者的操作野在成像中心,跟踪定位系统在医学成像的同时能够同步跟踪介入器械,同时医生有足够的空间在成像中心完成操作。但是由于CT属于非实时成像且存在辐射,因此该方法受到限制。

2)离线跟踪定位:医学影像在采集后用于非实时离线跟踪定位。①杂交手术室:影像床也是手术床,影像室也是手术室。患者先完成成像后,操作床拉出成像系统,医学影像信息通过跟踪定位系统注册,引导操作。可以随时进行扫描,更新图像,以便精确定位。目前在杂交手术室中,可以配备多种影像设备,如MRI、CT、PET-CT等,如2012年美国哈佛大学医学院附属布列根和妇女医院经过20年的筹备,与美国国立卫生研究院(NIH)共同投资2000万美元,兴建了当时全球唯一的"高级多模式影像引导手术室",即AMIGO。②非杂交手术室:影像室与手术室不在一起,影像床与手术床不是同一张床。由于体位等变化,不能随时进行扫描更新图像,因此精度受限。

(5)注册:无论是实时跟踪定位还是离线跟踪定位,都需要注册,即将医学影像坐标系与介入器械坐标系注册配准到一个坐标系内。目前常采用世界坐标系跟踪器、患者整体位置跟踪器、介入器械跟踪器以及校准模块。校准模块一般包括模块跟踪器和影像可识别标记点。跟踪器一般包括6个自由度。世界坐标系跟踪器常固定于静止稳定的位置,如CT机架上。患者整体位置跟踪器常固定于没有生理运动的体表。介入器械跟踪器附着于介入器械上。

1)图像采集:患者经过覆盖靶肿瘤及潜在穿刺点和穿刺路径区域的胸部CT扫描。采集数据后自动以标准数据格式(如DICOM)通过影像归档和通信系统(PACS)或存储媒介等传输到跟踪定位系统工作站,需要确定患者的体位和解剖结构,并测量介入器械的空间位置,然后将这些信息输入计算机。

2)配准:计算机进行数据处理后,将患者的解剖结构与介入器械的空间位置联系起来,即实现所谓的"配准"。为了减少呼吸对定位精度的影响,可以使用呼吸运动跟踪器。在CT导航系统中,患者的解剖结构通过二维或三维CT影像来反映,手术器械以示意图的方式重叠显示在相应的CT层面上。

3)计划:用体表的标记物进行登记,标定肿瘤位置,确定穿刺部位,设计穿刺路径。

4)穿刺:多自由度传感器固定在射频电极针上,医生通过计算机直观地了解手术器械相对于靶肿瘤的位置关系,在跟踪定位系统引导下穿刺到肿瘤表面。

(6)分类:跟踪器是跟踪定位系统保证定位精确的关键部分。根据跟踪器的种类将跟踪定位系统分为机械、光学和电磁跟踪定位系统等几种。目前常用光学跟踪定位技术和电磁跟踪定位技术。

1)机械定位系统:是最早应用于临床的测量手术器械空间位置的方法,从早期的框架式到现在的机械臂式。框架式需要占用较大的空间,妨碍医生操作,现在已基本不用。机械臂式定位器可以在手术室内移动,比较灵活。机械臂一般具有3个以上自由度,由电脑控制其末端的空间位置和形态。手术器械固定在机械臂的末端,根据机械臂的数学模型,即能够推算出手术器械的空间位置和形态。

2)光学跟踪定位系统:常用红外光跟踪定位系统。①光学反射球:红外光探测光学反射球被固定在射频电极针尖端上,使红外线照相机易于识别。实际应用中至少用3个以上光学反射球,以便进行6个自由度空间定位。②红外线照相机:将采集靶点的位置信息并传给计算机,计算靶点的空间位置,与先前的CT图像叠加。

光学跟踪定位系统不受电磁干扰,精度能够达到1 mm,但是医生在操作过程中不能阻挡光线传播的途径,因此活动空间受到限制。

3)电磁跟踪定位系统:①磁场发生器,由一个三维线圈构成,在三维空间产生交变振荡的低频磁场。磁场发生器大小约为20 cm×20 cm×20 cm,其可检测范围约为0.5 cm×0.5 cm×0.5 cm,靠近治疗部位,由可调节承重臂支撑。②定位传感器,一般非常小,直径小于0.3 cm,长度小于10 cm,固定于射频电极针尖端,通过一根导线将信号传输到控制系统,位于电磁场中的x、y、z轴以及运动时方位信息被磁场探测器捕获,与先前的CT图像叠加。定位传感器可以检测到5个或6个自由度(DOF)。

电磁跟踪定位系统主要有两点优势,一是没有视线遮挡问题,包括人体、医生和铺巾等不会影响信号的传输;二是传感器非常小,易于固定在射频电极针上。主要缺点首先是可能受到周围磁场的干扰,包括操作器械、成像系统检查床等,严重影响定位的精度和可靠性;其次是需要反复调整场发生器的位置,确保定位传感器可以被检测到;再次是定位传感器需要有线连接;最后,比光学定位略低,一般在 3 mm 左右。目前研发的电磁跟踪定位系统有 VTI InstaTrak3500、BIOSENSE System、NDI Aurora。Santos 等采用电磁导航技术(EMN)协助肺部肿瘤的射频消融和穿刺活检。

(7)CT 跟踪定位系统产品介绍

1)美国 IG4 跟踪定位系统(USA):是一套比较完善的 CT 导航系统,用的是四维电磁跟踪定位技术。电磁场发生器可以在其周围空间产生一个磁场,然后把电磁场定位传感器放入这个磁场范围内,磁场令传感器产生电信号。通过电信号,设备能计算出电磁场定位传感器在磁场中相应的空间坐标。同时设备再把 CT 图像和电磁场定位传感器对接耦合,计算出导航所需的图像。四维电磁跟踪定位系统的优势是在 CT 图像或 X 射线三维图像基础上利用电磁追踪技术进行定位和导航的工具,采用上述图像与患者呼吸运动相匹配,通过模拟图像指导穿刺针或消融针沿原定运动轨迹与靶点进行穿刺。所谓四维也就是由通常的空间轴的 3 个轴和时间轴(呼吸门控)构成四维。所谓呼吸门控其实是呼吸影像的模拟再现,当屏幕上出现原先核定的呼吸相位时,屏幕提示穿刺,而不在位时,屏幕提示停止穿刺,从而使术者可以在无射线下精确穿刺,而患者不需屏住呼吸,只要求自然平稳慢呼吸。

2)印度 Perfint 的 CT 跟踪定位系统:是利用机械臂来定位的。机械臂由计算机控制移动或转动,臂末端有一个夹子,夹子中间放置一个导航套,用于引导穿刺方向。使用时,医生将导航系统推到 CT 检查床旁,对患者进行 CT 扫描,根据 CT 影像制定进针路线。导航系统通过计算机控制机械臂运动,使导向套的孔中心线与进针路线相重合,这样导向套就可对准病灶。医生将穿刺针插入孔中,沿导向套穿刺,即能到达患者的病变部位。

3)中国新博医疗的 CT 跟踪定位系统:采用电磁定位技术。内置的跟踪器固定于穿刺针杆上,通过一根细电缆将射频电极针的空间位置信息传送到计算机。跟踪定位系统能够将患者的解剖结构和穿刺针的空间位置以三维立体形式显示在计算机屏幕上,界面友好,操作方便。

(8)临床应用

1)肺穿刺活检:肿瘤穿刺活检是利用微创介入手术从患者病灶中取出一些组织,通过病理检查来确诊是否为肿瘤,并进一步确定肿瘤病理学类型。活检结果的准确性与穿刺取材代表性密切相关,例如对于直径大于 3 cm 的病灶,其中心容易坏死,活检时应避免从中心取材;对于较小和较深的病灶,医生徒手穿刺需要多次进行 CT 扫描,调整穿刺角度,才能到达病灶,因此手术时间较长,患者受到的辐射也较多。电磁跟踪定位系统的使用可以精确定位病灶,提高活检取材的准确性,避免反复穿刺引起的并发症,且减少了辐射剂量。杨杰等对 30 例患者(研究组)应用 IG4 电磁跟踪定位系统行 CT 引导下经皮穿刺肺活检术,结果研究组穿刺时间(10.63±2.34)min 较仅应用常规 CT 引导的对照组穿刺时间(14.88±3.29)min 明显缩短;同时,术者可通过显示器观察穿刺针行进至病灶的过程,提高了穿刺的安全性。

2)CT 引导射频消融治疗肺肿瘤:与穿刺活检相似,肿瘤消融也需要将针形的手术器械插入病灶,并且手术治疗效果与针尖的位置密切相关。在传统的影像引导介入手术中,医生是根据术前规划,在头脑中想象肿瘤和针的相对位置,其精度在很大程度上依赖于医生的经验和责任心。因此,实际穿刺路径可能偏离术前规划的路线,导致实际的消融范围与理想状况存在偏差,造成消融不完全,肿瘤组织残留和复发。电磁跟踪定位系统的应用可以提高射频电极针定位精确度,确保肿瘤完全消融。文献报道的体外模型实验、动物和临床实验都证明采用电磁跟踪定位技术能够提高穿刺精度,降低患者所受辐射剂量,减少手术时间。Santos 等对 19 例患者进行了电磁导航肺肿瘤穿刺和射频消融,只需皮肤穿刺 1 次,探针平均调整次数为 1.2 次(0～2 次),平均介入手术时间为5.2 min(1～20 min)。研究认为电磁跟踪定位系统是影像引导介入手术的有效辅助方法。把电磁场发生器悬置于患者身体斜上方,再将数据采集片分别贴于患者胸骨和肋骨,然后对患者进行 CT 扫描,范围涵盖靶肿瘤及穿刺点和穿刺路径区域,获得的影像被传至电磁导航系统。系统自动进行图像重组,而后将电磁跟踪器连接于射频电极针,以获得区域定位信息,直至穿刺针由表皮组织逐渐到达靶肿瘤。当显示射频电极针到达把肿瘤后,再通过 CT 扫描进行确认。导航系统还能够实时监测患者的呼吸运功,以提高导航精度。

(9)展望:CT 跟踪定位系统在国外已经开始推广应用,而国内仅少数大型医院引入。CT 跟踪定位系统的临床应用使微创介入手术可视化、精确化,将极大地促进肿瘤诊疗技术水平的提高。但 CT 跟踪定位系统还存在一些问题,首先是跟踪定位系统的应用范围,是所有可用导航的手术都使用,还是部分手术使用? 如何划分这种界限? 实际上,对于深度较浅、范围较大的病灶,传统的徒手穿刺即可到达病灶。跟踪定位系统虽提高了精度,但延长了手术时间,也增加了患者的手术费用。其次是计算机导航与医生经验之间的矛盾。以往没有跟踪定位系统时,医生完全凭经验进行手术。使用导航系统以后,医生对手术器械位置的判断则主要依靠计算机提供的影像。一旦计算机出现故障,则有可能引起"误导"。因此,如何将计算机引导与医生的经验相结合,是一个值得研究的问题。

### (四)移动靶稳定技术

肺部肿瘤随着呼吸运动而运动,相当于移动靶,而该移动靶具有多维移动的特点,影响射频电极针的定位。为减少移动靶的摆动幅度,有学者在定位射频电极针前,采用另一根针锚定靶肿瘤,然后再穿刺射频电极针。当射频电极针定位恰当后,拔出锚定针。锚定针除稳定靶肿瘤以外,更重要的是减少肿瘤靠近重要结构的可能性。

## 二、局部进展率高

Hiraki 等回顾性分析了经皮射频消融治疗肺部肿瘤后局部进展的高危因素。128 例患者 342 个肿瘤(25 个原发和 317 个转移性肺肿瘤),中位随访 12 个月,总的首次和二次技术效率 1 年分别为 72% 和 84% 、2 年为 60% 和 71% 、3 年为 58% 和 66% 。多因素分析显示大肿瘤(HR=1.97;95% CI:1.47～2.65;$P<0.00001$)、使用内冷却射频电极(HR=2.32,95% CI:1.10～4.90,$P=0.027$)是独立的预后因子。单因素分析显示男性($P=0.018$)、肿瘤长径≥2 cm($P<0.0001$)、中心型($P=0.002$)、邻近血管($P<0.001$)、使用内

冷却射频电极（$P=0.001$）、消融比（消融区体积/肿瘤体积）<3（$P<0.0001$）者局部复发率高。在肿瘤≤2 cm 和采用多针伸展型射频电极治疗的首次和二次技术效率 1 年分别为 89% 和 89%，2 年为 66% 和 78%。作者认为较大的肿瘤和内冷却射频电极的使用是射频消融治疗肺部肿瘤后局部进展的独立危险因素。

**（一）原因**

1. 周围组织器官

肺为含气器官，周围血管丰富。在肺癌射频消融时，周围组织可通过血液循环和呼吸的"热沉降效应"，减少对周围组织的热损伤（自限性），但同时也缩小消融范围；周围组织阻抗高，对热或电流具有绝缘作用，使能量充分集中在消融区范围，加之肺部肿瘤组织的血流量低，散热困难，热量积聚，温度升高快，在消融区形成一个巨大的储热库，即"烤箱效应"。研究显示，射频消融治疗肺癌较实质脏器如肝癌、肾癌的消融范围更大、所需时间更短；肿瘤周围的血管组织凝固形成一个反应带，不能继续向肿瘤供血，有利于防止肿瘤转移，因此肺癌非常适合射频消融治疗。肺癌射频消融的技术效率与组织学类型无关，而与病灶的大小、形态及位置等关系密切。当肿瘤边缘不能达到完全消融时，将直接影响治疗效果及远期生存。

（1）中心型肺癌：中心型肺癌射频消融的疗效之所以比周围型肺癌差，主要原因是中心型肺癌肿块贴近肺血管、主动脉、奇静脉等大血管。

1）热沉降效应：即指在射频消融时，临近消融区直径超过 3 mm 的血管内血流具有对流冷却作用，带走大量热量，造成消融区内热量不易蓄积，虽然减少了对周围血管的损伤，但影响了技术效率。

2）部位较深：考虑到操作安全性，消融针穿刺深度不够而导致消融不完全。

（2）周围型肺癌瘤体周围包绕正常肺组织

1）高阻抗的"烤箱效应"：电能在肿瘤组织中的沉积分布范围主要取决于组织的阻抗。含电解质多、含水量大、结构疏松的组织，阻抗较低，导热性好；相反，则阻抗较高，导热性不好。低阻抗利于电流在组织中的传导，使电能的沉积范围扩大；高阻抗的作用则相反，使电能沉积局限在电极周围，造成局部组织升温过快，影响消融范围的扩大。瘤体周围包绕正常肺组织，含水量低，电阻率呼气时为 40 $\Omega$/cm，吸气时为 744 ~ 766 $\Omega$/cm。Goldberg 等在兔肺中测得初始阻抗为（509 ± 197）$\Omega$，操作过程中变化较大（240 ~ 1380 $\Omega$）。有研究表明，周围组织阻抗大，消融范围也大，二者呈线性关系，在射频消融电流相同的条件下，肺肿瘤消融体积大于肾等实性器官。温度在肿瘤组织中从内向外呈缓慢递减分布，原因是周围肺组织含气，存在具有保温作用的"烤箱效应"，可以使肿瘤组织达到不可逆的热损伤，消融效果较好，消融时间相对较短，因此消融时的靶温度相对其他实质性器官要低，以免发生碳化等影响消融效果。尽管如此，高阻抗限制了射频电流的传播，因此很难达到肿瘤边缘 5 ~ 10 mm 的理想消融范围，导致术后局部复发的风险。

2）热沉降效应：肿瘤组织和周围组织存在丰富的血运，同时还存在气管支气管肺泡等的气体交换，将热量快速带走，即热沉降效应，使周围肺组织温度迅速下降，具有保护血管、气管、支气管、肺组织的作用，同时也造成肿瘤消融不完全，影响了技术效率，容易复发。

2. 肿瘤

(1)肿瘤血管生成:肿瘤微环境是指肿瘤在生长过程中,由肿瘤细胞和细胞外间质相互作用形成的肿瘤细胞生长的特殊环境,具有血流分布的异质性、低氧、低 pH、间质压力升高等特点,产生这一特点的原因在于肿瘤血管形成。由于肿瘤血管丰富,形态异常,扭曲杂乱,血流阻力大,随着肿瘤的增大,血管受压,容易形成血栓和闭塞。肿瘤毛细血管具有很多窦状隙,在常温下就处于开放状态,储存大量血液,形成巨大血库,温度升高后血流并没有明显增加。肿瘤组织的血流量只有邻近正常组织血流量的 1% ~15%,肿瘤越大,血流量越低,血流缓慢,甚至出现血管闭塞,散热困难,热量积聚,温度升高快,成为一个巨大的储热库,产生"烤箱效应"。

(2)肿瘤体积:较小的肿瘤容易完全消融,而较大的肿瘤难以一次完全消融。直径小于 5 cm,尤其是小于 3 cm 的周围性肿瘤,一次治疗可使癌肿组织完全消融,效果最佳;小于 3 cm 和大于 3 cm 的病灶,完全消融和不完全消融的患者生存期也是有差异的。当然也有人在做大病灶的消融,对于直径大于 5 cm 的病灶,需采用多针穿刺多层面治疗(适形消融),使凝固坏死区域相互叠加,才有可能使整个病灶得到较为彻底的治疗。小于 3 cm 和大于等于 3 cm 的肺部肿瘤局部复发率分别为 29% 和 80%,其中 0 ~1.9 cm 的肿瘤为 21.7%,2 ~3 cm 为 44.4%,局部无进展生存期或无病生存期也存在统计学差异。

3. 射频消融自身特性

射频消融对焦痂或干燥的组织无力消融。

**(二)扩大消融区**

Pennes 最早提出生物热传导方程,考虑了影响组织受热的各种因素,用于分析各种热消融组织损伤。2000 年,Goldberg 对该方程进行了简化:肿瘤的凝固性坏死=热量沉积×局部组织相互作用-热量丢失,前两项措施与肿瘤固有特性和设备有关,而热量丢失主要与肿瘤周边的肿瘤血管丰富和肿瘤周围含气组织有关。因此,射频消融致肿瘤凝固性坏死取决于消融区的温度和持续时间,阻抗或热量传导下降不代表细胞死亡。

1. 降低热量丢失

Anai 等在对猪的实验模型中研究表明,球囊阻断同侧肺动脉和支气管可以显著增加射频消融凝固坏死区。

(1)远离血管:肺癌血供至今尚无定论,争论的焦点是肺癌除了支气管动脉供血外,肺动脉是否参与供血。多数学者认为原发性肺癌起源于支气管黏膜上皮,主要由支气管动脉供血,也可能由肋间动脉、锁骨下动脉、内乳动脉、甲状颈干、心包膈动脉和膈下动脉等体循环分支参与肺癌供血,肺动脉一般不参与供血。肿瘤远离血管 3 ~10 mm,可以降低"热沉降作用"。

(2)减少血流:支气管动脉灌注化疗(BAI)是应用最早,也是目前临床应用最为广泛的方法。实验结果表明,动脉灌注时靶器官的药物浓度为静脉给药的 2 ~6 倍,随血液循环进入血液的药物可再次进入瘤体,对肿瘤可形成二次化疗,所以 BAI 既是肿瘤局部化疗,又是全身化疗。BAI 分为一次性冲击疗法及持续灌注化疗。一次性冲击多采用 Seldinger 穿刺法穿刺股动脉,选用 5F cobra 导管或胃左导管在数字减影血管造影(DSA)

监视下超选肿瘤供血的支气管动脉后,行 DSA 确定肿瘤供血的靶动脉,固定导管与靶动脉,将稀释好的抗肿瘤药缓慢推入,灌注完毕即拔出导管。经皮动脉导管药盒系统(PCS)植入,经药盒动脉灌注化疗,由于支气管动脉较纤细,导管留置较困难,故临床多采用一次性冲击化疗,PCS 在临床应用较少。化疗药物根据肿瘤的组织学类型选择,采用多药联合的原则。支气管动脉化疗栓塞术(BACE)常用的栓塞剂有吸收性明胶海绵、聚乙烯醇树脂(PVA)颗粒、真丝线段、碘油等。由于病例选择上的差异、化疗药物及用量不同、肿瘤的病理类型、介入治疗的次数及介入治疗人员操作能力等多种因素,BAI 或 BACE 治疗效果报道不一。多数学者认为栓塞治疗可增强 BAI 的治疗效果。BAI 及 BACE 的最严重的并发症是脊髓动脉栓塞导致脊髓损伤造成截瘫,发生率高达2% ~5%。其发生的可能原因是:①高渗对比剂或化疗药物进入脊髓。②进行支气管动脉栓塞,误栓了由支气管动脉发出的脊髓前动脉。因此,治疗前应仔细分析造影图,必要时经导管注入适量利多卡因,明确支气管动脉与脊髓动脉无共干后才可行灌注化疗药及栓塞治疗。

Gadaleta 等前瞻性评估了段肺动脉栓塞联合经皮射频消融治疗不能切除或拒绝手术的肺部肿瘤的可行性、安全性和有效性,17 例原发性和转移性肺癌患者入组,20 个肿瘤,19 次消融;抗肿瘤药物包埋于 $50 \sim 100~\mu m$ 微球,并选择性注入选择的肺动脉,经皮射频消融在肺动脉栓塞后 48 h 进行。联合治疗后 48 h、30 d 后和其后每 3 个月行增强 CT 扫描,PET 在联合治疗后 3 个月进行,然后每 6 个月进行一次。技术成功率 100% ,肿瘤局部进展率 3 ~5 cm 的肿瘤为 21% (3/14) , ≤3 cm 的肿瘤为 0(0/6);至少随访 6 个月时完全消融率为 65% (11/17);主要并发症中,气胸 26% (5/19)、支气管胸膜瘘 5.3% (1/19)。该作者认为肺动脉栓塞后经皮射频消融治疗不能切除的肺癌技术上可行、安全和有效,并且可能优于单独射频消融治疗。

秦铁林等观察了支气管动脉灌注化疗加栓塞联合射频消融治疗 35 例周围型肺癌的疗效,结果完全缓解(CR)2 例,部分缓解(PR)22 例,稳定(NC)7 例,进展(PD)4 例,有效率 = (CR+PR+NC)/(CR+PR+NC+PD),为 88.6%;1 年生存率 94.3%。作者认为支气管动脉灌注化疗加栓塞联合射频消融治疗周围型肺癌较为有效,创伤小、不良反应轻,患者生活质量显著提高。

(3)减少通气:有研究表明,支气管阻断后 30 s 气流减少 68% ~84%。全身麻醉下单肺通气,既可减少通气或呼吸性热沉降作用,又可使肿瘤远离心脏大血管等,减少血流的热沉降作用。如开胸或电视辅助胸腔镜手术,患侧肺在没有通气的情况下进行射频消融。Oshima 等在正常猪肺中比较了气道是否阻塞对射频消融的影响,结果显示,支气管闭塞组组织温度显著高于对照组 $[(51\pm7)~℃~vs.~(44\pm2)~℃, P<0.05]$,消融区范围明显大于对照组 $[(6535\pm1114)~mm^3~vs.~(3368\pm676)~mm^3, P<0.03]$。作者认为,射频消融术中通过支气管球囊闭塞正常猪肺通气会增加热消融区体积。

2. 增加电导性

有学者在动物肺研究了肺癌射频消融时灌注生理盐水的作用。结果表明,生理盐水灌注组的平均阻抗明显降低,利于热量沉积,组织凝固性坏死区更大。Kawai 等学者在猪模型中进行肺射频消融联合支气管内注入生理盐水,结果消融区增大。

3. 提高热沉积

根据肿瘤的形态选择不同类型的射频电极,以保证完全消融。但是根据文献报道,内冷却型射频电极是肺肿瘤射频消融后局部复发的独立危险因素。为提高热沉积,需要反复插入多个射频电极或者多点消融,以便在三维上达到完全消融。但是反复精确定位在技术上具有挑战性,多针伸展型射频电极可以提高热沉降。由于射频电极的限制,对于较大的肿瘤,需要多点消融才可能达到完全消融。例如,对一个 7 cm 的病灶进行射频消融,如果每次消融区直径 4 cm,需要消融 22 次才可能完全消融该病灶;如果每次消融区直径 5 cm,需要消融 12 次达到完全消融。内冷却和脉冲也可以增大凝固性坏死区。

4. 降低肿瘤对热的耐受性

通过闭塞肿瘤血管或血管生成抑制因子治疗(即 endostatin)或化疗或放疗可以提高肿瘤对热的敏感性。因此,射频消融与抗肿瘤血管生成治疗或联合化放疗具有协同作用。

5. 扩大消融区范围

为达到肿瘤完全消融的目的,消融区应该包括肿瘤外 0.5 ~ 1.0 cm 的范围,以获取理想的"消融边缘"。射频消融要覆盖 95% 的肺癌微小病灶时:腺癌需要超过 8 mm,鳞癌 6 mm。当消融后 GGO 是消融前肿瘤区域的 4 倍以上时,即消融直径要 2 倍于肿瘤直径才能够保证完全消融,完全消融率可达 96%,否则是 81%;或者消融比(消融区体积/肿瘤体积)>3 可以保证完全消融。提示射频消融治疗范围最好超过肿瘤边缘 0.5 ~ 1.0 cm,以杀死肿瘤生长最活跃的周边部分(治愈性射频消融),使正常肺组织与肿瘤间形成凝固带,确保无瘤生长区,防止肿瘤复发。

## 三、疗效评价特殊

射频消融后的消融区周围表现为 GGO,因此疗效评价存在一定的特殊性。

### (一)原因

1. 病理学改变

在射频消融应用于临床之前,国内外进行了大量的动物实验。1979 年,Sugaar 对肺部恶性肿瘤进行射频消融治疗,发现加热不仅使肿瘤细胞发生变性坏死,还可使肿瘤的血管通透性增强、血细胞渗出,进一步导致血管壁坏死、管腔闭塞;坏死的肿瘤细胞刺激淋巴细胞聚集,增强机体免疫系统活性,进一步杀伤机体残留肿瘤细胞。Goldberg 等于 1995 年、1996 年在兔肺 VX2 肉瘤模型上进行了射频消融的实验研究,结果发现,射频消融治疗后发生热凝固性坏死,周围组织逐渐出现炎症反应、水肿、出血;7 d 后坏死灶出现纤维组织增生;1 个月支气管上皮和肺泡上皮增生,肺泡开始重建;2 ~ 3 个月增生的纤维组织逐渐被吸收,恢复正常组织结构。Goldberg 等在 11 只兔右下肺建立肿瘤模型,7 个肿瘤行射频消融,4 个肿瘤作为对照。其中至少 95% 的肿瘤结节在病检时发现有坏死,但 3 只(43%)兔发现病灶周边有肿瘤残留。作为对照的 4 只兔在尸检时发现肿瘤仍继续生长而无坏死(平均存活 23 天)。Miao 等对 18 只兔的 VX2 肺癌模型进行射频消融治疗,结果显示:对照组($n=6$)3 个月后所有动物均死亡,射频消融治疗组12)4 只无瘤生存超过 3 个月,5 只活杀时检查发现无活性的癌组织,治疗组 9 只(75%)获得完全消融,1 只不完全消融,另 2 只出现局部复发和(或)肺转移,两组比较 3 个月生存率有非常显著差异($P<0.01$)。Lee 等对射频消融治疗肺癌的并发症进行研究,射频消融治疗 28 只兔子中 19 只肿瘤完全消融(67.9%),9 只出现局部复发和纵隔淋巴结及胸膜转移(32.1%)。17 只出现并发症,其中气胸 12 例,阻塞性肺炎 3 例,血胸 1 例,局部灼伤 1 例。Nomori 等研究了射频消融效果和对大血管的影响以及消融后组织变化。结果显示,即使血管位于消融区,射频消融也不会造成大血管损伤,21 d 消融区空洞形成。

张卫强等探讨射频消融对正常肺组织的作用,射频消融后即刻镜检,镜下可见消融区发生凝固性坏死,直径为($1.8\pm0.2$)cm;第 7 天,坏死灶开始出现纤维组织增生;1 个月时支气管上皮和肺泡上皮增生,肺泡开始重建;2～3 个月恢复正常的组织结构。发现消融区的病理改变分为 3 个阶段:炎症反应期、纤维增生期、结构恢复期。研究者又取新西兰白兔 20 只,分为两组:A 组将电极置于右肺门,B 组置于右下肺外周部位。射频消融术后,观察发现 A 组治疗时间、阻抗与 B 组比较均有统计学差异。研究者分析是由于肺门部血流丰富,带走了部分热量,导致阻抗变低,治疗时间延长。实验中 6 只兔发生肺部感染,2 只兔消融区形成脓肿,提醒术者要注意无菌操作,术后应予抗生素预防感染。马连君等探讨射频消融治疗兔肺 VX2 肿瘤的病理改变、CT 表现及治疗效果。肿瘤经射频消融治疗后发生凝固性坏死及细胞凋亡,消融灶周围肺组织发生严重炎症反应;CT 表现为絮状阴影,并随炎症的消散而消失,但肿瘤阴影不再增大。实验组 21 只兔肺内消融区肿瘤细胞全部灭活,7 只消融区有残留肿瘤细胞。治疗组动物的存活时间为($38\pm3.4$)d,对照组存活时间为($26\pm2.8$)d($P<0.05$)。李虹义等研究发现,随着支气管腔的变小,射频消融对支气管的损伤逐渐加重,而对主支气管、二级支气管损伤较轻。李文海等对兔肺癌模型射频消融发现,其可以有效地破坏肿瘤组织的微血管,抑制血管形成并减少肿瘤组织的血液供应。王英等观察 CT 引导下 CelonLab 射频仪治疗兔肺 VX2 肿瘤的影像学表现、病理演变,评价治疗效果,进一步探索肺恶性肿瘤的射频消融参数。结果显示射频消融组($n=27$)即刻 CT 扫描见病灶周围 GGO 可伴内部空洞或小空泡。与病理 HE 染色切片对照发现,术后随访中 CT 增强扫描无强化不能完全除外肿瘤细胞残留。术后 24 h 大体解剖见病灶由中心向外周形成 4 条沿能量梯度分布的反应带:中心碳化或汽化中心(针道),灰白色凝固性坏死带,棕红色出血带,粉红色充血渗入带。术后肿瘤病灶周围出现不同程度炎性反应,4 周后基本吸收,最终残留厚壁纤维组织层包绕凝固性坏死及少量陈旧性出血。研究者建议疗效评估以术后 1 个月为基线。马连君等探讨兔肺 VX2 肿瘤射频消融后残留肿瘤细胞增殖和新生血管的变化。在对照组($n=10$)中残留肿瘤细胞 Ki-67 标记指数(Ki-67 LI)为 45.3%±3.4%,射频消融组($n=54$)在第 1、3、5 天分别为 56.4%±3.4%、60.1%±4.1%、59.8%±2.4%,显著高于对照组(均 $P<0.05$);在第 7、9、14 和 21 天分别为 45.4%±2.0%、46.2%±3.4%、45.1%±4.4% 和 47.8%±3.9%,与对照组比较差异无统计学意义。对照组微血管密度(MVD)为($28.9\pm2.9$)条,射频消融组在第 3、5、7 天分别为($36.8\pm2.6$)条、($55.6\pm4.8$)条和($51.5\pm2.8$)条,显著高于对照组(均 $P<0.05$);在第 1、9、14、21 天分别为($27.0\pm2.8$)条、($29.2\pm3.2$)条、($30.0\pm2.8$)条

和(28.8±3.1)条,与对照组比较差异无统计学意义。研究者认为射频消融后肺内残留肿瘤出现细胞增殖和新生血管一过性升高现象。

总之,肺癌射频消融的病理改变表现为:①肺癌组织内呈大片状凝固性坏死。②部分为多灶性点状坏死,并液化空洞;坏死灶中央及边缘可见散在的癌细胞核固缩、核碎裂,还有部分残留的癌细胞呈空泡变性及嗜酸性变。③坏死灶中间及边缘有较多白细胞渗出。④癌细胞的分化程度对温度的耐受无明显差别。⑤射频消融对肿瘤的脉管系统也有较大的影响,治疗时微血管内血液灌注减少,治疗结束后血管闭塞,镜下可见微血管细胞肿胀、破裂,血管内血栓形成,肿瘤周边这些血管的改变将进一步扩大组织的坏死范围,通过微血管造影显示癌与邻近肺组织完全或大部分血供中断,并认为这种改变可有效地防止肿瘤转移。

2. 影像学改变

在猪肺的动物模型中,射频消融后的肿瘤存在 3 个同心圆结构(中心、中间、周围):前两者无活性细胞存在,后者在消融的边缘(2.6 ~ 4.1 mm)包含坏死和有活性的细胞。射频消融后肿瘤的 CT 值减低,病灶增大,原因在于癌肿组织在加热过程中产生的微小气泡使原来较均匀的高密度病灶出现蜂窝状低密度影,周边还同时出现 GGO 是治疗成功(完全消融)的表现。Anderson 等回顾性分析了肺部肿瘤射频消融后局部复发与是否存在 GGO 及 GGO 宽度明显相关,经接受者操作特征曲线(ROC 曲线)分析:4.5 mm 最小 GGO 宽度可以确保完全消融,没有复发。

(二)评价手段

根据实体瘤疗效评价标准(RECIST),射频消融后的病灶评价为不可测量病灶,除非肿瘤有进展,即 CT 可评价病灶长径≥10 mm(层厚<5 mm)。疗效评价分为 3 个级别,即完全缓解(CR)、非治愈/非恶化(非 CR/非 PD)和疾病进展(PD)。RECIST 是一个被广泛接受用于判断肿瘤对化疗治疗反应的客观测量系统,该系统是基于 CT 或 MRI 测量病灶的直径变化,对肺癌射频消融而言,它不能区分是否有存活的肿瘤细胞,因为肺癌射频消融引起的凝固性坏死导致肿瘤增大,所以只测量直径并不合适,也需要评价病灶是否强化。但是消融区的充血和炎症渗出有可能掩盖残留肿瘤的强化。因此,研究者建议以解剖性影像(大小)结合功能性影像(强化)评价热消融治疗肺部肿瘤的局部疗效。

## 四、操作并发症多

在一项系统性回顾研究中,肺癌射频消融操作相关并发症的发生率为 15.2% ~ 55.6%,病死率为 0 ~ 5.6%。最常见的并发症是气胸,发生率为 4.5% ~ 61.1%,大部分可以自愈,只有 3.3% ~ 38.9%(平均 11%)需要放置胸腔闭式引流。胸膜炎或者少量胸腔积液低于 10% 的患者需要胸腔闭式引流。

(一)原因

1. 解剖学因素

(1)含气器官:肺属于含气器官,胸膜刺破后容易发生气胸。经过叶间裂的穿刺也是同样的道理。

（2）血运丰富：肺组织血运丰富，穿刺过程中可能出现肺内出血。

（3）骨性胸廓：由于肋骨或肩胛骨的存在，影响了理想穿刺通路的设计，穿刺路径可能更长。

（4）邻接脏器：包括神经、血管、心脏、气管支气管、膈肌等，尤其是接近纵隔穿刺时更应该小心。

2. 生理因素

（1）呼吸运动：射频消融一般选择在局部麻醉或清醒镇静下进行，患者存在呼吸运动，影响穿刺定位。

（2）咳嗽：由于疾病本身、穿刺等原因，患者可能会在穿刺过程中出现咳嗽，增加肺损伤的可能。

3. 患者因素

（1）配合程度：要求患者在穿刺过程中不说话、不咳嗽、不乱动，并保持平静呼吸。患者的配合度可能与穿刺相关并发症的发生相关，而患者的耐受度与消融相关并发症的发生有关。

（2）既往史：患者是否有合并症，如 COPD、肺动脉高压，有无同侧胸部手术史，是否正在接受抗凝治疗等均影响并发症的发生。

4. 病变因素

（1）大小：较大的病灶可能需要多点消融，较小的病灶需要反复定位穿刺。

（2）深度：贴近胸膜的病变容易定位，但是可能发生疼痛、胸腔积液、胸膜反应、支气管胸膜瘘等并发症。较深的肿瘤需要多次穿刺定位或接近纵隔等重要结构。

（3）个数：多个肿瘤需要多次穿刺消融。

（4）位置：中下叶肿瘤随呼吸波动幅度较大，定位较困难。

**（二）降低并发症**

1. 患者因素

（1）要求患者不说话、不咳嗽，平静呼吸。顽固性咳嗽者禁止进行射频消融。

（2）避免坐位或半坐卧位穿刺。

（3）严重合并症者禁止该操作。

2. 穿刺技术

（1）局部充分麻醉：减轻疼痛，减少胸膜反应。对胸膜下病变，麻醉剂注射于脏层胸膜下，使肺外组织增厚，减少气胸的发生。

（2）使用锚状针：减少肺内移动，并达到满意的消融范围。

（3）穿刺通路：尽量不经过肺、叶间裂、肺大疱。避免穿刺到大的肺循环血管和体循化血管走行区或者不张的肺组织等。

（4）穿刺距离：最短。

（5）穿刺次数：最少。

（6）穿刺角度：垂直胸膜。

3. 消融方法

根据肿瘤大小和射频电极设计的消融参数,如功率、温度等,并完成针道消融,减少针道种植、出血和气胸。

# 第二节 射频消融在肺癌综合治疗中的作用

## 一、选择肺癌治疗手段的依据

### (一)肿瘤的部位

肺癌可以大致分为周围型肺癌和中心型肺癌,治疗手段的选择与部位有关。在局部治疗中,如果不适合手术,周围型肺癌可以选择热消融手段,因为周围型肿瘤热消融效果可靠,其次损伤重要结构的机会减少,再次热沉降效应也较少;而放疗或立体定向消融放疗(SABR)等对中心型肺癌更优,因为纵隔的存在减少了呼吸的影响。

### (二)肿瘤的分期

如果疾病属于局限期,建议以局部治疗为主;如果疾病属于广泛期,以全身治疗为主,全身转移基本控制,肺部病灶进展时再采取局部治疗;如果属于寡转移(病灶有 3 ~ 5 个),局部治疗和全身治疗具有同样重要的地位。

### (三)肿瘤的病理学类型

肺癌病理学类型不同,其临床生物学特点不同,驱动基因也不同,全身治疗手段也有所不同。如目前针对腺癌的分子靶向药物取得了较好的临床效果,建议所有的患者在治疗前做相关基因检测。

### (四)患者的全身状况

是否有合并症、年龄、一般状况等。如果有严重的心肺合并症、高龄、一般状况差等,治疗风险高,可以选择并发症低、风险小的治疗手段。

## 二、包括射频消融的肺癌综合治疗模式

Ⅰ期 NSCLC 射频消融术后局部进展率为 30% ~ 40%,进展的时间平均 12 ~ 14 个月。局部进展的高危因素主要是肿瘤大于 3 cm 和邻近血管等,因此即使Ⅰ期 NSCLC 达到完全消融,也应该与化疗、放疗或分子靶向治疗联合或序贯治疗,以提高治疗效果。目前,肺癌的治疗手段有各自的适应证和局限性,如何合理地、有序地组合各种治疗手段,是肺癌个体化治疗的发展方向。

### (一)配合手术治疗

对术中(开胸或电视胸腔镜)探查发现肿瘤难以切除或者探查发现有胸膜转移而不适合手术切除者,在取病理的同时进行射频消融治疗,可以达到降低肿瘤负荷的目的。另外,对邻近重要结构的肿瘤拟射频消融时也可以在全身麻醉、单肺通气的情况下进

行,使肿瘤远离重要结构,消融侧肺不通气,减少热沉降效应,减少肺穿刺(如气胸、血胸)或消融(如疼痛)的相关并发症。

### (二)消融后辅助放疗

研究认为,由于肿瘤血管形成等原因,肿瘤中心坏死乏氧,对放化疗不敏感,这部分肿瘤细胞对热敏感,通过加热(如射频消融)可以杀死肿瘤细胞,而肿瘤边缘的富氧细胞对放化疗敏感,因此射频消融联合放化疗具有互补作用。主要适用于较大的中心型肺癌,靶肿瘤不完全消融,肺门和纵隔淋巴结可疑转移者。直径<5 cm,尤其是<3 cm的周围型肺癌,一次治疗可使癌肿组织完全消融,效果最佳。而对于直径>5 cm的肿瘤,需采用多点消融,或辅助放疗,才有可能使整个病灶得到较为彻底的治疗。中心型(距离肺门>2 cm)肺癌射频消融的疗效比周围型肺癌差,主要原因是中心型肺癌肿块贴近肺血管、主动脉、奇静脉等大血管,产生热沉降效应,带走大量热量,造成肿瘤内热量不易蓄积,难以形成凝固性坏死;其次是中心型肺癌肿块较大,射频消融治疗时难以一次完全消融;再次是部位较深的肿瘤,考虑到操作安全性,射频针刺入深度不够而导致射频消融治疗不彻底。一般认为,≤3 cm的周围型肺癌适合于射频消融治疗,而中心型肺癌适合于放疗,但是有学者认为部分中心型肺癌也可以先进行射频消融治疗,然后再进行放疗。在一项对比单纯放疗与放疗联合射频消融治疗24例不能手术的Ⅰ期NSCLC的研究中,射频消融后序贯常规放疗,1年、2年、5年的生存率分别为83%、50%、39%,其中Ⅰa期NSCLC的1年、2年、5年生存率分别为92%、46%,Ⅰb期NSCLC的1年、2年、5年生存率分别为73%、42%、31%。与CALGB8433协作组、RTOG8804/8808协作组以及法国协作组3项Ⅲ期随机临床试验结果,Ⅰ期NSCLC单纯常规放疗1年生存率为40%~47%,2年生存率为13%~21%。因此可以得出对不能耐受外科手术的Ⅰ期NSCLC射频消融序贯常规放疗疗效明显优于单纯放疗。对有肺门、纵隔淋巴结转移者配合肺门和纵隔放疗,疗效优于单纯放疗。

刘宏等回顾性分析了射频消融联合适形放疗治疗42例肺癌的结果,其中中心型肺癌15例,周围型肺癌27例,均经支气管镜活检或经皮穿刺活检病理组织学确诊。其中肺鳞癌12例,肺腺癌14例,小细胞肺癌7例,大细胞肺癌3例,支气管腺癌2例,支气管鳞腺癌4例;按1997年TNM国际肺癌分期,Ⅲa期10例,Ⅲb期14例,Ⅳ期18例;肿瘤直径2.0~8.5 cm[(4.2±1.6)cm]。用Radionics冷循环射频发生器,单极或集束中空绝缘电极针在CT引导下射频消融治疗,5~7 d行适形放疗,视肿瘤大小及患者机体状况,采用多野交叉照射的三维适形放疗,剂量45~66 Gy,中位剂量63 Gy。治疗前均行CT或MRI检查,放射治疗后1个月、3个月、6个月复查CT或MRI。42例治疗后6个月内达CR 7例(16.7%),PR 23例(54.8%),SD 10例(23.8%),PD 2例(4.8%),总有效率为71.4%。随访时间最短6个月,最长2年,0.5年生存率100%。王玉国等回顾性分析了射频消融联合适形放疗治疗晚期NSCLC的结果,其中联合治疗组(n=42),肺腺癌19例,肺鳞癌23例;Ⅲa期12例,Ⅲb期24例,Ⅵ期6例。单纯放疗组(n=30),肺腺癌16例,肺鳞癌14例;Ⅲa期10例,Ⅲb期12例,Ⅵ期8例。用RF-2000射频发生器在CT引导下射频消融治疗,然后常规放疗,剂量66~72 Gy。联合组和单纯放疗组的有效率分别为88%和63%(P<0.05);两组的1年、2年、3年生存率分别为70%和57%、38%和

30%、19%和13%。

还有学者对不能手术的17例Ⅰ期NSCLC射频消融后,立即植入粒子导管进行高剂量率(HDR)粒子治疗(14.4~20 Gy,平均18 Gy),平均随访22个月,3例患者局部复发(均属于$T_2$,3/7),而9例$T_1$均局部控制;5例需要放置胸腔闭式引流,1例脓胸,无围手术期死亡。

Grieco等对不能手术的41例Ⅰ/Ⅱ期NSCLC热消融后(射频消融37例,微波消融4例),90 d内给予标准分割外放疗(27例)或粒子植入(14例),平均随访19.5个月,总生存率6个月为97.6%,1年为86.8%,2年为70.4%,3年为57.1%,与以往文献报道单纯接受放疗的1年、2年、3年生存率57%、36%、21%相比,疗效明显提高;生存时间在肿瘤小于3 cm者(17例)为44.4个月,大于等于3 cm者(24例)为34.6个月($P=0.08$);局部复发率小于3 cm者(17例)为11.8%(复发时间45.6个月),大于等于3 cm者(24例)为33.3%(复发时间34.0个月)($P=0.03$);辅助放疗组与辅助粒子植入组无统计学差异。研究者得出结论:对不能耐受外科手术的Ⅰ或Ⅱ期NSCLC热消融联合放疗的疗效明显优于单纯放疗。

针对高风险Ⅰ期NSCLC处理,美国胸科医师学会(ACCP)和胸外科医师学会(STS)提出的专家共识中,肺癌射频消融的肿瘤控制率为58%~92%(1~3年),局部进展率为8%~43%,其中小于3 cm的肿瘤为22%~25%,大于3 cm的肿瘤高于50%,辅助放疗后,局部复发率降低8%~12%。

### (三)消融后辅助化疗

陈理明对80例肺部肿瘤患者的89个病灶进行射频消融,对其中的63例原发性肺癌进行单因素分析,发现患者消融后辅助化疗($P=0.016$)对生存率的影响有统计学意义,COX回归模型证实肺癌分期是独立预后因素($HR=0.367$;$95\%\,CI:0.164~0.821$;$P=0.015$)。射频消融联合化疗提高疗效的机制可能如下。

(1)改善肿瘤局部控制率。射频消融能杀灭消融区内的癌细胞,对周围残留的癌细胞产生一定的杀伤和抑制作用。同时使肿瘤周围的血管组织凝固,形成一个隔离带,这有利于防止肿瘤转移,从而减轻肿瘤负荷,为后续的化疗创造有利的条件。

(2)乏氧细胞对热疗敏感,富氧细胞对化疗敏感,射频消融与化疗联合既能杀灭乏氧细胞,又能杀灭富氧细胞。

(3)射频消融治疗针对较大的肿瘤并不能治疗亚临床病灶和微小病灶,而化疗是全身治疗,对于亚临床病灶和小病灶有更好的杀灭作用,并且与热消融联合具有协同作用。Li对含铂两药方案一线化疗后部分缓解(23例)或稳定(26例)的49例晚期NSCLC进行射频消融,其中40例男性,9例女性,年龄在24~82岁,含Ⅲa期28例,Ⅳ期21例,他们共消融67次,没有围手术期死亡,中位随访19个月,中位无进展生存期PFS16周($95\%\,CI:14.5~17.5$)。随访2个月判断近期疗效,完全缓解63.3%,部分缓解24.5%,稳定12.2%,没有患者进展。Lee等回顾性比较了Ⅲ期及Ⅳ期NSCLC患者射频消融联合化疗($n=12$)与单纯化疗($n=18$)的疗效:中位生存时间(MST)分别为42个月和29个月($P=0.031$);1年、2年生存率分别为100%和77.8%,83.3%和63.3%;3年肿瘤特异性生存率分别为55.6%和32.4%($P=0.002$)。因此,老年Ⅲ期及Ⅳ期NSCLC患者射频消融联合化疗的疗效明显优于单纯化疗。刘文静等对检索到的国内作者发表的包括 863 例患者的 13 项研究进行了 Meta 分析,评价射频消融辅助化疗治疗晚期 NSCLC 的疗效,结果显示,9 个有相关对照的研究发现射频消融联合化疗比单纯化疗能够提高近期疗效,总有效率高达 69.7%,而单纯化疗的总有效率为 39.6%,与单纯化疗相比,射频消融辅助化疗能够提高近期疗效(RR = 0.93,95% CI:0.72 ~ 1.20)和降低不良反应(RR = 1.34,95% CI:0.73 ~ 2.46),但 9 个研究之间存在异质性($P<0.01$),两组之间没有统计学意义($P = 0.69$);射频消融辅助化疗可降低复发率(RR = 0.51,95% CI:0.32 ~ 0.82)和提高生存率(RR = 1.49,95% CI:1.35 ~ 1.65),差异均有统计学意义($P = 0.006$),但并发症较高(RR = 14.76,95% CI:8.86 ~ 24.60)。

国内许多学者对晚期 NSCLC 射频消融后联合支气管动脉灌注化疗进行临床研究,但是纳入患者例数较少,且缺乏对照结果。笔者建议对 NSCLC,不论早期或晚期,可以在支气管动脉栓塞化疗后,再进行射频消融,主要原因是支气管动脉栓塞化疗可以减少肿瘤的血供,提高射频消融的完全消融率。国内有医院按照这一设想进行的临床研究,但效果如何还需要进一步验证。

张骏等对 62 例肺部肿瘤进行 CT 引导下射频消融联合化疗粒子局部植入治疗。治疗后 CT 显示肿瘤密度降低,外形缩小,无强化,肿瘤高代谢灶消失呈无代谢信号,穿刺活检均为坏死组织,直径≤3 cm 的肿瘤总灭活率为 100%。肿瘤较大者需要 2 次以上的消融治疗,1 年生存率 83.9%,2 年生存率 58.1%。

### (四)消融后辅助放化疗

赵健等回顾性分析了射频消融联合放化疗治疗局部晚期 NSCLC 的结果,其中联合治疗组($n = 42$)肺腺癌 16 例,肺鳞癌 22 例,未分型 4 例;Ⅲa 期 18 例,Ⅲb 期 24 例。单纯放化疗组($n = 38$)肺腺癌 17 例,肺鳞癌 18 例,大细胞肺癌 2 例,未分型 1 例;Ⅲa 期 17 例,Ⅲb 期 21 例。用 RF-2000 射频发生器在 CT 引导下射频消融治疗,然后常规放化疗。联合组和单纯放化疗组的局部复发率分别为 29% 和 50%($P = 0.049$),MST 分别为 16 个月和 14 个月,1 年、2 年、3 年生存率分别为 63.53% 和 53.50%,31.99% 和 29.13%,21.33% 和 16.18%($P>0.05$)。

李晓光等的 Meta 分析评价了射频消融在晚期 NSCLC 治疗中的作用,纳入 11 篇文献(中文 10 篇,英文 1 篇),射频消融联合放化疗治疗晚期 NSCLC 的有效率是单纯放化疗的 3.21 倍(95% CI:1.94 ~ 5.31)、复发率为 0.33 倍(95% CI:0.20 ~ 0.57)、生存率为 2.60 倍(95% CI:1.90 ~ 3.55)、生活质量为 4.79 倍(95% CI:2.71 ~ 8.48),且各组间差异均具有统计学意义($P<0.05$),但联合治疗组并发症的发生率也相对较高。

### (五)消融后辅助分子靶向药物治疗

靶肿瘤完全消融,但是患者有转移,基因检测有突变者,可以选择相关分子靶向药物治疗。李鲁等对 36 例晚期肺腺癌(Ⅲa ~ Ⅳ期)患者采取射频消融联合吉非替尼治疗,与 33 例晚期肺腺癌(Ⅲa ~ Ⅳ期)患者单独使用射频消融治疗的对照组进行比较。结果联合治疗组有效率为 66.7%(24/36),高于对照组的 30.3%(10/33)($P<0.05$);联合治疗组生活质量为 75.0%(27/36),明显优于对照组的 48.5%(16/33)($P<0.05$)。

### (六)射频消融联合免疫治疗

**1.肿瘤热消融原位灭活对宿主免疫状态的影响**

热消融既是物理疗法,同时也是免疫治疗,因为热消融不仅可以导致组织的凝固性坏死,同时局部产生大量的肿瘤细胞碎片,这些碎片包含肿瘤抗原,暴露的肿瘤抗原能刺激 CTL、DC、NK 等免疫效应细胞向消融部位的肿瘤浸润,并能促进释放包括 IL-1、IL-6、TNF-α 和 HSP 等"危险信号"。热消融后,宿主血清中的促炎因子,如 IL-1β、IL-6、IL-8 以及肿瘤坏死因子(TNF)的血清水平增加或者不变,而且一般情况下这种变化短暂且幅度较小(通常在热消融后数小时或数天)。总体而言,热消融后没有发生严重的全身性炎症反应综合征(SIR)与多器官功能衰竭和凝血功能障碍,但是体温、平均动脉压,血清中肾上腺素、去甲肾上腺素、C-反应蛋白增加。

**2.射频消融联合免疫治疗肺癌的实验应用**

Hamamoto 等在 VX2 兔模型中进行了射频消融联合局部注射免疫增强剂 OK-432 治疗肺肿瘤的实验研究,与其他疗法相比改善了存活率,不仅靶肿瘤缩小,远隔的肿瘤甚至再次移植的肿瘤均有缩小,该研究提示治疗激活了机体免疫功能。有研究发现,靶肿瘤射频消融后,其他肿瘤也会缩小,这一现象称之为异位效应。其原因可能是射频消融治疗可以释放少量的肿瘤抗原,通过 DC 细胞呈递给 T 淋巴细胞,激活肿瘤特异性 T 淋巴细胞免疫。

**3.射频消融联合免疫治疗肺癌的临床应用**

张丽霞等探讨唯美生($^{131}$I 标记肿瘤细胞核人鼠嵌合型单抗 TNT 注射液)放射免疫治疗联合射频消融治疗 13 例原发性肺癌的疗效及血液学毒性。患者均经 6 个以上疗程的化疗,临床评估认为继续化疗不能获益。患者在 CT 引导下射频消融,术中唯美生瘤内注射(剂量按 29.6 MBq/kg)。结果治疗后第 2 天,$^{131}$I(唯美生)全身放射免疫显像,所有患者病灶部位均有不同程度唯美生浓聚;治疗后 1 个月,白细胞明显下降($t=0.1887,P=0.0142$),血小板有轻度下降($t=0.8334,P=0.3872$);治疗后 3 个月,总有效率为 38.46%(5/13),疾病控制率为 69.23%(9/13)。黄乃祥等也使用射频消融联合瘤内注射 $^{131}$I 标记肿瘤细胞核人鼠嵌合型单抗 TNT 治疗 32 例原发性肺癌,结果显示有效率 56.25%,其中完全缓解 3 例,部分缓解 15 例,无变化 8 例,进展 6 例。

### (七)局部治疗后肺部寡转移或复发灶射频消融

手术切除或者放疗后,肺部存在寡转移灶,可以积极采取局部治疗,然后全身治疗。再次外科治疗可以获得较长的生存期,术后 5 年生存率达 38.3%~40.0%,手术切除率及根治率分别为 75% 及 80%。从安全性和有效性来说,再次手术切除存在一定的难度、并发症多,应当慎重选择。而放疗又存在放射性肺炎、支气管梗阻、气管支气管坏死、食管溃疡等并发症,对肺功能本来低下的患者来说无疑是雪上加霜,因此其适应证选择主要是肿瘤靠近纵隔或肺门是肿瘤的复发,如支气管残端、纵隔淋巴结复发等,这些部位的放疗几乎不受呼吸运动影响,同时放疗对肺功能影响也较小。射频消融也可以作为治疗选择之一。Schoellnast 等对 33 例 NSCLC 术后复发的 39 个肿瘤进行的 35 次消融,结果<3 cm 的肿瘤 PFS 为 11 个月,局部进展时间为 24 个月;而≥3 cm 的肿瘤 PFS 为 5 个月,局

部进展时间为 8 个月。Kodama 等对 44 例 NSCLC 术后复发进行了 55 次射频消融。结果 2 例气胸需要胸膜固定,1 例气胸需要手术修补,3/4 级不良事件发生率为 5.5%(3/55)。平均随访 28.6 个月,肿瘤局部进展率为 11.4%(5/44)。1 年、3 年、5 年生存率分别为 97.7%、72.9%,55.7%。1 年、3 年无复发生存率分别为 76.7% 和 41.1%。在多因素分析中,肿瘤大小和性别是独立的预后因素。5 年生存率:18 例女性为 73.3%,38 例肿瘤 小于等于 3 cm 的患者为 60.5%。笔者于 2008 年 12 月—2013 年 11 月对 20 例肺癌切除 术后不能再次手术的孤立性肺内转移复发灶进行 CT 引导下射频消融。男性 15 例,女性 5 例,年龄 45 ~ 85 岁,平均年龄为(69.2±11.6)岁。全组病例均有病理学证实(腺癌 14 例、鳞癌 6 例)。病灶直径最小 2.0 cm,最大 8.0 cm,平均(3.9+2.0)cm。结果全组病例 均能完成射频消融,平均消融时间 34.3 min(15 ~ 60 min),术中常见的并发症是胸痛 (8 例,40%),无围手术期死亡。中位 PFS 为(25.0±5.6)个月(95% CI:14.0 ~ 36.0);中 位生存时间为(27.0±5.5)个月(95% CI:16.3 ~ 37.7),1 年生存率 92.9%,2 年生存 率 57%。

针对射频消融后局部进展的治疗,可以选择重复射频消融或其他替代治疗。Hiraki 回顾性评估了重复射频消融的局部控制作用。在 797 个肺部肿瘤射频消融后 117 个局部 进展,对其中的 46 例患者的 56 个肿瘤进行了 50 次重复射频消融治疗,二次技术有效率 明显高于首次技术有效率($P<0.00001$),重复射频消融局部控制的高危因素包括首次射 频消融至少大于 2 cm($P=0.045$)、贴近支气管($P=0.045$)或血管($P=0.048$);二次技术 有效率在没有高危因素的情况下,1 年 94%,2 年 68%,3 年 55%;在有至少 1 个高危因素 的情况下,1 年 60%,2 年 40%;因此重复射频消融提高了局部控制率,尤其是没有高危因 素的患者。Okuma 等对 10 例患者的 11 个肿瘤进行了 CT 引导下重复射频消融,其中 3 个无复发,8 个在中位随访 7 个月时复发,局部进展率在>2.5 cm 的肿瘤多见($P<$ 0.05)。

### (八)全身治疗后肺部寡转移或复发灶射频消融

对早中期肺癌可以在新辅助化疗后进行射频消融治疗,既可以缩小肺内病灶,又降 低转移的发生。中晚期肺癌经过化疗或分子靶向药物治疗后,全身情况稳定,而肺部肿 瘤复发,需要给予局部治疗。

刘永玲等对放化疗后进展的 30 例 NSCLC 进行冷极射频消融治疗,其中鳞癌 19 例,腺癌 11 例;Ⅰ 期 20 例,Ⅳ 期 10 例;既往接受局部放疗者 26 例。行冷极射频术后 1 个月有效率 73.3%,3 个月有效率 70.0%,6 个月生存期 83.3%,1 年 50.0%。

### (九)小细胞肺癌放化疗后肺部寡转移或复发灶射频消融

小细胞肺癌放化疗后肺部寡转移或复发如果不能接受手术切除或再放疗,可以选择 射频消融治疗。笔者单位对这类患者局部治疗以后,再选择一线或二线小细胞肺癌化疗 方案进行化疗,局部控制率较高。

# 第十章

## 肺转移瘤的外科治疗

## 第一节　肺转移瘤的流行病学与基础研究

### 一、肺转移瘤的定义及流行病学

肺转移瘤（继发性肺肿瘤）是指肺外部肿瘤转移到肺，有时也将肺肿瘤肺内转移归于其中。

继肝脏之后，肺是最容易发生转移瘤的脏器。20%～54%的癌症患者在其自然病程中会发生肺转移。随着恶性肿瘤患者生存期的延长，肺转移发病率越来越高。人群中肺转移瘤发病率为6/10万。恶性肿瘤患者尸检中，发现肺转移瘤的比例为30%～40%，而临床报道肺转移病例仅约6.5%。不同原发肿瘤发生肺转移的概率也不同，肉瘤、甲状腺癌、乳腺癌、肾癌、绒毛癌发生肺转移的概率最高，为60%～90%；结直肠癌、胃癌、肝癌、前列腺癌、肺癌发生肺转移的概率为35%～55%。但由于原发瘤本身发病率存在差别，临床上最常见的肺转移瘤来自结直肠癌和肉瘤。根据国际肺转移瘤注册机构（IRLM）的报道，1991—1995年IRLM共计注册欧洲、美国、加拿大肺转移瘤患者5206例，其中前5位转移瘤的原发灶分别是：软组织肉瘤751例，骨肉瘤734例，结直肠癌645例，乳腺癌396例，肾癌372例。中国医学科学院报道1958—1989年，该院2479例肺转移瘤患者，原发病灶前6位分别为：肺癌1017例，宫颈癌317例，乳腺癌562例，肾癌263例，肠癌244例，软组织肉瘤212例。

### 二、肺转移瘤基础研究进展

肺是研究肿瘤转移的理想模型器官，故而肿瘤转移领域的基础研究和许多假说都源自肺转移模型研究。有许多学说对肺成为高频转移靶器官予以解释，如机械学说、血管滤过膜学说，而最引人关注的是"转移前微环境"假说。

2005年，康奈尔大学医学院David Lyden教授团队提出"转移前微环境"假说。在癌细胞转移前靶器官已经发生变化，更加适于循环肿瘤细胞定植。与既往筛选研究恶性肿瘤细胞转移相关基因、肿瘤干细胞转移等研究方向不同，此研究关注了"土壤"的变化。David Lyden团队早期研究发现，原发肿瘤分泌炎症趋化因子，驱使血管内皮生长因子受体1阳性的骨髓祖细胞（VEGFR1+HPCs）进入循环并于肺部定植，激活靶器官的成纤维细胞，靶器官发生纤维连接蛋白高表达致各种炎症因子富集，改造出适于恶性肿瘤细胞定植的转移前微环境。Kaplan用不同转移特性细胞的培养基培养不同转移特性的肿瘤细胞,发现恶性肿瘤转移的靶点最终由条件培养基最初培养的恶性肿瘤细胞决定。恶性肿瘤分泌的一些物质改变了靶器官的微环境。

针对恶性肿瘤的条件培养基,David Lyden团队做了大量筛选工作,最终他们发现了一种携带大量信息的肿瘤外泌体(exosmne)。人体几乎所有类型细胞均可分泌外泌体,它广泛存在于各种体液中,如血液、唾液、尿液、母乳等。肿瘤外泌体由肿瘤细胞分泌,直径为 30 ~ 150 nm,表面为双层膜结构。外泌体内存在信号转导蛋白、DNA、mRNA、miRNA、lncRNA、circRNA,参与细胞活动的调控。肿瘤外泌体在靶器官定植后释放多种信息,进而形成转移前微环境。基于"转移前微环境"假说以及肿瘤外泌体可以在靶器官靶向定植的猜想,Ayuko等选择多种存在特定转移靶器官的恶性肿瘤细胞系,利用蛋白质组学分析不同肿瘤细胞的外膜蛋白,最终发现整合素(integrin)蛋白家族在不同转移特性的肿瘤细胞外泌体中存在显著差异。肺特异性转移的肿瘤细胞分泌更多含有 integrins α6β4 和 integrins α6β1 的外泌体,如果下调 integrins α6β4 能显著降低肺转移瘤的发生。Peinado 在小样本乳腺癌和胰腺癌患者血浆外泌体中查找特异整合素,可以达到预测哪些器官将发生转移的目的。"转移前微环境"假说体系趋于完善,每一个环节都有深远的临床意义,如通过整合素蛋白预测器官转移,通过小分子干扰整合素蛋白的组合,抑制骨髓干细胞归巢,降低靶器官炎症反应等。

# 第二节 肺转移瘤的术前评估

## 一、肺转移瘤手术适应证

肺转移瘤切除的历史可以追溯到1927年。Divis在进行胸壁肉瘤切除术时,偶然发现肺转移结节并进行了同期切除,Divis 成为第一位报道肺转移瘤切除的学者。1965年,Thomford等报道,205例肺转移瘤切除术后5年生存率为30.3%,接近原发肿瘤,并提出肺转移瘤切除术四筛选标准:①患者一般状况可,无手术禁忌。②原发肿瘤得到控制。③没有发现肺外转移灶。④影像学证实转移灶局限于单肺。

基于上述标准,肺转移瘤切除术在过去的几十年应用广泛,随着经验的积累、外科手术的进步、术前评估的精准性提高,肺转移瘤的手术适应证在扩大。时下肺转移瘤切除术的适应证为:①原发肿瘤必须被控制或者可以被控制。②胸腔外不存在未控制或者不可控制的转移。③肺转移瘤可被彻底切除,同时保留足够的肺功能。④无有效的治疗手段。

在肺转移瘤切除术前必须评估原发肿瘤无复发或复发后已经得到局部控制,无活跃病灶,否则为肺转移瘤彻底切除术的绝对禁忌。遇到类似情况无论是同时还是异时肺转移,均需先行处理原发灶。许多肺转移瘤可能存在肺外转移,是以彻底切除为目的的肺转移瘤手术的绝对禁忌。需要明确指出,肠癌肝、肺转移为可控制的肺外转移范畴。既往研究报道显示,接受过肠癌肝转移切除的患者接受肺转移瘤切除术仍能生存获益,对于同时存在的肠癌肝、肺转移如能同期彻底切除同样能取得 30%～42% 的 5 年生存率。现有数据显示对于各种不同病理类型的肺转移瘤,现阶段没有比切除术更有效的治疗手段,但乳腺癌与非精原细胞肿瘤例外,二者对化疗及激素治疗敏感甚至可达彻底消除。基于 IRLM 数据及大量回顾分析,研究者认为影响肺转移瘤取得较好预后的因素是彻底切除、转移瘤的数目≤3 个、长无病生存期(DFI)。

由于肺转移瘤切除术至今没有ⅠA 类证据支持,其适应证是基于队列研究及回顾分析得出,但大量回顾研究强调肺转移瘤切除术患者筛选的重要性。经过上述四种标准筛选,15%～25% 的肺转移瘤有机会接受彻底切除。筛选标准成就了肺转移瘤切除术,也成为肺转移瘤切除术是否切实有效最具争议的焦点:许多学者指出肺转移瘤切除术之所以能取得优于原发肺癌 5 年的生存率,是因为筛选了本来预后就很好的“寡转移”患者,而非手术带来的获益。同样肺转移瘤切除指征没有区分原发瘤的部位和性质,基于这样的假设与争议,最终英国伦敦大学学院的 Tom Treasure 教授启动了国际多中心结直肠癌肺转移瘤切除术临床试验(PulMiCC)。

## 二、肺转移瘤术前影像评估

肺转移瘤的数量、双肺或单肺转移、是否可彻底切除、纵隔淋巴结转移与否、是否存在肺外转移以及原发瘤是否原位复发,这些问题直接关系到转移瘤是否适合手术治疗、手术入路以及淋巴结清扫与否,故而肺转移瘤术前影像学评估非常重要。

依据肺转移瘤手术适应证,第一点需要明确的问题是是否存在肺外转移以及原发灶是否原位复发。[18]F-脱氧葡萄糖正电子发射断层显像([18]F-FDGPET/CT)是排除肺外转移、排除原发灶复发的有效手段,是筛选手术患者的重要检查。同时 PET/CT 可以提示肺部可疑结节的性质,但 PET/CT 判断肺转移瘤的敏感性欠佳,真阳性率为 67.5%,假阴性率为 32.5%,提示纵隔淋巴结转移的准确率约为 60%。Mayerhoefer 等回顾 181 例肺转移瘤 PET 检查结果,PET 的敏感性在 4～5 mm 的结节中为 7.9%,在 6～7 mm 的结节中为 33.3%,在 8～9 mm 的结节中为 56.8%,在 10～11 mm 的结节中为 63.6%,PET 对≥12 mm 的结节敏感性为 100%($P<0.001$)。除了该研究,也有回顾性研究表明 PET/CT 发现肺部小结节的能力要低于胸部增强 CT。鉴于这些数据,薄层多排增强 CT 与 PET/CT 结合是值得推荐的肺转移瘤术前检查。

理论上薄层多排 CT 可以发现直径≥1 mm 的肺部结节,但龙浩教授团队的回顾性分析发现,对于<4 mm 的小结节,薄层多排 CT 有较高的遗漏率,几乎不能发现 1 mm 的结节。胸部术前影像学检查的准确性直接决定了依赖影像学结果的肺转移瘤切除术的成败。64 排薄层胸部 CT 发现肺转移瘤的能力是否已经可以取代双手触诊,是当代需要回答的问题。基于此背景 Cerfolio 等进行前瞻性队列试验,对比 64 排薄层 CT 结合 PET/CT 与术中手触诊发现转移结节的差别,CT 结合 PET/CT 在 30 例患者中存在漏报,15 个结节不在所报的肺叶。Macherey 等综合 18 篇文献共计 1472 例病例评估影像学检查与术中手触诊的敏感性与特异性,发现肺结节的敏感性为 34%～97%。PET/CT 的敏感性为 66%～67.5%,高分辨率 CT 的敏感性为 75%;高分辨率 CT 的阳性预测价值为 47%～96%,特异性为 54%～93%。对比高分辨率 CT,外科医生可以触诊到更多肺小结节,但

是约 48.5% 为良性结节。研究者认为术中手触诊可以发现更多的肺结节,从这个角度看能做到手触诊的术式要优于无法手触诊的胸腔镜。但这里同样存在 2 个问题:①手触诊的结节可能为良性。②未被切除的小结节是否影响生存并不明确。总之,现阶段肺术前影像学检查仍存肺结节漏报,无法取代术中手触诊。故而 2011 年欧洲胸外科医师协会(ESTS)仍旧推荐术中手触诊为肺转移瘤切除术提供依据。

Detterbeck 等 ESTS 肺转移瘤工作组中回顾了大量文献,并总结如下要点:①尽管薄层高分辨率 CT 能做到 64 排、128 排、256 排扫描,但没有数据证明对于肺转移瘤切除术薄层高分辨率 CT 能发现更多的结节,总体推荐 3 ~ 5 mm 层间距的 CT。②大量研究提示,即使是高分辨率 CT 仍存在约 25% 的肺转移瘤遗漏。③肺转移瘤切除术后监测研究较少。如果肺转移瘤切除术有手触诊辅助,那么术后 4 ~ 6 周复查,然后每半年复查 1 次,连续 2 年,之后每年复查 1 次到术后第 5 年。如果术前影像学提示肿瘤倍增时间较短或术中没有采用手触诊,那么复查频率要高于上述周期。这些临床试验不仅确立了手触诊的重要性,同时也提出一个临床问题:以影像学为基础的治疗方式,存在遗漏肺转移瘤的可能性,即切除不彻底,该因素在 IRLM 中为独立预后因子。尽管不能取代手触诊,但胸部薄层 CT 发现小结节的能力不断增强,相信在不久的将来胸部薄层 CT 可与手触诊媲美,并最终超过手触诊。

纵隔与肺门淋巴结也是肺转移瘤切除术前的评估重点,大量数据证实肺门及纵隔淋巴结转移是不良预后因素。对于术前影像学提示可疑的淋巴结可以通过纵隔镜或超声气管镜细针穿刺活检来证实,从而决定是否于术中进行纵隔及肺门淋巴结清扫。大量回顾报道显示,对于纵隔及肺门存在阳性淋巴结的患者,彻底清扫淋巴结仍能带来生存获益。术前评估胸腔内淋巴结转移不是肺转移瘤切除术的手术禁忌,可提示预后不良同时提示手术清扫。

# 第三节　肺转移瘤的外科治疗

肺转移瘤外科治疗存在不少有争议的问题,如手术入路、纵隔肺门淋巴结的评估与清扫、转移瘤切除范围。

## 一、肺转移瘤切除术手术入路

肺转移瘤切除术的手术入路是最具争议的问题。尽管 VATS 肺转移瘤切除术的报道越来越多,但 ESTS 肺转移瘤协作组仍旧推荐开胸手术切除肺转移瘤。对于处于疾病相对晚期的肺转移瘤患者,减少创伤是首选,故而 VATS 得以广泛在肺转移瘤切除中应用。基于现有数据的分析,胸部薄层扫描 CT 联合 PET/CT 仍旧遗漏肺部结节,故而胸腔镜肺转移瘤切除术有较大遗漏肺部结节的可能,同时肺转移小结节难以定位,切除范围难以掌握。尽管各种定位方法协助 VATS 尝试取代手触诊,如 CT 引导下经皮肺穿刺结节定位等,但无一证明比手触诊更有效。McCormack 等提出手触诊是肺转移瘤彻底切除必需的手段,故而 VATS 不是肺转移瘤切除的首选术式。

ESTS 肺转移瘤协作组推荐开胸手术配合手触诊探查，必要时双侧开胸探查切除。开胸手术的入路也存在争议，对于Ⅳ期患者双侧开胸显然创伤较大。直到手辅助胸腔镜术式（HATS）的出现，将腔镜的微创优势及双侧开胸手触诊的优势结合起来。

1999 年 Mineo 等首次报道了应用 HATS 行双肺转移瘤切除术，该入路为剑突上水平的横切口，暴露剑突后将其移除从而暴露双侧胸腔触诊手的入路，侧胸壁开镜孔置入腔镜从而完成手术。Mineo 为心胸外科医生，该入路为心脏手术的入路之一，显而易见该术式最大的缺点就是压迫心脏。Mineo 报道术中可见心律失常，在该术式的筛选标准中排除了心律失常病史的患者；由于心脏的阻挡导致肺尖、双下肺探查困难 2003 年，Gavin 等报道了改良的 HATS，为了避开心脏研究者采用双侧肋弓下弧形切，心脏压迫得以解除但膈肌损伤较重。龙浩教授自 2001 年起采用经胸肋三角的"龙氏"HATS 入路 HATS 完成双肺转移瘤切除，该术式的最大特点是利用人体自然腔隙减少膈肌损伤、心脏压迫。于上腹正中剑突下做纵行手辅助切口，打开腹直肌前鞘，钝性分离腹直肌，经由单侧胸肋三角进入胸腔完成手辅助入路。该入路对膈肌损伤小、心脏压迫轻、术中心律失常发生率低，也可完成肺叶切除。经胸肋三角的 HATS 是双肺转移瘤切除术的理想术式。

## 二、肺转移瘤切除术与纵隔肺门淋巴结清扫

肺转移瘤切除术通常不包括肺门及纵隔淋巴结的清扫。肺转移瘤肺门及纵隔淋巴结清扫被认为主要的作用是提示预后，而非延长生存。IRLM 的队列研究报道肺转移瘤淋巴结阳性率为 5%。日本学者报道肺转移瘤患者胸腔内淋巴结受累的概率为 8%～23.6%，与欧美报道类似。Garda-Yuste 等报道，ESTS 工作组回顾分析 1985—2005 年数据，发现肺转移瘤胸腔内淋巴结的阳性率为 22%。既往认为肉瘤淋巴结转移的概率低，Pfannschmidt 等发现骨肉瘤肺转移瘤胸腔淋巴结受累的概率约为 23%，与上皮恶性肿瘤接近。总之肺转移瘤胸腔内淋巴结的阳性率为 11%～33%，平均值为 22%。

肺转移瘤术前淋巴结的评估并未得到足够重视，ESTS 肺转移瘤切除术工作组进行调查研究，发现肺转移瘤术前淋巴结评估并不普遍，43.8% 的医生很少进行评估，24% 从不评估，28.8% 的医生个别情况下会选用纵隔镜进行术前淋巴结评估，仅有 3.4% 的医生坚持为全部肺转移瘤患者进行术前纵隔镜评估。ESTS 的调查显示 55.5% 的医生进行淋巴结采样，13% 进行淋巴结清扫，3.2% 不评估淋巴结。日本学者的报道显示采样和清扫提示淋巴结阳性的效率是一致的。Pfannschmidt 等的一项纳入 245 例患者的回顾性研究显示，无纵隔淋巴结转移病例的中位生存期为 32.7 个月，肺门、纵隔淋巴结受累病例的中位生存期为 20.6 个月。淋巴结转移提示不良预后已无争议，但现在仍不知道纵隔淋巴结清扫是否会延长患者生存期，但肺转移瘤术前应该尽可能地进行准确的淋巴结评估，对于可疑阳性患者进行淋巴结清扫或者采样，以达到精准分期、提示术后治疗以及可能的生存获益。

## 三、肺转移瘤扩大切除与肺实质保护

Chen 等报道 38% 的肺转移瘤患者会再次发生肺转移，其中 78.1% 的患者接受二次

肺转移瘤切除术。肺转移再发切除术可带来生存获益,故而肺实质的保护非常重要。肺转移瘤切除术的双原则也是恶性肿瘤手术的原则:①尽可能一次性彻底切除。②尽可能保护正常肺实质。

对于外周容易行楔形切除的肺转移瘤,安全的彻底切除与正常肺实质的保护是2个需要平衡的问题。ESTS问卷调查显示,约89%的肺转移瘤切除术用的是楔形切除,4.8%行解剖性肺段切除,2.1%为肺叶切除。82.2%的切除手段为切割缝钉,32.2%为电刀,12.3%为激光切除。以上数据可以看出机械缝钉与楔形切除为肺转移瘤手术最常用的手段。相对于扩大切除,楔形切除是临床常见的情况,这些病例的切除边界是最重要的问题,是平衡根治与保护肺实质的关键。学界默认肺转移瘤的切除边界为1 cm。2011年Welter等发表了针对切除边界的前瞻性研究,共计发现205个卫星癌细胞距离转移瘤(0.99±0.85)mm(范围0.06~6.43 mm)。在距离转移瘤1.59 mm的范围内约存在68.27%的卫星癌细胞,在3.43 mm的范围内存在95.5%的卫星癌细胞,在7.4 mm的范围内存在99.73%的卫星癌细胞。研究结论指出对于较大的转移瘤,8~10 mm为安全切除边界。上述研究及大量回顾分析提示,1 cm的切除边界是外周肺转移瘤的安全切除边界。边界的确定过程由手辅助更容易实现,而VATS却难于把握。

对于肿瘤位置靠近中央的转移瘤行肺段、肺叶切除。已有大量报道证实肺转移瘤肺段、肺叶切除术后获得长期生存,在学界这些术式也广为接受。近些年来随着放疗的进步,对于深在的肺转移瘤也有了更多的选择。Rolle等用1318 nm Nd:YAG(钕、钇、铝、石榴石)射线射频消融(RFA)肺转移瘤。然而有报道显示RFA 2年局部复发率为35%,能耐受手术的情况下不建议选择RFA。对于直接侵犯周围结构的肺转移瘤,Putnam等报道38例扩大切除:其中19例为全肺切除,11例为连续切除胸壁,8例连膈肌、心包膜或上腔静脉进行切除。5年生存率为25%,围手术期死亡率为5%。对于需要进行全肺切除的病例,IRLM报道有2.6%共计133例的患者接受了全肺切除,全肺切除死亡率为3.6%。既往认为只要患者有足够的心肺储备,就可以进行全肺切除。ESTS问卷调查显示大部分受访医生认为全肺切除是相对禁忌证,23%受访医生认为是绝对禁忌证。梅奥诊所的回顾分析发现20例全肺切除的肺转移瘤病例5年生存率为41%,围手术期无死亡病例。Spaggiari报道42例全肺切除术围手术期死亡率为7.1%,中位生存期为6.5个月(1~144个月),5年生存率为16.8%。上述可见全肺切除术并非绝对禁忌,但术后生存差异巨大,因此Pairolero提出需要对患者进行严格筛选,全肺切除术主要适用于无瘤生存较长、既往无复发转移病史、原发肿瘤为软组织或骨肿瘤的中央型病例。Migliore等认为全肺切除延长生存期的报道可能存在选择性报道偏倚,建议手术应在单发而且惰性高的肿瘤中进行,在手术实施前需要经过多学科讨论以排除其他更优的选择。

IRLM研究显示单发肺转移患者5年生存率为43%,有2~3枚肺转移瘤的患者5年生存率为34%,多于3枚者为27%。无论转移瘤数量或双侧转移,或中央型是否需要肺叶切除,只要一次性可彻底切除并保留足够的肺功能都可考虑手术,但对于全肺切除需要慎重评估并经多学科讨论。

# 第四节 肺转移瘤外科治疗的挑战与展望

肺转移瘤外科治疗最大的挑战是迄今为止没有ⅠA类证据支持肺转移瘤切除术。支持肺转移瘤切除术的依据大多数为回顾性分析,作为肺转移瘤切除术最根本的依据也是迄今为止最大的队列研究,IRLM存在较大的局限性,该研究仅对完成外科治疗的患者进行注册研究,没有提供未接受外科治疗的情况,存在选择性偏倚。选择手术的患者往往有良好的预后特征:单发、DFI较长、一般状况良好等。肺转移瘤手术的筛选及预测因素,本身也是预后因素。肺转移瘤切除术研究的最大缺陷是难以区分预后因素和预测因素。1997年,Aberg回顾了一位肺内科医生的资料,发现12例符合肺转移瘤切除术但未行手术治疗的患者,5年生存率达25%。Aberg认为肺转移瘤患者正是因为长期生存才有手术甚至反复手术的机会,而不是因为手术或反复手术使疾病得到了治疗。

随着放疗技术的进步,立体定向体部放疗(SBRT)的微创优势越发显著,应用于肺转移瘤治疗的报道越来越多,2年局部控制率超过80%,超过传统大剂量放疗疗效。过去几年,影像引导下热消融(IGTA)治疗肺转移瘤的报道也越来越多。RFA则是较为传统的除手术外的另一选择。无论生存结果优劣,全部为回顾性分析数据,可信度有限,关于射频消融可检索到RCT,但是研究对象为肠癌肝转移,结果显示无生存获益。这些手段与手术相比存在3个最大的区别:①无法确定是否达到$R_0$去除。②无法获得大体病理标本,对于小结节甚至无法获得活检标本。③无法确定保护正常肺组织的边界。电磁导航支气管镜(ENB)技术最初用于肺小结节性质诊断、结节定位。这种诊断手段逐渐向治疗手段转化,有学者提出未来可在诊断的同时进行转移瘤的消融或冷冻治疗。

# 第五节 肺转移瘤诊疗的展望

肺转移瘤临床试验开展难度大,近百年仅有PulMiCC一个临床试验,也面临着入组缓慢被关闭的情况。除RCT外,另一种研究方式即真实事件研究为肺转移瘤的研究带来新的思路。真实事件研究最初是针对新药及器械Ⅲ期临床试验无法回答的临床实际诊疗、药物上市后安全性监测、管理决策等问题。随着大数据时代的到来,数据挖掘技术的革新,相信真实事件研究也可以回答肺转移瘤外科治疗的问题。

尽管真实事件研究提供了一种新的研究思路,然而它并不能取代RCT。我国人口基数大,病例富集,但还没有成立肺转移瘤协作组,没有尝试多中心协作攻克这一问题,仍有很大的努力空间。成立中国肺转移瘤协作组并开展多中心合作的随机对照临床试验,相信能回答肺转移瘤切除术是否能带来生存获益的问题。

# 第十一章
# 小细胞肺癌的综合治疗

小细胞肺癌(SCLC)约占全部肺癌的15%,具有侵袭性高、易复发、增殖快、早期广泛转移的生物学特点。通常依据美国退伍军人肺癌协会(VALG)分法分为局限期和广泛期:将病灶局限在一侧胸腔伴有肺门和纵隔淋巴结转移,可以被一个可耐受的放疗野包括的SCLC定义为局限期SCLC(LD-SCLC);将超过上述范围的SCLC定义为广泛期SCLC(ED-SCLC)。对于LD-SCLC患者早期行同步放化疗,一线化疗选用依托泊苷联合铂类;ED-SCLC的标准治疗方案是化疗。

## 第一节　局限期小细胞肺癌

### 一、外科治疗探讨

小细胞肺癌是一种全身性疾病,即便局限期患者,也不能仅仅行手术或局部放疗,一经发现就应该进行多学科合作背景下的联合治疗。虽然局限期患者从放化疗中能获得很好的疗效,但仍存在局部病灶容易复发的问题,所以手术切除可以作为控制局部复发的手段。Fujimori等报告一组Ⅰ~Ⅱ期和Ⅲ期患者接受诱导化疗和手术治疗后,3年生存率分别为73.3%和42.9%。Brock等报告Ⅰ期SCLC患者术后辅助化疗,5年生存率达58%。国际肺癌研究协会分期数据库开展的一项研究包含了12 620例SCLC患者,其中349例进行了手术切除,完全切除的SCLC患者5年生存率为:ⅠA期56%、ⅠB期57%、ⅡA期38%、ⅡB期40%、ⅢA期12%、ⅢB期为0,手术患者的生存率更高。根据以上几项大样本的回顾性研究,早期($T_{1-2}N_0M_0$)患者能从包括手术在内的综合治疗中获益。目前NCCN指南推荐,Ⅰ期患者可考虑手术后行辅助化疗,同时根据淋巴结情况决定是否放疗。

### 二、胸部放疗的最优模式

目前指南推荐LD-SCLC患者采用EP方案联合胸部放疗作为首选治疗方案,但胸部放疗的最佳剂量及分割方式仍存在争论。加速超分割的胸部放疗替代常规胸部放疗进一步提高了LD-SCLC生存率。Turrisi等进行的一项随机对照试验,比较EP方案联合放疗(1次/d *vs.* 2次/d)对LD-SCLC患者的疗效,两组放疗总量均为45 Gy,并对完全缓解的患者给予 25 Gy 的全脑预防性脑照射(PCI)。超分割放疗与常规分割放疗中位生存时间分别为 23 个月、19 个月,5 年总生存率分别为 26%、16%(P=0.04),在总剂量相等的情况下,3 周方案 45 Gy(1.5 Gy×30 次,2 次/d)优于 5 周方案 45 Gy(1.8 Gy,1 次/d)是肯定的。2012 年报道的 RTOGP 0239 临床试验,收集 72 例 LD-SCLC 患者,采用同步放化疗,第 1~22 天给予 1.8 Gy(1 次,1 次/d),第 23~33 天给予 1.8 Gy(1 次,2 次/d),中位生存期为 19 个月,2 年总生存率为 36.6%,2 年无进展生存率为 19.7%,急性食管炎发生率为 18%。RTOGP0239 临床试验虽然控制了放疗相关的不良反应,但生存率并没有得到预期结果。2017 年 Turgeon GA 等的一项研究显示,两种分割模式联合化疗治疗 LD-SCLC,结果无明显差异。2017 年 6 月,欧洲前瞻性临床试验 CONVERT 正式在 Oncolo gy 发表(ISRCTN91927162),研究结果显示常规分割 66 Gy(2 Gy/fr,1 次/d)与超分割放疗 45 Gy(1.5 Gy/fr,2 次/d),在总生存率与急、慢性毒性上无差别,说明超分割放疗仍然是小细胞肺癌胸部放疗的标准模式。鉴于目前的研究结果,建议对于 LD-SCLC,放疗首选 45 Gy,1.5 Gy/次,2 次/d,至少间隔 6 h,连续 3 周;若采用 1 次/d,应使用更高剂量 60~70 Gy,1.8~2.0 Gy/次。

### 三、预防性颅脑照射

脑部转移是 SCLC 治疗失败的重要原因,约 10% 的患者在初次诊断时即有脑转移,40%~50% 的患者在疾病的发展中出现脑转移。目前很多临床试验都证明预防性脑照射(PCI)对 SCLC 患者有重要意义。学者在照射剂量及不良反应方面也做了不少研究,其中 Le Pechoux 等进行的随机临床试验分别给予 LD-SCLC 患者 PCI 总剂量 25 Gy 和 36 Gy,对比分析发现高剂量组没有降低脑转移发生率。RTOG 0212 临床试验进行了 PCI 高剂量组 36 Gy(18 次,1 次/d)或 36 Gy(24 次,2 次/d)与低剂量组 25 Gy(10 次,1 次/d)的对比分析,结果发现 PCI 1 年后高剂量组慢性中枢神经系统毒性的发生率显著增加(P=0.02),并且回归分析得出年龄大是中枢神经系统毒性的重要预测因子(P=0.005)。根据以上证据,目前 NCCN 指南预防性全脑放疗推荐剂量为全脑 25 Gy 分割为 10 次,1 次/d;或 30 Gy 分割为 10~15 次,1 次/d;或者 24 Gy 分割为 8 次,对于 Kamofsky 功能状态(KPS)评分差或者神经认知功能受损的患者不建议预防性全脑放疗。

### 四、新的治疗模式探索

抗血管治疗的益处已经开始在 SCLC 患者中进行评估。在局限期 SCLC 患者中,伊立替康、卡铂和贝伐单抗同步放疗与贝伐单抗的维持治疗(Ⅱ期试验),由于气管食管瘘的发生被提前终止(NCT02046733,STIMULI)。一项 LS-SCLC 比较单独放化疗与放化疗后进行 nivolumab 和 ipilimumab 巩固治疗的随机、开放、Ⅱ期临床试验(NCT02046733,STIMULI)于 2014 年 1 月开始。主要研究终点包括总生存期(OS)和 PFS。联合免疫治疗组在诱导阶段经静脉给予 nivolumab(1 mg/kg)和 ipilimumab(3 mg/kg),每 3 周 1 次,总共 4 个周期随后的维持阶段 nivolumab(240 mg)每 2 周 1 次,最长周期为 12 个月。研究还在进行中,结果值得期待。

# 第二节 广泛期小细胞肺癌

## 一、化疗进展

在广泛期患者中评价了许多其他联合方案,和EP方案比较,几乎没有一致的证据显示获益。伊立替康联合铂类药物向EP方案发起了巨大的挑战。既往日本的一项小型Ⅲ期试验报道,SCLC广泛期患者使用伊立替康联合顺铂治疗的中位生存期为12.8个月,使用EP方案治疗的中位生存期为9.4个月($P=0.002$);此外,两组的2年生存率分别为19.5%和5.2%。然而,随后美国2项比较伊立替康联合顺铂与EP的大型Ⅲ期试验证明两者之间的应答率和总生存率无明显差异。

有许多治疗策略被评估是否能提高广泛期小细胞肺癌标准治疗已达到的疗效,其中包括在标准的两药联合方案中加入第3种药物E在2个试验中,EP方案中加异环磷酰胺(或环磷酰胺加蒽环类抗生素)显示对广泛期患者轻度的生存获益。然而,这些试验显示的结果并不一致,与单独EP方案相比,加入烷化剂,加或不加蒽环类抗生素都能显著增加血液毒性。同样,与Ⅱ期临床试验结果相同,在随后的Ⅲ期试验中,顺铂或者卡铂加依托泊苷方案中加入紫杉醇并没有改善生存期,可能与不能忍受的毒性有关。在4~6周期标准治疗后使用维持和强化化疗只能稍微延长有效时间,并没有提高生存期,并且带来更大毒性累积的风险。近期的一项荟萃分析报道称维持化疗并不能延长总生存期。

尽管SCLC对初始化疗非常敏感,但大多数患者在初次治疗后出现复发和化疗抵抗,这些患者在接受进一步的化疗后只有4~5个月的中位生存期。尽管化疗的有效性很大程度上取决于从初始化疗结束到复发的时间间隔,但对于许多患者,二线和三线(即后续)化疗也能够获得显著缓解症状的效果。目前,拓扑替康是唯一被批准用于SCLC二线治疗的化疗药物。基于Ⅱ期试验,有效的后续治疗药物包括紫杉醇、多西紫杉醇、伊立替康、长春瑞滨、吉西他滨、异环磷酰胺、替莫唑胺和依托泊苷口服剂型。初步数据表明,替莫唑胺可能对SCLC患者有用,特别是那些有脑转移瘤和甲基化的鸟嘌呤-DNA甲基转移酶(MGMT)阳性的患者。日本的一项Ⅲ期临床研究(JCOG 0605)显示,在敏感复发的SCLC中,与单药拓扑替康相比,顺铂、依托泊苷、伊立替康3药联合能够延长患者生存,但是这个方案的毒性也非常明显,不推荐作为标准的二线治疗。

## 二、靶向药物探索

靶向药物是指被赋予了针对肿瘤细胞靶向驱动基因的药物或其制剂,最重要的两类靶向治疗药物分别为单克隆抗体和小分子酪氨酸激酶抑制剂。在过去的10年中,已有多种靶向药物被批准用于肺癌的治疗,给NSCLC患者带来了生存获益。但吉非替尼、厄洛替尼、克唑替尼等尚未开展SCLC的相关临床试验,或小规模人群的临床研究未达到预期的临床效果。近年来随着精准医疗的发展、免疫靶向药物及新型化疗药物的研制以及诊疗技术和诊疗水平的不断提高,SCLC 的治疗方法逐渐增多,我们从这些新的研究进展中看到了 SCLC 治疗的希望。

### (一)抗血管生成药物

贝伐珠单抗是血管内皮生长因子(VEGF)的单克隆抗体,它在 SCLC 的抗血管生成治疗中的研究最多,涉及一线、二线和维持治疗。目前规模最大的一项Ⅲ期研究——GOIRC-AIFA FARM6PMFJM 研究显示,贝伐珠单抗联合 EP 方案(依托泊苷+顺铂)一线治疗广泛期 SCLC 提示 PFS、OS 均延长,但没有统计学改善,联合治疗的毒性可接受。阿柏西普与 VEGFR-1 和 VEGFR-2 有很高的亲和力,在与拓扑替康联合治疗铂类耐药的 SCLC 患者中 3 个月 PFS 有所改善,但 OS 并没有明显改善且不良反应相应增加。此外舒尼替尼、索拉非尼、帕唑替尼等抗血管生成药物的临床试验提示患者未获得明显受益且不良反应增加。总之,目前报道的复发性 SCLC 的抗血管生成治疗较多但临床明显获益的很少,需要进一步临床试验寻求突破。

### (二)针对 DLL3 靶点的 Rova-T

SCLC 全基因组测序分析发现有 25% 的患者存在 *NOTCH* 家族基因异常。Notch 信号主要包括 4 个受体(Notch1~4)和 5 个配体(Jagged1、Jagged2 和 DLL1、DLL3、DLL4)、DNA 结合蛋白及 Notch 的调节分子等。其中,配体 DLL3 是 Notch 信号的抑制因子,可直接影响 Notch 下游的靶基因 ASCL,有助于神经内分泌肿瘤的发生。免疫组化显示大约有 80% 的 SCLC 肿瘤组织和肿瘤细胞表面存在 DLL3 表达,因此 DLL3 有可能是 SCLC 治疗理想的靶点。Rovalpitnzumabtesirine(Rova-T,SC16 LD6.5)是一种抗体偶联药物(ADC),由人源化的 DLL3 单克隆抗体偶联 DNA 损伤剂 pyrrolobenzodiazepine 二聚体毒素组成,利用表达在肿瘤细胞表面的 DLL3 识别肿瘤细胞并将细胞毒性药物输送到肿瘤细胞内,达到定向杀死肿瘤细胞的作用。在Ⅰ期临床试验中,证实了 Rova-T 治疗 SCLC 具有显著而持久的疗效。60 例可评价患者的客观有效率(ORR)为 18%,临床获益率(CBR)为 68%,中位 OS 为 4.6 个月,1 年生存率为 18%。在 DLL3 阳性率≥50% 的 26 例患者中,10 例(39%)获得缓解,中位 OS 生存率为 5.8 个月,1 年生存率为 32%。12 例三线治疗的 DLL3 高表达的患者 ORR 为 50%,CBR 为 92%,最常见的≥3 级不良事件包括血小板减少、胸腔积液、脂肪酶升高;药物相关不良事件发生率为 38%。目前,Rova-T 针对 DLL3 表达的 SCLC5 线治疗的Ⅱ期研究(TRINITY)正在进行中。一线含铂药物化疗后 Rova-T 维持治疗广泛期 SCLC 的Ⅲ期临床研究(NCT 03033511),目前也正在入组,研究的主要目的是看 Rova-T 能否提高 PFS 和 OS。

### (三)针对 PARP 靶点的 Veliparib

PARP 是 DNA 修复酶,有助于癌细胞在破坏 DNA 的化疗药物打击下存活。Veliparib 是高效的 PARP1、PARP2 抑制剂。在 E2511(NCTO1642251)研究(Ⅰ期部分)中 veliparib 联合标准化疗一线治疗 ED-SCLC 具有良好的抗肿瘤活性。2017 年美国临床肿瘤学会(ASCO)对 E2511 研究Ⅱ期部分进行了报道,这部分研究为化疗联合 veliparib 或者安慰剂一线治疗 ED-SCLC 的随机对照研究,主要终点为 PFS。该研究共纳入了 128 例初治 ED-SCLC,化疗联合 veliparib 或者安慰剂的中位 PFS 分别为 6.1 个月和个月($P =$

0.01），中位 OS 分别为 10.3 个月和 8.9 个月（$P=0.17$），联合治疗组 3/4 级血液学毒性的发生率更高。PFS 的分层分析发现 LDH 升高的男性患者可从联合方案中获益。

### （四）针对 CDK4/6 靶点的 Trilaciclib

CDK4/6 激活会导致癌细胞持续增殖，使癌细胞在化疗打击下存活下来。Trilaciclib（G1T28）是一种 CDK4/6 抑制剂。ASCO2017 年发布了 trilaciclib（G1T28）联合卡铂和依托泊苷治疗广泛期 SCLC 的 I B 期临床试验（NCT 02499770）结果，提示联合治疗的耐受性良好，有效率达 88%，这一联合治疗有可能提高 SCLC 治疗的效果。

## 三、免疫治疗进展

肿瘤免疫治疗通过利用肿瘤抗原的免疫原性，采用各种有效的手段使宿主免疫系统产生针对肿瘤抗原的免疫应答，提高宿主免疫系统识别和杀伤肿瘤细胞的能力。

细胞毒性 T 淋巴细胞相关抗原 4（CTLA-4）、程序性死亡因子-1（PD-1）及程序性死亡因子配体-1（PD-L1）等在抑制免疫细胞活化、肿瘤细胞免疫逃逸中发挥着重要的作用，已成为癌症免疫疗法的重要靶点。几种针对上述靶点的单克隆抗体在治疗 SCLC 的初步探索中显现出一定的疗效，但是在维持治疗和一线治疗中的作用，目前还在研究阶段。

### （一）抗 CTLA-4 免疫治疗

Ipilimumab（Yervoy，MDX-010，BMS-734016）是一种全人源化的抗 CTLA-4 单克隆 IgG1 抗体，通过阻断 T 细胞表达的 CTLA-4 与 APC 上的配体（CD80/CD86）结合增强抗肿瘤免疫反应。2011 年 12 月开始的一项针对新诊断的 ED-SCLC 患者的随机、多中心、双盲、III 期临床试验（NCT01450761），该研究旨在比较 ipilimumab 联合铂类/依托泊苷与单用铂类/依托泊苷化疗的疗效差异，是一项 ipilimumab 治疗 SCLC 的 III 期研究，主要研究终点为至少接受 1 次 ipilimumab 和化疗的患者 OS。其结果显示，ipilimumab 未能延长 PFS 和 OS。

### （二）抗 PCH 和 PD-L1 免疫治疗

Nivolumab（Opdivo，BMS-936558）是一种全人源化 PD-1 单克隆 IgG4 抗体，通过结合 T 细胞表面的 PD-1 受体阻止 PD-1 与肿瘤细胞 PD-L1/PD-L2 相互作用，从而诱导抗肿瘤免疫应答。CheckMate-032（NCT01928394）旨在比较 nivolumab 联用 ipilimumab 与 nivolumab 单药方案对一线或多线含铂双药化疗进展的晚期 SCLC 的疗效。2015 年 ASCO 首次报道了 I 期结果，并陆续更新，研究显亦复发 SCLC 接受 nivolumab 1 mg/kg+ipilimumab 3 mg/kg 获得 7.9 个月的 OS，2 年生存率达 30%，nivolumab±ipilimumab 方案成为 SCLC NCCN 2017 V1 耐药复发 SCLC 二线治疗的新推荐。在毒性方面，联合治疗发生 3/4 级毒性的比率更高，关注疗效的同时，联合治疗的毒性仍然不可忽视。目前 nivolumab 在 SCLC 维持治疗和二线治疗中的疗效仍在探索当中，CheckMate-451（NCT 02538666）是一项随机、多中心、双盲、III 期临床试验，旨在评价 ES-SCLC 患者一线铂类方案化疗后给予 nivolumab 单药、nivolumab 联合 ipilimumab 或安慰剂作为维持治疗的疗效。CheckMate-331（NCT 02481830）是一项随机、开放、III 期临床试验，比较 nivolumab 与化疗(欧美为拓扑替康,日本为拓扑替康或氨柔比星)治疗一线铂类方案治疗后复发的SCLC。

Pembrolizumab(Keytruda,MK-3475)是一种人源性 PD-1 单克隆 IgG4 抗体,也是通过结合 T 细胞表面的 PD-1 受体阻止抗肿瘤免疫反应。KEYNOTE-028(NCT 02054806)研究是一项 pembrolizumab 治疗 PD-L1 表达阳性的晚期实体肿瘤(包括 SCLC)的 ⅠB 期、多队列研究。给药频率为每 2 周 1 次 pembrolizumab(10 mg/kg),最多维持 2 年或直至PD 或出现不可耐受的不良反应。截止到中期分析,24 例之前接受过 pembrolizumab(10 mg/kg)治疗的患者,ORR 为 29.2%(7/24),中位反应时间为 8.6(7.7～16.1)周。截至数据统计时,7 例有效患者中的 6 例仍持续有效。中位 PFS 为 1.8 个月(95% CI:1.6～8.5),6 个月 PFS 为 32.5%。PD-L1 高表达与疗效无相关性。NCT 02359019 是针对 ES-SCLC 患者使用 pembrolizumab 进行维持治疗的开放、单臂、Ⅱ 期临床试验,入组患者要求行至少 4 个周期依托泊苷联合卡铂/顺铂一线化疗后无进展。但是从 2017ASCO公布的结果来看,维持治疗并没有延缓疾病进展风险。

NCT 02580994(REACTION)是一项在未经治疗的 ES-SCLC 患者中开展的多中心、开放、随机、对照、Ⅱ 期临床试验,旨在比较依托泊苷 + 顺铂/卡铂联合或不联合pembrolizumab 的疗效差异。主要研究终点为 PFS,目前研究正在入组的过程中。

Atezolizumab(Tecentriq)是一种 PD-L1 单抗,阻止 PD-L1 结合其受体 PD-1 和 B7.1从而恢复抗癌 T 细胞活性。在广泛期 SCLC 已经看到,atezolizumab 毒性可以耐受,有效时间持久。按照 RECIST 1.1 证实的 ORR 为 6%(n = 1/17),部分缓解,疗效持续时间为 7 个月;按照免疫相关的评价标准(irRC),有效率为 24%(4/17),其中 2 例患者使用Atezolizumab 超过 12 个月。IMpower133(NCT 02763579),atezolizumab 联合卡铂与依托泊苷一线治疗广泛期 SCLC 的全球 Ⅰ/Ⅲ 期、多中心、双盲的随机对照临床试验,主要研究终点是 PFS 和 OS。

新的靶向药物和新的免疫治疗药物不断出现,联合治疗的模式也多样化,包括免疫治疗药物之间的联合、免疫治疗和化疗的联合、免疫治疗与靶向药物的联合,以及免疫、靶向、化疗三者的联合等,这些治疗能不能最终改变我们临床实践,给患者带来获益,还需要很多临床研究的证据。目前,相关的研究也在开展,包括 CASPIAN(NCT03043872)研究,durvalumab(PD-L1 单抗)±tremelimumab(CTLA-4 单抗)+含铂化疗对照单独含铂化疗一线治疗广泛期 SCLC 的 Ⅲ 期随机对照临床试验。这是 SCLC 一线治疗的"豪华套餐",疗效和副作用都让人瞩目。NCT 02937818 研究尝试免疫治疗 PD-1 +PD-L1 抑制剂或 DDR 抑制剂联合铂类治疗难治性广泛期 SCLC,结果也令人期待。

## 四、放疗在广泛期 SCLC 中的应用

Jeremic 等的随机临床研究结果显示,远处转移病灶负荷小的广泛期小细胞肺癌在初始治疗后完全缓解或者接近完全缓解,可以序贯胸部的放疗。研究中,患者经过 3 个疗程的 EP 方案化疗,如果远处的病灶完全缓解,可随机分为 2 组。一组继续 EP 方案化疗;另外一组在卡铂和依托泊苷的基础上联合加速高分割放疗(54 Gy/36fr/18D)。研究发现加用放疗可以提高患者的中位生存时间(17 个月 vs. 11 个月)。另外一项 Ⅲ 期临床研究

（CREST），评价了化疗有效的广泛期 SCLC 序贯胸部放疗的疗效，研究的结果虽然没有达到主要的研究终点，加用放疗组与对照组 1 年的生存率的差别没有统计学意义（33% *vs.* 28%，$P = 0.066$），但是在 2 年生存率上，放疗组明显高于对照组（13% *vs.* 3%，$P = 0.004$）。

EORTC 的一项随机临床研究，在 286 例初始化疗有效的广泛期 SCLC 中对比了预防性颅脑照射（PCI）和不做 PCI 患者的疗效。与对照组相比，PCI 降低了脑转移的发生率（14.6% *vs.* 40.4%），并且提高了 1 年的生存率（27.1% *vs.* 13.3%）。这项研究自发表以来，就有很多质疑，例如，在入组前没有用 MRI 来确定没有脑转移，没有规定放疗剂量和放疗计划，没有规定诱导化疗的方案。日本的一项 III 期临床研究的初步结果显示，在用 MRI 来确认患者没有脑转移的前提下，PCI 没有能够延长广泛期小细胞肺癌的生存。

# 第十二章
# 肿瘤患者常见症状的护理

## 第一节　恶心、呕吐的护理

### 一、恶心、呕吐的定义

恶心是一种可以引起呕吐冲动的胃内不适感,是一种主观想吐的感觉。主要表现为上腹部的特殊不适感,常伴有头晕、流涎、脉搏缓慢、血压降低等迷走神经兴奋症状。

呕吐是膈肌、肋间肌、腹部肌肉强力收缩,使胸膜腔内压突然的增加,并配合胃括约肌的放松而产生胃内容物或部分小肠内容物不自主地经贲门食管逆流至口腔被排出体外。

恶心为呕吐的前驱症状,二者都是大脑呕吐中枢接受刺激后产生的反应。当冲动刺激弱时,仅发生恶心,冲动刺激强时,则产生呕吐。

### 二、恶心、呕吐产生的原因

#### (一)颅脑肿瘤

原发性或继发性颅脑肿瘤都可导致颅内压升高,引起喷射性呕吐。多无恶心,但伴有剧烈头痛、脑神经侵犯或受压症状,甚至有不同程度的意识障碍。

#### (二)消化道梗阻

如胃癌、肠癌、胰腺癌、腹膜后恶性肿瘤等阻塞或压迫消化道导致恶心、呕吐。

#### (三)化学治疗

恶心、呕吐是化疗药物最常见的不良反应,它的发生率及严重程度与化疗药物的种类、剂量、联合用药的数量、用药频率、给药途径及患者本身体质有关。约70%～80%接受化疗患者会出现恶心、呕吐,10%～44%出现期待性恶心、呕吐。

#### (四)放射治疗

放疗引起的恶心、呕吐主要与照射野的范围、照射剂量和照射部位相关,照射野在胸部和上腹部极易引起恶心、呕吐。一般局部放疗发生恶心、呕吐的概率为头颈部10%、胸部21%、腹部60%～70%。上半身区域照射为55%～88%,下半身放疗为17%～56%,全身放疗为57%～90%,下肢区域放疗不会发生恶心、呕吐。

### （五）精神、心理因素

恐惧、焦虑刺激高级神经中枢可引起恶心、呕吐。条件反射也可造成恶心、呕吐,如处于黑暗空间、听到某些声音、看到画面或闻到某种气味等。是由听神经、视神经、嗅神经到大脑皮质至呕吐中枢引起呕吐。

### （六）其他

阿片类止痛药(如吗啡)由于刺激大脑中枢化学感受器,使胃排空迟缓而引起恶心、呕吐,用药数天后,恶心、呕吐逐渐减轻。另外,雌激素、洋地黄制剂及红霉素等抗生素均可引起恶心、呕吐。肿瘤患者代谢紊乱如高钙血症、低钠血症等也可引起恶心、呕吐。

## 三、化学治疗相关性恶心、呕吐

### （一）化疗引起恶心、呕吐的机制

(1)化疗药物直接刺激胃肠道引起恶心、呕吐。

(2)血液中的化疗药刺激肠道壁嗜铬细胞释放 5-羟色胺(5-HT),5-HT 作用于小肠的 5-HT 受体,被激活后通过迷走神经传至第四脑室最后区的化学感受诱发区(CTZ),激活位于延髓的呕吐中枢引起恶心、呕吐。

(3)5-HT 也可直接激活 CTZ 的 5-HT 受体,兴奋呕吐中枢。

(4)心理反应异常引起恶心、呕吐。

### （二）化疗引起恶心、呕吐的分类及分级

1. 化疗引起恶心、呕吐的分类

(1)急性恶心、呕吐:是指发生在给予化疗药物后 24 h 内发生的恶心、呕吐,多发生于用药后 1～2 h。通常这类恶心、呕吐的程度最为严重。

(2)迟发性恶心、呕吐:是指发生在给予化疗药物后 24 h 至第 5～7 天所发生的恶心、呕吐。其严重程度较急性恶心、呕吐轻,但持续时间较长,对患者的营养状况和生活质量造成恶劣影响。

(3)预期性恶心、呕吐:常见于既往化疗期间恶心、呕吐症状控制不良的患者,其特点是恶心、呕吐常发生于化疗前或化疗给药的同时。也为条件反射所致,如患者看到医院的环境、医生及穿白大衣的人员即可诱发恶心、呕吐。

2. 化疗引起恶心、呕吐的分级

临床分级一般采用三分法。

(1)轻度:呕吐每日 1～4 次。

(2)中度:呕吐每日 5～9 次。

(3)重度:呕吐每日 10 以上。

### （三）化疗药物分类

依据致吐的强弱将常见的化疗药可分为以下几类。

1. 高度致吐药

顺铂、达卡巴嗪、环磷酰胺($\geqslant 1 \ g/m^2$)。

2. 中度致吐药

卡铂、异环磷酰胺、多柔比星、紫杉醇、阿糖胞苷。

3. 低度致吐药

依托泊苷、氨甲蝶呤、氟尿嘧啶、长春碱、长春新碱、丝裂霉素。

## 四、恶心、呕吐的防治与护理

近年来止吐新药的运用,使呕吐的控制取得明显效果如昂丹司琼为 5-HT 受体对抗剂,对强致吐药顺铂、多柔比星和放疗引起的呕吐效果显著。

### (一)防治原则

(1)预防性给药。

(2)对呕吐发生的有关因素综合考虑,选择恰当的抗呕吐药物及剂量,如化疗药物的致吐能力及剂量,患者的一般状况、年龄、经济承受能力等。

(3)恰当选择不同作用机制的抗呕吐药物联合应用,疗效能相加而不是毒性叠加。

(4)对抗呕吐药物的毒副作用预先估计,以利及时处理。

(5)对抗呕吐方案的应用进行严密、科学的观察研究、以便获得最佳治疗效果。

### (二)心理和行为治疗

(1)护理人员对恶心、呕吐患者应给予安慰和帮助,嘱其保持乐观情绪,如果出现焦虑、抑郁等精神症状则应及时调整,因为情绪不良可使血中 5-HT 增高,加重恶心、呕吐。

(2)精神调理除暗示、松弛和转移方法外,还可加用小剂量抗焦虑药,以促进情绪尽快改善。国内外还有用音乐来转移患者不良情绪的疗法,安排患者听节奏平稳、音调恒定的音乐有助于情绪的转移,但要避免听伤感的音乐。

### (三)环境要求

保持病区环境安静、清洁、空气新鲜、无异味,避免强烈光线刺激。呕吐物置于不透明密闭的容器中并及时处理。选择通风良好、温馨、无异味、无其他恶心、呕吐患者的环境就餐。

### (四)在饮食方面要做到"五忌四要"

(1)注意调整食物色、香、味,并帮助患者选择营养丰富和清淡易消化食物。

(2)"五忌"一忌甜、腻、辣、炸、烤食品;二忌乙醇;三忌强烈气味的食品如臭豆腐、奶酪等;四忌某些含 5-HT 丰富的食品如香蕉、核桃、茄子等;五忌餐后立即躺下,以免食物反流而引起恶心。

(3)"四要"一要少食多餐,每日可 5~6 餐;二要选择碱性或固体食物,可于化疗前吃一点饼干或烤面包等干燥且温和的食物;三要限制餐前餐后 1 h 的饮水量,尽量不饮;四要多吃薄荷类食物及冷食等。

### (五)选择合适的化学治疗时间

时辰化疗的目的是根据机体自身生物节律,选择合适的用药时间,以期达到最大疗效、最小副作用。化疗时间选择在睡前,恶心、呕吐反应会相对减轻,可能由于夜间大脑皮质自主神经进入抑制状态,对外界反应减弱。另一方面化疗药物进入体内 3 ~ 4 h,血药浓度达到高峰胃肠道反应出现时,患者正处于熟睡状态。也有建议患者进食平常半量食物或进餐 2 h 后进行化疗,因胃低充盈状态时给药,胃内压力低,胃酸分泌少,食物反流概率降低,恶心、呕吐减轻。

### (六)呕吐时的护理

患者呕吐时护理人员应在旁守护,给予扶持,并侧卧防窒息,轻拍背部有利于呕吐物排出。指导患者进行缓慢深呼吸,协助患者漱口。观察呕吐物的颜色、性质、量并记录。餐后、睡前要漱口,祛除异味,增进患者舒适。

### (七)药物治疗的护理

1. 降低颅内压

对因颅内压增高引起的呕吐,按医嘱予 20% 甘露醇等脱水剂治疗,按规定快速静脉滴注,以达到最好效果。

2. 止吐药物的应用

临床上常在化疗前 15 min 给予止吐药,严重呕吐者分别在化疗后 4 h、8 h 再次给药如蒽丹西酮 8 mg 加生理盐水 20 mL 静脉注射。

(1)5-羟色胺受体拮抗剂:格雷司琼、昂丹司琼(枢复灵、蒽丹西酮)、盐酸托烷司琼(欧必亭),其止吐作用强而持久。主要通过阻断小肠末梢神经来发挥止吐作用。5-羟色胺受体拮抗剂比大剂量甲氧氯普胺更容易耐受。很少发生锥体外系症状和腹泻。但价格较高,少数患者在应用过程中会出现短暂的复视和轻度的头痛。

(2)甲氧氯普胺:通过阻断中枢化学敏感区和胃肠迷走神经末梢的多巴胺受体而发挥止吐作用,可出现锥体外系反应。

(3)地塞米松:其止吐机制尚不明确,作用本身较弱,但与其他药物合用有协同作用,可大大增加止吐效果。有糖尿病或其他皮质类固醇禁忌证的患者慎用。

(4)苯海拉明和地西泮:两者都是通过抑制呕吐中枢,镇静以减轻焦虑而发挥止吐作用,但效力较低。

(5)中药:常采用中药贴敷法,将王不留行籽贴于选好的耳穴上,逐穴按压。有报道中药贴敷双侧涌泉穴也有效。

(6)联合用药:选用不同作用机制、疗效能相加而不是毒性叠加的止吐药。如地西泮和甲氧氯普胺合用,既可减少患者的焦虑,又能减少甲氧氯普胺所致的锥体外系反应。

# 第二节  疲乏的护理

## 一、疲乏的定义

癌因性疲乏(CRF)是由癌症本身或者相关的治疗所引起的一种主观的劳累感,具有持续时间长、通过休息或睡眠无法缓解的特点,是癌症患者最常见的症状之一。疲乏极大地影响癌症患者的自理能力和生活质量。医护人员应深入理解患者的疲乏症状，制订有效的护理措施，提高癌症患者的生活质量。

疲乏又称疲劳，具有两层含义：一是因体力或脑力消耗过多需要休息；二是因刺激过强或运动过度，细胞、组织或器官的技能或反应能力减弱。Ream 和 RicHardson 认为疲乏是一种主观的、不悦的症状，包括从疲倦至精疲力竭的各种感受，疲乏的负面影响可干扰个人日常生活。国际疾病分类标准（ICD）第 10 版将癌因性疲乏描述为：非特异性乏力、虚弱、精疲力竭、全身衰竭、嗜睡、疲劳。

## 二、疲乏的原因

### （一）癌症本身

恶性肿瘤本身代谢产物的蓄积，癌症引起的疼痛，肿瘤与机体竞争营养物质或机体处于高代谢状态使机体对能量的需求增加，同时食欲缺乏、恶心、呕吐、腹泻等使机体对能量的摄入减少导致营养缺乏，瘤体迅速生长或感染、发热以及贫血、气短引起的有氧能量代谢障碍都可引起疲乏。

### （二）癌症治疗

疲乏常伴随手术、放疗、化疗、生物治疗而发生。

1. 手术

恶性肿瘤患者手术后感到极度疲乏，大多数术后 1 个月才能恢复到术前的精力水平，有时需要 3~6 个月。

2. 化学治疗

化疗后疲乏与贫血或细胞破坏后终末产物积累有关。有潜在神经毒性的细胞因子可通过中枢机制引起患者疲乏，肿瘤坏死因子（TNF）可使骨骼肌蛋白的贮存减少，患者在日常活动时额外需要大量的能量使肌肉产生足够的收缩力，而产生严重疲乏感。疲乏的进程与不同的化疗方案有关，如多柔比星化疗者，疲乏直线上升，而环磷酰胺-氨甲蝶呤-氟尿嘧啶（CMF）化疗者疲乏上升较缓和，在最后疗程中明显下降，但在化疗结束四周后，疲乏再次出现，可能与 CMF 在体内代谢有关。

3. 放射治疗

放射性疲乏的发生与放射物在体内积累有关，其严重程度与放疗时间及测量疲乏时与上次放疗的间隔时间有关。

4. 生物治疗

生物治疗引起疲乏是与患者接触外源性或内源性细胞因子如干扰素（IFN）、白细胞介素有关。这种疲乏通常是一组类似流感综合征的症状如疲倦、发热、寒战、肌肉酸痛和头痛等。

### （三）心理社会因素

癌症所致的心理反应如焦虑、抑郁、忧伤、失眠、失落感都会导致患者消耗精力出现高度疲乏。同时社会和环境因素（是否获得社会支持、是否感受生活的意义和目的等),患者的性别、教育水平、职业、家居等都与疲乏有关。

### 三、疲乏的临床特征

(1)与一般性的疲乏相比,癌性疲乏的特点是起病快、程度重、能量消耗大、持续时间长、不可预知、通常不能通过休息或睡眠缓解。

(2)疲乏是一种由客观刺激引起的主观感受。疲乏有2层特征。

1)主观感受,以体力、精力降低为特征,包括三方面。①躯体感受:虚弱、异常疲乏、不能完成原先胜任的工作。②情感疲乏:缺乏激情、情绪低落、精力不足。③认知感受:注意力不能集中、缺乏清晰思维。

2)客观表现:客观上体力与精力不足。

### 四、疲乏的护理

癌性疲乏被认为是肿瘤患者持续时间最长的伴随症状,而且是维持正常生活的一大障碍,因此加强疲乏患者的护理可有助于提高患者的自理能力及生活质量。

#### (一)帮助患者正确认识疲乏

建立正确理解能够促使患者更好地应对疲乏,治疗前护士应提供患者有关疲乏的相关信息,如疲乏生理感受(疲乏的感觉与疼痛、恶心、呕吐等其他生理症状的关系)、时间规律(疲乏开始时间、持续时间、何时最严重等)、环境特征(活动、休息和睡眠、饮食和集中注意力的方法等)、疲乏产生的原因(如过多的活动或过多的休息),告知患者癌因性疲乏不同于一般的疲乏。只有事先给予正确充分的教育干预,才能加强患者对健康照护的调整能力,保持应对信心。

#### (二)提供心理社会支持

心理调节在目前被认为是最有前景的治疗手段之一。疲乏、焦虑和抑郁常同时发生,护理人员要灵活应用沟通技巧,了解患者心理状态和个性特征,鼓励他们寻找帮助,主动与患者交谈,倾听他们的苦恼,仔细观察患者的心理情绪变化和个性化特征,对患者进行动态、有针对性的心理干预,为他们提供更多情感和精神上的支持,有助于减轻他们的疲乏。帮助患者和家属正确认识癌症,缓解心理压力,建立自信,积极应对,改善生存质量。对抑郁、焦虑较重的患者,可采用冥想、放松疗法等心理行为干预,调整心态,改善疲乏症状。

#### (三)合理的营养摄入

癌症患者由于组织消耗、厌食、恶心、呕吐,出现营养不良、抵抗力下降,合理的营养摄入对消除疲乏感,恢复体力非常重要。癌症及治疗影响食物摄入,因此应注意监测患者的体重,水、电解质的平衡。

为改进患者的营养状况,增进能量的来源,应按照少量多餐原则摄取营养价值高、易咀嚼和吞咽、易消化的食物,同时注意食物的多样化,尽量保证色、香、味、形俱全(蛋白质对构建和修补人体组织、维持体力、缓解疲乏有重要作用,如禽蛋、肉类、鱼类、虾、大豆、牛奶等;含铁质丰富的食物可改善贫血,如蛋黄、糙米、面类和谷类制品、精肉、禽肉、动物肝脏等;各种蔬菜可补充维生素,保持大便通畅,如卷心菜、番茄、香菇、胡萝卜、菠菜等;维生素 C 能促进铁质吸收,如柑橘、香蕉、梨、桃、瓜类);食物烹调时多采用蒸、煮、炖的方法,忌食煎炸、辛辣等刺激性食物,鼓励多饮水以促进代谢废物的排泄,每天摄入 8 杯左右的水以保证身体的需要。

### (四)提高睡眠质量

生物节律在维持生理功能、社会功能和生活质量方面起重要作用。生物节律紊乱则导致患者疲乏、缺乏食欲、情绪低落。故在治疗康复阶段,关心并帮助患者制订作息计划,提高睡眠质量。如养成良好的作息习惯:睡前避免激烈运动、避免过饱、喝咖啡等兴奋性的食物;避免与他人进行影响情绪的交谈;临睡前用热水泡脚、喝热牛奶或指导自我催眠、放松疗法,促进睡眠,提高睡眠质量。减轻患者身体不适如疼痛、恶心、便秘等。同时合理计划安排治疗和护理,为患者创建良好的睡眠环境。

### (五)鼓励适当的有氧运动

研究表明,化疗期间活动与疲乏呈负相关,化疗患者每天进行有规律的、低强度的体育锻炼,锻炼坚持时间越长,化疗相关的疲乏程度就越低。过多的休息并不利于疲乏的缓解。有氧运动可刺激垂体腺 β-内啡肽,后者不仅能提高中枢神经系统的反应能力,而且能提高机体对强刺激的耐受力,同时它还是最好的生理镇静剂。运动时,机体神经系统产生微电刺激,这种刺激能缓解肌肉紧张和精神抑郁,同时新陈代谢增加,使重要器官的血液供应增加,营养供应充足,器官的功能提高。有氧运动可提高患者自控、自立能力,使自我评价更加客观,增加他们的自信心及社会活动能力,减少焦虑及恐惧。有氧运动包括步行、做操、打太极拳、上下楼梯、骑自行车等。要结合患者实际情况,对活动内容、强度、持续时间和频率加以限定,具体方式因人而异,教会患者通过对运动时脉搏、心率的自我监控调节活动量。

# 第三节　口腔并发症的护理

## 一、口腔黏膜炎

口腔黏膜炎是指口腔的炎症性和溃疡性反应。

### (一)口腔黏膜炎相关因素及发生机制

口腔炎是发生于口腔和咽部黏膜组织的急性炎症和溃疡。表现为黏膜充血水肿,继而溃疡、纤维化和伤口愈合困难。患者自感疼痛剧烈,甚至不能进食,严重影响生活质量,致使治疗中断。口腔黏膜是由非角质地鳞状上皮细胞组成,这些上皮细胞每 7 ~ 14 d 分化和更新一次,其下层为唾液腺和皮脂腺,肿瘤患者接受放、化疗时,黏膜组织极易受到影响而发展成为口腔黏膜炎。

1. 抗癌药物引起的口腔黏膜炎

(1)直接性口腔黏膜炎:为抗癌药物直接作用于口腔和口腔洁净度不够所致,特别是大剂量化疗时,由于化疗药物在抑制或杀灭肿瘤细胞的同时,对更新较快的口腔黏膜上皮产生明显的毒性,故患者常常自第3~5天开始出现口腔黏膜萎缩、变薄、脆性增加,继而发炎、疼痛、溃疡、形成口腔炎。对口腔黏膜细胞有直接抑制作用的抗癌药物是抗代谢药、抗肿瘤抗生素、烷化剂,其中氨甲蝶呤和氟尿嘧啶是最易引起口腔黏膜炎的药物。

(2)间接性口腔黏膜炎:为抗癌药物抑制骨髓的造血功能继发口腔黏膜炎。任何细胞毒性抗癌药都会抑制骨髓造血功能,导致血小板和内细胞下降,中性粒细胞减少,破损的黏膜会成为微生物可能的侵入口,引起局部炎症反应。严重中性粒细胞减少症的特征之一即为口腔溃疡。口腔黏膜炎的发生不仅与中性粒细胞减少有关,且还与其下降的速度、幅度和持续时间有关。

2. 放射治疗引起的口腔黏膜炎

如头颈部放疗,射线在照射肿瘤组织的同时,对正常组织也造成不同程度的损伤,30%~60%的患者均会发生黏膜炎。黏膜组织对射线的耐受差,当放疗至20~30 Gy时,黏膜充血、水肿,随照射剂量的增加,形成溃疡,一些坏死物质沉积,形成白色的膜,伴有口咽部充血、糜烂、溃疡,形成口腔炎。一般见于软腭、颊黏膜等部位。

3. 其他因素引起的口腔黏膜炎

(1)恶心、厌食、口腔炎都会使肿瘤患者饮水、进食减少,恶病质使机体免疫功能低下,口腔卫生不良等都可使口腔内寄生的正常菌群大量繁殖,口腔自洁作用减弱,产生吲哚、硫氢基、胺类等化学物质破坏口腔内环境,导致口腔黏膜受损而形成溃疡,口腔摄取营养素降低,造成蛋白质及维生素的缺乏,影响组织修复,又可加重口腔溃疡的程度。

(2)精神因素:肿瘤患者由于家庭角色、经济负担、社会环境、治疗时间、治疗效果、治疗副作用等都可造成精神紧张、失眠、食欲下降,使机体抵抗力下降,诱发口腔炎。

### (二)口腔黏膜炎的分级

欧洲癌症研究与治疗组织(EORTC)和北美放射肿瘤学组织(RTOC)对放射性口腔黏膜炎的分级如下。

1. Ⅰ级反应

口腔黏膜充血、水肿、红斑,口咽干燥,轻度疼痛,偶发进食固体食物困难。

2. Ⅱ级反应

斑点状白膜、黏膜明显充血、水肿,有红斑、溃疡形成,中度疼痛,间歇性,可耐受,进软食困难。

3. Ⅲ级反应

主要是口腔溃疡,成片纤维性黏膜炎,黏膜极度充血、糜烂,出现融合成片状白膜,疼痛剧烈,并影响进食,只能进流质饮食。

4. Ⅳ级反应

黏膜大面积溃疡,常伴随有脓性分泌物,剧痛不能进食,需要对症治疗。

### （三）WHO抗癌药口腔急性及亚急性毒性反应分级标准

见表12-1。

表12-1　WHO抗癌药口腔急性及亚急性毒性反应分级标准

| 分级 | 口腔黏膜症状及体征 |
| --- | --- |
| 0级 | 无异常 |
| Ⅰ级 | 红斑、疼痛 |
| Ⅱ级 | 红斑、溃疡，可进干食 |
| Ⅲ级 | 溃疡，仅能进流质 |
| Ⅳ级 | 不能进食 |

### （四）口腔黏膜炎的治疗

口腔黏膜炎治疗的目的是减轻患者的痛苦，防止感染，改善患者营养状况。主要方法有止痛、抗感染及细胞保护剂。对全身状况差或免疫抑制者加强全身支持治疗。

1. 止痛

给予局部麻醉剂涂到疼痛部位或配成漱口液漱口，必要时可使用镇痛药。如生理盐水+利多卡因+地塞米松漱口液，局部涂康复新、锡类散等，西瓜霜含片含服也有一定的止痛效果。口腔疼痛严重时可给予全身性止痛剂如芬必得、双氯芬酸钠、阿司匹林、盐酸布桂嗪等，也可予芬太尼贴剂止痛。

2. 抗感染

口腔溃疡极易继发感染，细菌感染多为混合性感染，应选择广谱抗生素治疗，尽可能根据病原学检查和药敏试验治疗。真菌感染应用制霉菌素，病毒感染处理原则是缓解症状，避免继发感染，促进溃疡愈合。

3. 细胞保护剂

（1）直接细胞保护剂：包括硫糖铝、谷胱甘肽、β-胡萝卜素、维生素E、维生素C、前列腺素（PGF$_2$），以及肾上腺皮质激素等。硫糖铝应用最广，其作用原理是在黏膜表面形成一层保护膜，同时可促进局部组织产生PEG$_2$，从而使局部黏膜的充血、水肿及溃疡情况得到改善，症状减轻。谷胱甘肽、β-胡萝卜素、维生素E、维生素C主要作用是抗氧化，达到稳定细胞膜，减少黏膜炎发生的目的。而PGF$_2$则具有促进溃疡面愈合的作用。

（2）间接细胞保护剂：细胞刺激因子如促粒细胞集落刺激因子（OCSF）、促粒细胞-巨噬细胞集落刺激因子（GM-CSF）及表皮生长因子（EGF）具有多种活性功能，除作为骨髓生长因子外，还具有调节免疫功能的作用。具体方法是皮下注射或将其溶于生理盐水中含漱。

4. 其他治疗方法

（1）口腔降温：为较有效的预防方法，使口腔黏膜炎发生率降低，其机制为根据药物半衰期，降低口腔温度，使口腔黏膜细胞接触抗癌药物浓度降低。有文献报道，患者在接受5-FU治疗时，将冰屑贴敷于口腔黏膜上或含化冰块，可降低5-FU治疗导致的黏膜炎的发生率。

（2）漱口液含漱：漱口液含漱是治疗口腔黏膜炎最常用且有效的方法，常用的漱口液为别嘌醇含液、甲硝唑漱口液、庆大霉素漱口液、氧化电位水漱口液等。别嘌醇含液（300 mg/15 mL）可以防治 5-FU 导致的口腔黏膜炎，主要通过减轻肿瘤细胞破坏后产生的高尿酸血症对黏膜细胞的损伤，还可阻止 5-FU 对口腔黏膜上皮细胞的细胞毒作用，保护口腔黏膜或提高其耐受性。氧化电位水既可清洁创面，又能杀菌消毒，还有促进组织再生效能，具有止血、止痛、消炎、消肿、创面愈合快的特点，对化疗引起的口腔溃疡效果好。

5. 中医中药治疗

放化疗性口腔溃疡属于中医的"口疮"范围，中医认为放疗可以产生热毒，热盛伤阴，多为阴虚火旺，治则滋阴降火，应适当清热解毒。化疗易致脾胃损伤，健运失司不能生养气血而发口疮，宜健脾补气。伴虚阳上浮，虚火上熏者，宜加扶正温阳、敛火止痛。

### （六）口腔黏膜炎预防及护理

1. 密切观察和评估口腔黏膜情况

每天检查和评估患者口腔卫生情况、饮水量、机体状况、治疗前发现潜在引起口腔黏膜炎的问题如龋齿、牙周疾病等，先治疗口腔疾病，待伤口愈合后 10 ~ 14 d 方可行放疗。向患者及家属讲解口腔溃疡的预防和观察方法、营养支持的重要性、如何促进口腔溃疡愈合。消除患者焦虑情绪，鼓励坚持治疗。

2. 保持口腔卫生

将牙刷放在热水中浸泡后再刷牙，以增加牙刷的柔软性，餐前、后及睡前用生理盐水漱口。定期做口腔检查，有牙龈炎、龋齿要及时治疗。放化疗治疗中，定期检查口腔情况，并常规应用生理盐水漱口，一旦发现口腔黏膜有充血、水肿或患者有口腔刺痛感，或味觉的改变，则加用抗炎制剂如氢化可的松注射液漱口。

3. 饮食护理

鼓励患者进食营养丰富的食物，如高蛋白质、高热量、富含水溶性维生素、无刺激的温凉软食或流质饮食，如肉、鱼、鸡蛋、牛奶、蔬菜及水果汁，以维持良好的营养状况。饮食应以柔软易于咀嚼、吞咽、开胃生津的温凉的流质、半流质为宜，避免辛辣刺激性食物，禁食过凉、过热、过硬食物，禁饮酒。口腔疼痛明显时，于进食前 10 min 口含 0.5% ~ 1.0% 的利多卡因以减轻进食时疼痛。如患者口腔反应较重，经口进食不能满足机体的需要，给予静脉补充营养。

4. 预防性口腔用药

如含漱液、漱口液、化疗期间口含碎冰或颊部冰敷，以减少口腔黏膜炎的发生。

5. 心理护理

口腔黏膜炎常影响到患者的心理状态，最明显的是不能进食造成的挫折感，进食能力的减低往往使患者感到很沮丧，甚至自尊心受损，从而影响患者的生活质量。在放、化疗中，医护人员定期为患者做口腔检查，及时与患者沟通、交流，鼓励患者及时告知口腔黏膜炎所致的各种不适，并为患者制订有效的防治方案，且积极参与到防治过程中，与患者共同分享口腔黏膜炎好转与加重所带来的喜悦与悲伤，让患者产生安全感和对医护人员的信任感,并帮助患者树立战胜疾病的信心。

## 二、口干

口干是一种主观感受,是由于唾液分泌减少引起。口干会造成口腔的灼热感、溃疡或疼痛,患者感到不适,吞咽、咀嚼及说话困难,味觉丧失或改变。

### (一)口干的影响因素及发生机制

口干不仅直接影响口腔正常功能,并可改变口腔正常菌群,诱发口腔溃疡。其发病机制如下。

**1. 放疗因素**

头颈部放射治疗是造成口干的主要因素。腮腺、颌下腺、舌下腺的功能是分泌唾液以保持口腔湿润。头颈部放疗时,上述腺体都在放射野内,在接受高剂量放疗后,涎腺受到抑制或损伤,腺泡与管细胞的退化,而出现唾液量减少,唾液变得少而黏稠,使患者感到口干。这种情况在放疗时便可出现,照射停止后半年至一年能部分恢复,部分口干延续多年甚至伴随终生。

**2. 化疗因素**

化疗药物如多柔比星,其细胞毒性可致口腔黏膜萎缩、变薄,引起暂时性口腔干燥。此外,夜间烦渴、饮水多、夜尿多、睡眠不足,加重了患者的痛苦。

**3. 其他因素**

麻醉性止痛药及类固醇抗炎药、含唾液腺切除的头颈部手术、口腔感染、干燥综合征等可引起口干现象的发生。

### (二)口干的分级

美国肿瘤放射治疗协作组织(RTOG)制定了口干评估分级标准(表12-2)。

表12-2　口干评估分级标准

| 反应 | 等级 | 特征 |
| --- | --- | --- |
| 急性反应 | 0 | 无任何改变 |
| | 1 | 轻微口干;唾液稍微的黏稠;味觉稍微改变,不影响进食 |
| | 2 | 中度至完全的口干;唾液黏稠;味觉明显改变 |
| | 3 | — |
| | 4 | 急性唾液腺坏死 |
| 延迟反应 | 0 | 无任何改变 |
| | 1 | 轻微的口干;对刺激维持良好的反应 |
| | 2 | 中度的口干;对刺激的反应差 |
| | 3 | 完全的口干;对刺激无反应 |
| | 4 | 纤维化 |

### （三）预防及护理

维持良好的口腔卫生,避免使用可能引起口干的药物;每次餐前、餐后、睡前使用氟制牙膏(可强化牙齿)及软毛牙刷与牙线执行口腔护理,并每 2 h 以漱口液漱口,有助于口腔的湿润;用麦冬或金银花泡茶饮。饮食上建议食用含水量高、易消化的软质食物及饮用大量水分以协助进食,避免乙醇类及碳酸饮料对黏膜的刺激。

## 三、味觉改变

味觉改变包含味觉的减退、消失或正常味觉的障碍,25%～50% 的癌症患者味觉会降低,因而失去食欲。味觉异常与体重的减轻成正相关,当味觉发生障碍时也会影响消化功能。

### （一）味觉改变的原因

1. 蛋白质、维生素及锌摄取不当

这些物质的缺乏可能会降低化学感受细胞的感知敏感性且破坏微绒毛的功能。

2. 与肿瘤的位置及范围有关

肺癌患者对酸认知阈值提高但不会影响对苦、甜或咸的感觉,喉癌患者对酸、甜、苦、咸 4 种基本味觉侦测阈值会升高。

3. 与某些药物有关

如普萘洛尔、氟西泮、青霉胺及苯洛芬。

4. 与头颈部放疗有关

放疗可能会造成味蕾细胞的绒毛受损或减少唾液的分泌,剂量达 20 Gy 才会造成味觉丧失。在放疗开始后 3 周,最早最严重的味觉丧失是对苦味及咸味的感觉,而甜味的感觉则最少受影响,当剂量为 60 Gy 时味觉丧失超过 90%;味觉敏感度在放疗结束后 28～60 d 会部分的恢复,2～4 个月可完全恢复。

### （二）味觉改变的预防及护理

（1）加强口腔的卫生,给予增加唾液分泌的治疗。

（2）停用引发或增加味觉改变的药物。

（3）鼓励摄取热的、气味强烈的食物,无口腔溃疡者,可予柠檬或醋以增加味觉。

# 第四节　腹泻、便秘的护理

## 一、腹泻

正常排便形状改变,大便变为水性,每日大便多于 300 mL 及 24 h 内发生超过 2～3 次以上未成形的排便为腹泻。轻者 2～3 次,重者腹泻每日 10 次以上,大多伴里急后重。

**（一）腹泻的发生率**

对肿瘤患者来说,放疗、化疗都可导致腹泻。与肿瘤或肿瘤治疗有关的腹泻发病率占全部住院患者的6%,在晚期肿瘤患者中腹泻发病率为10%。而在接受腹盆腔放疗的患者中有20%～49%的患者发生腹泻,接受氟尿嘧啶和拓扑异构酶治疗的患者腹泻发生率为50%～87%,骨髓移植的患者腹泻发生率为43%。另外,接受鼻饲营养和长期接受抗生素治疗的患者也会发生腹泻。

**（二）腹泻发生的病因**

1. 化学治疗

化疗药物造成肠道黏膜损伤导致腹泻,如氟尿嘧啶、氨甲蝶呤、多柔比星等,化疗后腹泻常发生于白细胞降低至最低点之前,甚至与随后的感染及败血症有关。

2. 放射治疗

放射治疗引发肠黏膜受损,导致前列腺素的释放及胆盐的吸收不良,加剧肠道的蠕动。接受腹部或盆腔放射治疗的患者,易发生腹泻。

3. 感染

大多数的腹泻是因为胃肠道感染所致,最常见引发感染的细菌是沙门菌属、志贺菌属、念珠菌与病毒。

4. 其他

吸收不良、结直肠肿瘤、过量的纤维饮食等均会引发腹泻。

**（三）腹泻的治疗**

（1）支持对症治疗:输液疗法,补充水、电解质及葡萄糖等。

（2）药物治疗:给予止泻药如思密达、诺氟沙星等。

（3）腹泻严重时应禁食,给予静脉营养支持。

（4）针对疾病原因治疗必要时停止放、化疗。

**（四）腹泻的护理**

肿瘤患者腹泻会导致衰弱、乏力、厌食、营养不良、体重减轻、体液及电解质缺乏、脱水及免疫功能低下,腹泻也可能会改变药物的作用,影响人血清白蛋白的浓度及肾脏血液的灌流及酸碱平衡,造成低钾血症,或由于大量的钾离子及重碳酸根的流失而发生酸中毒。适宜的护理措施可有效避免并发症的发生。

（1）宜进食低纤维食物,避免吃易产气的食物如糖类、豆类、洋白菜、碳酸饮料。鼓励进食富含营养、有足够的热量的流质或半流质,以满足机体代谢的需要。鼓励多饮水,每日3000 mL以上。

（2）严重腹泻时需暂停治疗,卧床休息,腹部保暖,减少肠蠕动。给予要素饮食或完全胃肠外营养。注意大便的次数和性质,如有异常留标本送检。

（3）密切观察腹泻情况,严重者及时报告医师考虑是否停止放、化疗,注意监测血液生化结果,及时纠正水、电解质紊乱。疑有合并感染者,行大便常规及大便培养检查,控制肠道感染。

（4）给予止泻药物如思密达冲剂口服,整肠生胶囊口服等。

（5）讲解疾病和治疗相关知识,减轻患者焦虑。保持肛周皮肤清洁、干燥、舒适,便后用温水洗净,轻轻沾干,必要时涂氧化锌软膏;指导患者穿棉质松软的内衣,减少对皮肤刺激;腹部避免按摩、压迫等刺激,以减少肠蠕动。

（6）密切观察,及时发现肠出血和穿孔。

## 二、便秘

便秘是指正常的排便形态改变,排便次数减少,每 2 ~ 3 d 或更长时间排便一次,无规律性,排便干硬,且排便不畅、困难。便秘是晚期肿瘤患者常见且较为痛苦的症状之一。便秘可造成患者腹痛、腹胀、食欲缺乏、恶心或呕吐,肛门裂伤或撕裂,痔疮加重或发炎,导致生活质量下降。

### （一）便秘的原因

（1）衰弱、乏力、活动减少,使肠蠕动受到抑制。

（2）水分摄入不足和饮食中缺少纤维素。

（3）排便习惯不良,排便时间或活动受限制。

（4）代谢失调如缺钾、高钙血症、甲状腺功能减退、尿毒症等。

（5）肠道肿瘤或肠道外受压迫引起肠梗阻。

（6）药物因素某些药物使用引起的便秘如抗肿瘤药物长春碱类的神经毒性引起肠麻痹和便秘。止吐药尤其是 $5-HT_3$ 受体拮抗剂、雷莫司琼等,发生率 3% ~ 5% ,大剂量甲氧氯普胺也可引起一定程度的便秘。抗乙酰胆碱药如吗啡、可待因。其他减弱胃肠蠕动的药物如麻醉药、抗惊厥药、镇静药、肌肉松弛剂等。

（7）放射治疗引起。

（8）骶丛神经受癌的浸润等。

### （二）便秘的护理

（1）加强心理护理,告知患者便秘产生的原因和预防措施,指导定时排便的方式及方法,鼓励患者正视疾病,积极配合治疗。对卧床患者应指导其正确的排便方式,以减轻心理负担。

（2）在病情条件许可的情况下,鼓励患者尽可能下床活动,做些力所能及的自我护理。但注意不能过度活动,应鼓励患者劳逸结合,根据自身情况制订合理的运动计划。

（3）鼓励多饮水,每日饮水 2000 ~ 3000 mL,避免进食过于精细、肥腻、油炸、产气等食物以及碳酸饮料,指导患者多进食富含维生素 A、维生素 C、维生素 E 的新鲜水果、蔬菜、含粗纤维的糙米及全麦食品等食物,以促进肠蠕动,助于排便。

（4）养成定时排便的习惯,注意保护患者的隐私;患者如厕时减少干扰和催促;进行有规律的腹部按摩,即每天起床前用双手按结肠行走方向顺时针按摩腹部 100 圈,再逆时针按摩 100 圈,有利于促进肠蠕动及排便。

（5）注意患者的排便情况,根据患者进食情况,2 d 无大便者,应适当处理,3 d 无大便必须积极处理,一般给予开塞露、缓泻剂等,大便嵌塞时可行油类保留灌肠,或戴手套将干硬的粪便抠出。

# 第十三章
# 肿瘤疼痛患者的护理

# 第一节  疼痛概述

## 一、恶性肿瘤疼痛的基本概念

### (一)疼痛的定义

2001 年国际疼痛学会(IASP)提出:"疼痛是一种与组织损伤或潜在的组织损伤相关的不愉快的主观感觉和情感体验"。目前,疼痛被视为"第五生命体征",在临床诊断和治疗过程中,应与体温、脉搏、呼吸、血压 4 个生命体征受到同等的重视。疼痛是一种身体局部或整体的感觉,具有主观性,往往通过表情、情绪和语言表达出来。疼痛包括痛觉和痛反应:痛觉是个体的主观知觉体验,受人的心理、情绪、性格及文化背景等因素影响;而痛反应是机体对疼痛刺激产生的生理、心理变化。

### (二)恶性肿瘤疼痛的定义

恶性肿瘤疼痛简称癌痛,是由恶性肿瘤本身及与恶性肿瘤相关的其他因素所致的疼痛,包括恶性肿瘤疾病进展、抗肿瘤治疗(手术、放疗、药物治疗等)以及患者精神、心理、社会和经济等方面的因素。癌痛是恶性肿瘤患者最常见和最为恐惧的症状之一,常常能影响患者治疗疾病的信心。恶性肿瘤患者以慢性疼痛为主,早期患者疼痛发生率约25%,晚期患者则高达 70%~90%。若癌痛得不到控制将造成患者的身心痛苦,严重影响患者的生活质量。

## 二、恶性肿瘤疼痛的现状

据统计,目前全球每年新发恶性肿瘤病例中 30%~50% 伴有不同程度的疼痛,因此世界卫生组织(WHO)特别提出"到 21 世纪让全世界的恶性肿瘤患者无疼痛""无痛是人的基本权利"。IASP 自 2004 年起将每年 10 月 11 日确立为"世界镇痛日",而美国疼痛协会则提出"慢性疼痛不仅仅是一种症状,也是一种疾病"的新观念,这些都体现了疼痛在全球范围内所受重视的程度。

我国癌痛治疗工作开展已有较长历史。1990 年,我国首次在广州与世界卫生组织共同主办全国性专题会议,开始推行癌症三阶梯止痛治疗原则。1991 年,原卫生部颁布《关于在我国开展癌症患者三阶梯止痛治疗工作的通知》。2002 年,我国国家药品监督管理局等颁布《强阿片类药物治疗慢性非癌痛使用指南》,药监局与卫生部合发《癌症患者申办麻醉药品专用卡的规定》。2007 年,原卫生部颁布《处方管理办法》,该办法规定为门诊癌痛患者和中、重度慢性疼痛患者开具麻醉药品缓释制剂,每张处方可用 15 日量。同年,原卫计委下发文件在《医疗机构诊疗科目名录》中增加一级诊疗科目"疼痛科",其主要业务范围是负责慢性疼痛的诊断与治疗。这些法规和管理办法的出台,保证了我国恶性肿瘤患者能得到更好、更有效的癌痛控制,但我国癌痛治疗仍然存在诸多问题,多数地区癌痛治疗处于普及阶段,临床医师对止痛药物的认知不足,缺乏足够的使用经验,止痛治疗不充分的现象仍较普遍,逐步开始重视个体化治疗,但缺乏可供参考的循证医学证据。为了进一步提高我国癌痛规范化治疗水平,改善肿瘤患者的生活质量,保障医疗质量及安全,2011 年原卫生部医政司制定了《癌症疼痛诊疗规范》,并发起了在全国范围内创建"癌痛规范化治疗示范病房"的活动,由中国抗癌协会临床肿瘤学协作专业委员会(CSCO)推动活动的实施。截至目前,全国已有近百家医院积极参与"示范病房"的创建工作并已通过评审获准挂牌服务,这些都充分说明我国已将癌痛治疗纳入了规范化的管理轨道。

近年来疼痛研究发生了两次转变:第一次是由疼痛控制转变为疼痛管理;第二次是疼痛管理的专业组成人员由以麻醉医师为主体的模式转变为以护士为主体的模式,护士作为疼痛状态的主要评估者、镇痛措施的主要落实者、患者及家属的主要指导者,在疼痛管理中的独特作用日益显现。

## 三、恶性肿瘤疼痛的分类

### (一)按疼痛出现及延续时间分类

**1. 短暂性疼痛**

一过性疼痛发作。

**2. 急性疼痛**

是直接与恶性肿瘤诊疗有关的急性疼痛或因恶性肿瘤生长迅速而突发的急性疼痛。有明确的疼痛开始时间,持续时间短,常有明显的损伤存在。

**3. 慢性疼痛**

由于恶性肿瘤进展压迫脏器或脏器包膜膨大,压迫、侵犯神经引起的疼痛。一般是指持续 3 个月以上的疼痛。

### (二)按解剖学及生理学分类

**1. 躯体痛**

由于恶性肿瘤病灶压迫、浸润或转移损伤神经纤维,肿痛细胞堵塞内脏管道系统及血管所致,占癌痛的大多数。表现为钝痛或锐痛,有明确定位。

**2. 内脏痛**

因盆腔、胸腹腔等脏器受恶性肿瘤浸润、压迫或牵拉所致。表现为胀痛、挤压痛或牵拉痛,定位模糊。

**3. 神经痛**

因恶性肿瘤浸润、治疗引起神经末梢或中枢神经系统受损所致,伴有某部位感觉或运动功能的丧失。表现为阵发性钳夹样、烧灼样或触电样疼痛。

**（三）按癌痛产生原因分类**

1. 由肿瘤组织本身引起的疼痛

最多见，约占78.6%，由于恶性肿瘤发展、浸润，引起周围组织炎症、渗出、肿胀，压迫或破坏神经等。包括肿瘤侵犯骨骼或压迫神经、空腔器官或实体器官管道梗阻、血管阻塞或受侵、黏膜溃疡或受侵等。

2. 与恶性肿瘤相关的疼痛

约占6%，包括病理性骨折，脏器穿孔、梗阻，长期衰弱卧床，压疮等。

3. 与恶性肿瘤诊断及治疗有关的疼痛

约占8.2%，包括骨髓穿刺、活检、各种内镜等诊断性检查后；外科手术后引起的神经损伤、脏器粘连、瘢痕、幻肢痛；化疗后引起的黏膜损伤、口腔炎、肠炎、膀胱炎、栓塞性静脉炎、中毒性周围神经病变；放疗后的局部皮肤损害、肠炎、肺炎、周围神经损伤、纤维化、带状疱疹、放射性脊髓炎等。

4. 与恶性肿瘤无关的疼痛

约占7.2%，包括疼痛性关节炎、痛风、风湿、脊髓关节强直、糖尿病末梢神经痛等。

**（四）按癌痛的性质分类**

根据患者对疼痛性质的描述，癌痛可分为：酸痛、刺痛、跳痛、钝痛、绞痛、胀痛、坠痛、钻顶样痛、爆裂样痛、撕裂样痛、牵拉样痛、压榨样痛、放电样痛、电击样痛、烧灼样痛、麻木样痛、刀割样痛、束带样痛、轻触痛等。

## 四、影响恶性肿瘤疼痛治疗的因素

**（一）与医务人员有关的因素**

医务人员接受癌痛治疗教育明显不足，不能完全掌握癌痛治疗的知识，对癌痛可以完全控制缺乏认识，对癌痛评估及效果评价不够重视是癌痛治疗的主要障碍；担心药物的不良反应，担心药物成瘾，担心患者对止痛药产生耐药性；未对患者进行疼痛自我评价的指导，使患者不能正确面对癌痛。

**（二）与患者及家属有关的因素**

患者对疼痛的认识不足，认为疼痛是不可避免的，不愿如实报告疼痛的存在；担心叙述疼痛影响医师对恶性肿瘤疾病本身的治疗；担心医师埋怨自己不配合疾病治疗而不愿意报告疼痛；对止痛药物的镇痛效果信心不足，仅在疼痛剧烈时使用止痛药物；担心产生药物"成瘾"；担心对止痛药产生耐受性以致以后疼痛加重时无药可用；担心止痛药引起的便秘、恶心、呼吸抑制等毒副作用；担心药品价格过高，经济负担过重。

**（三）与医疗卫生体制有关的因素**

过度担心使用镇痛药后"成瘾"；药品管理的相关规定较严格，使镇痛药物的品种不能充分满足临床需要；患者获取阿片类镇痛药不够方便；治疗费用较高，患者难以承受长期治疗等因素都限制了止痛治疗的进展。

# 第二节　恶性肿瘤疼痛的评估

临床观察发现,疼痛评估是癌痛控制中最重要的一步。疼痛可发生在肿瘤的发生、治疗或进展的各个阶段,因此应随时注意疼痛发生的机制和再评价。治疗开始前必须对疼痛有详尽全面的评估,了解疼痛的原因、部位、程度及性质。在了解病史的同时,还要观察患者的精神状态和心理反应,这有助于发现那些需要特别精神心理支持的患者,以便做好相应的支持治疗。疼痛治疗开始后,应根据需要定期进行再评估,目的在于观察治疗效果,并将药物调整至最有效的剂量。

## 一、癌痛评估的概述

### (一)癌痛评估的内容

1. 收集疼痛的详细病史

患者的主诉是疼痛评估的金标准,也是疼痛评估资料的主要来源。

2. 完成详细的体格检查

包括疼痛部位的检查、神经系统的检查及其他相关检查。

3. 疼痛程度(强度)的评估

确定疼痛程度,如轻度疼痛、中度疼痛、重度程度。

4. 疼痛特性的评估

包括疼痛定位、疼痛性质、疼痛发作方式及疼痛史。

5. 疼痛带来的影响评估

包括功能活动的情况、患者的心情和心理状态、社会影响、并发症等。

6. 确定疼痛的原因

包括肿瘤学检查、影像学检查、普通实验室检查、神经生理检查等。

首次评估包括以上全部内容,再次评估重点是第3、4项。通过首次评估对患者做出诊断和制订治疗计划,再次评估判断治疗效果和发现新的疼痛,修订下一步治疗计划。

### (二)癌痛评估中的注意事项

(1)相信患者及家属对疼痛的描述及缓解疼痛的效果评价。

(2)定期询问及系统评估恶性肿瘤患者的疼痛情况,全程、动态地进行评价,包括评估每次疼痛的发生、治疗效果及转归。

(3)仔细询问癌痛的病史,包括疼痛部位、性质,疼痛有无放射、加重或缓解的因素,疼痛发作的时间、特点、持续时间,对目前治疗的反应等。

(4)评估疼痛对患者内心和生活质量的影响,以及患者心理状态对疼痛的影响。了解患者预期生存、身体状况,以及疼痛给患者带来的心理、社会、经济、精神困扰。明确患者有无抑郁或焦虑,有无急慢性疼痛的经历,有无乙醇或药物依赖史等,从而采取措施减少患者因心理状况影响止痛药使用的概率。

（5）医护人员采用简单有效的方法评估癌痛,定时评估并记录结果,为止痛治疗提供依据。

（6）教会患者及家属使用常用的评估方法及工具。指导患者即使出院也应重视疼痛评估,积极配合止痛治疗。

（7）重视止痛治疗后的评估。反复评估使用止痛药物后的效果及不良反应,有助于提高镇痛效果,减少药物不良反应的发生。

（8）当疼痛性质发生变化或出现新的疼痛时,应及时进行评估,并对镇痛治疗方案进行修订。

## 二、常用的疼痛评估工具

### （一）疼痛的主观评估

1. 口头叙述法

将疼痛程度分为无痛、轻度痛、中度痛、重度痛和极重度疼痛。

2. 疼痛分级法（VRS）

依据 VRS 评分,将冬痛分为 4 级。0 级:无痛。Ⅰ级:轻度疼痛,有痛感但可耐受,不影响睡眠,可正常生活。Ⅱ级:中度疼痛,疼痛明显,睡眠受到干扰,需用一般性止痛及镇静药。Ⅲ级:重度疼痛,疼痛剧烈,伴自主神经功能紊乱,严重影响睡眠,需使用镇痛剂。

3. 数字疼痛强度评估法（NRS）

将数字 0~10 依次对应标记在 10 cm 长的直线上,0 为无痛,10 为剧烈疼痛。为了便于对比,一般将数字评估法（NRS）与主诉疼痛评估分级（VRS）相对应,即 0 分为无痛;1~3 分为轻度疼痛;4~6 分为中度疼痛;7~10 分为重度疼痛。让患者根据自己的疼痛体验画出一个数字,表明疼痛的程度。

4. 目测模拟疼痛评估量表（VAS）

即划线法,用一条 10 cm 长的纸条或直线,左端代表无痛,右端代表最剧烈疼痛,由患者根据自己的疼痛体验在最能代表疼痛程度处划线标明,测量从左侧到标记处的距离,所得数字即为疼痛分值。

5. 疼痛面部表情量表

对于无法理解数字的儿童、老年人和语言障碍的成人,可应用疼痛面部表情量表,从无疼痛到无法忍受的剧痛有 6 个脸谱,要求癌痛患者选择能代表其疼痛程度的表情。临床上常将疼痛的面部表情与 NRS 相结合,即 0 分,无痛;2 分,稍痛;4 分,有点痛;6 分,痛得较重;8 分,非常痛;10 分,剧痛。

### （二）行为测定法

由于疼痛常对患者的生理及心理造成影响,患者常表现出行为及举止的改变。临床上护士应观察患者面部表情、躯体姿势、行为与肌紧张度等并及时记录,发现异常及时告知医师,为镇痛治疗提供依据。

### 三、癌痛治疗效果的评价

癌痛治疗后疼痛缓解的程度是评价目前治疗效果及修订治疗方案的参考指标,及时、反复地评价治疗效果对癌痛治疗尤为重要。根据 VAS 或 NRS 法能较客观准确地对疼痛减轻程度进行评价。

#### (一)疼痛缓解效果分类

根据患者主诉疼痛程度的分级,将疼痛缓解效果进行分类。

(1)显效:疼痛减轻 2 度以上。

(2)中效:疼痛减轻 1 度。

(3)微效:疼痛稍有缓解,但不到 1 度。

(4)无效疼痛无缓解。

#### (二)疼痛缓解的四级分类法

(1)完全缓解(CR):疼痛完全消失缓解。

(2)部分缓解(PR):疼痛明显减轻,患者能正常生活,睡眠基本未受干扰。

(3)轻度缓解(MR):疼痛稍微减轻,但痛感仍较明显,生活及睡眠受到干扰。

(4)无效(NR):疼痛维持原状,无减轻。

#### (三)疼痛缓解度的五级分类法

疼痛减轻程度及百分数=(用药前 NRS−用药后 NRS)×100%。

(1)0 度:未缓解,疼痛未减轻,≤24%。

(2)1 度:轻度缓解,疼痛约减轻 1/4,25%～49%。

(3)2 度:中度缓解,疼痛约减轻 1/2,50%～74%。

(4)3 度:明显缓解,疼痛约减轻 3/4,75%～99%。

(5)4 度:完全缓解,疼痛缓解消失,100%。

# 第三节　恶性肿瘤疼痛的护理

### 一、阿片类药物主要不良反应的预防及护理

#### (一)便秘

便秘是指粪便干结、排便次数减少、排便困难或排便不尽感,是晚期癌痛患者的常见症状。约90%以上使用阿片类止痛药物的患者均有便秘,是阿片类药物唯一的长期不良反应。临床上往往处理便秘较控制疼痛更为困难,因此在开始口服阿片类药物时,需制定一个有规律的预防便秘方案,包括缓泻剂和大便松软剂两大类。复合制剂因兼具以上的两种功能可作为防治便秘的首选药物,如多库酯钠丹蒽醌胶囊、车前番泻颗粒等。常用于便秘的药物还有比沙可啶、乳果糖、山梨醇等。中药治疗是我国防治便秘的一大特

色,常用的有番泻叶、麻仁润肠丸、便乃通、四磨汤等。

发现患者直肠内有不易排出的粪块时,可使用直肠栓剂帮助排便,无效时可行温盐水或清水灌肠。直肠润滑剂不宜经常使用,以免影响患者肛门括约肌的功能,导致排便无力,增加患者的痛苦。

鼓励患者多饮水,多吃蔬菜和水果等富含纤维素的食物,注意调整饮食结构,适当活动,预防便秘的发生;养成有规律的排便习惯,若患者3 d未排便应积极处理。

### (二)恶心及呕吐

恶心及呕吐是止痛药物常见的短期不良反应,10%～40%使用阿片类药物的患者伴有不同程度的恶心和呕吐。恶心和呕吐一般出现在用药初期,大多在4～7 d内缓解,以后症状逐渐减轻并完全消失。

治疗原则:口服阿片类药物的同时或一旦出现恶心时,应按时预防性使用止吐药物,而不是等出现呕吐时再临时用药;先选择一种药物止吐至最佳剂量,效果不佳时再联合另一种药物,或更换为另一类药物,避免同类药物间转换;联合用药效果优于单药治疗。

常用药物:多巴胺受体拮抗剂,如甲氧氯普胺、氟哌啶醇等;5-羟色胺(5-HT)拮抗剂,如昂丹司琼、托烷司琼、帕洛诺斯琼等,此类药物可引起便秘;抗组胺药物,如异丙嗪、美克洛嗪等;糖皮质激素,地塞米松等。地塞米松联合甲氧氯普胺是常用及有效的联合止吐方案。

### (三)谵妄

阿片类药物所致谵妄的发生率小于5%,主要表现为认知功能异常,多发生于首次使用或快速增加剂量的癌痛患者。终末期癌痛患者谵妄的发生率明显增加,可高达20%～90%,越临近死亡发生的概率越高。治疗时应注意调节水电解质平衡,纠正脱水,使用抗精神疾病类药物,如氟哌啶醇、利培酮等。护士应加强巡视,做好安全防护,防止坠床/跌倒的发生。

### (四)尿潴留

阿片类药物能使膀胱括约肌张力增加、膀胱痉挛导致尿潴留,其发生率低于5%。老年患者、同时使用镇静剂、鞘内或硬膜外给药、合并前列腺增生症等因素使尿潴留发生的危险性增加。癌痛患者在使用阿片类药物时应尽量避免同时给予镇静剂;养成及时排尿的习惯,避免憋尿及膀胱过度充盈。当患者出现排尿困难或尿潴留时,应先鼓励患者自行排尿,采用流水诱导法,或用热水冲洗会阴部,热敷或按摩膀胱区等方法诱导排尿;若诱导排尿无效时可考虑短期留置导尿;若出现持续尿潴留难以缓解者,可考虑更换止痛药物。

### (五)嗜睡、镇静

在阿片类药物治疗的初期及大幅度增加药物剂量(100%)时,会出现镇静和嗜睡等不良反应,表现为注意力分散、思维能力下降、表情淡漠等,一般数日后自行消失。

过度镇静的处理方法:减少阿片类药物的剂量或减少分次剂量而增加给药次数、更换其他止痛药物、改变给药途径。

预防:初次使用剂量不宜过高,剂量调整以 25% ~50% 的幅度逐渐增加,老年患者更应避免快速增加剂量。严密观察镇静的程度及呼吸,过度镇静可发生呼吸抑制。

### (六)阿片类药物过量及中毒——呼吸抑制

呼吸抑制是使用阿片类药物过程中最严重的不良反应。通常发生于第一次使用阿片类药物且剂量过大的患者,同时伴有中枢神经系统的抑制。随着反复用药连续治疗后,这种不良反应发生的危险性逐渐减小。事实上疼痛本身是呼吸抑制的天然拮抗剂,通常疼痛未控制的患者不会出现呼吸抑制。

阿片类药物过量及中毒时,表现为针尖样瞳孔、呼吸抑制(呼吸次数少于 8 次/min,伴有血氧饱和度下降、潮式呼吸、发绀等)、昏迷、皮肤湿冷、骨骼肌松弛等,有时会出现心动过缓和低血压。当患者出现症状性呼吸抑制时可选用阿片类药物拮抗剂纳洛酮解救。纳洛酮能竞争性地阻止并取代阿片样物质与受体结合,阻断其作用,以清除中毒症状。纳洛酮的常用方法:0.2 ~0.4 mg 加入 10 ~20 mL 生理盐水中缓慢静脉注射,或纳洛酮 0.2 ~0.4 mg 给予 1:10 稀释液缓慢静脉滴注;静脉输液速度应根据病情调节,密切监测患者的生命体征,直至患者恢复自主呼吸。

### (七)身体依赖和耐药性

癌痛患者在长期使用阿片类药物后常因药物耐受性而误认为药物成瘾,从而影响疼痛的治疗,给患者带来痛苦。在阿片类止痛剂使用过程中可伴有身体依赖和耐药性,是使用这类药物时正常药理反应。身体依赖的特点是当治疗突然停止时,会出现戒断综合征。耐药性的特点是随着药物的重复使用,其药效降低,需增加药物剂量或缩短给药间隔时间,才能维持止痛效果。身体依赖和耐药性并不妨碍阿片类药物的使用。

### (八)精神依赖

精神依赖即所谓成瘾,是滥用药物的行为表现形式。其特征是渴望用药,不可遏制地设法获得药品。用药是为了"舒服"而不是为了止痛。随着癌痛治疗及合理用药宣传教育工作的开展,在阿片类药物医疗消耗量增加的同时并未增加药物滥用的危险。大量临床经验表明,在使用阿片类止痛剂治疗慢性癌痛的患者中,很少发生精神依赖。

## 二、患者自控镇痛应用的护理

患者自控镇痛(PCA):是指需要采取非肠道给药的患者,通过恒速微量泵由静脉、皮下或椎管内给药连续性输注止痛药物,患者可自行控制以追加药物剂量缓解疼痛。PCA 的优点:有效止痛,避免单次注射效应;降低患者对止痛药的需要量及减少给药时间的延误;患者可控制剂量,减少对专业人员的依赖,增加患者自我照顾的能力。

### (一)向患者介绍 PCA 泵的特点及其安全性

PCA 是经皮下、静脉或椎管内留置导管,以医用硅胶囊收缩为动力,用流量控制管控制药液流速,实现微量持续输注,达到定时、定量、患者控制加量、安全有效镇痛的目的。当患者在日常剂量使用中仍感觉疼痛时可随时按动手柄,追加剂量以达到止痛效果。PCA 具有操作方便、药物作用迅速的特点。

### （二）PCA 使用中的注意事项

当出现管道打折、堵塞、药液用完等情况时，PCA 泵会自动报警，发出"嘀、嘀、嘀——"的声音。此时应告知患者不要紧张，可及时与护士和医师联系，医护人员会解决上述问题。护士应注意观察穿刺部位有无渗出，告诉患者活动时不要牵拉 PCA 泵的管道，防止将导管从体内拔出造成脱管，影响镇痛效果。

### （三）做好镇痛药不良反应的护理

（1）观察患者有无恶心、呕吐等情况，及时给予止吐药物预防处理，患者呕吐后应及时用清水漱口，避免口腔异味刺激再次出现呕吐。

（2）观察患者睡眠时的呼吸情况，出现嗜睡症状时护士应经常唤醒患者，并提醒麻醉医师是否需要减少止痛药的剂量。

（3）护士应注意观察患者的肠蠕动的情况如肠鸣音、排气、排便等，肠蠕动抑制时应指导患者在病情允许的情况下适当活动，如增加翻身次数或床边活动，通过热敷腹部等增进肠蠕动，能进食的患者可以鼓励其多进食含粗纤维的食物以利于排便。

## 三、恶性肿瘤疼痛的一般护理

### （一）心理护理

（1）评估患者个人对疼痛的反应及影响因素：文化程度、自己或亲人过去遭受疼痛的经验、疼痛持续的时间、患者是否自我感觉有能力控制疼痛、医生护士的认知是否帮助患者建立缓解疼痛的信心等。建立良好相互信任的护患关系，取得患者及家属的信任、支持与配合，认同患者陈述的疼痛感受及反应，鼓励其主动表达疼痛，与患者及家属共同讨论疼痛控制的目标。

（2）评估疼痛对患者身体的影响：如睡眠形态紊乱、食欲受限、恶心、呕吐等，疼痛评分越高，对患者身体的影响越大。

（3）指导患者分散注意力、放松和调整心境，使患者的注意力及心境从疼痛及伴有的恶劣情绪中转移。放松练习的方法包括慢节奏呼吸、简单抚摸、按摩或保暖及主动听音乐等。

（4）精神安慰及社会支持：鼓励患者参加社会活动，如抗癌协会、病友支持组织等，争取亲人、病友、朋友及社会的支持，用积极的心理情感阻断疼痛的恶性循环，消除焦虑、沮丧、恐惧，排解愤怒，疏导情绪障碍等。

### （二）营造优美舒适的环境

保持病室安静、整洁、光线充足、室温适中、空气新鲜，减少对患者的刺激。将患者安置于合适的体位，使其舒适、放松，减少体位不当带给患者的痛苦。为患者创造一个良好的环境，可提高痛阈，减轻疼痛。

### （三）实施非药物止痛的护理技巧

疼痛是一种主观感受，并受生理、心理、社会因素的影响，因此虽然药物治疗是最常用的止痛手段，但非药物止痛治疗同样不可忽视。根据患者疼痛的部位、性质、伴随症状、诱发因素等不同,采用热敷、冷敷、按摩、针灸等非药物止痛方法辅助镇痛,可以取得较好效果。鼓励患者进行适当活动,如低强度体育活动、沐浴、松弛肌肉、做腹式深呼吸等,也能缓解患者的紧张情绪,减轻疼痛症状。

### (四)健康教育

(1)开展有针对性的止痛知识教育,使患者认识到止痛治疗在肿痛综合治疗中的重要性,告知其忍痛的危害;正确引导患者及家属,使其认识到通过规范化的药物、合适的剂量、适时的间隔、因人而异的治疗方法,大多数癌痛是可以控制的,使患者树立战胜疾病的信心。

(2)讲解疼痛及其治疗的相关知识,教会患者应用疼痛评估工具,正确表达疼痛状况,消除患者的顾虑,特别是那些不愿意报告疼痛、害怕药物成瘾、担心药物不良反应的患者,保证疼痛治疗能有效实施;讲解患者所用药物的名称、剂量及用药时间,告知其药物可能产生的不良反应及其应对方法。

(3)指导患者进行疼痛的自我管理按时服药,尽量避免自行调整药物剂量及改变止痛方案;告知患者在止痛治疗期间要密切观察疗效、评估疼痛控制情况及药物产生的不良反应,随时与医务人员沟通,定期随访或复诊。

(4)告知患者及家属吗啡及其他阿片类药物是癌痛治疗的常用药,规范使用极少出现成瘾的现象,但此类药物属于管制药品,应妥善、安全地保管,避免药物的丢失。

## 四、恶性肿瘤疼痛的护理记录

患者新入院时,护士应对其进行疼痛筛查,并记录于住院患者首次评估单中;对于有疼痛的患者,护士应及时通知医师进行疼痛评估及处理;护士应将疼痛评估结果及采取的止痛措施记录在护理记录单上。癌痛患者的护理记录内容应包括:疼痛发生的时间、部位、性质、评分及疼痛时伴随的症状等;药物治疗效果及出现的不良反应;使用干预措施后再次评估疼痛状况及评价疼痛控制效果等。

### (一)疼痛观察记录表

为了准确并连续记录患者的疼痛强度,临床上常将疼痛的动态评估结果记录在生命体征记录单(即体温单)上。

1.疼痛观察记录表的记录方法

(1)符号:用红"×"表示。

(2)绘制及连线:相邻2次疼痛评分之间用红线相连。

(3)使用镇痛处理后再评估的记录表绘制:镇痛处理半小时后的疼痛评分,画在镇痛处理前疼痛分值的同一纵格内,用红圈"O"表示,并以红虚线"…"相连;镇痛处理后疼痛评分下降则向下连线(即"挂灯笼"),镇痛处理后疼痛评分上升则向上连线(即"飘气球")。

2.疼痛观察记录表的记录注意事项

(1)疼痛评分0~3分:入院首次疼痛评估时开始绘制,疼痛评分0~3分时每日普查一次,绘制在14点处(注:询问患者一天中疼痛最高分值)。

（2）疼痛评分 4~6 分：当患者疼痛评分 4~6 分时，应每日观察 4 次，时间为 6 点、14 点、18 点、22 点。直至连续 3 d 疼痛评分≤3 分，即可改为每日评估一次。

（3）疼痛评分 7~10 分：当患者疼痛评分≥7 分时，应连续观察 6 次疼痛状况，即每日的 2 点、6 点、10 点、14 点、18 点、22 点。当疼痛评分≤6 分时，即可改为每日观察 4 次。

（4）当患者外出检查时，疼痛评分可以回顾性补记。

**（二）疼痛评估表**

全程评估疼痛及相关护理问题，评价药物不良反应的程度及耐受情况。

（1）系统评估：患者癌痛的相关内容，包括疼痛的部位、性质、发生时间、疼痛强度、临时使用止痛药物等，准确记录在疼痛评估表上。

1）详细询问患者癌痛的部位，将患者最痛部位在人体正反面线条图上用蓝色"×"标注。

2）引导患者正确描述癌痛的性质，有无放射痛、牵涉痛，若超出疼痛评估表可选择范围时，应注意补充说明。

3）使用 NRS 及 VAS 分级法进行疼痛评分。对于 0~3 分的患者每日评估观察 2 次，即每日 8 点和 20 点进行评估，并用红"×"表示，相邻 2 次疼痛评分之间用红线相连；4~6 分的中度疼痛应每日评估观察 4 次，可于每日 6 点、12 点、18 点、24 点或 q 6 h 进行评估；7 分以上的重度疼痛建议 q 1 h 评分连续 24 h 后再转为 q 6 h 继续观察。

4）记录止痛药物使用情况，临时用药记录在药品和剂量栏中，长期用药在表格之外的下方进行备注。这样记录能及时评价患者的镇痛效果，了解患者镇痛药物的维持剂量，有利于医师制定镇痛方案。

（2）护士在癌痛患者的管理中承担着不容忽视的作用。癌痛患者除使用止痛药物以外，还可采取相应的护理措施来缓解患者的痛苦。阿片类止痛药物使用时常见的不良反应有便秘、恶心、呕吐、嗜睡等，护士在评估患者疼痛程度的同时，也应多加关注，及时处理。临床上护士每日应采取有针对性的镇痛护理措施，观察患者使用止痛药物的不良反应，并将相关内容记录。

（3）重度疼痛及使用阿片类止痛药物进行滴定的患者，应每小时进行疼痛评估 1 次，持续 24 h 后可转为继续观察；在评估的同时应详细记录所使用药物的药名、剂量及给药途径，以便于动态地观察药物的效果，有效地调整药物剂量。

**（三）随访**

为了提高患者对癌痛规范化治疗的依从性，及时了解患者出院后的用药、疼痛控制效果以及药物不良反应等情况，医护人员应建立患者随访机制，共同做好癌痛的管理工作。随访包括出院患者随访和门诊疼痛患者随访：建立出院和门诊癌痛患者随访制度，随时评估者状况，做好随访记录，填写疼痛回访记录表，必要时通知医师进行相应处理；指导患者在家的自我护理及效果评价，解答患者的疑问，建议患者按时复诊，及时处理止痛治疗中出现的问题。

### 五、恶性肿瘤疼痛治疗展望

疼痛是恶性肿瘤患者一个常见的、严重的症状。WHO 三阶梯止痛原则提出合理有效的癌痛治疗标准为:疼痛控制在 3 分以下;每天疼痛发作次数不超过 3 次;每日给予止痛药的次数不超过 3 次;重度疼痛应在 24 h 内得到缓解。为了达到"让全世界的恶性肿瘤患者无疼痛"的目标,需要医护患之间共同努力,护士作为癌痛团队协作管理的新主体,肩负着不容忽视的责任。

# 第十四章
## 肺癌患者的基本护理

### 第一节　心理干预

　　肺癌是常见恶性肿瘤之一,在我国发病率年均增长 1.63%。手术切除是肺癌治疗的重要手段之一,但许多患者术后存在悲观、焦虑、抑郁、压力大等不良心理反应,而这些不良心理反应又会间接抑制体内免疫功能导致肿瘤发展。

　　心理障碍对癌症患者来说相当普遍,可通过心理社会干预来调整或纠正心理障碍,尽管目前癌症患者在心理社会干预的作用结果仍不一致,但多数研究报道证明心理社会干预可显著改变患者的心理状况,改善患者的生存活质量并延长患者的生存期。患者经过心理干预,抑郁能明显减轻。现在常用于肿瘤患者的心理干预方法如下。

#### 一、心理支持疗法

　　心理支持疗法又名一般心理治疗,通过此类干预能增强患者的心理平衡调节能力,使患者对心理紧张状态的承受力增强,克服那些错误的、有害的负性心理行为,达到治疗的目的。心理治疗者提供的支持主要包括:解释、鼓励、保证、指导和促进环境的改善。支持性治疗广义上主要指心理健康宣教及心理负面情绪调节,心理支持治疗方法是当患者面对严重挫折,产生应激性恶性情绪及心理创伤时用精神支持帮助患者直面危机,渡过心理难关。通过心理支持,使患者提高应对现实刺激的适应力,维持心理平衡状态。心理支持的方法主要包括说明疾病情况或其他方面的疑惑解释,激励患者勇于面对疾病,增强战胜疾病的信念,对疾病的进展作适当的保证,教导患者正确对待挫折,帮助患者改善生活环境和人际关系等。目前国际常用的心理健康教育模式包含传统的健康教育模式与 IKAP 健康教育模式。IKAP 健康教育模式指信息(information)、知识(knowledge)、信念(attitude)、行为(practice)的有机组合,基础是知识,动力是信念,目标是行动的产生和改变。最近的研究表明,相对于传统的健康教育模式来说 IKAP 健康教育模式更为优越。

#### 二、行为训练疗法

　　通过行为训练可以降低患者的心理应激和躯体症状,按照特定的程序练习,学会控制或调节自身的心理生理活动,以调整那些因紧张刺激而紊乱的功能,达到降低机体唤醒水平。其中放松疗法通过有意识地训练控制自身的心理生理活动、减低唤醒水平、整理机体功能紊乱的行为,达到延缓癌症患者应激反应,改善患者生活质量。目前行为训练已经拓展到五大类型,包括肌肉放松训练、音乐疗法、信望疗法、静默或指导性冥想、生物反馈辅助下的放松。

### 三、认知疗法

认知心理治疗注重认知过程在情绪和行为中的作用,认为不正确的认知引起患者的不良情绪和行为是主要原因。情绪和行为产生之时,自然而然会有一个对所处情境的评价过程,人的信念、思维方式等认知因素会影响这个评价过程。通过改变不正确认知而改善患者的情绪和行为就是认知疗法的目标。认知疗法包含诸多具体的方法,如理性情绪疗法、贝克认知疗法、认知分析治疗及认知重组等。尽管上述方法各有不同,但过程和技术大体相同。认知疗法可帮助患者矫正不正确的认知和态度,减轻其对病情无力控制感以及无助绝望感,缓解患者的心理应激水平,增强其应对能力,提高患者接受治疗的依从性。Mahigir 等研究应用认知理论对癌症患者进行心理干预表明,社会认知理论指导下的心理干预对癌症患者的抑郁情绪、躯体功能和生活质量都有积极改善作用。

### 四、家庭心理治疗

家庭因素影响肿瘤的发病过程,一个人的情绪模式和行为习惯与他的家庭有密切相关。主要的家庭心理治疗理论观点指,家庭是由若干成员组成的系统,这个系统中各个成员间相互影响、相互作用,其个人的心理问题不仅与自身因素、自身形成相关,也与发展和改善家庭和各系统密切相关,个人受家庭影响,家庭亦影响个人。家庭支持疗法认为社会的基本单位是家庭,成员可通过家庭提供支持、资源、服务及其他形式的帮助。当某一家庭成员遭受病痛时,家庭作为环境社会网络中的基本元素,缓冲患者的精神压力,通过提供支持和信息反馈来实现改善患者生活质量的目的。研究表明,不同家庭支持模式对癌症患者的生活质量有不同的影响,即普通家庭支持患者的生活质量水平明显低于高支持家庭患者的生活质量水平。

### 五、团体心理辅导

团体的形式可以明显降低患者的社会孤独感是团体治疗的优势的所在,团体成员之间的相互帮助既可使被帮助者感受到别人的支持,也可以使提供帮助者增强自我价值感。目前团体性心理干预被较多地用于降低肿瘤患者的负性心理负担,分享解决问题的技巧和希望。研究表明,患者的抑郁、焦虑体验能通过团体心理治疗减轻,改善患者睡眠,平复心情,增强信念。团体心理治疗在晚期肿瘤姑息治疗中对改善患者情绪有一定的作用。团体心理治疗已经成为一种被大众广泛认可的形式,并在临床上广泛应用。但团体心理治疗作为一种治疗方式,在施行中受理论根据的影响,具体的治疗技术和过程差别较大,大致的过程可以分为 4 个阶段。

(1)治疗准备阶段:包括治疗对象的选择、团体性质和目的的明确,还可以提前对个别成员进行几次个别心理咨询以了解情况。

（2）关系形成阶段：从团体的首次聚会起始，治疗者的主要任务是促进团体每个成员了解彼此的情况，了解团体的结构和性质，并使大家形成一种适合团体工作发展的关系和氛围。

（3）治疗阶段：在团体中各个成员得到其余成员的接纳、支持、鼓励，发觉和感受自己与他人的相似点，在互相帮助的氛围中感受集体温暖，通过和他人的交流、反馈、模仿调整认知和行为，让自己的问题得以解决，在治疗阶段，团体的核心不是治疗者，是辅助者，指引团体相互影响。

（4）结束阶段：团体结束之时，治疗者联络团体成员共同总结治疗经验，阐述每位团体成员的收获和发生的变化，在离开团体后如何面对现实生活等。

由于肿瘤患者特殊的心理经历，故心理因素对影响肿瘤患者免疫功能显得至关重要。作为早期姑息治疗和肿瘤综合治疗的重要组成部分，肿瘤心理治疗也越来越受到患者和医务人员的重视。目前，国内外一些医师、学者在医疗实践中将心理分析、想象疗法、生物反馈、认知行为等心理治疗方法应用于癌症患者。结果证实，心理治疗确实有助于调整癌症患者的情绪、改善躯体症状、增强免疫效应及提高其生活质量，还可改善部分患者的预后、延长生存时间。但肿瘤患者作为一个复杂的有机整体，治疗过程中接受了手术、化疗、放疗等，机体存在着复杂而矛盾的病理生理变化，对其内在机制的研究目前尚处于初始阶段。希望通过进一步研究能更深入地了解肿瘤患者心理因素、神经系统、内分泌系统及免疫系统的相互关系，为心理干预奠定坚实的理论基础，从而更好地应用于临床实践，使更多肿瘤患者获益。

## 六、心理干预对肺癌术后患者不良情绪影响的研究

国内调查显示，肿瘤患者躯体化、强迫症状、抑郁、焦虑、敌对、恐怖、人际关系障碍等因子得分均高于常模；近 1/3 女性生殖器官恶性肿瘤患者伴发心理情绪障碍。国外文献表明，34% ~44% 的肿瘤患者存在明显心理应激反应或心理障碍，其中 18% 患者符合重症抑郁发作诊断。并且肿瘤的诊断、治疗、生存周期与一系列压力相关，包括治疗相关不良反应，日常生活行为的改变，社会、家庭、职业角色的改变，而这些压力也与肿瘤的再发及死亡相关。在全世界范围内，肺癌是恶性肿瘤死亡的重要原因，每年超过 100 万的患者死于肺癌。肺癌高病死率使患者产生强烈的不良情绪及负性心理，肺癌的低治愈率使患者在术后治疗恢复期间心境变差，身心功能相互影响形成恶性循环。手术本身即是一种应激，使患者产生过度焦虑、恐惧、压力，而术前、术后不良心理仍然可以使身体产生应激反应，影响手术疗效、术后恢复及预后。Baczewska B 等的研究表明，与健康人相比肺癌患者抑郁发生频率更高。而在我国同样增高，我国一项 Meta 分析示，我国成年肿瘤患者与健康成人相比抑郁发生率分别 54.90% vs. 17.50%；焦虑发生率分别为 49.69% vs. 18.37%。Kim YS 等研究表明，抑郁能增加乳腺癌术后疼痛。因此为保持良好情绪反应、心理状态、减轻肿瘤治疗的不良反应，对肺癌术后患者实施有效心理干预是十分必要的。

心理干预是指利用心理学基本原理及心理治疗技术对个体进行干预，其最直接的作用在于调整个体的情绪状态，表现在焦虑、抑郁等状态的减轻，启发患者思考生命价值，激发患者面对肿瘤乐观心态，缓解压力。未被识别和未干预的抑郁及焦虑将导致患

者依从性差、临床症状难控制、疾病恢复时间延长、免疫反应受损、生活质量降低。并有研究表明,不良情绪及负性心理可降低机体免疫功能,削弱免疫系统识别及消除肿瘤细胞的能力;而良好的心理状态可以使肿瘤患者体内的肿瘤处于自限状态从而被免疫系统识别消除,并调节、平衡机体免疫功能防止肿瘤发生。同样有研究表明,积极乐观面对疾病比消极沮丧面对疾病获得更多的康复机会及总生存期。心理干预作用机制主要是通过神经-内分泌-免疫系统作用于下丘脑-垂体-肾上腺轴,增强机体免疫功能,提高患者抗击疾病的能力。

现代医学倡导生物-心理-社会模式,要求医护人员不仅要重视患者躯体痛苦,而且还要关注患者心理因素及社会因素。Yi-Long Yang 等研究表明,心理干预能显著改善中国癌症患者的焦虑及抑郁,与我们的研究结果相符,之前两组患者 SAS、DSD 评分无明显差别,术后 3 个月两组患者 SAS、DSD 评分差别明显,试验组心理干预 3 个月后的 SAS 评分及 SDS 评分均较心理干预前明显降低($P<0.05$)。术后心理干预能够转移患者注意力,减轻疼痛,改善精神状态,间接调节呼吸、循环、内分泌系统的生理功能,减少术后并发症。心理干预与药物治疗相比,费用低,无不良反应,治疗范围广,医护人员及患者家属均可参加。并有相关研究表明,早期乳腺癌术后患者心理调适需要家庭成员、配偶、朋友提供支持。

综上所述,心理干预能够明显改善肺癌术后患者不良情绪,增强依从性,提高患者生活质量,改善预后,可在临床治疗中推广。但因研究样本量较小,存在很多不足,有待扩大样本量进一步研究。

# 第二节　随访及生活质量评分

## 一、肺癌随访内容与时间安排

### (一)随访的内容

胸、肝、肾上腺的增强 CT,头增强 MRI,全身 ECT(每半年 1 次),血常规、肝肾功、电解质、肿瘤标志物检测。

### (二)随访时间安排

美国 NCCN 指南对于非小细胞肺癌随访时间的安排如下:前 2 年每 6～12 个月 1 次,以后每年 1 次。

对于非小细胞肺癌多数文献报道,72.3% 的局部复发及 90.4% 的血行转移发生在术后 2 年内,脑转移平均发生时间为 20.8 个月,骨转移平均发生时间为 23.1 个月,故术后 2 年内患者复查时要加强有关症状的询问,重视相关体征的检查和影像学方面的检查。

美国 NCCN 指南对于小细胞肺癌随访时间的安排如下:初始治疗痊愈后,第 1 年、第 2 年每 3～4 个月随访 1 次,第 3～5 年每 6 个月随访 1 次,之后每年随访 1 次。

### 二、肺癌生活质量评分

目前,随着医学模式的转变,生活质量在肺癌临床研究领域越来越受到重视,成为疗效评价的重要组成部分。在肿瘤学研究领域,人们常利用行为状态对肿瘤患者的一般健康状况及日常行为进行等级评分,从而判断哪些患者能够耐受化疗,哪些患者需要调整药物剂量,哪些患者又需给予相应的整合性姑息治疗。

肿瘤患者行为状态的评分系统有多种,目前常用的主要有 Karnofsky 评分(KPS 评分)法(表 14-1)、Zubrod 评分(KPS 评分)法(表 14-2)及 Lansky 评分法(表 14-3)。WHO 采用的是 Zubrod 评分法,针对儿童患者则常采用 Lansky 评分法。

表 14-1　Karnofsky 评分(KPS,百分法)

| 分值 | 评分标准 |
| --- | --- |
| 100 | 健康状况正常,无主诉和明显客观症状和体征 |
| 90 | 能正常活动,有轻微症状和体征 |
| 80 | 勉强可进行正常活动,有一些症状或体征 |
| 70 | 生活可自理,但不能维持正常生活或工作 |
| 60 | 生活大部分能自理,偶尔需要别人帮助,但不能从事正常工作 |
| 50 | 生活大部分不能自理,需经常治疗和护理 |
| 40 | 生活不能自理,需专科治疗和护理 |
| 30 | 生活完全失去自理能力,需要住院和积极的支持治疗 |
| 20 | 病情严重,必须接受支持治疗 |
| 10 | 垂危,病情急剧恶化,临近死亡 |
| 0 | 死亡 |

表 14-2　Zubrod/ECOG/WHO 评分(ZPS,5 分法)

| 分值 | 评分标准 |
| --- | --- |
| 0 | 正常活动 |
| 1 | 症状轻,生活自在,能从事轻体力活动 |
| 2 | 能耐受肿瘤的症状,生活自理,白天卧床时间不超过 50% |
| 3 | 肿瘤症状严重,白天卧床时间超过 50%,但还能起床站立,部分生活自理 |
| 4 | 病重卧床不起 |
| 5 | 死亡 |

表 14-3　Lansky 评分

| 分值 | 评分标准 |
| --- | --- |
| 100 | 很活跃,完全正常 |
| 90 | 几乎可以参加所有的体育活动 |
| 80 | 活跃,但易累 |
| 70 | 玩耍存在较多限制,不喜欢参加游戏活动 |
| 60 | 能起床走动,但活动少,可参加静止性活动 |
| 50 | 除了穿衣服,几乎不愿意做任何动作,没兴趣参加任何游戏和活动 |
| 40 | 大部分时间在床上,可以参加静止性活动 |
| 30 | 卧床不起,需要帮助才能完成一些静止性活动 |
| 20 | 嗜睡,被动活动受限 |
| 10 | 病危 |
| 0 | 死亡 |

KPS 量表是根据肿瘤患者的生活自理能力及活动情况评估其预后及选择治疗方案的行为状态量表,主要由医务人员根据患者的情况进行评估,不包括患者的主观感受及心理状态。严格来讲,它并不能全面体现患者的生活质量,但其仍为目前国内最常用的评价肿瘤患者生活质量的指标。KPS 量表按百分制计算,得分越高,健康状况越佳,对治疗不良反应的耐受性越好。一般认为,小于 70 分时许多有效的抗肿瘤治疗将无法实施。目前,在 KPS 量表的基础上,各种生活质量量表相继出现,国内外广泛认可并应用的主要有癌症患者生活功能指标(FUC)量表、普适性 MOSSF-36 量表、特异性针对肺癌症状的 LCSS 量表等。

ZPS 量表依据患者的体力状况来评估其健康状况及对治疗的耐受情况,它将患者的活动状态分为 0~5 级,一般认为活动状态 3 级、4 级的患者不适合接受化疗。

随着社会老龄化进程的加快,老年人罹患肿瘤正成为日益普遍的健康问题。综合老年评估(CGA)是由美国的肿瘤学家与老年病学专家共同推出的一个多维评估工具,以评估老年患者的综合功能状态,其内容主要包括并发症、功能、生理状态、认知、营养、情感状态、多重用药、社会支持和生存环境等。CGA 目前已获得欧美老年病和肿瘤学界的广泛认可,但至今在我国肿瘤临床中仍未得到应用。

CGA 通常是由老年人临床、功能、精神、营养、治疗和社会领域的多维评估所推动的。老年病学专家分析所收集的信息(单一参数和它们潜在的相互作用),并由多学科团队讨论以设计和形成一个老年患者个体化的干预计划。相较于标准的临床评估,CGA 可以更精确地评估患者的有效生存预期和功能储备。此外,CGA 可以发现一些潜在的将有损治疗效果的未知状态,包括并发症、营养不良和可靠社会支持的缺失。临床研究证实 CGA 能改善患者功能状态和生活质量,减少住院和在家护理时间,降低医疗费用。另外,CGA

可以帮助确定老年患者的日常活动是否需要帮助,并提供有效观察以便更细致地选择药物治疗。

CGA 应用于不同背景(住院、门诊或居家)的患者,经多学科共同协作制定的干预措施可以降低老年肿瘤患者的死亡风险和病死率。未来的研究需要关注的主要问题如下:①CGA 指导和检测干预措施,改善老年肿瘤患者的治疗。②评价 CGA 对老年肿瘤患者治疗的影响。

# 第三节　肺癌患者的康复

肺癌是当今世界上对人类健康和生命威胁最大的恶性肿瘤,也是临床治疗疗效最差的恶性肿瘤。研究显示,在新诊断肺癌患者中,73% 的男性和 53% 的女性合并有临床表现的 COPD,这些合并疾病可导致患者心肺功能损害、呼吸困难等症状加重,不仅使得手术风险增加,甚至使部分患者失去手术机会。肺癌手术本身引起的患者呼吸生理紊乱、肺组织容量减少、膈肌运动障碍及手术创伤等,必然导致术后呼吸循环功能损害,降低患者的生活质量。对于无法手术的肺癌患者,肿瘤本身会引起乏力、呼吸困难等症状,而放化疗等的不良反应会进一步加重这些症状。因此,在肺癌患者的整个治疗过程中,都有必要对改善心肺功能和提高生活质量采取针对性的治疗措施。

肺康复治疗是对有症状、日常生活能力下降的慢性呼吸系统疾病患者采取的一项有循证医学证据、多学科、全面干预的非药物治疗方法,旨在减轻慢性呼吸性疾病患者的呼吸困难、乏力等症状,提高运动耐力及生活质量,改善患者心理障碍及社会适应能力。全面的肺康复治疗包括:患者病情评估、运动训练、呼吸肌训练、教育及心理行为干预、氧疗和无创通气、营养治疗等,其中运动训练是综合性肺康复治疗的基石。研究表明,肺康复治疗能显著增加慢性阻塞性肺疾病患者接受肺减容和肺移植手术的机会,并明显提高患者运动耐力、减轻呼吸困难症状和改善生活质量。

## 一、肺康复治疗的内容和评价

肺康复治疗在 COPD 患者的治疗中是一项被广泛认可的非药物治疗措施,其疗效和科学性已被大量临床试验证实,基于这些研究证据美国胸科医生协会(ACCP)和美国心肺康复协会(AACVPR)于 1997 年制定了循证医学肺康复指南,并于 2007 年对该指南进行了更新,对肺康复治疗进行了规范。综合的肺康复治疗方案包括对患者的评估、运动训练、宣传教育和社会心理支持等,体现了多学科合作、个体化治疗和关注身体及社会功能的特点,其中运动训练是基础和必需的。

目前肺癌患者的肺康复治疗的内容主要是借鉴较成熟的 COPD 患者肺康复治疗的方案,以运动训练为主,还包括健康教育和营养支持。Andersen 等将 COPD 的肺康复治疗方案应用于肺癌患者,观察能否改善肺癌患者的身体状况和生活质量。研究入组了 45 例患者,肺康复治疗为期 7 周,每周 2 次。具体措施包括步行锻炼、处理呼吸困难的健康教育以及每日饮食指导等。结果显示肺癌患者接受肺康复治疗后能提高身体状况,治疗后增量往返步行测试增加了9%,耐力往返步行测试增加了109%,而肺功能和生活质量评分没有明显改善。然而其中过半患者未能完成治疗,而且身体状况有改善的患者很多也不能在家继续坚持锻炼,提示对于肺癌患者需要制订更加切实可行的治疗方案。

1. 肺癌患者康复运动训练内容

肺癌患者肺康复治疗的运动训练与COPD患者相似,内容如下。

(1)下肢运动训练:如步行、蹬车、爬楼梯、游泳、跑步等,是肺康复治疗的关键性核心内容,能增强患者心肺运动功能和运动能力。

(2)上肢运动训练:如两上肢绕圈、重复提举重物平肩等形式,上肢运动训练可增加前臂运动能力,减少通气需求。

(3)呼吸肌训练:包括缩唇呼吸和腹式呼吸,临床上常用的还有吹气球练习等,可改善患者呼吸肌功能,减轻呼吸困难的症状。

2. 运动训练的强度标准

(1)有氧运动强度多采用心肺运动试验(CPET)评定,达到最大耗氧量($VO_2max$)20%~40%的运动量为低强度,60%~80%的运动量为高强度。COPD患者下肢高强度训练比低强度训练产生更大的生理学获益,且低强度和高强度训练均产生临床获益。

(2)耐力训练强度通常使用最大肌力(1RM)的百分比表示,60%~70%的1RM为低强度,70%~80%的1RM为中强度,80%~100%的1RM为高强度。目前推荐的肺癌患者肺康复治疗的运动处方是从每周2 d、每天10 min、中低强度的运动训练开始,逐步达到每周3~5 d、每天30 min、中高强度的运动训练。

3. 运动训练效果的评价方式

(1)心肺运动试验:包括功率自行车和平板运动试验,能全面客观地评价人体的最大有氧代谢能力和心肺储备能力,是评价运动训练效果的标准方法。采用评价指标分别有峰耗氧量($VO_2peak$)、最大耗氧量($VO_2max$)、最大公斤耗氧量($VO_2max/kg$)和代谢当量(MET)等。研究发现$VO_2peak$可作为肺癌手术并发症的独立预测指标和肺癌手术风险的评价指标,$VO_2peak<12$ mL/(kg·min)与>20 mL/(kg·min)的患者相比,心肺并发症的发生率和病死率分别是8倍和13倍,提示通过肺康复治疗提高$VO_2peak$有可能降低手术并发症和改善预后。

(2)6分钟步行试验(6MWT):以患者6 min内步行的最大距离为评价指标,该方法简单易行,重复性好,具有较好耐受性,更能反映日常活动能力。在COPD患者的研究中发现,6MWT>350 m的患者中65%的患者平均生存期为67个月,而6MWT<350 m的患者中仅39%的患者平均生存期为67个月。但6MWT对肺癌手术风险的评估和预后判断尚无相关研究数据。

(3)往返步行试验(SWT):包括增量往返步行试验(ISWT)和耐量往返步行试验(ESWT),是在录音机指导下逐渐增加速度或以某一运动强度的速度在距离10 m的地方来回行走,所行走距离作为评价指标。

4. 肺康复治疗的其他效果评价指标

(1)呼吸困难评价:常用Borg评分(10分制)来评价呼吸困难程度,分值越高表示呼吸困难程度越严重,还可用呼吸系统生活质量问卷,如慢性呼吸系统问卷(CRQ)和圣乔治呼吸疾病问卷(SGRQ)等。

(2)生活质量评分:如肺癌治疗功能评价量表(FACT-L)、欧洲癌症研究和治疗组织(EORTC)的生活质量核心量表(EORTC QLQ-C30)和肺癌的特异量表(EORTC QLQ-LC13)等。

## 二、术前肺康复治疗对肺癌手术患者的作用

肺癌合并慢性阻塞性肺疾病不仅使肺癌手术术后并发症发生率增加,而且使很多患者失去手术机会。由于肺康复治疗对于不手术的 COPD 患者能明显增加活动耐量和改善生活质量,Wilson 在 1997 年提出术前短期、高强度的肺康复治疗可能会减少肺癌手术的并发症和改善预后。Jones 等首先研究了术前系统的运动训练对 20 例肺癌手术患者术前和术后心肺功能的影响。患者术前接受为期 4 ~ 12 周、每周 5 次强度为 60% ~ 100% 基线峰耗氧量($VO_2Peak$)的耐力功率自行车训练,在运动训练前、手术前和术后 30 d 均进行 CPET、6MWT 和肺功能检测(PFT)。结果证实 4 ~ 6 周的运动训练后 $VO_2peak$ 和 6MWT 都有改善,术前比基线水平相比 $VO_2peak$ 增加了 2.4 mL/(kg·min)(15%),6MWT 增加了 40 m(9%);而完成 80% 及以上运动训练的患者改善更加明显,$VO_2peak$ 增加了 3.3 mL/(kg·min)(21%),6MWT 增加了 49 m(13%)。而肺功能检测并未发现有所改善。这些术前运动耐量的改善在术后 30 d 有所下降,但均未低于基线值。而且 4 ~ 6 周与更长时间(8 ~ 12 周)的肺康复训练带来的运动耐量改善幅度相似,提示对于某些患者 1 个月的运动训练就能达到效果。研究表明术前的肺康复治疗能改善患者的心肺功能和运动耐量,但是并未证实这些改善是否能够增加患者的手术机会、减少手术并发症和改善患者预后。

为此 Cesario 等研究入组了 8 例肺癌患者,尽管患者的肿瘤可以切除,但是因患者的身体状况和肺功能而不能手术。这些患者接受了 4 周的高强度(80% 的最大耗氧量)的有氧运动、呼吸训练和健康教育。经过肺康复治疗,患者的 6MWT 增加了 47.4%,$PaO_2$ 增加了 7.2 mmHg。与其他研究不同,该研究中患者的肺功能($FEV_1$ 和 FVC)都有明显改善,而且基线肺功能和运动耐量最差的患者改善最大。这些患者经过肺康复治疗后达到了手术标准并接受了肺叶切除术,术后 2 例患者出现一过性的并发症,但没有患者死亡。

尽管这些研究提示肺癌术前肺康复治疗能改善患者的心肺功能和运动耐量、降低手术并发症,但是目前尚无完善的随机临床试验进行证实,缺乏足够证据推荐肺癌患者术前常规进行肺康复治疗。因此,Benzo 等设计了两项肺康复治疗的随机单盲临床试验,入选标准是接受肺切除术的肺癌患者,需合并中重度 COPD,研究终点是住院时间和术后并发症发生率。第一项研究比较按 COPD 肺康复治疗指南进行 4 周的肺康复治疗与常规治疗。但是该研究没有招募到足够的患者,因为绝大部分患者和医生不愿意拖延手术时间,担心 4 周的治疗耽误手术时机,造成病情进展。最终入组了 9 例患者,两组结果比较并无明显差异。第二项研究比较术前 10 次(每天 2 次)的个体化肺康复治疗方案(包括基于主观评价效果的运动训练、呼吸肌训练和慢呼吸练习)与常规治疗,共入组 19 例患者。结果显示,10 次的术前肺康复治疗可以促进术后肺复张,减少胸管放置天数和住院

时间,从而减少术后并发症和住院费用。该研究证实术前短期肺康复治疗对于合并中重度 COPD 的肺癌患者接受肺切除治疗是可行的,但常规的 4 周治疗方案似乎不可行。

综上,术前肺康复治疗对减少手术并发症、改善预后有积极作用,但需要更多临床研究以探索和规范其方案。对于大部分身体适合手术的患者,往往担心延迟手术可能造成肿瘤进展甚至错过最佳手术时机,限制了肺康复治疗的进行。较为可行的方式是在不推迟手术的情况下,利用术前检查和术前准备的时间,进行短期肺康复治疗。而对于术前肺功能差的患者,立即手术的风险更大,更有时间和必要进行肺康复治疗。美国 M. D. Anderson 癌症中心对于边缘肺功能或身体状况差的肺癌手术患者的处理方案是:基线评估结果异常的患者均接受综合的肺康复治疗,方案根据基线评估结果(包括肺功能、肺通气灌注扫描、6MWT 和心肺运动试验)制订。肺康复治疗方案一般包括每周 3 次高强度(60% ~ 80% 的 $VO_2peak$)的运动训练,共 3 ~ 6 周,治疗结束后重新评估肺功能(心肺运动试验和 6MWT)有明显提高的患者再考虑手术。运动训练没有严格的目标,但一般 $VO_2peak$ 达到 60% 以上、6MWT>400 m 方可考虑手术,最后由外科医师决定是否手术。肺康复治疗在术后继续进行 6 ~ 9 周。

### 三、术后肺康复治疗对肺癌手术患者的作用

肺癌术后由于肺组织容量减少,加上手术创伤,必然导致术后心肺功能损害、呼吸生理紊乱、运动耐量下降、活动受限、呼吸困难等症状,关于肺康复治疗在这些方面是否会发挥积极作用,Spruit 等研究了术后 8 周的肺康复治疗对于功能运动耐量和峰运动耐量的作用。10 例接受了肺切除术的肺癌患者在术后平均 3 个月开始接受肺康复治疗,基线肺功能检查显示均有中到重度的 COPD,治疗前后均评价了患者的肺功能、6MWT 和峰运动耐量变化,肺康复治疗后功能运动耐量(43.2%)和峰运动耐量(34.4%)都有明显提高,尽管肺功能没有明显改善。基于这些初步结果,有人提出肺癌接受抗肿瘤治疗后均适合并且有明确指征开始综合的肺康复治疗。Cesario 等报道了 25 例肺癌患者术后开始进行 4 周的肺康复治疗的效果,2001—2004 年住院接受肺切除术患者中 211 例符合入组标准,其中 25 例患者接受了肺康复治疗,其余 186 例患者拒绝进行肺康复治疗而作为对照,研究评价了治疗前后的 6MWT、Borg 呼吸困难评分、血气及肺功能变化。结果显示,接受肺康复治疗的患者 6MWT 和 Borg 呼吸困难评分都有提高,相反,对照组患者这些指标在术后均有下降。而且尽管基线水平治疗组明显差于对照组,治疗后两组比较无明显差异,提示术后 4 周的肺康复治疗改善了肺切除患者的运动耐量和呼吸困难程度,并提出肺康复治疗可作为肺癌手术综合治疗的一部分,并且不影响肺癌术后其他的辅助治疗。

通过上述研究可以发现,术后肺康复治疗对于心肺功能的恢复和呼吸困难等症状改善的作用,而规范的术后肺康复治疗需要更有力的临床试验证据支持,目前已经有相关的随机临床研究开展。肺癌运动训练研究是一项正在进行的随机临床试验,目的是研究不同的运动训练方式对于肺癌患者术后心肺功能的影响,以峰耗氧量($VO_2peak$)为评价指标,以期找到肺癌患者最佳的运动训练方式并探讨其机制。该临床试验计划入组 160 例经过根治性手术切除并且病理证实的 Ⅰ ~ Ⅲ<sub>a</sub>期肺癌患者,符合入组标准的患者被随机

分为 4 个治疗组：①有氧运动组。②耐力训练组。③有氧运动和耐力训练组。④对照组（伸展运动）。

各组运动训练的目标是为期 16 周、每周 3 次、每次 30～45 min 的运动训练，有氧运动强度在 70% 的最大耗氧量以上，耐力训练强度为 60%～80% 的最大肌力。首要研究终点是 $VO_2peak$，次要终点包括患者报告结果（PROs）（如生活质量、疲乏、抑郁等）和"氧级联"相关器官的功能（如肺功能、心功能、骨骼肌功能等），运动训练前后对所有研究终点进行评估。亚组研究包括个体对运动刺激的基因研究、运动依赖的理论决定因素、运动-PROs 的心理调节因素、运动导致的基因表达变化。

## 四、肺康复治疗对肺癌非手术患者的作用

绝大部分肺癌患者确诊时往往已到晚期，加上部分因身体情况而不能手术的患者，其治疗手段主要是放化疗和靶向治疗。肺癌患者通常由于肿瘤本身会有乏力和呼吸困难等症状，加上各种治疗措施，特别是放化疗的不良反应，严重影响肺癌患者的生活质量。对这些患者进行肺康复治疗，可以减轻疲乏、呼吸困难等症状，并缓解放化疗的不良反应。Temel 的研究入组了 25 例晚期肺癌患者，进行 8 周的耐力和力量训练，肺康复训练同时进行化疗。结果显示仅 44% 的患者完成了 8 周的训练，而完成训练的患者运动耐力增加，且疲乏等症状减轻。Glattki 研究了 47 例肺癌患者抗肿瘤治疗之后进行综合的肺康复治疗对于肺功能和运动耐量的作用，其中包括 18 例晚期非手术患者。在治疗前后检测了入组的 47 例患者的肺功能、动脉血气、6MWT 和呼吸困难程度。结果患者的 $FEV_1$、用力肺活量、6MWT 都有明显提高。呼吸困难明显改善，MMRC 呼吸困难评分平均降低。该研究证实肺癌患者在接受了抗肿瘤综合治疗后进行肺康复治疗，能够改善肺功能和运动耐量，且改善效果与是否合并 COPD 及是否手术治疗无关。

然而我们也看到，对非手术的晚期肺癌患者进行康复治疗很有挑战性，大部分患者身体状况不允许进行肺康复治疗，甚至无法进行心肺运动试验检查，而参与治疗的患者过半未能坚持完成治疗。对于这部分患者的肺康复治疗，需要更加个体化的方案，其安全性和可行性还需要更多的临床研究论证。

尽管肺康复治疗在慢性肺阻塞性疾病治疗中得到广泛重视和应用，其提高患者运动耐力、减轻呼吸困难症状和改善生活质量的疗效也得到大量临床资料的证实和认可。但肺康复治疗在肺癌中的应用还处于探索阶段。初步的临床研究已显示它能有效地改善肺癌患者的运动耐量和生活质量、减少手术并发症并增加手术机会，具有重要的应用前景。尽管在临床工作中有一定应用，包括鼓励患者进行吹气球、咳嗽训练以及术前进行爬楼梯等锻炼，但是并未得到足够重视和规范，国内尚无相关临床研究，国外也是近来才开始有为数不多的小样本临床研究，主要是对运动训练作用方面的观察研究，缺乏对肺癌患者心肺功能损害机制的研究以及肺康复治疗的机制研究。肺康复治疗的方案多是参照 COPD 患者治疗的方案，对于术前术后运动训练的时间、强度和频率等缺乏适合肺癌患者的规范。相信随着越来越多临床研究的开展，肺癌患者的肺康复治疗将得到进一步的重视和规范，并将成为肺癌综合治疗的重要组成部分，以进一步提高肺癌的治疗水平并改善肺癌患者的生活质量。

# 第四节 临终关怀

肺癌是临床最为常见的肺原发性恶性肿瘤,多源自支气管黏膜上皮,发病率占颅内肿瘤的19.2%,严重影响患者的正常生活。肺癌是对人类生命健康威胁最大的肿瘤。晚期肺癌的患者往往疾病的症状不能得到控制,护理人员要有针对性地指导,给予安慰与支持。晚期肺癌的患者同时承受精神和肉体的痛苦,这些患者应得到良好的临终关怀,让患者的悲观情绪逐渐减轻,有尊严地离去。

## 一、晚期肺癌患者的心理变化

晚期肺癌患者随着病情的发展,当采取各种方法后均不能取得较好效果时,病情进一步恶化,甚至产生严重的并发症,出现无法忍受的疼痛,心理、生理均脆弱,会产生不同程度的心理变化,会因为恐惧、焦虑、忧愁而产生精神不振、食欲下降、失眠等症状,甚至产生绝望的思想,对疾病的治疗失去信心。透过理念之建立减轻恐惧、不安、焦虑、埋怨、牵挂等心理,令其安心、宽心,并对未来世界(指死后)充满希望及信心。

因疾病的进展,患者也慢慢有了心理准备,此时患者的心理、生理极度衰弱,让患者在一个良好的病室环境中,保持安静,鼓励患者家属看望,同时医护人员也要多加巡视。尽量满足患者的合理要求。护士要懂得尊重患者,进行各项操作需要有熟练的技术和爱心观念,以减轻患者的痛苦,让患者在有限的时间里,安详、舒适并有尊严而无遗憾地走过人生旅途的最后一站。

## 二、实施正确的临终关怀

### (一)一般护理

1. 针对性护理

护理人员应用语言的艺术性,轻声表达,根据患者的不同情况采取不同的鼓励、安慰、劝解等方法。有针对性地做好心理支持并充当患者和医生的信息交流媒介。

2. 以照料为中心

对临终患者来讲,治愈希望已变得十分渺茫,而最需要的是身体舒适、控制疼痛、生活护理和心理支持。因此,目标以由治疗为主转为对症处理和护理照顾为主。

3. 维护人的尊严

患者尽管处于临终阶段,但个人尊严不应该因生命活力降低而递减,个人权利也不可因身体衰竭而被剥夺,只要未进入昏迷阶段,仍具有思想和感情,医护人员应维护和支持其个人权利;如保留个人隐私和自己的生活方式,参与医疗护理方案的制订、选择死亡方式等。

4. 提高临终生活质量

有些人片面地认为临终就是等待死亡,生活已没有价值,患者也因此变得消沉,对周围的一切失去兴趣,甚至,有的医护人员也这样认为,并表现出面孔冷漠,态度、语言生硬,操作粗鲁,不知该如何面对患者。

临终关怀理念认为:临终也是生活,是一种特殊类型的生活,所以正确认识和尊重患者最后生活的价值,提高其生活质量是对临终患者最有效的服务。

5.共同面对死亡

有生便有死,死亡和出生一样是客观世界的自然规律,是不可违背的,是每个人都要经历的事实,正是死亡才使生显得有意义。而临终患者只是比我们早些面对死亡的人。死赋予生以意义,死是一个人的最终决断,所以,我们要珍惜生命、珍惜时间,要迎接挑战、勇敢面对。

（二）心理疏导

因为肺癌患者是非正常地步入临终期的,每个患者不论年龄多大、身体状况如何,每个人都否认接受现实,因此造了了严重的死亡焦虑问题。我们要从患者目光、表情、语言到动作,给临终者以真挚的关怀,尽可能帮助临终者完成愿望,帮助其以平静的心态正视人生的自然规律,最大限度满足其身心需求,使患者平静接受死亡。美国医学博士库伯勒罗斯将临终时的心理反应分为五段:震惊否认期、愤怒期、协商期、抑郁期、接受期。对于最初否认阶段的患者,应根据其接受程度,采用合适的方法委婉地告诉患者病情,使患者由回避病情到最后配合;愤怒期的患者需要医护人员充分理解、体贴安抚患者,主动与患者交流,尽量提供患者表达和发泄其情感的机会;协商期的患者为延长自己的生命,主动接受治疗和护理;抑郁期的患者以接受事实,应允许其表达哀伤、失落,提供安静环境,减少刺激;接受期患者已从各心理上接受了将死的现实,此时的患者保持安静、冷静。

首先,主动关心患者,表示理解与同情,消除患者的孤寂感,并能让患者感受到自己不是孤立无援的。其次,安慰患者的同时,要做到恰到好处,对此护理人员要注意自己的言行及态度等。与患者多沟通与病情以外的话题,转移患者的注意力,让患者感到护理人员如同亲人般。再次,护理人员娴熟的技术,待患者热情如亲人,工作认真仔细且责任心强等,都能给予患者提供良好心理支持。

多给患者用精神安慰,消除他们对死亡的恐惧感,要鼓励和训练患者的配偶和亲属,给患者以抚爱、拥抱、轻言细语,多聊天,表达对患者的挚爱和眷念,满足他们心理上对亲情的渴望,忘记对死亡的恐惧,从而获得精神上的欢愉。

（三）家属配合

护士为患者提供精心护理时,不可忽视家属的作用。家属的一言一行直接影响着患者的心理,往往家属积极的态度和稳定的情绪都会给治疗带来事半功倍的效果。护理人员做好家属的宣教工作,就能促使家属尽可能地安慰患者,使者感受来自家庭及医院的温暖,反射出患者自己本身生存的价值,提供一个支持系统使患者在临终前过一种尽可能主动的生活,对患者家属也提供一个支持系统,使他们能应付及正确对待患者生存期间的一切情况,以及最后自己所承受的伤痛。鼓励家属常来探视患者,多陪伴患者,更能激起患者配合治疗的信心。

### 三、小结

护士要与患者真诚相待，与其态度和蔼地交谈，采取关心体贴的行动，通过有利时机有效地对患者进行针对性心理疏导，使其在精神上得到支持。因此护理人员要有扎实的心理学相关的理论知识，掌握患者心理的不同变化。

临终关怀是一门新的学科，它涉及心理、社会等各个方面，临终关怀是对生命即将结束的患者及其家属提供全面的身心照顾，满足患者的身心需要，尽可能地减轻临终患者生理、心理、精神上的痛苦，增加患者的舒适度。晚期肺癌患者受长期疾病的折磨，极易加重心理恐惧和躯体上的痛苦，再加上治疗无望的结果，常导致患者绝望痛苦。我们对肺癌患者实施临终生命关怀逐步帮助临终者接受死亡的事实，缩短临终的否认期、愤怒期和抑郁期三个过程，促使不利阶段向有利阶段即抑郁期向接受期转化，向心身最佳状态转化，让临终者带着尊严离去，提高肺癌临终患者临终期的生活质量。

# 第十五章

# 肺癌的治疗护理

## 第一节　肺癌内科治疗护理

原发性支气管肺癌简称肺癌,是指原发于支气管黏膜和肺泡的恶性肿瘤。肺癌是最常见的恶性肿瘤之一。根据病理类型和治疗方法不同,可以把肺癌分为小细胞肺癌(SCLC)和非小细胞肺癌(NSCLC)两种主要类型。非小细胞肺癌占所有肺癌病例的80%~85%。

### 一、常见病因

病因和发病机制迄今尚未明确。一般认为肺癌的发病与下列因素有关:吸烟;职业致癌因子;空气污染与烹调烟尘;饮食与营养;机体免疫力低下;非肿瘤性肺疾病如肺结核、肺纤化、慢性支气管炎和肺气肿等。目前有研究提示雌激素及雌激素受体(ER),尤其是 ER 在肺癌的发生发展中起作用。同时,内分泌功能紊乱、病毒感染、遗传等因素也可以与肺癌的发生有关。

### 二、临床表现

肺癌的临床表现与其发生部位、大小、类型、发展的阶段、有无并发症或转移有密切关系。大多数患者因呼吸系统症状就医,有5%~15%患者在发现肺癌时无症状。

#### (一)症状

(1)由原发肿瘤引起的症状:咳嗽、咯血、喘鸣、胸闷、气短、发热。

(2)肿瘤局部扩展引起的症状:胸痛、呼吸困难、咽下困难、声音嘶哑、上腔静脉阻塞综合征、Homner 综合征(同侧额纹消失、上睑下垂、眼球下陷、瞳孔缩小和同侧无汗症)。

(3)由肿瘤远处转移引起的症状

1)脑转移,表现头痛、呕吐、复视、眩晕、共济失调、半身不遂、颅内高压等。

2)肝转移,表现黄疸、肝大、肝区疼痛、腹腔积液等。

3)骨转移,常见肋骨、脊椎骨、骨盆等,表现局部疼痛和压痛。

4)皮下转移,可触及皮下结节。

#### (二)体征

早期可无阳性体征。肿瘤致部分支气管阻塞时,有局限性哮鸣音,随病情进展患者出现消瘦,有气管移位、肺不张、肺炎及胸腔积液体征。肺癌晚期患者可有声音嘶哑、前胸浅静脉怒张、锁骨上及腋下淋巴结肿大,部分患者有杵状指(趾)、Cushing(库欣)综合征等体征。

## 三、辅助检查

1. 实验室检查

血清肿瘤标志物(TM)。

2. 影像学检查

摄胸部 X 射线片、胸部 CT 扫描、MRI 检查。

3. 病理学检查

纤维支气管镜行活检、经皮肺穿刺活检和抽吸细胞学检查。

4. 其他检查

肾上腺活组织检查。

## 四、治疗原则

肺癌的治疗是根据患者的机体状况、肿瘤的病理类型、病变的范围和发展趋向,考虑合理的、有效的最佳治疗方案。肺癌综合治疗的方案是:小细胞肺癌多选用化疗、放疗加手术;非小细胞肺癌则首选手术,然后是放疗和化疗。治疗方案在综合治疗的原则下体现个体化。

(一)非小细胞肺癌

临床上ⅠA,ⅠB、ⅡA期及ⅡB期 NSCLC 患者应行手术治疗。ⅢA 期患者可根据具体情况行多学科综合治疗。对于ⅢB 期和Ⅳ期患者,建议行非手术治疗。

(1)可切除的Ⅰ~ⅢA 期病灶:外科手术、辅助化疗、辅助放疗。

(2)不宜手术的临床Ⅰ/Ⅱ期患者:部分可切除的Ⅰ期或Ⅱ期 NSCLC 患者由于不可耐受或拒绝手术,可选择:①放射疗法;②射频消融(RFA)。

(3)不可切除的ⅢA/ⅢB 期肺癌:同步放化疗优于序贯放化疗,是标准治疗方法。

(4)Ⅳ期患者处理:到目前为止,关于Ⅳ期 NSCLC 患者化疗的价值已无争议。

1)化疗:进展期 NSCLC 的一线化疗。

2)分子靶向治疗:近年来针对细胞受体、关键基因和调控分子为靶点的"靶向治疗"取得了较好的疗效。如特罗凯、易瑞沙以及抗血管生成因子等靶向治疗药物。

3)双膦酸盐:进展期肺癌患者有 30% ~65% 会出现骨转移。使用双膦酸盐治疗可减少骨骼相关并发症、延缓疾病进展及缓解骨痛。二膦酸盐如氯膦酸盐、帕米膦酸盐钠、唑来膦酸等。

(二)小细胞肺癌

(1)手术治疗:Ⅰ期的小细胞肺癌,实行手术切除并辅以化疗,其 5 年生存率为 70%。

(2)肿瘤广泛转移的治疗,联合化疗:顺铂或者卡铂联合依托泊苷(PE 方案)是目前最标准的联合化疗方案,一般连用 4~6 个疗程,间隔 21d 重复。

（3）局部和全身症状的姑息治疗：放疗，用于缓解症状。放疗是初次化疗患者伴有脊柱压迫症状的脑转移标准治疗方案。

## 五、护理

### （一）护理评估

1. 病因

仔细询问患者有无吸烟史；生活和职业环境是否长期接触铀、镭等放射性物质及致癌性物质等；有无肺癌家族遗传史。

2. 临床表现

评估咳嗽、咳痰情况；是否咯血及咯血量；有无胸痛及类型，为间歇性隐痛还是闷痛；是否存在发热等。

3. 精神-心理状况

评估患者心理状态和对治疗的理解情况，是否有足够的支持力量，有无恐惧的表现，如高血压、失眠、沉思、紧张、烦躁不安、心悸等。

4. 疼痛

评估内容包括以下方面。

（1）疼痛的部位、性质和程度。

（2）疼痛加重或减轻的因素。

（3）影响患者表达疼痛的因素，如性别、年龄、文化背景、教育程度、性格等。

（4）疼痛持续、缓解、再发的时间等。

5. 营养评估

评估患者身高、体重、饮食习惯、营养状态和饮食摄入情况，必要时与营养师一起评估患者所需要的营养并制订饮食计划。

6. 心理评估

评估患者心理状态，根据其年龄、职业、文化、性格等情况，鼓励患者表达自己的心理感受，耐心倾听患者诉说，表示同情和理解。

### （二）护理要点及措施

1. 咯血护理

（1）评估患者发生咯血的风险，备好急救药品及设备，如负压吸引器、急救药物如升压药、止血药，补充血容量的药物如羟乙基淀粉（706 代血浆）等。检查血型、出凝血时间、血清四项等，以便出血时能及时交叉配血，或及时行介入治疗。

（2）做好患者及家属有关咯血风险的教育，使其有心理准备，尤其中央型肺癌患者，即肿瘤靠近肺门处，邻近肺动脉、肺静脉的患者等。

（3）观察咯血的颜色、性状、量及伴随症状，如喉咙发痒、发腥、咳嗽等。根据咯血量分为痰中带血、少量咯血（<190 mL/d）、中等量咯血（100～500 mL/d）或大咯血（>500 mL/d，或 1 次 300～500 mL）。咯血量的估计应考虑患者吞咽、呼吸道残留以及混合的唾液、痰、容器内的水分等因素。

（4）做好患者的心理护理,嘱患者安静卧床,取平卧位。

（5）一旦发生咯血,立即头偏向一侧,避免发生误吸。保持呼吸道通畅,必要时予负压吸引。迅速建立2条以上静脉通道。遵医嘱抽取血标本做交叉配血、血常规、凝血功能检查。

（6）遵医嘱快速静脉输液,补充血容量,必要时测定中心静脉压作为调整输液量和速度的依据,防止因输血、输液过多、过快引起急性肺水肿。遵医嘱给予止血治疗。给予吸氧、保暖。

（7）严密观察病情变化(咯血、神志、脉搏、呼吸、血压、肢体温度、皮肤及甲床色泽、周围静脉特别是颈静脉充盈情况、每小时尿量、血常规变化及中心静脉压等),做好护理记录。

（8）经内科治疗不能控制的出血可请介入导管室或外科协助手术治疗。

（9）注意观察疗效。

（10）根据病情嘱患者禁食、禁水。出血停止后改为易消化、无刺激性半流质饮食,加强口腔护理。

2. 疼痛护理

（1）疼痛评估:注意倾听患者对疼痛的诉说,观察其非语言表达,做出准确评估。如疼痛的部位、性质和程度。

（2）减轻患者心理压力:由于对疾病的忧虑,对死亡的恐惧而影响患者情绪使疼痛加剧。应理解患者的痛苦,以同情安慰和鼓励的语言与举止支持患者,以减轻心理压力,提高痛阈值。

（3）分散患者注意力:指导患者转移注意力,如阅读书报、听音乐、看电视、与病友家人交谈等,减轻疼痛的感受强度。

（4）舒适的护理:提供安静的环境,调整舒适的体位,保证充分的休息。

（5）物理镇痛:如按摩、局部冷敷、针灸、经皮肤电刺激等,可降低疼痛。

（6）药物镇痛:按医嘱用药,严格掌握好用药的时间和剂量,密切观察病情和镇痛效果,警惕药物不良反应的出现。

3. 呼吸道护理

（1）评估呼吸频率、节律、形态、深度、有无呼吸困难,有无皮肤色泽和意识状态改变。监测血白细胞总数和分类计数、动脉血气分析值,注意有无异常改变。

（2）病室应阳光充足、空气新鲜,室内通风每日3次,每次30 min,但避免受到直接吹风,以免受凉。环境保持整齐、清洁、安静和舒适。室温保持18~20 ℃,相对湿度在55%~60%为宜,因为空气干燥会降低气管纤毛运动的功能,使痰液更黏稠不易咳出。

（3）协助患者取半卧位,以增强肺通气量,减轻呼吸困难。指导有效的咳嗽技巧,协助排痰,如拍背、雾化吸入、应用祛痰药。

（4）气急发绀者应给予氧气吸入,每分钟4~6 L,以提高血氧饱和度,纠正组织缺氧,改善呼吸困难。

4.营养失调护理

（1）监测和记录患者进食量，评估进食情况和营养状况。

（2）与营养师一起评估患者所需要的营养，制订饮食计划。如：注意动、植物蛋白的合理搭配；氨基酸的平衡有助于减缓癌症的发展；锌和镁对癌细胞有直接抑制作用；高膳食纤维的饮食可刺激胃肠蠕动，加强消化、吸收和排泄功能；提供高热量、高蛋白质、富含维生素的饮食，满足机体营养所需。

（3）向患者及家属宣传增加营养与促进健康的关系，安排品种多样化饮食，并增加食物的色、香、味，以刺激食欲，满足患者饮食习惯，促进主动摄取食物，同时应提供良好的进食环境，尽可能与他人共同进餐，以调整心情，促进食欲。

（4）保持患者口腔清洁、卫生，以增加食欲。

（5）有吞咽困难者应给予流质饮食，进食宜慢，取半卧位以免发生吸入性感染和窒息。病情危重者应采取喂食、鼻饲，保证营养的供给。

（6）必要时酌情输血、血浆、复方氨基酸等，以增加抵抗疾病的能力。

5.皮肤护理

（1）向患者说明放疗的目的、方法，以及照射后可出现红斑、表皮脱屑、色素沉着、瘙痒感等，应注意有效保护，防止进一步损伤。

（2）皮肤放射部位标记在照射后切勿擦去，皮肤照射部位忌贴胶布，不用红汞、碘酊涂抹。照射时协助患者取一定体位，不能随意移动，以免影响照射效果及损伤其他部位皮肤。

（3）告知患者皮肤损伤部位应避免搔抓、压迫和衣服摩擦，洗澡时不用肥皂或搓擦，避免阳光照射或冷热刺激。如有渗出性皮炎可暴露，局部涂用具有收敛、保护作用的鱼肝油软膏等。

（4）协助患者采取舒适体位，保持床单位洁净、平整，至少每2 h变换体位1次，以防局部组织长期受压而致压疮或发生感染，必要时给予应用气垫床，使用安普贴等保护受压部位皮肤。

6.心理护理

（1）评估患者心理状态：根据其年龄、职业、文化、性格等情况，鼓励患者表达自己的心理感受，要耐心倾听患者诉说，表示同情和理解。

（2）多与患者沟通，建立良好的护患关系，尽量解答患者提出的问题和提供有益的信息：在未确诊前，劝说患者接受各种检查；确诊后根据患者的心理承受能力采用恰当的语言将诊断告知患者，以缩短患者期待诊断焦虑期，不失时机地给予心理援助，引导患者面对现实，正确认识和对待疾病；对于不愿意或害怕知道诊断的患者，应协同家属采取保护性医疗方式，合理隐瞒病情，以防患者精神压力过大。

（3）精神上给予安慰：帮助患者正确评价目前面临的情况，鼓励患者及家属参与疾病的治疗和护理计划的决策制定过程，引导患者及时体验治疗的效果，增强治疗的信心。

（4）帮助患者建立良好的社会支持网：鼓励家庭成员和亲朋好友定期探视患者，使之感受到家庭、亲友的关爱，激发其珍惜生命热爱生活的热情，克服恐惧绝望心理，保持积极、乐观情绪，调动机体潜能，与疾病作斗争。

**7. 并发症的预防及护理**

（1）化疗前对患者解释化疗的目的、方法及可能产生的毒性反应，使其有充分的思想准备，树立信心和勇气配合化疗。

（2）化疗期间饮食宜少食多餐，避免过热、粗糙、酸、辣刺激性食物，以防损伤胃肠黏膜。化疗前、后2 h内避免进餐。若有恶心、呕吐时可减慢药物滴注速度或遵医嘱给予口服或肌内注射甲氧氯普胺10～20 mg。如化疗明显影响进食，出现口干、皮肤干燥等脱水表现，须静脉输液，补充水、电解质和机体所需营养。

（3）严密观察血常规变化，每周检查1～2次血白细胞总数，当白细胞总数降至$3.5 \times 10^9$/L时应及时报告医生并暂停化疗药物，遵医嘱给予利血升、鲨肝醇等药物，以促进机体造血功能；当白细胞总数降至$1 \times 10^9$/L时，遵医嘱输白细胞及使用抗生素以预防感染，并进行保护性隔离。

（4）化疗后患者涎腺分泌常减少，出现口干、口腔pH下降，易致牙周病和口腔真菌感染。口腔护理可用盐水或复方硼砂溶液漱口；若为真菌感染时可选用碳酸氢钠溶液漱口并局部涂敷制霉菌素。

（5）注意保护和合理使用静脉血管。静脉给药时应在输注化疗药物前、后输注无药物液体，或者给予大静脉置管，以防药液外漏使组织坏死，并可减少对血管壁的刺激。若化疗药液不慎外漏，应立即停止输注，迅速用0.5%普鲁卡因或者0.1%利多卡因溶液10～20 mL局部封闭，并用冰袋冷敷，局部外敷氟轻松或氢化可的松软膏，以减轻组织损伤。切忌热敷，以免加重组织损伤。

（6）对由于药物毒性作用使皮肤干燥、色素沉着、脱发和甲床变形者，应做好解释和安慰，向患者说明停药后可使毛发再生，以消除其思想顾虑。

（7）鼓励患者多饮水，既可补充机体需要，又可稀释尿内药物浓度，防止肾功能损害。

**（三）健康教育**

**1. 讲解宣传如何预防肺癌**

（1）不吸烟，并注意避免被动吸烟。

（2）进高蛋白质、富含维生素、高纤维素、适当脂肪和热量的饮食，多吃富含维生素C的新鲜蔬菜和水果。不饮酒，不吃煎、炸、熏、烤食物。不食发霉变质的食物，不偏食、暴食。

（3）避免和尽量少吸油烟等异常气体。注意厨房中的油烟污染，因此炒菜时最好将油烟机同时打开，同时油温不宜太高。

（4）避免接触各种致癌化学药物或杀虫剂。

（5）注意个人卫生，加强体育锻炼。

（6）保持心情舒畅或平静，生活起居有规律，避免忧虑或过度劳累。

（7）注意电离辐射。体内和体外的放射线照射都可以引起肺癌，尤其在开采放射性矿石的矿区，应尽量减少工作人员受辐射的量。

（8）注意和重视慢性病与癌前病变的防治，防微杜渐。如慢性气管炎患者应重视预防感冒，患感冒应及时治疗等。

（9）谨慎用药,尤其不要滥用性激素类药剂、有细胞毒性的药物,防止药物致癌危险。

（10）早期发现、早期诊断与早期治疗,对高危人群要定期进行体检。

2.告知肺癌康复期护理

（1）首先保持良好的心情,做好自我心理调节,树立乐观向上、坚决与疾病作斗争的精神。

（2）保持室内空气新鲜,每日定时通风。尽可能保持日常生活的规律性,按时起床、进食及活动。

（3）注意劳逸结合,逐渐增加活动量,并适当做力所能及的家务劳务,为重新投入工作和社会生活做积极的准备。适当参加室外活动,包括散步及练气功、养花、钓鱼、打拳、体操等锻炼,避免疲劳,避免去人员密集的公共场所,以防感冒。

（4）继续进行呼吸功能锻炼,做恢复肺功能及肺活量的练习,腹式呼吸、有效咳嗽及咳痰。

（5）多进食营养丰富的食品及新鲜的蔬菜、水果,以清淡、新鲜、容易消化、富含维生素及蛋白质为宜。戒烟酒,避免刺激性食物,保持大便通畅。

（6）做好患侧上肢的功能锻炼,防止因长期不活动患肢而造成的功能受限。

（7）若出现胸闷、憋气、咳嗽、痰中带血、胸痛等症状持续不缓解,应及时就诊。

（8）定时复查,6个月内每个月1次,以后3个月至半年复查1次,应严格遵医嘱。

3.说明饮食护理的必要性

营养在肺癌的综合治疗中起着十分重要的作用,良好的营养支持有助于治疗和康复的顺利进行。如果在临床治疗之前或之中,营养补充充足,对化疗、放疗、手术治疗的耐受性较好,效果亦较好,恢复也较快。人体的营养来源可分为3个方面:膳食营养、肠内营养、肠外营养（静脉营养）。应该以膳食营养为主,膳食营养不足时,再辅以肠内、肠外营养。

（1）创造清洁、舒适、愉快的进餐环境,尽可能安排患者与他人共进餐,以调整心情,促进食欲。

（2）给予高蛋白质、高热量、富含维生素、易消化饮食,动、植物蛋白应合理搭配,如鸡蛋、鸡肉、大豆等。调配好食物的色、香、味,以刺激食欲。安排品种多样化饮食,尽量增加患者的进食量和进食次数。

1）早、中期肺癌患者消化系统功能是健全的。应抓紧时间补充全面的营养,以提高抵抗力,防止或延缓恶病质的发生。肉、鱼、蛋、奶、豆、米、面、粗杂粮、新鲜的蔬菜和水果均应选用,以提供丰富的蛋白质、充足的热量、足够的维生素。选用蔬菜时,应多选用营养丰富的红色、橙色、深绿色的蔬菜,叶类菜要有一定分量,多搭配使用能增加免疫力的食用菌类,如香菇炖鸭、云耳煨鸡等。烹饪宜采用炖、煮、蒸、炒等易消化的方法。膳食宜多样化,少食多餐制有利于增加食欲、食量,促进消化吸收。

2）针对肺癌患者咳嗽、咯血等症状,除注意给予"补血饮食"之外,亦多选用养阴润肺即止咳、收敛和止血作用好的食物,如百合、杏仁、鸭梨、白木耳、海带、山药、藕、龟肉、水鱼、水鸭等。

3）肺癌患者放疗和化疗,使白细胞下降时,饮食上应全面补充营养,多食肉、鱼、蛋、奶、豆以及新鲜的蔬菜水果,可搭配多食乌骨鸡、脊骨、排骨、肝脏、动物血、阿胶、花生米(连皮)、大枣等补血食物。

4)有吞咽困难者应给予流质饮食,进食宜慢,取半卧位以免发生吸入性肺炎或呛咳,甚至窒息。病情危重者应采取喂食、鼻饲或静脉输入脂肪乳剂、复方氨基酸注射液和含电解质的液体。氨基酸的平衡有助于抑制癌症的发展;锌和镁对癌细胞有直接抑制作用。

(3)肺癌患者应避免刺激性的食物,以免刺激咳嗽、咯血。应禁食烟、酒、辣椒、花椒、芥末,少量使用姜、蒜;少喝浓汤;放疗期间不食狗、羊肉。少吃腌制的、熏制的、烧焦的食物。除正在服用中药需遵医嘱忌口外,食物的禁忌不宜太多,以免影响热量及营养素的摄取。饮食应营养均衡,粗细搭配合理。注意合并疾病,如糖尿病、肾病等。

(4)高纤维膳食可刺激肠蠕动,有助于消化、吸收和排泄功能。如患者易疲劳或食欲缺乏,应少量多餐,进食前休息片刻,尽量减少餐中疲劳。

(5)预防肺癌的膳食主要有:高蛋白质、高纤维素、低脂肪、低热量饮食,含有胡萝卜素的蔬菜(如胡萝卜、花菜、卷心菜、黄芽菜、水果等)。食物中的维生素 A、维生素 C、维生素 E 有提高免疫功能的作用。同时还要补充微量元素,如硒、铁、镁、碘、锌,对防癌、抗癌有一定意义。禁忌高脂肪、高胆固醇饮食以及霉变食物、腌制及熏烤食品、农药污染食品等。宜在营养师、医务人员的指导下,酌情使用膳食补充剂,如维生素制剂、矿物质制剂、蛋白粉等。

4. 给予患者心理援助

介绍肺癌的治疗方法及前景,使之摆脱痛苦,正确认识疾病,增强治疗信心,提高生命质量。

5. 督促患者按时用药

如化疗间歇期的免疫治疗及中药治疗;继续化疗的患者,要交代下次化疗时间及注意事项,并做好必要的准备;晚期癌症转移患者要交代患者及家属对症处理的措施,坚持出院后定期到医院复诊。

6. 其他

告知合理安排休息,补充足够营养,调整生活规律和生活习惯,保持良好的精神状态,进行适当运动,避免呼吸道感染,以利提高机体免疫力,促使疾病康复。

肺癌的预防主要是减少或避免诱发因素,加强对高发群体进行重点普查,早发现、早治疗。其预后取决于能否早期诊断及早期综合性、多学科的治疗。隐性肺癌早期治疗可获痊愈。一般认为鳞癌预后较好,腺癌次之,小细胞未分化癌较差。

# 第二节　肺癌外科治疗护理

肺癌是起源于支气管黏膜或腺体的上皮细胞,也称原发性支气管肺癌。肺癌是全世界目前最常见的恶性肿瘤,也是增长率最快的恶性肿瘤,其发生率为全身恶性肿瘤总数的 15% ,它可以直接侵袭周围组织,也可以经血液、淋巴扩散和纵隔转移。

## 一、治疗原则

### （一）手术治疗

肺癌一经确诊，应尽早行肺癌切除术。手术切除范围包括患肺、肺周围的正常组织、纵隔淋巴结。手术入路取决于肿瘤分期和肿瘤部位等。近年开展了胸腔镜单操作孔肺叶切除术，此方法具有创伤小、出血少、患者术后恢复快等优点，已成为肺癌切除术的首选方法。

### （二）放射治疗

利用放射线对细胞的杀伤作用可达到消除肿瘤的目的。放疗可分为术前、术中、术后和单纯放射治疗。术前放射治疗可使瘤体缩小以提高手术切除率；术中放射治疗的目的为一次性大剂量直接致死瘤床周围的亚临床病灶，以提高治愈率。术后放射治疗为清扫病灶，以确保手术效果，防止过早复发或转移。单纯放射治疗是为失去手术机会的晚期肺癌患者延缓肿瘤的发展与扩散及减轻疼痛等症状。

### （三）化学治疗

应用化学药物对不同类型的癌细胞产生的杀伤作用使之达到治疗的目的。小细胞肺癌应用化疗效果最好，鳞癌次之，腺癌效果最差。

### （四）中医药治疗

可通过中药改善肺癌患者症状，改善机体免疫功能，减轻化疗、放疗的毒性及不良反应。

## 二、护理

### （一）护理评估

1. 健康史及相关因素

包括家族中有无肺系列癌发病者，初步判断肺癌的发生时间，有无对生活质量的影响，发病特点。

（1）一般情况：患者的年龄、性别、职业、婚姻状况、营养状况等，尤其注意与现患疾病相关的病史和药物应用情况及过敏史、手术史、家族史、遗传病史和女性患者生育史等。

（2）发病特点：患者有无咳嗽、血痰、胸痛、咳嗽程度，有无痰中带血改变和经常性胸部疼痛。本次发病是体检时无意发现还是因出现咳嗽、血痰、胸痛而就医。不适是否影响患者的生活质量。

（3）相关因素：家族中有无肺癌发病者，患者是否有吸烟的习惯等。

2. 身体状况

（1）局部：肿块位置、大小、数量，肿块有无触痛、活动度情况。

（2）全身：重要脏器功能状况，有无转移灶的表现及恶病质。

（3）辅助检查：包括特殊检查及有关手术耐受性检查的结果。

### （二）护理要点及措施

1. 术前护理措施

（1）按胸部肿瘤外科疾病术前护理常规。

（2）全面评估患者：包括健康史及其相关因素、身体状况、生命体征，以及神志、精神状态、行动能力等。

（3）心理护理：对患者给予同情、理解、关心、帮助，告诉患者不良的心理状态会降低机体的抵抗力，不利于疾病的康复。解除患者的紧张情绪，更好地配合治疗和护理。部分血痰患者可出现紧张和焦虑情绪，应给予疏导。

（4）注意观察患者的血痰程度，可嘱患者平卧时头偏向一侧，防止血痰堵塞呼吸道的目的。当大咯血，血块梗阻呼吸道出现呼吸困难时，应报告医生给予吸痰解痉处理。

（5）禁止吸烟：应对吸烟的患者讲清吸烟可使呼吸道黏膜纤毛运动减弱、迟缓，降低其对肺部的净化作用，增加气道阻力，为此要求患者在入院时停止吸烟，以减少分泌物，减轻术后痛苦，防止肺部并发症发生。

（6）饮食护理：指导患者多进食富有营养、易消化、口味清淡的膳食，以加强营养，增进机体抵抗力，纠正贫血，改善一般状态，必要时给予补液、输血。

（7）胃肠道准备：给患者口服泻药，术前 1 d 中午嘱患者口服 50% 硫酸镁 30 mL，0.5 h 内饮温开水 1000～1500 mL。如果在晚 7:00 前大便尚未排干净，应于睡前进行清洁灌肠。

（8）做好术前指导：嘱患者保持情绪稳定，避免过度紧张焦虑，备皮后洗头、洗澡、更衣，准备好术后需要的各种物品，如一次性尿垫、痰杯等，术前一天晚 9:00 以后禁食水，术晨取下义齿，贵重物品交由家属保管等。

2. 术后护理

（1）按胸部肿瘤外科一般护理常规及全麻手术后护理常规护理。

（2）病情观察：严密观察患者生命体征的变化，尤其是血压、脉搏、呼吸、血氧饱和度的变化，术毕每 15 min 测 1 次，病情平稳后改为每 30 min 测 1 次，平稳后改为每 1～2 h 测 1 次，并做好记录。

（3）引流管的护理：术后患者留置胸腔引流管及尿管，活动、翻身时要避免引流管打折、受压、扭曲、脱出等。引流期间保持引流通畅，定时挤压引流管，避免因引流不畅而造成感染、积液等并发症。维持引流装置无菌状态，防止污染，引流管皮肤出口处必须按无菌技术换药。

（4）引流液的观察：术后引流液的观察是重点，每日记录和观察引流液的颜色、性质和量，如在短时间内引流出大量血性液体（一般 >300 mL/h 或持续 5 h，每小时 >200 mL），应警惕发生继发性大出血的可能，同时密切观察血压和脉搏的变化，发现异常及时报告医生给予处理。

（5）基础护理

1）患者术后清醒后，可改为半卧位，以减轻膈肌对胸腔的压力，有利于呼吸及胸腔引流管引流。

2）患者卧床期间,应协助其保持床单位整洁和卧位舒适,定时翻身,按摩骨突处,防止皮肤发生压疮。

3）满足患者生活上的合理需求。

4）晨、晚间护理。

5）雾化吸入每日3次;祛痰清肺仪治疗,每日2次;超声药物吸入治疗,每日1次;会阴冲洗(女患者),每日1次。协助叩背、有效咳痰。

（6）专科护理:术前从股动脉插管行动脉栓塞术者,术后应密切观察穿刺侧足背动脉搏动情况,防止因穿刺部位血栓形成影响下肢血供。同时行栓塞术后,患者可出现腹痛、恶心、腹胀、发热等症状,应密切观察,发现异常及时报告医生处理。全肺切除术后或心肺功能较差的患者,应长期低流量吸氧,准确记录出入量,严格控制输液速度,防止发生心力衰竭及急性肺水肿。

（7）增进患者的舒适度:术后会出现疼痛、恶心、呕吐及腹胀等不适,及时通知医生,对症处理,减少患者的不适感。

（8）术后活动:一般术后3～5 d即可离床活动;行全肺切除术的患者应绝对卧床7～10 d,指导患者进行床上活动。

（9）心理护理:根据患者的社会背景、个性及不同手术类型,对每个患者提供个体化心理支持,并给予心理疏导和安慰,以增强其战胜疾病的信心。

**（三）健康教育**

（1）出院前向患者及家属详细介绍出院后有关事项,并将有关资料交给患者或家属,告知患者出院后3个月来院复诊。

（2）嘱患者戒烟。

（3）告诫患者术后注意劳逸结合,避免过度劳累,适当进行户外活动及轻度体育锻炼,以增强体质,防止感冒及其他并发症发生,禁酒。

（4）保持心情舒畅和充足的睡眠,每晚持续睡眠应达到6～8 h。

（5）告诫患者如有异常情况应及时到医院就诊。

# 第三节　肺癌放射介入治疗护理

## 一、肺癌血管内介入治疗

肺癌的血管内介入治疗主要是指经皮股动脉穿刺,将导管选择性地插入支气管动脉灌注抗癌药物。支气管动脉药物灌注和栓塞治疗可缓解症状、提高生活质量、延长生存期,为原手术指征的晚期肺癌患者提供了新的治疗方法。近期有效率在80%以上,疗效优于单纯放射治疗和全身化疗。

**（一）适应证**

（1）各种类型的肺癌,以中、晚期不能手术者为主,无远处转移者。

（2）有外科手术禁忌证或拒绝手术者。

（3）作为手术切除前的局部化疗，以提高手术的成功率,降低转移发生率和复发率。

（4）手术切除后预防性治疗,以降低复发率。

（5）手术切除后胸内复发或转移者。

## （二）禁忌证

（1）出现恶病质或有心、肺、肝、肾功能衰竭者。

（2）有高热、感染迹象及白细胞计数少于$4×10^9/L$者。

（3）有严重出血倾向和碘过敏等血管造影禁忌者。

（4）支气管动脉与脊髓动脉共干或吻合交通者为相对禁忌证。

# 二、护理

## （一）护理评估

1. 术前评估

（1）健康史:一般资料,如年龄、性别、职业、性格特点、饮食、生活习惯、是否吸烟及吸烟的时间和数量;家族史,有无同类家族史;既往史,原发病史、咯血史等其他伴随疾病。

（2）身体状况:主要症状如发热、咳嗽、咳痰及性状,有无咯血、咯血量、次数;全身表现,如营养状况,有无休克、窒息、皮肤黏膜血管瘤等;辅助检查,如血、尿、粪常规及心肝肾等重要脏器功能检查,凝血功能、胸部 X 射线检查,CT 检查等。

（3）心理社会状况:包括心理认知状况和社会支持系统。

2. 术后评估

（1）术中情况:介入治疗术的名称、术中用药。输液情况、插管是否顺利、术中有无并发症等。

（2）术后情况:生命体征是否平稳、病情缓解情况、穿刺处有无出血及包扎情况。

（3）心理认知情况:患者及家属对治疗效果是否满意,对介入治疗术后健康教育的了解和掌握程度及心理变化等。

（4）康复状况:有无并发症及全身恢复情况。

## （二）护理要点及措施

1. 术前护理

（1）检查血常规、出凝血时间、肝肾功能、心电图,穿刺部位做好皮肤准备,术前禁食4~6 h,根据化疗方案,准备化疗药物及其他药物,备好静脉通道等。

（2）术前心理准备:对患者的心理护理应体现在介入治疗的全过程中,患者的心理状态对治疗的效果有直接的影响。应根据患者病情、年龄、性格等多种因素把患者区分为不同的心理反应类型,从而更准确地掌握患者的心理状态,并以此作为采取心理护理对策的依据,治疗前首先向患者及家属详细介绍血管介入治疗是治疗肺癌的一项新技术,讲解手术过程、注意事项及治疗效果,用成功病例鼓励患者,以减轻或消除紧张心理,增强承受能力和战胜疾病的信心,积极配合治疗。

（3）术前体位训练：手术取平卧位，造影时患者必须保持不动，否则影响成像的清晰度。应向患者讲述卧位的重要性，术前 1 日练习床上排便，避免做增加腹压的动作，如咳嗽、排便时用手按压伤口，以减少并发症。

（4）保持呼吸道通畅、改善呼吸状况：创造安静舒适的病室环境，使其保持心情舒畅；嘱患者注意休息，以减少耗氧量，必要时氧气吸入；有胸腔积液者，若呼吸急促，取半卧位或坐位，并给予氧气吸入；若有咯血者应告诉患者咯血时不能屏气，应轻轻将气管内的积血咯出，以免血液引流不畅形成血块，导致窒息。

2. 术中护理

连接多功能心电监护仪，密切观察生命体征。配合医生进行操作，协助医生穿手术衣等。协助包扎穿刺点，术后用平车送患者回病房。

3. 术后护理

（1）监测生命体征变化：心电监护，注意患者有无胸闷、胸痛、咳嗽等反应，必要时给予氧气吸入。

（2）一般护理：根据情况，遵医嘱嘱患者平卧，重点观察穿刺部位敷料是否清洁、有无渗血渗液，穿刺侧肢体足背动脉搏动情况，足部皮肤的颜色和温度。穿刺动脉搏动减弱或消失，皮肤变白或温度下降，说明供血功能障碍，应告知医生，及时检查诊断和治疗，要求患者避免引起腹压增高的动作，如咳嗽时用力按压动脉穿刺部位，缓冲动脉压力，防止血栓脱落。

（3）遵医嘱静脉输液：补充液体和电解质，遵医嘱静脉滴注抗生素 3～5 d，鼓励患者多饮水，促进化疗药物的排泄。

（4）口腔护理：每天 2 次，呕吐后或餐后，协助患者漱口或刷牙，保持口腔清洁，以减轻口腔炎的发生。

（5）饮食护理：注意保持室内空气新鲜，空气流通，提供良好的进餐环境，安慰患者，合理饮食，可进食高蛋白质、高热能、易消化的清淡饮食，少量多餐，维持足够的营养。

4. 并发症的护理

（1）出血：如果触摸足背动脉不能扪及，提示可能发生血肿，应立即用消毒纱布压迫穿刺部位上方，同时进行止血处理，立即报告医生。

（2）胃肠道反应：术中灌注的化疗药物均可引起不同程度的消化道反应，一般术中、术后应用镇吐药，并进行静脉补充液体。同时，及时更换污染衣物，加强基础护理，生活上给予必要的协助。

（3）脊髓损伤：是支气管动脉化疗栓塞最严重的并发症。表现症状有背痛、肢体麻木无力和下肢感觉异常、尿潴留，甚至截瘫。经治疗大多数能在数天至数月内逐渐恢复，少数成为不可逆损伤。

预防护理措施：尽量使用非离子对比剂，并要用小剂量、低浓度、低流量；化疗药物应该充分稀释，以免造成不必要的损伤；一旦发生脊髓损伤，可静脉滴注右旋糖酐、地塞米松、甘露醇等药物。

（4）大咯血：介入治疗后肿块坏死，可能出现大咯血、大量排出脓痰，这时要防止窒息，保持呼吸道通畅，备好吸引器等急救设备和药物。

### （三）健康教育

（1）积极治疗原发病，如支气管扩张、肺脓肿、肺结核和急性传染病等。

（2）告知复查要求，40 岁以上者定期进行胸部 X 射线普查。中年以上、久咳不愈并出现阵发性、刺激性干咳及出现血痰者，应警惕肿瘤的发生。谨慎用药，根据医嘱，按时服药。

（3）健康知识的宣教，让患者了解吸烟的危害，并劝其戒烟，并避免被动吸烟。

（4）告知避免出入公共场所或与上呼吸道感染者接近，适当运动，增强体质。

（5）给予营养知识宣教，要加强营养，合理休息。进食高蛋白质、富含维生素、高纤维素、适当的脂肪和热量的食物，多吃富含维生素 C 的新鲜蔬菜和水果。不饮酒，不吃煎、炸、熏、烤、发霉变质的食物，不偏食、暴食，保持排便通畅。

（6）告知支气管动脉灌注者，应注意血常规的变化。

（7）保持心情舒畅或平静，生活起居有规律，避免忧虑和过劳。

# 第十六章
## 肺癌射频消融围手术期管理

## 第一节 适应证和禁忌证

### 一、适应证

#### (一) 治愈性消融

治愈性消融是指通过射频消融治疗能够使肺部肿瘤病灶组织完全坏死,并有可能达到治愈和延长生存的目的。

1. 原发性 NSCLC

Ⅰ期周围型 NSCLC(肿瘤最大径≤5 cm,最好在 3 cm 以下,无淋巴结转移及远处转移),因心肺功能差、高龄或拒绝手术的,包括多原发肺癌。

2. 肺转移瘤

原发灶得到有效控制者,同时转移瘤单侧肺部≤3 个,双侧肺转移瘤总数≤5 个,肿瘤最大径≤5 cm,最好在 3 cm 以下。

#### (二) 姑息性消融

姑息性消融是指通过射频消融治疗,最大限度地诱导肿瘤凝固性坏死,达到减轻肿瘤负荷、缓解症状的目的。

1. 原发性肺癌

(1)早期周围型 NSCLC 肿瘤最大径>5 cm,需要进行多针、多点或多次治疗,或联合其他治疗方法。

(2)中晚期周围型 NSCLC。

(3)中心型 NSCLC。

(4)原发性肺癌术后肺内孤立性转移或复发。

(5)原发性肺癌放化疗或分子靶向药物治疗后肺部肿瘤复发。

(6)周围型 SCLC 经过放化疗后肺部肿瘤复发。

(7)合并恶性胸腔积液的周围型肺癌在胸膜活检固定以后。

(8)减状手术,指对肺部肿瘤侵犯肋骨或胸椎椎体引起的难治性疼痛进行消融,可达到减轻疼痛的效果;甚至对咯血等也有疗效。

2. 肺转移瘤

数量和大小超过根治性消融限制者。

## 二、禁忌证

### （一）绝对禁忌证

（1）有严重出血倾向、血小板计数<$50×10^9$/L 和凝血功能严重紊乱者（凝血酶原时间>18 s，凝血酶原活动度<40%）。抗凝治疗和（或）抗血小板药物应在消融前至少停用5~7 d。

（2）活动性感染或菌血症。

### （二）相对禁忌证

（1）靶肿瘤邻近心脏大血管等重要结构（<1 cm），此时可考虑冷冻消融。

（2）靶肿瘤没有安全的穿刺通路。

（3）有广泛肺外转移者，预期生存<3 个月。

（4）有严重合并症、免疫功能低下、肾功能不全者。

（5）心脏起搏器植入、金属物植入者禁忌，此时可考虑双极射频电极或其他热消融手段。

（6）对碘对比剂过敏，无法通过增强 CT 扫描评价疗效，此时可考虑用 PET/CT 或 MRI 评估。

（7）美国东部肿瘤协作组（ECOG）体力状态评分>2 分。

（8）剧烈咳嗽或严重躁动不配合者。

# 第二节　术前检查与准备

## 一、术前检查

### （一）常规检查

患者需在 2 周内接受血、尿、大便常规检查，肝肾功能、凝血功能、肿瘤标志物、血型检查和感染筛查等化验检查，完善心电图、肺功能等检查。

### （二）影像检查

患者需在 2~4 周内行胸部增强 CT、腹部 B 超、骨扫描、头颅磁共振等，或者检查全身代谢显像，可行 PET 或 PET/CT 检查。

### （三）病理检查

病理检查包括经皮肺穿刺活检或者纤维支气管镜活检等检查，术前尽可能明确病理。

## 二、术前准备

### (一)操作间

一般在 CT 室完成操作,常规消毒,保证无菌操作。

1. 要求

清洁整齐,遵循无菌原则,严格区分清洁区、无菌区和污染区。

2. 布局

包括家属等候区、射频消融操作区、影像扫描操作区、术后观察区、物品存放区等多个功能区。

### (二)操作者

做好物品准备,完成各项医疗文书,术前讨论有无操作禁忌证,制订治疗计划和并发症防范措施。

### (三)制订计划

根据 CT 或 PET/CT 描述肿瘤的位置、大小、数目、形状,以及与心脏大血管、气管支气管等的关系,确定操作时的体位和穿刺通路。

### (四)仪器设备

调试好射频消融治疗系统,保证无故障运行;根据肿瘤的大小、形状、位置选择合适的射频电极以及与之配套的皮肤电极贴;准备好胸穿包和(或)胸腔闭式引流包、心电监护仪、吸氧装置、抢救车等相关设备。

### (五)药品准备

准备用于麻醉、镇痛、镇咳、止血、扩冠、降压等药物。

### (六)患者准备

(1)患者及家属(被委托人)签署知情同意书。

(2)术前 4~6 h 禁食,术前 2 h 禁水,需要全身麻醉者禁食水 12 h,必要时静脉补液。

(3)穿刺部位必要时备皮。

(4)必要时建立静脉通道。

(5)必要时术前口服镇咳剂。

(6)术前宣教,建议在操作中保持平静呼吸,不咳嗽、不说话、不乱动。

# 第三节 术中管理

## 一、监测生命体征与麻醉

### (一)监测生命体征

**1. 心电监护仪**

连接好心电监护仪,消融过程需要监测心率、血压和血氧饱和度等。

**2. 吸氧**

鼻导管吸氧,保证患者在消融过程中平静呼吸。

### (二)麻醉

**1. 局部麻醉**

局部麻醉是国内普遍应用的一种方法,简单安全,可完成大部分射频消融操作。但是由于治疗过程中局部温度升高,有的患者因胀痛难忍而出现躁动,术者不得不降低消融参数或缩短治疗时间,个别患者因此终止治疗。一般要求充分麻醉穿刺通路上的胸膜,可以减轻疼痛和胸膜反应的发生,必要时还可以制造人工气胸和人工胸腔积液。

**2. 清醒镇痛麻醉**

清醒镇静麻醉是国外普遍采用的麻醉方法,国内有条件的医院也在采用,需要麻醉专科医生完成,止痛效果较好。丙泊酚是短效静脉镇静剂,并具有镇痛作用,半衰期短,分布半衰期 2~4 min,消除半衰期 30~60 min,操作完毕停药后 3~5 min 内迅速苏醒。由于丙泊酚的镇痛效果不好,必要时联合强效镇痛药物,既可增加麻醉效果,又可减少丙泊酚的用量,方法是静脉给予镇静镇痛药物,局部麻醉,定位成功(射频电极针进入肿瘤内)开始射频消融治疗时实施短效静脉麻醉,这样可减少丙泊酚用药量和缩短麻醉时间。应该注意的是,该方法是由麻醉医生来进行,麻醉过程中应持续吸氧,而且需要术中监护和必要的急救准备。防止发生低氧血症和呼吸暂停。

**3. 气管插管-静脉复合麻醉**

全身麻醉可以用于开胸或胸腔镜下肺部肿瘤的射频消融,也可用于 CT 引导下射频消融。Hoffmann 等回顾性分析了在清醒镇静($n=15$)和全身麻醉下($n=11$)射频消融治疗 21 例患者 36 个肺部肿瘤(26 次消融)的可行性、并发症发生率和局部控制率等。结果全身麻醉组均顺利完成,清醒镇静组 2 例没有完成;并发症全身麻醉组 6 例(严重并发症 3 例,轻微并发症 3 例),清醒镇静组 7 例(严重并发症 3 例,轻微并发症 4 例)($P=0.57$);局部复发全身麻醉组 21 个肿瘤复发 2 例,清醒镇静组 15 个肿瘤 2 例复发($P=0.79$)。因此该作者认为,全身麻醉可用于焦虑或者躁动的患者。全身麻醉虽然效果好,但是比较麻烦,费时费事,而且具有较大的麻醉风险。术中注意控制通气量和压力,否则容易导致气胸甚至支气管胸膜瘘的可能。因此,有研究者采用双腔气管插管,消融侧单肺通气,由于没有肺通气而定位比较容易,由于没有肺通气和肺萎陷使肿瘤远离纵隔,减少了"热沉降作用",由于没有肺通气和远离重要结构,也减少了副损伤。

4. 硬膜外麻醉

对腹部肿瘤射频消融效果较好,但是对肺部肿瘤患者不宜使用,因为高位硬膜外麻醉的风险较大。但是有研究者对合并严重的呼吸衰竭患者建议行硬膜外麻醉。

## 二、射频消融设备准备

### (一)贴皮肤电极

根据射频电极针穿刺的位置,选择皮肤电极贴的贴敷位置,二者距离不能太远,否则影响消融效率。对于仰卧的患者将每块皮肤电极贴于大腿前侧面,连接线端向足侧;当患者是俯卧位,将每块皮肤电极贴于大腿后侧面。将手巾卷放置于大腿中间,防止皮肤间的接触。消融过程中使用降温措施有利于降低皮肤电极上积聚的过多热量。常规的射频消融将皮肤电极贴于大腿同一水平。皮肤电极与皮肤贴敷良好,否则可能会导致皮肤灼伤。

### (二)灌注泵装置

连接生理盐水与灌注型射频电极输液管,至针尖出水为止。

## 三、操作流程

### (一)体位

患者体位选择实际上是穿刺点的选择问题。穿刺点和穿刺通路的选择遵循穿刺距离最短原则、穿刺安全原则、患者舒适原则和方便操作原则。所谓穿刺距离最短原则是指皮肤穿刺点到肺内病灶间的距离尽可能短,使射频电极针通过正常肺组织的距离尽可能小,减轻对肺的损伤。穿刺安全原则是避免射频电极针损伤一些重要结构,尤其是心脏、大血管、食管、气管及其主要分支;避免跨叶裂穿刺,避开肺大疱等,保证治疗的安全性,减少和减轻并发症。患者舒适原则是指患者躺卧的姿势相对舒服,避免被动体位,使患者能保持长时间配合治疗。方便操作原则是指便于操作者顺利操作,减少因操作不顺手而发生的过失。

### (二)定位

1. 影像定位

在准备消融时,确定靶肿瘤的位置以及与周围重要结构的关系极为重要。为决定消融是否可行和选择最佳穿刺通路,必须熟悉胸部组织器官在不同 CT 横断面上的影像学表现。

(1)纵隔窗主要结构:选择 7 个基本的纵隔层面,以说明其主要结构关系。

1)胸廓入口平面:相当于胸骨切迹水平,气管位于中线,紧贴气管前面及两侧有甲状腺。气管两侧有 3 对血管,即两旁有颈总动脉,其后外方为锁骨下动脉,颈总动脉前外方为两侧头臂静脉。

2）胸骨柄平面：相当于主动脉弓水平，气管前方为粗大无名动脉，其左侧为左颈总动脉及左锁骨下动脉，两侧锁骨近端后方有头臂静脉。

3）主动脉弓平面：主动脉弓由气管前方沿气管向左后行，气管右前方为上腔静脉。在主动脉弓与胸骨之间常见胸腺。

4）主动脉窗平面：气管前方为升主动脉，升主动脉右侧为上腔静脉。胸椎右外前方有奇静脉，有时见向前走行的奇静脉弓，经气管右侧汇入腔静脉。胸椎左前方为降主动脉。

5）气管分叉平面：见气管隆嵴与左、右主支气管，肺动脉干分出左、右肺动脉，呈人字形分叉。

6）左心房平面：升主动脉根部位于纵隔中央，其左前方为右心室及流出道，其右侧为右心房，其后方为左心房，可见肺静脉汇入其中。

7）心室平面：见 4 个心腔，右前为右心房、右心室，左后为左心室、左心房。

（2）纵隔间隙：在纵隔区内，心脏、大血管、气管及胸骨间存在一些间隙，其间充以脂肪组织及小血管、淋巴结。

1）胸骨后间隙：位于胸骨后方，两侧为纵隔胸膜，其后方为血管前间隙，但二者之间无分界标志。

2）血管前间隙：位于心脏、升主动脉、主肺动脉、主动脉弓及上腔静脉之前，两侧为肺脏，与胸骨后间隙相连。

3）气管前间隙：位于气管前壁与大血管之间。上界为胸廓入口，下界为气管隆嵴。

4）主动脉—肺动脉窗：位于主动脉弓与左肺动脉间的间隙。

5）隆嵴下间隙：位于气管隆嵴下。

（3）肺窗主要结构

1）肺门：为两肺支气管、肺动脉、肺静脉、神经及淋巴组织出入纵隔所形成的影像。左右肺门的上界为尖段支气管的起始部及伴随动脉，左右肺门的下界为下叶肺段支气管的起始段及伴随动脉。内界为纵隔胸膜。外界为肺段支气管起始段及伴随动脉。

2）叶间裂：是识别肺叶的标志。由叶之间的脏层胸膜构成。右侧有斜裂和水平裂，左侧有斜裂。常规层厚时（>5 mm）叶间裂显示为较宽的无肺纹理的透明带。在薄层扫描时（<2 mm）多显示为线状影。穿刺时尽量不通过叶间裂，因为发生气胸的概率会增加 3 倍。

3）肺小叶：常规 CT 难以显示肺小叶结构，高分辨率 CT 显示肺小叶是多边形截头锥体形，底位于肺表面，尖向肺门，直径 10 ~ 25 mm，肺小叶核心为小叶肺动脉和细支气管，其直径约 1 mm。正常情况下，小叶间隔线很少能完整地显示，如能清晰地显示多为异常增厚。

（4）肺段定位：常规横断面 CT 上观察肺野和肺门从确定支气管各分支开始，首先是左、右主支气管，然后分出各叶支气管，再分出各肺段支气管，由中心向外围走行，逐渐分支，由粗渐细。肺叶肺段支气管与肺门血管，特别是肺动脉的相对位置、伴行关系以及管径的大小较为恒定，支气管与伴行的肺动脉两者的管径相近。CT 图像上确定肺段主要依据是肺段支气管，它位于肺段的中心。下面描述 5 个标志层面上的肺段分布。

1）主动脉弓平面：两侧肺野内侧可见尖段支气管及伴的肺血管。故内侧为尖段区域，其前、后方可见支配前段和后段的支气管血管影，故这一平面可同时显示上叶的尖段、后段和前段。

2）右上叶支气管平面：右侧见右上叶支气管及其分出的前、后段的支气管。右上叶支气管前方为右肺动脉。在前、后段支气管间的血管为右上肺静脉。左侧见尖后段支气管。两侧后部显示斜裂，斜裂后部为下叶背段。

3）中间支气管平面：右侧见中间干支气管，其前方为右肺动脉。前外方为肺静脉。右肺野中部的无肺纹理区为水平裂，后部为斜裂，所围的肺组织为中叶外侧段。前方为上叶前段，后方为下叶背段。左侧见左主支气管及左上叶支气管，其前方为肺静脉，后方为左肺动脉，左肺野中部可见舌叶支气管和血管，前外侧为上叶前段，后方见斜裂，其后为下叶背段。

4）中叶支气管平面：右侧见中叶支气管及其外、内侧段支气管，同时分出下叶支气管。有时见下叶背段支气管。中叶支气管前内方为右上肺静脉，外后方为右下肺动脉。左侧见向前走行的舌叶支气管及左下叶支气管起始部，有时见下叶背段支气管，舌叶支气管的前内方为肺静脉，外后方为左下肺动脉。

5）左、右下叶支气管平面：下肺静脉由后下向前内上、斜行进入左心房。前、内基底段支气管位于下肺静脉内前方，外、后基底段支气管位于下肺静脉外后方。伴随动脉均在支气管的外侧。斜裂向前下走行，其前方右侧肺为中肺，左侧肺为下舌段。

2. 光标联合体表自制格栅定位

首先进行定位扫描，确定靶肿瘤后，将 CT 机移到穿刺平面，体表贴自制格栅，再次薄层扫描靶肿瘤区域，选择最佳穿刺通道，穿刺点与靶肿瘤的直线距离最短，穿过胸膜的面积最小，针道上应避开骨性胸廓、肺大疱、叶间裂、大血管等重要结构。穿刺点的选择还要注意在穿刺前胸壁时应在上、下肋之间，而侧胸壁和背部穿刺则在肋间隙下 1/3，但不能紧贴肋骨上缘，否则肋骨可能起到支点作用，针易划破肺。建议垂直进针，必要时向头侧或足侧倾斜。穿刺通道上如果有重要结构，应该采取与之平行的方向穿刺。通过 CT 影像处理确定穿刺点所在的自制格栅，用游标测量穿刺深度和角度，开启 CT 机的光标，用记号笔标记与自制格栅交叉部位，该点即穿刺点。

### （三）消毒铺巾

确定好穿刺点后，局部消毒，铺无菌巾。

### （四）设备连接

1. 连接射频电极输液管及电缆

将连接线移离手术无菌区，连接生理盐水及 StarBurst™ Talon 与之相连的输液管，将输液管放置于灌注泵的咬合槽中。

连接射频电极电缆。

2. 连接皮肤电极

连接皮肤电极的 4 个插口中的 2 个，在 AUX 接口连接皮肤电极。

3. 开启设备

（1）打开灌注泵。

（2）打开射频发生器。

（3）射频发生器自检后打开射频开关。

（4）按下"A"开启输注功能，电极针5个针尖出生理盐水后，按下"B"关闭输注功能。

（5）按下模式按钮（Control Mode）选出 Talon 模式。

（五）四步穿刺法

射频电极针穿刺后的模式图。

1. 第一步

用2%利多卡因局部浸润麻醉，使局部壁层胸膜充分麻醉；靶肿瘤区域扫描，判断注射器与靶肿瘤的位置关系。对于儿童、术中不能配合、预计手术时间长、肿瘤贴近壁层胸膜可能引起剧痛的患者，推荐采用清醒镇静或全身麻醉。

2. 第二步

将射频电极针按事先判断的方向和角度快速到达病变附近，此时患者可以平静呼吸，电极针进入的深度以病灶外缘为宜，然后再进行扫描。

3. 第三步

若射频电极针针尖位置佳，按照 CT 测量的深度，将射频电极针针尖刺入靶肿瘤远端。如果电极针进针方向偏离靶肿瘤方向，采取针尾控制的方法，使电极针尖对着靶肿瘤的方向进针，进针深度仍小于测量的进针距离，再次 CT 扫描，判断电极针的位置，如果合适，再穿刺进入靶肿瘤，如果仍偏离，再同样调整，直到方向正确，此所谓逐步进针法。

4. 第四步

如果射频电极针位置合适，按照靶肿瘤的大小推出子针，再次扫描观察电极在病灶中的位置，如位置不理想，收回射频电极子针，调整位置，重新弹出子针，以便达到理想消融边缘，即消融范围应包括靶肿瘤及瘤周 0.5~1.0 cm 肺组织的所谓"消融区"。不同类型电极针在靶肿瘤内的排列要求不一样，应根据说明书要求严格操作。对于多头伸展型射频电极，应熟知子针的释放位置，推送子针时把握好推力，使其完全张开。对于双极/多电极射频系统多针消融时，不同电极针间应相互平行，针间应保持理想的距离，一般在 5~30 mm。如果是使用 3 支电极针，各电极针相互间应保持近似等边三角形排列，这样能保证消融效果最大化。

（六）肿瘤消融

射频电极进入肿瘤后，应将射频电极子针展开超过肿瘤边缘，并通过 CT 扫描确认子针位置是否合适。然后再收回子针，从 2 cm 开始采用逐步开针法从近到远消融，否则消融后的碳化组织影响热量传递，从而影响消融效率。根据射频消融发生器的类型、射频电极的型号、肿瘤大小及其与周围组织结构的关系设置治疗参数（肺癌射频消融可以根据不同设备生产商推荐的参数进行适当调整）。开启射频消融发生器开关，设定靶温度在 90 ℃，功率从 35 W 开始，逐渐升高，以便子针温敏感受器温度达到 90 ℃左右，有效消融时间根据消融灶大小设定（表16-1）。

表 16-1　不同肺癌肿瘤大小的射频消融治疗程序

| 肿瘤大小/cm | 靶温度90 ℃时不同开针大小的消融时间/min | | | | | |
| --- | --- | --- | --- | --- | --- | --- |
| | 2 cm | 3 cm | 4 cm | 5 cm | 6 cm | 7 cm |
| ≤1 | 10 | — | — | — | — | — |
| >1,≤2 | 达靶时间 | 15 | — | — | — | — |
| >2,≤3 | 达靶时间 | 5 | 15 | — | — | — |
| >3,≤4 | 达靶时间 | 2 | 5 | 20 | — | — |
| >4,≤5 | 达靶时间 | 2 | 5 | 5 | 20 | — |
| >5 | 达靶时间 | 2 | 5 | 5 | 5 | 20 |

1. 小肿瘤

直径≤3 cm者,单次射频消融治疗。

2. 中肿瘤

直径3～5 cm的肿瘤,单次多点射频消融治疗。

3. 大肿瘤

直径>5 cm的肿瘤,单次多点射频消融治疗,随后放疗或多次多点射频消融治疗。

(1)穿刺点轴向多点消融(俗称串烧):胸壁皮肤只有一个穿刺点,只需调整射频电极针的穿刺深度即可完成多点消融。考虑到消融后的炭化组织影响热量传递,原则上先消融靶肿瘤近侧,然后再消融靶肿瘤远侧,以确保安全消融范围,尤其是远侧靠近纵隔者,同时也具有类似针道消融的作用,即减少针道出血、肿瘤种植和气胸发生的可能。

(2)单穿刺点辐射状多点消融:胸壁皮肤只有一个穿刺点,只需调整射频电极针的穿刺方向即可完成多点消融。原则上先消融靶肿瘤中央部分,再消融靶肿瘤周围部分。

(3)多穿刺点多点消融:在单穿刺点辐射状多点消融无法完成的情况下,需要胸壁皮肤多个穿刺点完成多点消融。

4. 特殊部位肿瘤

如邻近心脏大血管、气管支气管、食管、膈肌和胸膜顶的病灶,建议使用单针,穿刺方向尽可能与重要结构平行,并保持0.5 cm以上。靠近重要结构一侧消融效果较差,容易局部复发。

如果皮肤电极 A、B 视窗监测温度达38 ℃,建议加冰袋,通过降温以防止皮肤灼伤。有效消融时间倒计到零时,开始30 s冷却。如冷却后温度在60 ℃以上说明消融完全(细胞在55 ℃时立即死亡),如果冷却后温度在60 ℃以下,说明消融不完全需要再次消融。医生需要将收回射频电极子针,旋转45°开针再消融。在整个操作过程中灌注泵灌注速度为0.10 mL/min。

**(七)针道消融**

消融结束,拔出射频电极前要做穿刺针道消融,以减少肿瘤种植、出血和气胸发生的可能性。有文献报道,局部消融后,26.7%的患者在消融针上黏附有活的肿瘤细胞,是局部复发的独立的危险因素,因此需要针道消融。

### (八) 实用操作要点

**1. 大肿瘤**

多点消融。

**2. 胸膜或胸膜下肿瘤**

通过人工气胸的方法,防止消融区扩展到胸膜、肋骨或胸壁,减少相关并发症或疼痛。较长的穿刺通路在操作上是可取的。

**3. 主动脉旁肿瘤**

人工气胸在消融上安全有效。

**4. 肋骨下缘肿瘤**

倾斜 CT 窗引导。

**5. 老年体弱患者**

活检后同时消融,减少并发症。

**6. 追踪病变**

操作过程中慎重选择穿刺通路,推移病变使之离开重要结构,以免损伤。

**7. 膈肌病变**

全身麻醉下利于准确穿刺定位。

**8. 接近血管**

研究性临时阻断。

**9. 炭化和阻抗**

暂停消融、收针、旋转、重新布针、再消融。

**10. 心脏起搏器、房颤和金属植入物**

请心脏科医生会诊。

**11. 气胸的预防措施**

与肺穿刺活检类似。

**12. 减少肿瘤针道种植**

减少穿刺次数,针道消融。

**13. 预防空气栓塞**

减少穿刺血管的机会。

**14. 肺出血**

可能掩盖邻近肿瘤;在肺穿刺活检和射频消融同时操作的情况下,活检后出血可能限制了治疗;如果掩盖了靶肿瘤,需要重新安排治疗。

## 四、术中并发症

射频消融结束后,再次全胸腔扫描,观察消融效果以及有无并发症,必要时进行处理。

1. 穿刺相关并发症

如肺内出血、血胸、气胸、心脏压塞、空气栓塞等。

2. 消融相关并发症

如胸痛、胸膜反应、咳嗽、皮肤灼伤等。

# 第四节　术后管理

## 一、监测生命体征

射频消融结束后,嘱患者采取平卧位 2 ~ 4 h,并监测生命体征;24 ~ 48 h 后拍胸片或 CT 扫描,观察有无气胸等迟发性并发症,必要时处理。

## 二、随访

消融后 4 ~ 6 周复查胸部 CT,并以此为基线,术后 2 年内每 3 个月复查胸部 CT,2 年后每 6 个月复查 1 次。有条件者术后 3 个月复查 PET/CT,以后每 6 个月复查 1 次,用标准摄取比(SUV)描述。PET/CT 检查判断疗效更准确,并有助于确定有无肺外转移。主要评价病灶是否完全消融,局部有无进展、新发病灶等;评价患者生活质量或姑息治疗的改善情况、生存时间等。

# 第五节　并发症及处理

射频消融是一种相对安全的局部治疗手段,其并发症分级参照美国介入放射学学会(SHI)影像引导肿瘤消融国际工作组的标准。严重并发症定义为是导致重大的发病致残的事件,提升护理级别或住院时间延长。这包括以下任何情况下,需要输血或胸腔闭式引流。其他的并发症是轻微的。需要强调的是,一些并发症,如气胸或肿瘤种植,根据严重程度,既可以是严重的,也可能是轻微的并发症。针对肿瘤种植,取决于异位肿瘤病灶能否成功消融或其他处理。肺癌射频消融的病死率为 0 ~ 5.6%。在一项样本量大于 100 例的文献中,射频消融的病死率为 0 ~ 2.2%,严重并发症和轻微并发症发生率分别为 3.0% ~ 24.5% 和 21.3% ~ 64.9%,其死亡原因有出血、肺炎、肺间质纤维化恶化、肺栓塞、急性心衰、呼吸衰竭等。

## 一、疼痛

胸痛发生率为 2.3% ~ 24.0%。美国国家癌症研究所的 CTCAE4.03 报告将其分级为:0 级,没有疼痛;1 级,轻度疼痛,不影响功能;2 级,中度疼痛,需要止痛药,干扰功能,但不干扰日常活动;3 级,严重疼痛,需要止痛药,严重影响日常生活活动;4 级,伤残性疼痛。

### (一)术中疼痛

**1. 原因**

在局部麻醉条件下手术,一般均有不同程度的疼痛,可能是热传导刺激胸膜神经所致。Okuma 等的单变量和多变量分析研究认为,疼痛的发生与病变距离胸壁在 1 cm 以内显著相关,多见于累及胸膜的肺部肿瘤,胸痛表现为从轻度疼痛到重度疼痛。

**2. 处理**

如果疼痛剧烈,需要对胸膜彻底麻醉;或者需要镇痛剂,甚至清醒镇静麻醉;或者降低靶温度到 70 ℃,几分钟后,再逐渐升高靶温度;或者通过三维重建 CT 图像,观察有无射频电极针接近胸膜,可以旋转射频电极针,再消融;或者向胸腔内推射频电极针,使脏层胸膜离开壁层胸膜,或者胸腔内注入气体,即造成人工气胸,可以减轻疼痛。

### (二)术后疼痛

由穿刺或消融引起的周围组织损伤所致。一般为 1 ~ 2 级疼痛,可持续数天,也有人持续 1 ~ 2 周,一般无需特别处理,很少出现中度以上的疼痛,可以用非甾体类药物止痛。

## 二、消融后综合征

消融后综合征发生率为 6.6% ~ 22.2%,表现为低热及其他不适等。临床表现取决于治疗时坏死的范围以及患者的情况,小病灶可能不明显,但大的病灶则会使症状持续 2 ~ 3 周。

### (一)原因

肿瘤坏死吸收,其严重程度及持续时间取决于产生坏死的体积以及患者的一般情况。

### (二)治疗

大多数一过性自限性症状,对症支持即可。少数患者需要给予非甾体类药物,必要时可以适量短时应用小剂量糖皮质激素。

## 三、气胸

气胸发生率为 4.5% ~ 61.1%。推荐 CTCAE4.03 报告分级:0 级,没有气胸;1 级,不需要干预;2 级,需要放置胸腔闭式引流;3 级,需要胸膜固定或手术治疗;4 级,威胁生命。气胸时判断肺组织被压缩的程度对临床的治疗有着重要意义,但是气胸量很难从 X 射线胸片精确估计,并且,X 射线胸片存在低估气胸量的趋势,因为它是一个二维图像,而胸膜腔是三维结构。气胸量近似肺直径立方与单侧胸腔直径立方的比率,计算公式如下:(单侧胸腔直径$^3$-肺直径$^3$)/单侧胸腔直径$^3$,一侧胸壁至肺边缘的距离为 1 cm 时,约占单侧胸腔容量的 25% 左右,2 cm 时约 50%。英国胸腔学会最近规定,"少量"气胸是指肺门水平侧胸壁至肺边缘的距离<2 cm,而"大量"气胸是指侧胸壁至肺边缘的距离≥2 cm。

Nour-Eldin 等根据压缩的肺表面到胸膜的距离将气胸分为少量气胸（≤2 cm）、中量气胸（2~4 cm）和大量气胸（>4 cm）。

**（一）术中气胸**

1. 原因

Hiraki 等报道发生气胸的危险因素包括男性（肺活量大）（$P=0.030$）、无肺部手术史（没有胸膜粘连）（$P<0.001$）、消融多个肿瘤（多次穿刺）（$P<0.001$）、中下叶病变（肺活动度大）（$P=0.008$）、穿刺路径长（$P=0.014$）。Sano 等研究结果表明，高龄、多针伸展型射频电极和大功率输出是气胸发生有统计学意义的危险因素。Kennedy 等对 10 项回顾性研究的 1916 次肺部肿瘤消融结果进行 Meta 分析，发现高龄、男性、没有肺部手术史、消融次数多、穿刺深度长等是气胸发生的高危因素。总之，气胸的发生率与高龄、合并肺气肿、多次进针、粗针、病变深、穿刺经验有关。一般来说，在以下 2 种情况下穿刺时，气胸的发生率较高：①通过叶间裂，气胸的发生率增加 3 倍。②通过肺大疱。穿刺针与胸膜成斜面。

2. 处理

少量气胸（少于30%）可不予处置，中等至大量气胸可胸穿抽气或放置胸腔闭式引流。文献报道 3.3%~38.9%（平均11%）需要放置胸腔闭式引流。Hiraki 等发现气胸放置胸腔闭式引流的高危因素包括同侧肺部无手术史（$P=0.002$）、使用集束针（$P<0.001$）、肿瘤位于上肺叶（可能的原因是上叶肺泡胸膜压力梯度高，患者直立时，大量气体持续进入胸腔）（$P<0.001$）。气胸发生后，是否继续还是终止射频电极针的定位操作，取决于抽气后气胸是否有改善、射频电极针能否准确定位以及患者的临床症状等。如果经过处理后气胸量减少、患者没有症状，射频电极针可以准确定位，建议继续操作；否则可能需要放置胸腔闭式引流，待气胸好转、患者症状改善后再操作。部分患者术中经过穿刺抽气后有好转，但可能出现复发性气胸，需要加以重视。

3. 预防

为减少气胸的发生，穿刺技术要熟练。进针速度快和穿刺准确，避免多次穿刺胸膜，同时建议使用同轴系统射频电极，但是需要注意在拔出内芯时向套管内注入 2~3 mL 自体血或生理盐水封闭针道；穿刺位于胸膜下肿瘤时，经注水孔注射生理盐水或麻醉剂于胸膜连接处，使肺外组织增厚。尽量不经过肺叶间裂、肺大疱。拔出射频电极后患者取穿刺侧在下卧位，吸氧可降低气胸发生率。在穿刺过程中建议患者平静呼吸、不说话、不咳嗽、不乱动。

**（二）迟发性气胸**

迟发性气胸发生率约10%，高于经皮肺穿刺活检的 1.4%~4.5%。迟发性气胸尚无统一的诊断标准，一般认为它可以发生于射频消融后 24 h 以后，Suh 等认为可以发生于术后 1~14 d。有作者提出，无同侧肺部手术史、病灶深在和射频消融后胸膜紧邻靶肿瘤的 GGO 是发生迟发性气胸或复发性气胸的高危因素。射频消融后胸膜紧邻靶肿瘤的 GGO 改变会导致胸膜坏死脱落而导致迟发性气胸。肺气肿不是高危因素，可能的原因是肺气肿本身由于肺弹性较差，射频消融的针孔不能封闭而发生漏气，很快发生气胸。针道消融后胸膜周围组织干燥,不利于弹性回缩封闭针孔,可能发生支气管胸膜瘘,甚至发展成张力性气胸,需要特别关注。因此,有学者提出针道消融利于肝肿瘤,但是否利于肺部肿瘤,需要进一步观察。

但是不进行针道消融易发生肿瘤种植转移,因此建议针道消融时不对脏层胸膜进行消融,但前提条件是靶肿瘤与脏层胸膜间有足够的正常肺组织,但是笔者在临床实践中并没有发现迟发性气胸与针道消融有关。

### (三)皮下气肿

皮下气肿发生率0.2%。在射频消融过程中,发生气胸时,如果胸膜腔粘连,气体沿穿刺针道进入皮下而形成皮下气肿。如果气胸量不大或者经过处理,皮下气肿可逐渐吸收。

## 四、支气管胸膜瘘

支气管胸膜瘘(BPF)发生率0.4%。发生支气管胸膜瘘的高危因素有患者合并有肺气肿、病变靠近胸膜、病理学类型以鳞癌多见、过度消融等。原因是射频消融致胸膜与支气管之间的肺组织坏死,坏死组织脱落形成支气管胸膜瘘。表现为顽固性气胸或张力性气胸。尽管前述针道消融有导致支气管胸膜瘘的可能,但是也有学者报道2例使用多针伸展型射频电极消融,但是没有做针道消融,也发生了支气管胸膜瘘,考虑与形成的GGO接近胸膜有关。支气管胸膜瘘的管理具挑战性,需要反复治疗,包括胸膜固定术、支气管内管理和(或)手术修复。Sakurai等描述2例肺部肿瘤射频消融术后支气管胸膜瘘引起的难治性气胸,发生率0.6%(2/334)。其中1例患者尽管经过以上处理,仍然持续漏气,患者于52 d后死于急性肺炎。有文献报道发生支气管胸膜瘘时,使用硅胶栓塞成功封堵瘘口。Li等报道1例右肺中叶腺癌的女性患者拒绝手术而行射频消融治疗,术后23 d因高热等入院,胸部CT提示右侧胸腔大量液气胸,手术探查发现支气管胸膜瘘存在,行右肺中叶切除术。笔者也遇到1例类似的男性患者,从检查资料看,诊断为左上肺癌,在外院行微波消融,术后出现张力性气胸,胸腔闭式引流后无好转而转入我院。经过保守治疗无效后开胸手术,术中发现左肺上叶肿瘤及表面胸膜广泛坏死形成支气管胸膜瘘,行左肺上叶切除及纵隔淋巴结清扫术,术后病理证实存在支气管胸膜瘘及脓肿形成,肿瘤周围可见肿瘤细胞存在。

## 五、胸腔积液

消融后经常可以见到少量胸腔积液,发生率1.3%～60%(13.4%)。推荐CTCAE 4.03报告分级:0级,没有胸腔积液;1级,无症状和不需要干预;2级,有症状,需要利尿;3级,有症状,需要吸氧或胸腔穿刺;4级,威胁生命(需要气管插管)。

### (一)原因

Tajiri等发现胸腔积液与消融过程中的高温刺激胸膜有关。但也不能除外肋间血管损伤所致,前者的胸腔积液为淡黄色,后者为血性。导致胸腔积液发生的高危因素有使用集束针($P = 0.008$)、病灶靠近胸膜($<10$ mm)($P = 0.040$)、肺内穿刺距离短($P = 0.019$)。

（二）治疗

一般经过观察或保守处理即可。如果出现中到大量胸腔积液,需要行穿刺抽吸或胸腔闭式引流,需要胸腔引流者低于10%。

（三）预防

消融时尽量远离胸膜。

## 六、出血

术中咯血发生率3.3% ~ 18.2%（11.1%）,大咯血的发生率极低;肺内出血发生率0 ~ 11%（7.1%）,血胸发生率1.9% ~ 16.7%（4.3%）。术后血痰常见。

（一）原因

没有发现特殊的高危因素。但也有学者认为肺内出血与病灶小（<1.5 cm）（$P = 0.007$）、位于基底段和中叶（$P = 0.026$）、穿刺路径长（>2.5 cm）（$P = 0.0017$）、穿刺通路有血管（$P = 0.001$）、使用多针伸展型射频电极（$P = 0.004$）等有关。还有人提出合并COPD、肺动脉高压、使用抗凝或抗血小板治疗药物等也是高危因素。

（二）治疗

术中出现咯血应立即消融,嘱患者主动咳痰,同时静脉输注止血药,咯血会逐渐停止或减少。肺内出血经过对症治疗可自动吸收。术后血痰多具有自限性,可持续3 ~ 5 d。如果术中发现少量胸腔积液,可以密切观察,保守治疗;如果出现中到大量胸腔积液,说明有活动出血,需要行穿刺或胸腔闭式引流,同时应用止血药物。血胸保守治疗无效者,可行介入栓塞治疗或剖胸探查。

（三）预防

由于消融本身可以使血液凝固,咯血会逐渐停止。穿刺时避开血管走行区或者不张的肺组织等。术前要注意血小板计数、凝血时间,抗血小板药物和抗凝药的应用等。

## 七、咳嗽

咳嗽发生率为1.4% ~ 33%。CTCAE 4.03 报告将其分级为:0 级,没有咳嗽;1 级,不需要干预可以缓解;2 级,需要止咳药缓解;3 级,严重咳嗽或痉挛性咳嗽,对治疗无效。

（一）原因

术中剧烈咳嗽可能与病灶局部温度增高刺激肺泡、支气管内膜或胸膜所致。术后咳嗽是射频消融局部肿瘤组织坏死及其周围肺组织热损伤引起的炎症反应所致。

（二）治疗

口服镇咳剂或经过射频针注水孔注入利多卡因即可缓解,部分患者可能只有在消融结束后咳嗽才能停止。术后咳嗽可适当给予止咳化痰药。

### （三）预防

术前半小时含服可待因可减轻咳嗽反应。

## 八、胸膜反应

### （一）原因

（1）消融过程中刺激了支配壁层胸膜的迷走神经,兴奋的迷走神经可导致心率减慢甚至心跳停止。

（2）局部麻醉不充分;部分患者对疾病不了解,对治疗手段感到恐惧,甚至处于高度紧张状态。

（3）病变距离胸膜在1 cm以内。

### （二）治疗

针对这类患者建议暂停消融,局部充分麻醉,并适当应用阿托品、镇静剂等药物。

### （三）预防

术前沟通,患者精神放松,或者彻底麻醉消融区附近胸膜。

## 九、空洞形成

Okuma等报道,肺癌射频消融后空洞的发生率为14%（14/100）。空洞的形成原因在于肿瘤内层组织完全坏死后经支气管引流,而外层增生的结缔组织持续存在。大部分患者没有症状,也不会造成严重的临床结果。然而,如果空洞持续增大甚至破裂,可能导致气胸或血胸。也有研究者报道空洞内有曲霉菌球形成。

## 十、感染

肺炎发生率为6%~12%、肺脓肿为1.9%~6.6%。也有报道发生率较低:肺炎为1.5%、肺脓肿为0.4%。更少见的是闭塞性细支气管机化性肺炎（BOOP）,是一种肺癌射频消融术后的反应性肺炎,可能是肉芽组织增生引起的支气管狭窄和阻塞引起远端阻塞性肺炎。发生率约为0.4%,表现为非特异性症状（如发热、咳嗽、咳痰、呼吸困难）,CT表现为肺周围结节样或GGO,或斑片状含气阴影,对抗生素无效,但是对类固醇激素冲击疗法有效。感染的高危因素有:年龄>70岁,免疫力低下或放疗后,合并慢性阻塞性肺疾病、间质性肺炎和糖尿病,肿瘤>4 cm。若术后5 d体温仍>38.5 ℃,首先考虑肺部感染,应摄胸部平片或行胸部CT扫描（推荐）予以确认,并根据痰液、血液或脓液培养结果调整抗生素;如胸片或胸部CT扫描提示肺内/胸腔脓肿应置管引流。感染的最坏结果是可能发展成为ARDS甚至死亡。笔者曾遇到2例间质性肺炎的患者因肺癌射频消融而死亡,2例均在术后出现ARDS,尽管行气管插管、呼吸机辅助呼吸;根据痰液、血液或脓液培养的结果调整抗生素甚至类固醇激素冲击,仍然死亡。因此,针对肺癌射频消融,术前仍需要充分评价肺功能等。

## 十一、针道种植

一项日本的多中心回顾性分析了 124 个中心 9783 例次经肺穿刺活检,针道种植 6 例 (0.061%)。Hiraki 等描述了 2 例肺癌射频消融术后针道种植(0.3%,2/661)。2 例均使用单内冷却电极,没有做针道消融,术后 4 个月和 7 个月发现针道种植,再次完全消融。Yamakado 等报道 1 例(0.7%,1/144)使用单内冷却电极射频消融肺癌,术后 3 个月复查增强 CT,提示靶肿瘤为不完全消融,且胸壁附近发现肿瘤,考虑为种植转移,对 2 个肿瘤再次消融,2 个月出现肺内广泛转移而接受化疗。因此,建议对肺癌射频消融时需要对针道消融,减少针道种植的可能。孤立的针道种植,无远处转移,可以考虑整块切除或再次消融。而国内学者卢强等报道了 329 例肺部肿瘤行射频消融的治疗结果,6 例(1.8%,6/329)发生针道种植转移。出现种植转移的发生时间分别在射频消融后 4~6 个月。作者认为,其发生率明显高于文献报道的经皮肺穿刺活检时针道种植转移的发生率 (0.06%),可能与作者早期使用的射频消融治疗设备没有针道消融功能有关。

## 十二、空气栓塞

一项日本的多中心回顾性分析了 124 个中心 9783 例次经肺穿刺活检,空气栓塞 6 例 (0.061%)。在另一项 610 例经肺穿刺活检的回顾性分析中,空气栓塞影像发现率 3.8% (23/610),临床诊断率 0.49%:2 例患者临床症状包括短暂性偏瘫或一过性黑蒙;1 例死于冠脉空气栓塞,病死率为 0.16%。肺部肿瘤射频消融发生空气栓塞的报道也比较罕见。

### (一)原因

穿刺深度、气管内麻醉、位于左房以上水平(位置越高,肺静脉压越低)、俯卧位是独立危险因素($P<0.05$)。空气栓塞的发生机制如下。

(1)穿刺针进入肺静脉而针芯拔除时,大气压超过肺静脉压(患者吸气、咳嗽或正压通气)时,空气经过套管进入肺静脉。

(2)穿刺导致支气管–静脉瘘或肺泡–静脉瘘,大气压超过肺静脉压时,空气进入肺静脉。空气栓塞在动脉系统的后果严重,冠状动脉空气栓塞造成冠状动脉缺血,表现为致命的心律失常、心肌梗死、循环衰竭。脑空气栓塞可导致全身性癫痫发作和神经功能缺损。空气栓塞在静脉系统的后果较轻,甚至无症状。术毕全胸部 CT 扫描(不仅仅是穿刺靶区),注意左心室和主动脉内有无气体影(肺窗),必要时头部 CT 扫描,排除脑动脉空气栓塞。

### (二)治疗

如果术中发现或临床可疑空气栓塞位于左心或主动脉,患者采取 Trendelenburg 位或平卧位(体位选择上还存在争议),千万不能坐起来,防止空气进入脑循环。立即吸纯氧,促进肺泡内氮气与氧交换,并加速空气吸收。有脑栓塞者推荐高压氧治疗、抗癫痫和类固醇激素治疗。

**（三）预防**

建议在穿刺过程中患者不说话、不咳嗽，不深呼吸，顽固性咳嗽者禁止肺穿刺活检，机械通气者暂停通气；避免坐位或半坐卧位穿刺；靠近背侧的病变，常规为俯卧位穿刺，可考虑仰卧位穿刺，尽管路径较长；针芯拔出时用拇指堵住套管或者充满生理盐水封闭套管；针芯应深入肿瘤或病变，避免针尖在含气的病灶周围取活检。

## 十三、肺动脉假性动脉瘤

肺动脉假性动脉瘤发病率约为 0.2%。Sakurai 等报道了一例患者在射频消融术后 17 d 咯血，增强 CT 扫描提示存在肺动脉假性动脉瘤，59 d 经弹簧圈栓塞治疗成功。Yamakado 等也报道了 1 例肺癌射频消融与靶肿瘤直接毗邻的肺动脉分支，1 周后大咯血，增强 CT 扫描提示存在肺动脉假性动脉瘤，成功地进行了弹簧圈栓塞治疗。Soh 等报道了 1 例因肺动脉假性动脉瘤导致一侧血胸和肺内血肿的病例，经过弹簧圈栓塞后肺叶切除。肺动脉假性动脉瘤是一个严重和致命性的并发症，多见于肺动脉分支损伤，表现为术后咯血，增强 CT 可发现假性动脉瘤，采用保守或栓塞治疗，甚至手术治疗。

## 十四、神经损伤

周围神经（如臂丛、肋间、膈、喉返神经等）对热敏感，甚至还有肺部肿瘤射频消融时损伤星状神经节的报道，因而射频消融治疗可能损伤靶肿瘤附近的周围神经。感觉异常推荐 CTCAE4.03 报告分级：0 级，正常；1 级，深部腱反射消失或感觉异常包括刺痛，但不会影响功能；2 级，客观感觉丧失或感觉异常包括刺痛，影响功能，但不影响日常活动；3 级，感觉丧失或感觉异常影响日常活动；4 级，永久感觉丧失，影响功能。CTCAE4.03 报告将运动异常分级为：0 级，正常；1 级，主观感觉减弱，但客观无异常；2 级，轻微客观减弱，影响功能，但不影响日常活动；3 级，客观减弱，影响日常活动；4 级，麻痹。

Hiraki 等报道了肺癌射频消融后有 4 例发生臂丛神经损伤（0.5%，4/733，均为肺尖癌，总计 26 例肺尖癌），患者表现为前臂和上臂内侧和第 4、5 手指症状，提示臂丛神经尾侧 $C_8$ 和 $T_1$ 神经损伤。尽管随着时间的推移部分症状改善（3 例 2 级感觉异常，1 例 3 级运动异常）。

Matsui 等报道肺癌射频消融术后 10 例膈神经损伤（1.3%，10/786）。单因素分析与大肿瘤（>2 cm，$P=0.014$）、邻近膈神经（<1 cm，$P<0.001$）、使用较大的射频电极（阵列直径或活性电极 ≥3 cm，$P=0.001$）和较高的能量（≥100 W，$P<0.001$）有关；多因素分析证实邻近膈神经（<1 cm，$P<0.001$）是独立的危险因素。膈神经损伤可丧失 20% 以内的肺活量和 $FEV_1$。如果在消融过程中出现肩部、牙齿或下颌骨等牵涉痛，预示膈神经可能有损伤。

Van Sonnenberg 报道了 1 例肺部肿瘤射频消融术后声音嘶哑，直接喉镜检查见声带麻痹，考虑为喉返神经损伤所致。

### 十五、膈疝

Hiraki 等报道了肺部肿瘤射频消融术后发生的 1 例膈疝 0.1%（1/859），表现为肝脏疝，但是患者无症状，因此选择保守治疗。而肠疝的危险在于会并发肠梗阻。因此，靠近膈肌的肺部肿瘤在射频消融时应该注意防止膈肌损伤、膈疝的发生。

### 十六、皮肤灼伤

射频消融输出能量较高、治疗时间较长、使用单个皮肤电极、皮肤电极粘贴不实或不对称、一侧皮肤电极脱落等情况使皮肤电极粘贴处局部电流负荷过大。轻度皮肤烫伤局部保持清洁干燥，预防感染，也可局部应用烫伤膏；中重度皮肤烫伤按烧伤处理，必要时清创、植皮。预防措施包括皮肤电极与皮肤全面接触、粘贴密实对称；局部毛发浓密时，需备皮；在正常皮肤而非损伤皮肤粘贴皮肤电极；皮肤电极局部冰袋冷却；一侧皮肤电极过热时立即查找原因；体内有金属植入物或金属异物患者应选用双极射频电极。

### 十七、心包积液和心脏压塞

卢强等报道了 329 例肺部肿瘤行射频消融的治疗结果，3 例出现术后的心脏压塞，发生率 0.9%（3/329），其中 1 例死亡，该例患者的肿瘤靠近肺门，CT 扫描时发现射频针已进入心包，患者死于出血引起的心脏压塞。心脏压塞一般继发于心包积液，可以是反应性积液，也可以是损伤性出血。如果发生缓慢，患者可以代偿；如果快速发生，可以导致死亡。所以如果发现患者有气促、胸痛、呼吸困难等症状，还应考虑是否有心包积液，而一旦确诊应立即行心包穿刺，抽液引流。

### 十八、其他少见并发症

其他严重并发症包括脓胸、射频电极针断裂等。笔者也曾遇到 1 例肺癌射频消融的患者，使用多针伸展型射频电极针在定位过程中即发生断裂，可能的原因是肿瘤组织内坚硬的结缔组织夹在子针和套管之间，阻碍子针回收进套管内。一般来说，断裂在肿瘤内的子针不会移动，因此不会给患者带来危害，但需要密切观察。

## 第六节  影像引导肺癌射频消融围手术期护理

### 一、护理措施

#### （一）术前护理

1. 心理护理

患者充分的心理准备对于操作成功至关重要，不仅有利于消除患者的紧张情绪，更有利于患者术中的良好配合。肿瘤患者常有抑郁情绪,心理负担重,再加上射频消融是较新的治疗技术,多数患者对其缺乏了解,易产生焦虑、恐惧和紧张的心理。因此,要做好患者的思想工作,多关心患者,与他们建立良好的护患关系。对术中、术后可能出现的并发症向患者及家属详细说明,使他们有充分的思想准备。

根据患者年龄、性别、职业的不同实施个体化的心理护理,主动和患者交谈,讲清 CT 引导肺癌射频消融的原理、基本方法及步骤、安全性、优越性、疗效、术中及术后可能出现情况及注意事项。列举成功病例,减轻患者的恐惧心理,详细解答患者提出的有关问题,也可请成功治疗的病友与其进行交流,使患者充分认识到射频消融治疗的优越性,增强治疗的信心和勇气,使其以最佳的心理状态配合治疗与护理。

2. 体位及呼吸配合训练

体位和呼吸配合是操作成功的重要因素。根据患者病灶位置一般采用不同体位,术前向患者反复示教术中的体位及呼吸配合,确保治疗过程更加顺畅。治疗过程一般采用局部麻醉,并给予一定的镇静和止痛处理,因此患者术中一般处于清醒状态,指导其及时准确地告诉医生自己的感受与体验,以便及时有效地采取相应的治疗措施。

3. 术前准备

(1)术前检查:患者术前常规做心电图、胸片、血尿便常规、肝肾功能、凝血功能、血型等检查,确保符合肿瘤消融的适应证。

(2)患者准备:强调戒烟的重要性,遵医嘱予盐酸氨溴索,超声雾化吸入。术前 1 d 操作区域备皮,清洁穿刺部位皮肤,保持治疗区域清洁干燥。术前嘱患者注意保暖,勿受凉,防止感冒。遵医嘱对其营养支持,增加机体抵抗力。嘱患者术前 4 h 禁食、水,进入操作间前排空膀胱。陪同患者前往操作间并嘱患者务必携带术前 CT、MRI 等影像资料。核实操作知情同意书签署情况。

(3)术前准备:常规对 CT 室进行紫外线空气消毒,准备好麻醉药、镇静药、镇痛药、止吐药、止血药、生理盐水及各种急救药品。CT 操作间还应具有负压吸引装置、心脏除颤仪、气管插管等急救设备。

**(二)术中护理**

1. 患者体位

根据肿瘤的具体生长部位,遵医嘱协助患者在 CT 床上处于既方便治疗又舒适安全的合适体位,嘱患者在确保不自行改变体位的前提下全身放松,以耐受较长时间的治疗。

2. 粘贴皮肤电极

采用单极射频电极进行治疗时,须妥善粘贴皮肤电极,一般对称贴于患者双侧大腿外上侧肌肉发达部位,确保粘贴完整、牢固,以避免皮肤灼伤,并嘱患者如皮肤电极粘贴处局部疼痛及时告知医护人员。

3. 术前用药

遵医嘱于术前给予镇静及止痛药,术中患者如出现疼痛反应,可遵医嘱及时追加。

4. 全程监护

给予患者吸氧和心电监护,密切监视心电图的变化,观察患者的神志、心率、心律、血压、血氧、呼吸变化。遵医嘱根据患者的治疗反应调整功率、温度、能量的设定,并准确记录射频消融治疗条件。适时为患者擦汗、局部按摩缓解疼痛以帮助患者配合操作,完成治疗。患者如出现恶心、呕吐,应立即协助患者头偏向一侧、及时清除呕吐物,防止误吸及窒息,并遵医嘱给予止吐药。操作毕局部贴无菌敷料。

### (三)术后护理

#### 1. 病情观察

患者神志清醒、生命体征稳定后由医生和护士陪同患者返回病房,立即给予心电监护,持续鼻导管吸氧,监测心率、呼吸、血压、血氧饱和度,观察伤口敷料是否干燥,有无渗血及感染,询问患者有无疼痛不适,并随时记录,嘱患者卧床休息 2 h,密切观察生命体征变化,每 30 min 测血压、脉搏一次,连续监测 6 h,如无异常可遵医嘱延长血压、脉搏的测量间隔,12 h 后可停止监测。患者可取适宜的自由体位,但也应减少活动。如出现异常,及时通知医生处理。

#### 2. 并发症的观察及护理

肺部及周围组织较薄弱,容易造成周边损伤,发生率10% ~76%,包括发热、气胸、胸腔积液、肺不张、咳嗽咳痰、呼吸困难、咯血、胸痛等,绝大多数症状较轻,仅个别需特殊处理。

## 二、出院指导

出院指导有利于减少消融后延迟并发症,提高远期疗效。具体指导包括:注意保暖、休息、预防感冒、适当活动、忌烟酒、保持心情舒畅,在医生指导下规范用药。遵医嘱消融后定期随诊,定期复查血常规、肝肾功能、CEA 等肿瘤标志物及 CT 等影像学检查,发现问题及时处理。鼓励患者少量多餐,进食营养丰富易消化的食物。如患者出现异常情况应及时就诊。

# 第七节　全身麻醉开胸或胸腔镜下肺癌射频消融围手术期护理

## 一、护理措施

### (一)术前护理

#### 1. 术前检查

患者术前常规做心电图、胸片、血尿便常规、肝肾功能、凝血功能、血型等检查,确保符合肿瘤消融的适应证。

#### 2. 术前宣教

指导和鼓励患者每日进行肺功能锻炼。

（1）腹式呼吸：双手轻轻放在腹部，鼻吸气时腹部徐徐膨隆，稍憋气数秒后，双手下压，慢慢呼气。

（2）缩唇呼吸：用鼻吸气，吸气同时鼓肚子，胸部尽量保持不动，自觉腹部气体已吸满，屏气数秒后呼气。呼气时，将嘴唇缩起，如吹口哨状，慢慢吐气，同时腹部随之瘪下去，直至自觉吐尽所有气体。

（3）吸气动作：一次比一次更深的腹式呼吸，共 3 次。

（4）指导患者掌握有效咳嗽、咳痰方法，防止呼吸道和肺内感染及肺不张。具体方法：嘱患者反复深呼吸 2 次后，用腹部带动胸腔进行 2 次或 2 次以上由下而上、由轻至重的咳痰动作，同时护士协助按压胸骨前缘和后背或轻拍背部使之将痰逐渐咳出。此种方法有利于老年人顺利排痰，护士应指导患者反复练习，以达到最佳排痰效果。

3. 患者准备

强调戒烟的重要性，遵医嘱予盐酸氨溴索，超声雾化吸入，每日 2 次。术前 1 d 手术区域备皮，清洁穿刺部位皮肤，保持治疗区域清洁干燥。术前嘱患者注意保暖，勿受凉，防止感冒。遵医嘱对其营养支持，增加机体抵抗力。教会患者床上使用便器，以适应术后卧床的需要。嘱患者术前 12 h 禁食、8 h 禁水，进入手术室前排空膀胱。陪同患者前往手术室并嘱患者务必携带术前 CT、MRI 等影像资料。核实手术知情同意书签署情况。

**（二）术中护理**

护士再次核对患者的腕带。全身麻醉满意后，将患者置侧卧位，选择合适的部位贴好皮肤电极板，充分暴露手术部位，协助消毒，铺消毒巾。将准备好的射频发生仪连接好，调节靶温度。配合医生依据术中情况调节射频发生仪的功率、温度。观察呼吸机的模式及参数，观察患者的生命体征变化，观察出血情况，及时配合医生做好术中护理。操作完毕，与医生一起清点器械纱布。

**（三）术后护理**

1. 病情观察

患者全身麻醉清醒，神志完全清楚，肌力恢复满意，生命体征稳定后拔出气管插管。术后当天，由麻醉复苏室返回病房，按照全身麻醉开胸手术常规护理，取半坐卧位，立即予双鼻氧气 3～5 L/min 持续吸入，测量生命体征，监测心电、呼吸、血压、血氧饱和度，观察胸部切口敷料是否干燥、有无渗血及感染，观察引流管是否在位、通畅，引流液性质及量。询问患者有无疼痛不适，如发现异常，立即通知医生处理。

2. 呼吸道护理

开胸术后呼吸道分泌物增多，且老年患者肺顺应性降低，极易发生并发症。所以一般麻醉清醒后 4 h 即开始进行呼吸系统恢复性护理，如深吸气、叩背咳痰、雾化吸入，鼓励患者术后早期排痰。在渐进式排痰基础上，由健侧至患侧，小幅度反复振动，使小气道内分泌物松动脱落，逐渐将痰排出。

3. 胸腔引流管护理

患者回病房后，给予持续胸腔闭式引流，妥善固定引流装置，保持引流通畅，定时挤压引流管，密切观察水封瓶内水柱波动情况及气体排出情况，准确记录胸腔引流液的性质和量。每次更换引流瓶时要严格执行无菌操作。患者取半坐卧位,鼓励患者做适当的深呼吸和咳嗽。无严重并发症,患者可以早期进行有效咳痰及下地活动。胸片提示肺复张良好,患者无胸闷不适症状方可拔管,如连续 3 h 引流液 200 mL/h 则须及时报告医生处理。

4. 疼痛护理

疼痛与术中壁层或肋神经受刺激有关。术后 3 d 监测疼痛评分 4 次/d,出现疼痛应查明原因,给予对症处理。协助健侧卧位。给予心理治疗,调整患者的情绪和行为,如松弛术、引导想象分散注意力、音乐疗法、生物反馈等。必要时使用止痛药物治疗。有效减轻疼痛是减少并发症重要环节,如因疼痛不敢咳嗽,易造成肺内感染和肺不张。所以,术后当日应留置自控式微泵早期止痛,以提高有效咳痰的能力。

5. 发热

术后 3 d 常规监测体温,4 次/d,部分患者术后 3 d 出现低热,与肿瘤组织坏死、大量中性粒细胞渗出、周围正常组织充血水肿有关。出现发热,体温≥37.5 ℃,遵医嘱常规使用抗生素,给予温水擦浴,冰袋物理降温。体温 ≥38.5 ℃ 时,遵医嘱予复方氨基比林 2 mL 肌内注射,一般 1 周左右体温恢复正常。

## 二、出院指导

出院指导有利于减少术后延迟并发症,提高远期疗效。具体指导包括:注意保暖、休息、预防感冒、适当活动、忌烟酒,保持心情舒畅,在医生指导下规范用药。遵医嘱术后定期随诊,定期复查血常规、肝肾功能、CEA 等肿瘤标志物及 CT 等影像学检查,发现问题及时处理。鼓励患者少量多餐,进食营养丰富易消化食物。如患者出现异常情况及时就诊。

# 参考文献

[1]徐世东,徐海.肺癌诊疗与康复[M].北京:科学出版社,2022.

[2]卜子英.肺癌非手术靶向治疗[M].北京:中国科学技术出版社,2022.

[3]柳学国,何建行.肺癌 CT 筛查与诊治[M].北京:科学出版社,2022.

[4]苏春霞,周彩存.肺癌免疫治疗新进展[M].北京:人民卫生出版社,2022.

[5]谢冬.肺癌新辅助治疗进展[M].合肥:中国科学技术大学出版社,2022.

[6]吴万垠,杨小兵.肿瘤补充疗法食疗与药膳疗法[M].北京:人民卫生出版社,2022.

[7]田凯华,沈毅,矫文捷.实用肺癌外科重点和难点[M].北京:科学技术文献出版社,2021.

[8]叶磊光.肺癌综合诊治理论与实践[M].北京:中国纺织出版社,2021.

[9]陈俊强,张海波.肺癌临床康复治疗[M].北京:人民卫生出版社,2021.

[10]陆舜.肺癌免疫治疗病例集[M].北京:科学出版社,2021.

[11]何志勇,刘振华,叶峰.现代肺癌内科诊治的原理和实践[M].上海:上海科学技术文献出版社,2021.

[12]李标,孙清超.肺癌的手术技巧[M].上海:上海交通大学出版社,2021.

[13]白冲,武宁,任胜祥.2021 精选病案分析肺癌内科诊疗[M].上海:世界图书出版上海有限公司,2021.

[14]张力建.肺癌病例精解[M].北京:科学技术文献出版社,2020.

[15]蔡俊明.图解肺癌诊治照护全书[M].上海:上海科学普及出版社,2020.

[16]张力建,石琦.肺癌早期筛查张力建观点[M].北京:科学技术文献出版社,2020.

[17]龙浩,张力.现代肺癌诊断与治疗——临床实践与临床研究[M].广州:广东科技出版社,2020.

[18]陈传本,李建成.常见肿瘤放射治疗宣教手册肺癌篇[M].福州:福建科学技术出版社,2020.

[19]丁涛.肺癌诊断与临床新进展[M].北京:科学技术文献出版社,2020.

[20]陈晓锋,宋正波.肺癌临床实践研究与解析[M].南京:江苏凤凰科学技术出版社,2020.

[21]张毅.肿瘤生物治疗临床应用[M].郑州:河南科学技术出版社,2020.

[22]吕巧英.医学临床护理实践[M].开封:河南大学出版社,2020.

[23]任潇勤.临床实用护理技术与常见病护理[M].云南科学技术出版社,2020.

[24]左翔.早期肺癌百例 CT 导读[M].上海:上海科学普及出版社,2020.

[25]胡曰波.实用胸心血管外科学[M].昆明:云南科技出版社,2020.

[26]董晓荣.肺癌的防治与康复[M].武汉:湖北科学技术出版社,2019.

[27]张毅.肺癌诊治现状与进展[M].北京:人民卫生出版社,2019.

[28]伍建林,王云华,吴宁.肺癌综合影像诊断学[M].北京:科学出版社,2019.

[29]刘宝东.肺癌射频消融治疗技术[M].北京:人民卫生出版社,2019.

[30]张红斌,梁健,才虹美.肺癌靶向治疗与化疗[M].北京:科学技术文献出版社,2019.

[31]耿立梅.肺癌诊疗与护理[M].北京:科学技术文献出版社,2019.

[32]高斌斌.精编肿瘤综合治疗学[M].长春:吉林科学技术出版社,2019.